Culturele diversiteit in de gezondheidszorg

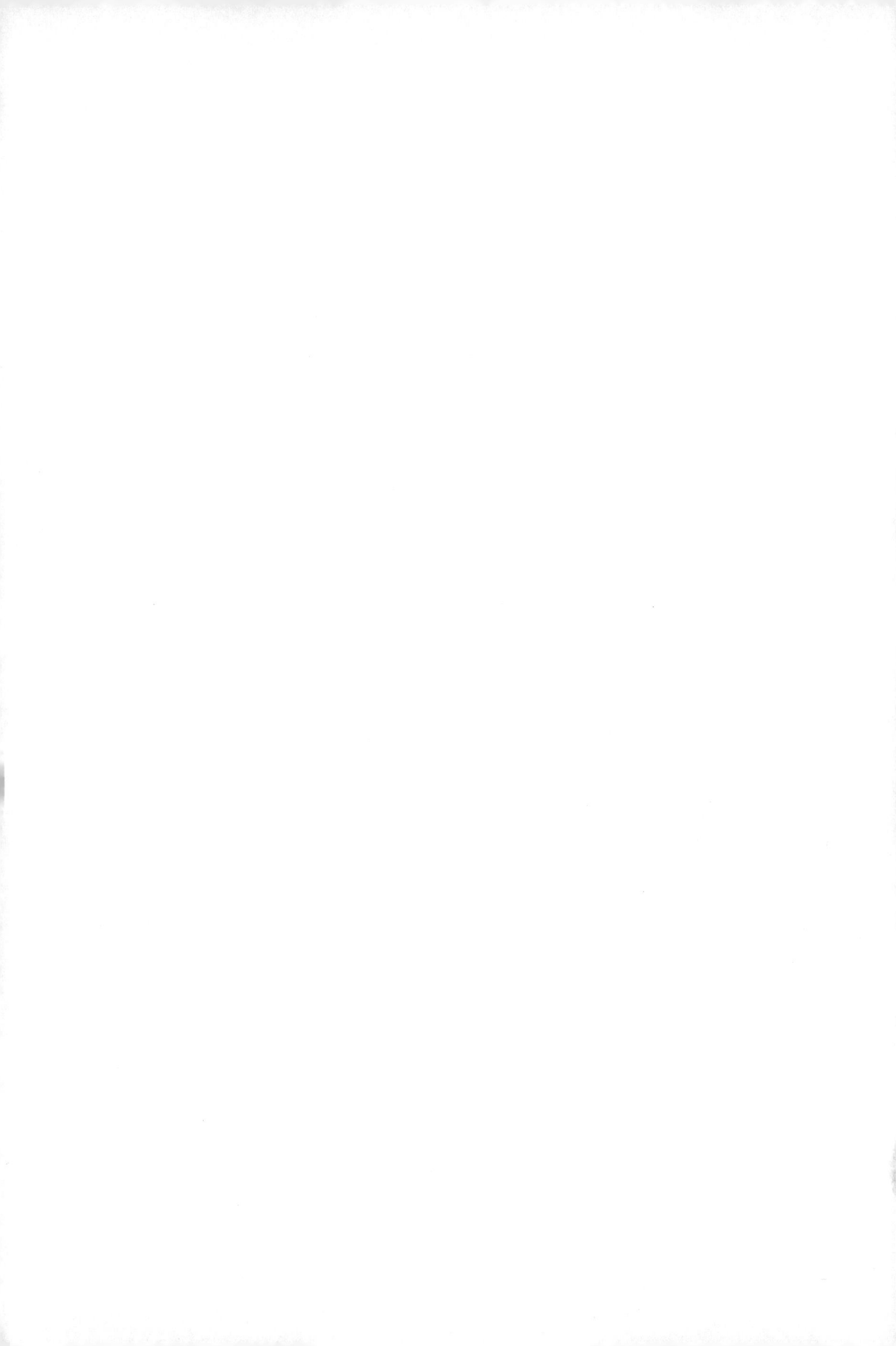

Culturele diversiteit in de gezondheidszorg
Kennis, attitude en vaardigheden

Onder redactie van:
Ivan Wolffers
Anke van der Kwaak
Nel van Beelen

Met medewerking van:
Tineke Abma ▪ Berna van Baarsen ▪ Daniël Barten Tolhuijsen
Susanne Beentjes ▪ Jan Booij ▪ Sanne van Gaalen ▪ Joop de Jong
Leyla Köseoğlu ▪ Marieke Kurver ▪ Bernard Luiting
Maria van den Muijsenbergh ▪ Gerda Nienhuis ▪ Hetty van den Oever
Maryam Oulali ▪ Els Ruys ▪ Tom Schulpen ▪ Karien Stronks ▪ Joeri Tjitra
Douwe de Vries ▪ Joke van Wieringen ▪ Rena Zendedel

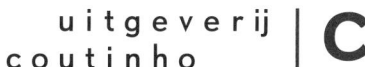

bussum 2017

© 2013 Uitgeverij Coutinho bv
Alle rechten voorbehouden.

Behoudens de in of krachtens de Auteurswet van 1912 gestelde uitzonderingen mag niets uit deze uitgave worden verveelvoudigd, opgeslagen in een geautomatiseerd gegevensbestand, of openbaar gemaakt, in enige vorm of op enige wijze, hetzij elektronisch, mechanisch, door fotokopieën, opnamen, of op enige andere manier, zonder voorafgaande schriftelijke toestemming van de uitgever.

Voor zover het maken van reprografische verveelvoudigingen uit deze uitgave is toegestaan op grond van artikel 16h Auteurswet 1912 dient men de daarvoor wettelijk verschuldigde vergoedingen te voldoen aan Stichting Reprorecht (Postbus 3051, 2130 KB Hoofddorp, www.reprorecht.nl). Voor het overnemen van (een) gedeelte(n) uit deze uitgave in bloemlezingen, readers en andere compilatiewerken (artikel 16 Auteurswet 1912) kan men zich wenden tot Stichting PRO (Stichting Publicatie- en Reproductierechten Organisatie, Postbus 3060, 2130 KB Hoofddorp, www.stichting-pro.nl).

Eerste druk 2013, tweede oplage 2017

Uitgeverij Coutinho
Postbus 333
1400 AH Bussum
info@coutinho.nl
www.coutinho.nl

Omslag: Jeanne | ontwerp & illustratie, Westervoort

Noot van de uitgever
Wij hebben alle moeite gedaan om rechthebbenden van copyright te achterhalen. Personen of instanties die aanspraak maken op bepaalde rechten, wordt vriendelijk verzocht contact op te nemen met de uitgever.

ISBN   978 90 469 0328 5
NUR   882/763

Voorwoord

'Blijft u slapen?' vraagt de dame van de ziekenhuisbalie bij wie ik me maandagochtend om zeven uur meld. Ik krijg een eenpersoonskamer met uitzicht op de stad Antwerpen. Een verpleegkundige geeft me een grijze schort, die ik onmiddellijk over mijn naakte lijf aan moet trekken. 'Wanneer word ik geholpen?' informeer ik. 'In de voormiddag,' antwoordt ze. 'Bedoelt men daar in België mee vroeg in de middag of voor de middag?' informeer ik voor de zekerheid. 'Voor de middag,' antwoordt ze. Als de Marokkaanse verpleegkundige me vraagt of ik groot toilet heb gedaan, weet ik aanvankelijk niet wat ze bedoelt. Ze wijst me erop dat ik de penis goed schoon moet maken en ook het slangetje dat eruit komt, anders kan ik een infectie krijgen. Ik kijk wat onhandig. 'U moet de voorhuid goed terugtrekken,' zegt ze, omdat ze vermoedt dat ze te maken heeft met een buitenlander die je alles drie keer moet zeggen. De andere dag is er een verpleegkundige in opleiding. Ze komt informeren: 'Bent u nog naar de grote koer gegaan?' 'Koer?' vraag ik onzeker. Gelukkig is Marion slimmer dan ik en helpt me: 'Ze wil weten of je nog hebt kunnen poepen.' De verpleegkundige verschiet van kleur. Hier in Vlaanderen zegt men immers poepen, waar wij het woord neuken gebruiken. 's Lands wijs 's lands eer. (Wolffers, 2008)

Begin jaren negentig begonnen wij op de Vrije Universiteit onderwijs te ontwikkelen om artsen te leren op professionele wijze om te gaan met culturele verschillen. Na meer dan tien jaar ervaring resulteerde dat in 2004 in het boek *Gezondheidszorg en cultuur*, een uitgave van VU Uitgeverij. Het was op dat moment het eerste studieboek voor medisch studenten in de Nederlandse taal op dit gebied. Het boek dat nu voor u ligt is een geheel herziene tweede editie. Na tien jaar gebruikt te zijn in het onderwijs, was het tijd voor een actualisering. Dit betekent dat er nieuwere literatuur is toegevoegd, dat er ingegaan wordt op actuele vraagstukken, en dat er hoofdstukken zijn toegevoegd.

De manier waarop in ons land over migratie en de plaats en rol van migranten in onze samenleving gedacht wordt, is sinds de eerste druk van dit boek veranderd. Die veranderingen worden gereflecteerd in het politieke beleid. Lag de nadruk van het maatschappelijke debat in 2004 nog sterk op het bevorderen van een samenleving waarin mensen met allerlei achtergronden zich maximaal konden ontplooien in hun eigenheid, in 2011 besloot de minister van Binnenlandse Zaken, Piet Hein Donner, om zich niet meer te richten op het succes van de multiculturele samenleving, maar op Nederlandse 'kernwaarden'. Sprak men in 2004 in beleidsnota's nog over de 'interculturalisatie van de zorg' (het naar elkaar toe groeien van zorg en gebruikers met een andere achtergrond), tegenwoordig is het begrip cultuur steeds minder belangrijk in het denken over de noodzakelijke zorg voor migranten.

Ook verdwenen er maatregelen uit het verleden die bedoeld waren om de communicatie tussen gezondheidsprofessionals en migranten te verbeteren. Onder andere de gratis tolkentelefoon moest het veld ruimen: met het idee dat elke migrant de Nederlandse taal goed zou moeten spreken, leek de noodzaak voor de tolkentelefoon verdwenen. Men kan zich terecht de vraag stellen in hoeverre de politiek inzicht heeft in de complexiteit van de interculturele communicatie tussen gezondheidsprofessionals en zorgvragers, en of het politieke ideaal wel aansluit bij de dagelijkse werkelijkheid.

Wij zijn van mening dat behoorlijke professionele ontwikkeling op dit gebied nog steeds noodzakelijk is. Een goede zorgprofessional kan misverstanden voorkomen, iemands zorgvraag goed begrijpen, en inzien hoe de communicatie wordt beïnvloed door vooroordelen van zowel hemzelf als van de patiënt. We spreken in dat kader van 'culturele vaardigheden'. Die zijn nooit officieel geformuleerd, maar worden wel impliciet van gezondheidswerkers verwacht. Het is vrijwel onmogelijk om professioneel te handelen als je de vraag van de patiënt niet begrijpt. Zeker in een zorgstelsel dat steeds meer gebaseerd is op de vraag van de gebruiker is dat erg belangrijk. Culturele vaardigheden zijn weliswaar impliciet terug te vinden in de ruimere professionele eisen voor kennis, attitude en vaardigheden, maar het is van groot belang er ook expliciete aandacht aan te geven, omdat lang niet altijd duidelijk is dat we voor andere culturen moeten openstaan als we professionele kwaliteit willen garanderen. In dit boek stellen we daarom aan de orde wat die culturele vaardigheden voor gezondheidswerkers precies zijn.

Ivan Wolffers
Anke van der Kwaak
Nel van Beelen

januari 2013

Inhoudsopgave

Inleiding 17
Ivan Wolffers, Anke van der Kwaak en Nel van Beelen

DEEL 1
Cultuur, context en gezondheid

1 Allochtoon, autochtoon; waar praten we over? 29
Ivan Wolffers, Nel van Beelen & Anke van der Kwaak

1.1 Allochtoon en autochtoon 30
    1.1.1 Westerse en niet-westerse allochtonen 31
    1.1.2 De derde generatie 31
    1.1.3 Geboorteland versus nationaliteit 32
    1.1.4 (Im)migrant 33
    1.1.5 Nieuwkomers en oudkomers 33
    1.1.6 Medelander/buitenlander/vreemdeling 33
    1.1.7 Etniciteit/etnische groep/diversiteit 34
    1.1.8 Moslims 35
1.2 Discussie over het nut van het begrip allochtoon 36
1.3 Registratie in de gezondheidszorg 37
    1.3.1 De praktijk in academische ziekenhuizen 38
    1.3.2 Discussie: voor- en nadelen 39
1.4 Generalisatie 42

2 Migratie en migranten in Nederland 45
Nel van Beelen

2.1 Migratie als wereldwijd fenomeen 46
2.2 Migranten in Nederland 47
    2.2.1 Arbeidsmigranten in Nederland en opvolgende generaties 49
    2.2.2 Gezinsvormers en -herenigers 50
    2.2.3 Vluchtelingen en asielzoekers in Nederland 50
    2.2.4 Migranten uit de vroegere koloniën en historische minderheden 52

2.3	Sociaaleconomische positie en integratie	53
	2.3.1 Vluchtelingen	54
	2.3.2 Oudere migranten	54
	2.3.3 Allochtone vrouwen	56
2.4	Sociaaleconomische status en gezondheid	56
2.5	Adaptatieproblemen	57

3 Van nadruk op verschillen naar begrip voor etnische diversiteit 59
Ivan Wolffers

3.1	Wat is cultuur?	59
	3.1.1 Iedereen heeft een cultuur	60
	3.1.2 Cultuur is flexibel	60
	3.1.3 Verklaringsmodellen	61
	3.1.4 Migratie als cultuur	62
	3.1.5 Belangen en stereotypen	62
	3.1.6 Stereotype en werkelijkheid	63
	3.1.7 Culturisme	63
3.2	Ontmoeting van culturen	64
3.3	Verschillende medische culturen	65
	3.3.1 Voorbeelden van verschillen	66
	3.3.2 Meer inzichten uit de medische antropologie	68
	3.3.3 Een pluriforme medische cultuur	70
	3.3.4 Globalisering van de zorg	71

4 Migratie, gezondheid en kwetsbaarheid 75
Ivan Wolffers

4.1	Migratie en aids	75
4.2	Hiv-preventie en het biomedisch paradigma	76
4.3	Het begrip vulnerability (kwetsbaarheid)	78
	4.3.1 Absolute kwetsbaarheid van migranten	79
	4.3.2 Epidemiologische kwetsbaarheid	80
	4.3.3 Medische kwetsbaarheid	83
	4.3.4 Kwetsbaarheid op het gebied van mensenrechten	83
	4.3.5 Sociale kwetsbaarheid	84
	4.3.6 Economische kwetsbaarheid	85
	4.3.7 Politieke kwetsbaarheid	85
4.4	Conclusie	86

5 Interculturele communicatie in de zorg 87
Anke van der Kwaak & Ivan Wolffers

5.1	Wat is communicatie?	88
5.2	Non-verbale communicatie	89
5.3	Culturele diversiteit en betekenisgeving	90
	5.3.1 Uitdagingen binnen de interculturele communicatie	90
	5.3.2 Andere factoren	95
5.4	Modellen voor interculturele communicatie	98
	5.4.1 Communicatiecodesmodel	99
	5.4.2 Driestappenmodel	100
	5.4.3 TOPOI-model	100
	5.4.4 Interculturele communicatiemodel	101
	5.4.5 MER-model	102
	5.4.6 De methode-Diavers	103
	5.4.7 Interculturele competenties	104
5.5	Conclusie	105

6 Insluiting en uitsluiting van migranten in de gezondheidszorg 107
Maria van den Muijsenbergh, Ivan Wolffers,
Hetty van den Oever & Joeri Tjitra

6.1	Insluiting, uitsluiting en andere begrippen	108
	6.1.1 Insluiting alleen door integratie	109
	6.1.2 Stigmatisering	109
	6.1.3 Stereotypering	110
	6.1.4 Etnocentrisme	110
6.2	Uitvergroting van culturele verschillen	111
6.3	Mechanismen van uitsluiting in de gezondheidszorg	112
	6.3.1 Stereotypering door zorgprofessionals	112
	6.3.2 Verschillende niveaus	113
	6.3.3 Gevolgen van uitsluiting en discriminatie voor de gezondheid	114
6.4	Onderzoeksprogramma insluiting en uitsluiting in de gezondheidszorg	117

7	**Religie in de praktijk van de gezondheidszorg** *Berna van Baarsen*	119
7.1	Terminale ziekte, zingeving en religie	119
	7.1.1 Medische besluitvorming rond het verkorten of verlengen van het leven	120
	7.1.2 Medische wilsverklaringen: van tevoren vastleggen of overlaten aan familie en arts?	121
	7.1.3 Informed consent: vertellen of verhullen?	122
7.2	Het stervensproces en de omgang met de dood	123
	7.2.1 Zingeving in de stervenszorg	124
	7.2.2 Rituelen en gebruiken	125
7.3	De arts-patiëntrelatie	126
	7.3.1 Aandacht en respect	126
	7.3.2 Communicatieproblemen	127
	7.3.3 Omgaan met familie	128
	7.3.4 Het 'geheim' van goede communicatie	129
	7.3.5 Misverstanden en vooronderstellingen	129
	7.3.6 Competentie in de arts-patiëntrelatie	130
7.4	Opvattingen over religie in de zorg	132
	7.4.1 Wensen van de patiënt	132
	7.4.2 Observaties en interpretaties van de arts	133
	7.4.3 Zelfreflectie en het verhaal van de patiënt	134
7.5	Uitdagingen voor de arts	135
8	**Etnische verschillen in gezondheid** *Karien Stronks*	137
8.1	Gezondheidsverschillen tussen etnische groepen	138
8.2	Determinanten van gezondheid	138
8.3	Veranderingen in het risicoprofiel	141
	8.3.1 Genetische kenmerken	142
	8.3.2 Migratiegeschiedenis	143
	8.3.3 Culturele kenmerken	143
	8.3.4 Etnische identiteit	145
	8.3.5 Positie in het gastland	146
8.4	Conclusie	147
9	**Gezondheidsbevordering en diversiteit** *Ivan Wolffers*	149
9.1	Het doel van de publieke zorg	149
9.2	Maatschappelijk draagvlak en participatie	150

9.3	Theorieën voor gedragsverandering	152
	9.3.1 Cognitieve theorieën over gedragsverandering	153
	9.3.2 Psychologische theorie over gedragsverandering: copingtheorie	155
	9.3.3 Economische theorieën over gedragsverandering	156
	9.3.4 Sociale en culturele theorieën over gedragsverandering	158
9.4	Toepassing van theorie in de praktijk	159
	9.4.1 PRECEDE-PROCEED-model	159
	9.4.2 Stages of change-model	160
	9.4.3 Participatief actieonderzoek	161
9.5	Naar meer participatie en empowerment	162

DEEL 2
Doelgroepen

10 Gezondheid van migrantenjeugd 165
Joke van Wieringen & Tom Schulpen

10.1	Verschillen in sterfte	166
	10.1.1 Perinatale en zuigelingensterfte	167
	10.1.2 Consanguïniteit	169
10.2	Verschillen in gezondheid en ziekte	169
	10.2.1 Eigen oordeel over gezondheid	170
	10.2.2 Geboortegewicht	170
	10.2.3 Hemoglobinopathieën	170
	10.2.4 Lactasedeficiëntie	171
	10.2.5 Infectieziekten	171
	10.2.6 Astma	172
	10.2.7 Diabetes	172
10.3	Gezond gedrag	173
	10.3.1 Gebitsstatus	173
	10.3.2 Voedingstoestand	173
	10.3.3 Overgewicht	174
	10.3.4 Vitaminen- en mineralenintake	175
	10.3.5 Lichaamsbeweging	175
	10.3.6 Middelengebruik	176
	10.3.7 Seksuele activiteit	176
10.4	Psychosociale gezondheid	177
	10.4.1 Psychiatrie	178

10.5	Gebruik en kwaliteit van de gezondheidszorg	179
	10.5.1 Consultatiebureau	179
	10.5.2 Centra voor Jeugd en Gezin	180
	10.5.3 Spoedeisende Hulp	180
	10.5.4 Psychosociale zorg	180
	10.5.5 Verstandelijk gehandicapte kinderen	180
	10.5.6 Kwaliteit van de zorg	181
10.6	Conclusie	181

11 Reproductieve en seksuele gezondheid en migranten — 183
Anke van der Kwaak & Daniël Barten Tolhuijsen

11.1	Het Actieprogramma van Caïro	184
11.2	Zorg voor migrantenvrouwen	185
	11.2.1 Moeder- en kindzorg	187
	11.2.2 Medische pluraliteit	189
	11.2.3 Anticonceptie	190
11.3	Problemen bij reproductieve en seksuele gezondheid	191
	11.3.1 Seksuele en relationele voorlichting	191
	11.3.2 Tienerzwangerschappen	192
	11.3.3 Zwangerschapsonderbreking	193
	11.3.4 Soa, hiv en aids	194
11.4	Hymenreconstructie	197
11.5	Vrouwenbesnijdenis	198
11.7	Ten slotte	201

12 Arbodienstverlening en diversiteit — 203
Bernard Luiting, Ivan Wolffers, Susanne Beentjes,
Sanne van Gaalen, Marieke Kurver & Maryam Oulali

12.1	Verklaringen	204
12.2	Knelpunten	205
12.3	Factoren die een rol spelen bij arbeidsverzuim van allochtonen	206
	12.3.1 Communicatieproblemen	207
	12.3.2 Migrantenbestaan	207
	12.3.3 Copingstijl	207
	12.3.4 Arbeidsomstandigheden	208
	12.3.5 Relatie met de werkgever	209
	12.3.6 Mate van sociale steun	209
12.4	Conclusie	210

13 Interculturele ouderenzorg 211
Els Ruys & Jan Booij

- 13.1 Oudere migranten in Nederland 212
  - 13.1.1 Gezondheid van oudere migranten in Nederland 213
- 13.2 Gebruik van de ouderenzorg door oudere migranten 214
  - 13.2.1 Verklaringen voor lager zorggebruik 214
  - 13.2.2 Toenemende behoefte aan zorg 215
  - 13.2.3 Gebruik thuiszorg 215
- 13.3 Knelpunten in gebruik en toegang van Nederlandse ouderenzorg 216
  - 13.3.1 Communicatiestoornissen 216
  - 13.3.2 Visie op ouder worden en sterven 218
  - 13.3.3 Levensovertuiging en religie 220
  - 13.3.4 Eten en drinken 221
  - 13.3.5 Onbekendheid met de ouderenzorg 222
  - 13.3.6 Financiën en aanmeldingsprocedure 222
- 13.4 Cultuursensitieve zorg 223
  - 13.4.1 Belevingsgerichte zorg 224
  - 13.4.2 Geschiedenis van de interculturele ouderenzorg 225
- 13.5 Conclusie: partnerschap en samenwerking 227

DEEL 3
Professionals en gezondheidsbeleid

14 Migratie en geestelijke gezondheidszorg 231
Joop de Jong

- 14.1 Geschiedenis van migranten 233
- 14.2 Prevalentie van psychische problemen bij allochtonen 234
  - 14.2.1 Migrantenjeugd 237
  - 14.2.2 Asielzoekers en vluchtelingen 237
- 14.3 Psychische problemen in beeld 238
  - 14.3.1 Risicofactoren 238
  - 14.3.2 Beschermende factoren 240
  - 14.3.3 Posttraumatische stressstoornis 241
  - 14.3.4 Somatiseren 243
- 14.4 Universalisme versus particularisme 243
  - 14.4.1 Gradaties in cultuurgebondenheid 244
  - 14.4.2 Individuele norm en populatienorm 245
  - 14.4.3 Het belang van het universalismedebat voor de praktijk 246

14.5	Mogelijke interventies	247
	14.5.1 (Non-)verbale communicatie	247
	14.5.2 Probleemgerichte gespreksvoering	247
	14.5.3 Systemisch en contextueel kijken	248
	14.5.4 Gebruikmaken van toegeschreven autoriteit	249
	14.5.5 Common sense-verheldering	249
	14.5.6 Aansluiten bij de cultuur van herkomst	249
14.6	Conclusie	250

15 Allochtonen op het spreekuur van de huisarts — 251
Douwe de Vries

15.1	Een haperend gesprek	251
15.2	Altijd en alleen maar problemen?	253
	15.2.1 Taal en cultuur	254
	15.2.2 Werkbelasting	255
	15.2.3 Andere verwachtingen over de gezondheidszorg	256
	15.2.4 Andere opvattingen over ziekte en gezondheid	258
15.3	Ziekte, gezondheid en sociale status	259
	15.3.1 Klachten, problemen en ziekten	259
	15.3.2 Kinderen, jongeren en ouderen	260
	15.3.3 Genegeerd heimwee	260
15.4	Respectvolle communicatie	261

16 Allochtonen en geneesmiddelengebruik — 263
Leyla Köseoğlu

16.1	Geneesmiddelengebruik bij verschillende allochtone groepen	263
	16.1.1 Turken	265
	16.1.2 Marokkanen	266
	16.1.3 Surinamers	266
16.2	Verkeerd gebruik van medicijnen	267
16.3	Oorzaken van verkeerd gebruik	268
	16.3.1 Taal- en communicatieproblemen in de apotheek	268
	16.3.2 Andere verwachtingen van geneesmiddelen	269
	16.3.3 Onbekendheid met het Nederlandse gezondheidszorgsysteem	270
16.4	Hoe kan doelmatig geneesmiddelengebruik van allochtonen worden bevorderd?	271
	16.4.1 Voorlichting aan beroepsbeoefenaars over medicijngebruik bij allochtonen	272
	16.4.2 Voorlichtingsmateriaal voor allochtonen	273
	16.4.3 Bijsluiters	273
16.5	Ten slotte	273

17	**Hulpverleners en voorlichting in de eigen taal**	275
	Gerda Nienhuis	

17.1 De verschillen in gezondheidszorgcultuur 276
17.2 Voorlichting eigen taal en cultuur (vetc) in ontwikkeling 278
17.3 Voorlichting in de praktijk 279
    17.3.1 Consultatieduur en huisarts 279
    17.3.2 De poortwachtersfunctie 280
    17.3.3 Medicatie 281
17.4 Wat kunnen zorgprofessionals van vetc'ers en zorgconsulenten leren? 282
    17.4.1 Serieus nemen 282
    17.4.2 Good practices van voorlichters en bemiddelaars in eigen taal 283
17.5 De toekomst 284
17.6 Ten slotte 285

18	**Tolken in de gezondheidszorg**	287
	Rena Zendedel	

18.1 Achtergrond en definities 287
18.2 Formele en informele tolken 288
18.3 Beleid 289
18.4 Ervaringen van informele tolken 290
18.5 Conclusie 292

19	**Beleidsdiscoursen over interculturalisatie in de zorg**	295
	Tineke Abma & Ivan Wolffers	

19.1 Bevoogding: 'We gaan iets goeds doen voor de gastarbeider!' 296
19.2 Sociaalkritisch: de zorg moet zich aanpassen 298
19.3 Objectivering: zoeken naar feiten en evidence 300
19.4 Analyse: drie beleidsdiscoursen vergeleken 302
19.5 Discussie: cultuur als molensteen 304
19.6 Conclusie 307

Literatuur 309

Register 339

Over de auteurs 347

Inleiding

Ivan Wolffers, Anke van der Kwaak & Nel van Beelen

In de menselijke omgang ontstaan vaak misverstanden. Meestal hebben die te maken met verschillen in interpretatie van wat er precies gebeurt. In de gezondheidszorg is het niet anders. Daar treden regelmatig misverstanden op in de communicatie en interactie tussen werkers in de zorg en patiënten. Een complicerende factor daarbij is dat de gezondheidszorg steeds 'internationaler' wordt: zowel zorgprofessionals als patiënten komen uit steeds meer verschillende landen, met verschillende sociaal-culturele achtergronden.

Dat er nog steeds behoefte is aan specifiek onderwijs voor professionals in de zorg wordt benadrukt door het feit dat het aantal migranten in Nederland nog steeds toeneemt. Er wonen nu ongeveer twee miljoen niet-westerse allochtonen in Nederland. Vooral de grote steden krijgen in toenemende mate een gevarieerd en internationaal karakter. Nederland heeft altijd een reputatie gehad van gastvrijheid en er is in de loop van de geschiedenis ruimte geweest voor verschillende groepen migranten. In de tweede helft van de vorige eeuw veranderde het internationale karakter van migratie steeds meer als gevolg van dekolonisatie, behoefte aan goedkope arbeidskrachten, natuur- en milieurampen en menselijk geweld. Vandaar dat we tegenwoordig meer verschillende nationaliteiten in Nederland herbergen dan ooit en dat in sommige woonwijken de bevolking voor de meerderheid uit migranten bestaat. In de zorg werken daardoor steeds meer mensen van niet-westerse afkomst, en ook het patiëntenbestand is zeer divers.

Het uitgangspunt van de zorg is dat deze toegankelijk is voor iedereen, ongeacht afkomst, inkomen, ras, geslacht of religie. Het is dus van het grootste belang om mogelijke factoren – zowel sociaaleconomische als culturele – die de toegang tot zorg belemmeren te kennen, te bestuderen en er zo goed mogelijk mee om te gaan. Bovendien mag verondersteld worden dat in een wereld waarin mensen gemakkelijker dan ooit over de hele wereld reizen, ook de kennis van 'buitenlandse' ziekten, hun epidemiologie en de 'andere' denkbeelden van mensen meer gemeengoed worden en ook doordringen tot de bagage van zorgprofessionals. De inmiddels zeer gevarieerde bevolkingsopbouw geeft aanleiding tot misverstanden en zorgt voor een andere vraag in de zorg. Er is nog steeds behoefte aan wat in 2004 'interculturalisatie van de gezondheidszorg in de breedste zin' genoemd werd (Lamberts,

2003). Het is duidelijk: ondanks de recente politieke visie dat immigranten zich moeten aanpassen, is het nog steeds nodig dat mensen die in de zorg gaan werken goed zijn voorbereid op hun taak om alle mensen met een zorgvraag, in al hun diversiteit, te helpen.

Over het algemeen gaat men ervan uit dat kennis, vaardigheden en attitude de basis voor die taak vormen. In dit boek echter sluiten wij graag aan bij de stroming van cultureel competent communiceren, waarin ook zelfbewustzijn en reflectie van de zorgverlener centraal staan (Teal & Street, 2009). Artsen, verpleegkundigen, diëtisten, fysiotherapeuten en andere zorgverleners moeten zich immers in de zorgrelatie met hun patiënten van de verscheidenheid aan achtergronden bewust zijn om tot een weloverwogen behandeling te kunnen komen.

Kennis, attitude en vaardigheden

Centraal in het onderwijs staan kennis, attitude en vaardigheden. Die drie componenten horen thuis in een behoorlijk onderwijspakket voor zorgprofessionals. Dat geldt ook voor het onderwijs over gezondheid, migratie en cultuur.

De eerste component, *kennis*, is van evident belang. Wat is sikkelcelanemie en voor welke mensen in de Nederlandse bevolking is dat een probleem? Waarom is hypertensie bij mensen met een Afrikaanse achtergrond vaak zo maligne, en hebben ze wel dezelfde geneesmiddelen nodig als anderen om hun bloeddruk onder controle te houden? Hoe komt het dat mensen met een Afrikaanse achtergrond meer risico's lijken te lopen bij gebruik van bèta-agonisten ter behandeling van hun astma? Wat betekent de ramadan voor het innemen van geneesmiddelen? En hoe beïnvloedt de wijze van eten tijdens de vastenperiode de gezondheid van mensen met diabetes?

Zonder basiskennis over dit soort onderwerpen is het onmogelijk om behoorlijk te voldoen aan de vraag van gebruikers van de gezondheidszorg en kunnen we geen professionele kwaliteitszorg leveren. Ook moeten we kennis hebben van de denkbeelden van zorgvragers over complementaire en alternatieven geneeswijzen, en over hun gebruik daarvan. Toegenomen toegang tot informatie en mondigheid van de patiënt zorgen ervoor dat gebruikers van de zorg vragen hebben over andere mogelijke benaderingen van hun gezondheidsproblemen dan de biomedische aanpak. Switchen migranten vaker dan autochtone Nederlanders tussen verschillende gezondheidssystemen – het westerse medische systeem en geneeswijzen afkomstig uit hun vaderland? Spelen verschillen in opleiding hierbij een rol? Heeft de verwachting van de maakbaarheid van het lichaam invloed op de vraag van zorggebruikers? Kortom, wat voor betekenis en waarde hechten gebruikers van de zorg aan wat die zorg ze levert? Maar ook in bredere zin: welke betekenis heeft hun religie of levensbeschouwing voor hun omgang met ziekte en dood?

De tweede component is *attitude*. Een goede attitude (houding) is noodzakelijk om te kunnen leren. De kernwaarden in de gezondheidszorg – niet alleen in Nederland, maar universeel – zijn medemenselijkheid, gelijkwaardigheid, respect en een centrale rol voor de gebruiker van de zorg. Dat kan alleen handen en voeten krijgen als er voortdurend reflectie is op het eigen gedrag. Kijken naar jezelf betekent ook dat je eerlijk moet zijn over vooroordelen, discriminatie en racisme. Laten we het hier duidelijk benadrukken: vooroordelen heeft ieder mens. Voor een zorgprofessional is het hebben van vooroordelen echter erg hinderlijk, omdat het goed professioneel handelen belemmert. In de zorg lijkt het idee te heersen dat het gelijkheidsprincipe mensen beschermt tegen discriminerend optreden en het koesteren van racistische gevoelens en gedachten. Er wordt liever niet over gesproken dat ook artsen en andere zorgverleners vooroordelen hebben, maar dit overkomt de besten. Een goede professional moet zijn eigen vooroordelen kunnen herkennen en met die van anderen kunnen omgaan. Naast een wetenschappelijk-analytische houding hebben zorgprofessionals dus ook een kritische houding nodig tegenover interculturele dynamiek. We spreken in dat kader van een cultuursensitieve of etnisch-sensitieve houding. Om informatie en interacties goed te kunnen duiden en begrijpen, dienen (toekomstige) zorgverleners een bepaalde houding te ontwikkelen. Het gaat niet alleen maar om *evidence-based medicine*, maar vooral ook om *evidence-based practices*. Dat houdt in dat we niet alleen wetenschappelijk en professioneel moeten werken, maar dat we ook weten hoe we moeten omgaan met diversiteit en interculturele communicatie.

Interculturele vaardigheden vormen de derde component. Het is belangrijk om voorbereid te zijn op het omgaan met mensen die op een heel andere manier tegen dingen aankijken dan wijzelf. Het aanleren van technische vaardigheden staat echter veel hoger dan het aanleren van sociale vaardigheden. Aandacht voor deze vaardigheden wordt nog te vaak overgelaten aan de houding van de opleider, de werkomstandigheden binnen de instelling en persoonlijke waarden en normen. In elke zorgopleiding is het echter noodzakelijk om ook aandacht te besteden aan interculturele sociale vaardigheden als noodzakelijke voorwaarde om je bewust te worden van je eigen referentiekader en etnocentrisme. Hoe moet je bijvoorbeeld een slechtnieuwsgesprek voeren met iemand met een heel andere religieuze levensinstelling? Wat is de beste benadering van iemand met terminale kanker die uitbehandeld is en die afkomstig is uit een land waar staking van de behandeling niet sociaal geaccepteerd wordt? Interculturele vaardigheden maken het noodzakelijk om verder te kijken dan de technische en wettelijke kaders van de uitvoering van het beroep. In de huidige praktijk laten professionals het te vaak in het midden en verwijst men bij problemen naar de ziekenhuisimam of adviseert men patiënten om met vragen naar de tempel te gaan.

Bewustwording als eerste stap

Wij zijn er in dit leerboek van uitgegaan dat de attitudeontwikkeling vooropstaat. Wie het bewustzijn ten aanzien van eigen vooroordelen ontwikkelt, zal veel gemakkelijker de benodigde kennis tot zich nemen en culturele vaardigheden aanleren. Daardoor zal ook het inzicht in de impliciete tekorten van de bestaande wettelijke kaders ontstaan.

Een voorbeeld. Ter begeleiding van ons onderwijs aan studenten geneeskunde van het VUmc ontwikkelden we jaren geleden audiovisueel materiaal. Een van de video's die we maakten illustreerde voor ons hoe belangrijk het is om juist te beginnen bij attitude en bewustwording. Het project begon met het filmen van een blozende blonde man met overgewicht en diabetes type 2. Hij vertelt over hoe ze in het ziekenhuis toch maar weinig begrijpen van zijn ziekte, hem niet echt verder helpen, hoe ze onlangs bij de apotheek nog de verkeerde medicijnen meegaven, dat hij erg eenzaam is omdat niemand meer op bezoek komt en hij zelf nauwelijks de deur uit kan. Daarvan maakten we een filmpje dat ongeveer zeven minuten duurt. Dat filmpje toonden we vervolgens aan een Marokkaanse Nederlander die goed Nederlands spreekt, maar met een licht accent, en hij leerde de tekst uit zijn hoofd. Ook hem filmden we. In het onderwijs toonden we dat laatste filmpje eerst aan de studenten. Na afloop vroeg de groepsbegeleider dan wat de studenten gezien hadden. Een typische buitenlander, die weinig van de Nederlandse zorg begreep, de weg duidelijk niet kende, zijn situatie niet kon relativeren, en wel erg somatiseerde. Dat was ongeveer de mening in de groepen. Daarna toonden we het oorspronkelijke filmpje, en de bedoeling was dat dit een leermoment zou opleveren. Bij een deel van de studenten was dat ook het geval: plotseling zelfinzicht over hoe gemakkelijk je stereotypeert en dat dat natuurlijk het eigen functioneren belemmert. Een deel van de studenten zag de overeenkomst echter helemaal niet. Ze vonden dat de blonde man beter over zijn ziekte sprak en een enkeling vond ook dat hij meer gevoel voor humor had. Een groot deel van de studenten bekende de filmpjes verwarrend te vinden en wist eigenlijk niet goed wat ermee te doen.

Voor werkelijk leren wens je studenten verschillende van zulke momenten toe, zodat ze uiteindelijk begrijpen wat er aan de hand is. Het valt te hopen dat in de zorg de voorwaarden voor goed gebruik van dat inzicht bestaan: tijd en ruimte om vooroordelen en de mogelijke gevolgen daarvan te bespreken, en een personeelsbeleid dat attitudeontwikkeling met betrekking tot intercultureel werken stimuleert.

Zoals met alle onderwijs, geldt ook hier dat de onderwijzer steeds rijker aan inzicht wordt, terwijl de student er onder gunstige omstandigheden misschien wel iets van meeneemt, maar zeker niet alles tot zich door kan laten dringen. Naar ons gevoel illustreert deze casus het belang van bewustwording. Wanneer je als zorgverlener vooroordelen hebt en in stereotypen denkt is dat schadelijk voor het verlenen van professionele zorg, omdat het interfereert met goed luisteren en het herkennen van de vraag van de patiënt. Je moet dus inzicht hebben in je eigen waarden, normen en referentiekaders, want goed luisteren is toch waar de hele zorgketen mee begint.

Dit boek is geen receptenboek geworden voor hoe werkers in de zorg om moeten gaan met mensen met een niet-westerse achtergrond. Wij als samenstellers van dit boek denken dat dit zinloos en ook ongewenst is. Het drukt namelijk de patiënt in een cliché. Er zijn geen typische Marokkanen. Er zijn geen typische Turken. Er zijn geen typische Somaliërs. Er zijn zelfs geen typische Nederlanders. Wat we voor onszelf verlangen moeten we ook doen naar de patiënten toe: ze respectvol benaderen als unieke en autonome individuen. Typische Marokkanen, typische Turken, typische Antillianen of typische Irakezen bestaan alleen in de hoofden van mensen die nooit persoonlijk hebben kennisgemaakt met echte Marokkanen, Turken, Antillianen of Irakezen – of die zich niet bewust zijn van de beperkingen van hun eigen vooronderstellingen, generalisaties en culturele identiteiten.

Cultuur
Het is nadrukkelijk niet onze bedoeling om de confrontatie tussen niet-westerse patiënt en Nederlandse gezondheidszorg te 'culturaliseren', dat wil zeggen alle misverstanden af te schuiven op een cultuurverschil. Een verschil in cultuur is slechts een van de factoren die bepalen wat er gebeurt tussen de gebruikers van de zorg en de zorgprofessionals. Het grootste deel van de niet-westerse patiënten is ooit in aanraking gekomen met de Nederlandse gezondheidszorg. Ze wonen hier al jaren en kennen de weg naar de huisarts en het ziekenuis. Bovendien is de westerse medische zorg ook in hun eigen land een belangrijke vorm van zorg. Ze zijn dus bekend met hoe westers opgeleide gezondheidswerkers denken en handelen. Ze hebben in hun nieuwe land echter te maken met specifieke hindernissen in de toegang tot de zorg, die patiënten die hier al generaties lang leven veel minder ondervinden. Een deel van de problemen veroorzaakt door die hindernissen heeft meer te maken met het feit dat zij migranten zijn, en dat wordt vervolgens vaak ten onrechte geschoven op 'verschillen in cultuur'.

Een willekeurige patiënt is tegelijkertijd Marokkaan, Berber uit het noordelijke Rifgebergte, migrant, ex-boer, fabrieksarbeider, man, vader enzovoort. Hij belichaamt een eindeloze verzameling van sociale en culturele rollen. Er zijn studies die laten zien dat in een interview een patiënt soms wel tientallen rollen en dus identiteiten kan aannemen (multipele identiteiten). Deze rollen wisselen per context en kunnen onderling op gespannen voet met elkaar staan. Hulpverleners signaleren vaak contradicties tussen deze rollen. Een patiënt kan bijvoorbeeld zeer veel pijn aangeven als een arts of verpleegkundige naast zijn bed staat, terwijl hij in de aanwezigheid van zijn familie het zonnetje in huis is. Dit levert onbegrip en irritatie op bij de hulpverlener en een verlies aan geloofwaardigheid van de patiënt. Het leidt soms zelfs tot interacties waarbij de gebruiker van de zorg 'bestraft' wordt: 'Op die manier presenteer je je klachten niet', of: 'Op deze manier kan ik je niet helpen.'

Autochtone Nederlanders in het algemeen en autochtone hulpverleners in het bijzonder zijn net zo'n verzameling van sociale rollen en multipele identiteiten. Hun socialisering en culturalisatie zorgt ervoor dat zij hun eigen contradicties niet zien. We hebben hier te maken met een etnocentrisch probleem. Met behulp van culturele vaardigheden kunnen we leren buiten onze vertrouwde kaders te stappen en elkaar te begrijpen.

We hebben daarnaast vaak te maken met slechte communicatie in de zorg, met zowel allochtone als autochtone patiënten. Voor een deel is die terug te voeren op taalproblemen en laaggeletterdheid. Het is bekend dat mensen met een lage of geen opleiding moeite hebben met het begrijpen van aandoeningen en weinig kennis hebben over het menselijk lichaam. Niet zelden wijten zorgverleners gebrekkige communicatie met allochtone patiënten aan culturele verschillen tussen hen en hun patiënten. Daarmee krijgt degene die een andere cultuur heeft dan de zorgverlener als het ware de schuld van eventuele problemen en is de zorgverlener geëxcuseerd. Ook worden allochtone patiënten vaak geconfronteerd met processen van uitsluiting die helemaal niets te maken hebben met hun cultuur, maar eerder met een gebrek aan vaardigheden van de zorgverlener (zie hoofdstuk 6). Daarbij is de zorgverlener zich er meestal niet eens van bewust dat er sprake is van uitsluiting.

Dat we dit boek toch *Culturele diversiteit in de gezondheidszorg* hebben genoemd, is omdat we het begrip cultuur in de breedste zin van het woord hebben geïnterpreteerd. Alles en iedereen 'heeft' een cultuur en diverse, vaak tegenstrijdige sociale rollen en culturele identiteiten. Juist omdat het woord 'cultuur' in het kader van de niet-westerse patiënt en de Nederlandse zorg zo vaak genoemd wordt, is het van groot belang stil te staan bij wat cultuur precies is en vooral ook wat het niet is.

Culturele vaardigheden en etnosensitiviteit
Wat we in de afgelopen jaren vooral geprobeerd hebben was om onze studenten 'culturele vaardigheden en etnosensitiviteit' bij te brengen. Die begrippen vinden we terug in een handboek dat binnen de Amerikaanse con-

text leermateriaal verschaft aan zorgverleners (Huff & Kline, 1999). In een multiculturele samenleving zijn deze 'culturele vaardigheden en etnosensitiviteit' voor werkers in de gezondheidszorg van groot belang. Er wordt in het denken over culturele vaardigheden wel verschil gemaakt tussen enerzijds 'cultureel destructief' en anderzijds 'cultureel vaardig', en we hebben in de loop der jaren geprobeerd om onze studenten via ons onderwijs te helpen om op het continuüm tussen die twee uitersten iets meer op te schuiven naar 'cultureel vaardig'. Misschien is de term 'cultureel destructief', die Huff en Kline gebruiken, een verrassend woord, waardoor we te zeer op het verkeerde been worden gezet, en moeten we deze term in de Nederlandse context vervangen door 'cultureel incompetent'.

Campinha-Bacote (1994) definieert culturele vaardigheid als volgt: 'Een proces voor het effectief werken binnen de culturele context van een individu of een gemeenschap met andere culturele of etnische achtergrond.' Culturele vaardigheid houdt in:
- cultureel bewustzijn: je bewust worden van culturele verschillen (en je eigen vooroordelen);
- culturele kennis: ontwikkeling van begrip voor verschillende culturele groepen, hun geloof, waarden, levensstijl en manieren om problemen op te lossen;
- culturele kundigheden: de kundigheid om interventies te bedenken die aansluiten bij de behoeften van de gebruikers van de zorg; en
- culturele uitwisseling: de voortdurende uitwisseling met mensen met een andere culturele achtergrond, waardoor de culturele kundigheid wordt verhoogd.

Borkan en Neher (1991) beschrijven etnosensitiviteit als een proces waarbij de hulpverlener opschuift op een continuüm: van angst en wantrouwen ten aanzien van mensen met een andere achtergrond, naar ontkenning van het bestaan van culturele verschillen, van gevoelens van superioriteit ten opzichte van mensen met een andere achtergrond, naar het kleiner maken van culturele verschillen, naar cultureel relativisme, naar empathie, om ten slotte te komen tot culturele integratie – waarbij de hulpverlener uiteindelijk een multicultureel mens wordt die met iedereen kan communiceren.

Gevoel van eigenwaarde
Een belangrijk uitgangspunt bij ons onderwijs is altijd geweest dat een goed ontwikkeld gevoel van eigenwaarde een belangrijke pijler voor een goede gezondheid is. Het begrip 'eigenwaarde' wordt uiteraard op verschillende manieren geïnterpreteerd en in het oordeel over anderen sluipt er gemakkelijk etnocentrisme in, maar het is erg belangrijk erbij stil te staan. De vraag dient zich ook aan of het nu om het gevoel van eigenwaarde van de zorgprofessional gaat of om dat van de gebruiker van de zorg. Misschien ten

overvloede willen we benadrukken dat het in een professionele zorgrelatie altijd om het laatste gaat. Een van de vaardigheden van de zorgprofessional is om met het oog op de kwaliteit van de zorg het eigen gevoel van eigenwaarde ondergeschikt te maken aan dat van de zorggebruiker. Dat houdt onder andere in dat hij zich ervan bewust is dat we als sociale groep – dus ook die van zorgprofessionals – de neiging hebben om afwijkende meningen van anderen (in dit geval patiënten) als onbelangrijk en irrationeel te beschouwen. Daarmee wordt de ander 'wilsonbekwaam' gemaakt, zodat anderen over hem of haar mogen beslissen.

In zijn boek *Respect in a world of inequality* (Sennett, 2003) benadrukt Richard Sennett dat we in een wereld vol ongelijkheid leven: ongelijkheid in talenten, mogelijkheden, kansen en succes. Is er ook grote ongelijkheid voor wat betreft respect voor hoe anderen denken, wat ze nastreven en wat ze bereikt hebben? Moeten we alles uitsluitend afmeten aan de hand van het succes in de dominante samenleving of de doelstellingen van het dominante medische systeem?

Het zal duidelijk zijn dat respect en gevoel van eigenwaarde nauw met elkaar verbonden kunnen zijn. Het zal ook niet als een verrassing komen dat een laag gevoel van eigenwaarde kan samenhangen met laaggeletterdheid, en die houdt weer verband met een slechte gezondheidstoestand. De relatie tussen gevoel van eigenwaarde en gezondheid kan geïllustreerd worden aan de hand van het werk van Michael Marmot van het International Centre for Health and Society. In een onderzoek naar de werkzaamheid van interventies op het gebied van behandeling van diabetes type 2 (Marmot, 2003) werden de deelnemers, Pima-indianen in de VS, in twee groepen ingedeeld. Ze kregen beide een interventieprogramma met nadruk op gedragsveranderingen op het gebied van voeding en lichamelijke activiteit. Daar bleef het bij voor wat betreft de ene groep. De andere groep volgde tegelijkertijd gesprekken met plaatselijke leiders over de geschiedenis en cultuur van de Pima. Na twaalf maanden waren de resultaten (gewicht, bloedglucose en insulineniveau twee uur na het toedienen van een hoeveelheid glucose) bij de groep die ook aan haar trots gewerkt had significant beter dan die in de groep die alleen de gebruikelijke interventie had gekregen (Venkat Narayan et al., 1998).

Er zijn meerdere interpretaties van dit onderzoek mogelijk, maar het zet in ieder geval wel aan tot denken. Zo zijn er meer onderzoeken die laten zien hoe trots, respect en gevoel van eigenwaarde samenhangen met de gezondheidstoestand. In een wereld waarin we ons vreselijk druk maken over gelijkheid, zouden we misschien ook gelijkheid voor wat betreft respect ten opzichte van anderen beter in de gaten moeten houden. Dit is iets wat in het onderwijs regelmatig aan de orde zou moeten komen.

Bij patiënten die bezig zijn een plek in een nieuwe samenleving te vinden is de kans dat hun eigenwaarde in het geding komt aanwezig. Met allerlei hulpmiddelen wordt geprobeerd de balans om te keren. Vaak gebeurt dat bijvoorbeeld door de eigen cultuur of het eigen geloof boven dat van de autochtone bevolking te plaatsen om zo de sociaaleconomische verschillen te compenseren, maar uiteindelijk staat het merendeel van met name de niet-westerse migranten meestal niet op dezelfde treden van de Nederlandse maatschappelijke ladder als de autochtone bevolking. Dat heeft invloed op het gevoel van eigenwaarde.

Migranten zijn hier veelal gekomen vanwege verschillende externe factoren waardoor ze hun eerste keuze in het leven – gelukkig en gezond worden in het land waar ze geboren werden – niet konden volgen. Hun gevoel van al dan niet geslaagd zijn in het leven en of ze de juiste keuzes gemaakt hebben zijn bepalend voor een goed gevoel van eigenwaarde. In de samenleving van het gastland zijn nogal wat factoren die allochtonen een negatief gevoel kunnen geven.

Het zou niet zo moeten zijn dat de gezondheidszorg nog eens extra bijdraagt aan de ondermijning van iemands eigenwaarde. Binnen de Nederlandse gezondheidszorg zou het vanzelfsprekend moeten zijn dat alle patiënten met respect benaderd worden, of ze nu Nederlands spreken of niet, of ze nu 'lastig' zijn of niet, of ze nu alles wel of niet begrijpen, en of ze zich nu op dezelfde manier uitdrukken als de zorgverlener of niet. Ook iemands uiterlijk zou geen rol moeten mogen spelen, of het nu gaat om een vrouw met een hoofddoek, een djellabadrager, een skinhead of een meisje met een hanenkam. Zorgprofessionals moeten elke patiënt zien als een unieke autonome hulpvrager en moeten zorg verlenen zonder onderscheid des persoons.

Respect voor de autonomie passend bij de culturele context voedt het gevoel van eigenwaarde. Een van de belangrijkste culturele vaardigheden die we studenten hebben proberen bij te brengen is dan ook om respect op te brengen voor iedere patiënt. Dit is echter makkelijker gezegd dan gedaan: er zijn vaak allerlei mechanismen die dit bijna onmogelijk maken. Zorgverleners moeten die mechanismen leren herkennen en ermee omgaan. Vandaar dat een leerboek meer moet bieden dan een handvol weetjes en trucjes over hoe de zorgprofessional om moet gaan met patiënten met allerlei achtergronden. Het gaat voor een belangrijk deel niet zozeer om de ander, maar om de zorgverlener zelf. Die moet door introspectie de eigen positie in de zorg beter leren begrijpen. Daarbij hoort onder andere het inzicht krijgen in de waarden en normen en de eigen non-verbale communicatie, want die kan een belangrijke rol spelen bij het beschadigen van het gevoel van eigenwaarde van een patiënt met een niet-westerse achtergrond.

De inhoud van dit boek
In het eerste deel van dit boek komen algemene principes en feiten in relatie tot cultuur, context en gezondheid aan de orde. De eerste twee hoofdstukken

geven basisinformatie: hoofdstuk 1 beschrijft de betekenis van verschillende begrippen, zoals 'autochtoon' en 'allochtoon', en hoofdstuk 2 schetst de geschiedenis van migranten in Nederland en hun sociaaleconomische positie. In hoofdstuk 3 gaan we in op de verschillende manieren waarop mensen naar ziekte en gezondheid kijken en op het onderscheid tussen het Engelse begrip *illness* (de lekeninterpretatie) en *disease* (de medische interpretatie) zoals dat in de medische antropologie gebruikt wordt. De kwetsbaarheid van migranten voor gezondheidsproblemen wordt vervolgens belicht in hoofdstuk 4. In hoofdstuk 5 komt communicatie tussen verschillende culturele groepen aan de orde. Er zijn verschillende modellen ontwikkeld om de interactie en communicatie tussen allochtone gebruikers van zorg en verleners van zorg met een andere culturele achtergrond te verklaren. Hoewel weinigen bewust zullen discrimineren, is er wel degelijk sprake van principes van insluiting en uitsluiting van bepaalde groepen patiënten. Daarover gaat hoofdstuk 6. Vervolgens komt in hoofdstuk 7 zingeving en religie aan bod. In hoofdstuk 8 wordt een model voor het interpreteren van etnische verschillen in gezondheid gepresenteerd. Dit deel wordt afgesloten met een hoofdstuk dat ingaat op gezondheidsbevordering en diversiteit.

In het tweede deel van het boek bespreken we de problematiek van specifieke doelgroepen van interculturele gezondheidszorg, zoals allochtone kinderen en jongeren, vrouwen, ouderen, en arbeidsongeschikten.

In het derde deel komen de verschillende zorgprofessionals en intermediairs en hun rollen en verantwoordelijkheden aan bod: onder andere de huisarts, de apotheekmedewerker, de psychiater en psycholoog, de tolk en de voorlichter eigen taal en cultuur (vetc'er). Het boek besluit met een hoofdstuk over de verschillende beleidsdiscoursen die er geweest zijn in het denken over interculturalisatie in de zorg, en beschrijft waar we nu staan op dit gebied.

Wij denken dat een boek als dit nooit af is, omdat de situatie voortdurend verandert. Wij zien dit boek daarom als een werk in voortdurende ontwikkeling en hopen dat we in de toekomst nieuwe edities kunnen blijven maken.

DEEL 1
Cultuur, context en gezondheid

1

Allochtoon, autochtoon; waar praten we over?

Ivan Wolffers, Nel van Beelen & Anke van der Kwaak

De Turkse mevrouw Aktaran, 72 jaar, klaagt over aanhoudende darmproblemen. Lisa, 17 jaar, dochter van een Nederlandse moeder en een Egyptische vader, wil een recept voor de pil. De 55-jarige Carlos, afkomstig uit Chili en al bijna dertig jaar woonachtig in Rotterdam, wil graag doorverwezen worden naar een fysiotherapeut voor zijn pijnlijke schouders. Mei-lie, een 30-jarige Chinese asielzoekster, heeft al maanden last van slapeloosheid. Abderrahim, 14 jaar, in Nederland geboren uit Marokkaanse ouders, wil graag van zijn acne af.

Dit zijn zomaar een aantal bezoekers van de huisartsenpraktijk van dokter Weber in een Rotterdamse stadswijk. Wat zij met elkaar gemeen hebben, is dat zij allen volgens de gangbare definitie 'allochtonen' zijn. Voormalige gastarbeiders, hun vrouwen en kinderen, al dan niet in Nederland geboren, vluchtelingen, asielzoekers, en kinderen uit 'gemengde' huwelijken: allemaal krijgen ze het etiket 'allochtoon' opgeplakt.

Maar wie bepaalt eigenlijk wie er tot 'de allochtonen' behoren en wat heeft het voor zin om iemand als zodanig te classificeren?

In een samenleving waarin integratie van migranten een zeer belangrijk politiek thema is, moet men duidelijk kunnen definiëren wie nu wel en wie niet tot die migranten behoren. Dit mag uiteraard nooit ontaarden in een discussie over wie er wel 'bij hoort' en wie niet. Een samenleving die zich daaraan schuldig maakt, moet zich ernstig gaan beraden op haar toekomst. Wie zich zorgen maakt over de kwetsbaarheid van vluchtelingen en andere migranten, zal echter toch over de juiste definiëring moeten nadenken. We weten dat 'nieuwkomers' grotere (gezondheids)risico's lopen, en alleen als we weten wie tot die groep behoren, kunnen we gericht faciliteiten en interventies op het gebied van onderwijs en gezondheidszorg aanbieden die deze mensen helpen om sneller en effectiever te integreren in onze samenleving.

In het dagelijks spraakgebruik worden de begrippen 'allochtoon', 'buitenlander' en 'migrant' vaak door elkaar gebruikt. Voordat we verdergaan, is het verstandig om deze begrippen te definiëren en ook andere concepten, zoals 'vreemdeling', 'gastarbeider', 'etnische groep' en 'etniciteit' te bespreken. In dit hoofdstuk worden verschillende begrippen besproken die nu gangbaar zijn of die dat in het verleden waren. Ook wordt de discussie gevoerd over het nut van het begrippenpaar allochtoon-autochtoon. Moeten die woorden niet gewoon worden afgeschaft?

Een noot vooraf: definities en concepten zullen door hun beperkte reikwijdte nooit de werkelijkheid volledig kunnen beschrijven. Door in- en uitsluiting in categorieën – mede veroorzaakt door herdefiniëring, die soms politiek georiënteerd is – zullen ze altijd bepaalde relevante gegevens en groepen onvolledig en statisch weergeven. We zijn ons bewust van deze beperking; een precieze definiëring van begrippen als allochtoon en autochtoon is echter onmisbaar voor statistische berekeningen en wetenschappelijk onderzoek.

1.1 Allochtoon en autochtoon

Wie behoren er precies tot de allochtonen? De term 'allochtoon' komt uit het Grieks en betekent letterlijk 'van elders afkomstig'. Om redenen van statistische aard – hoeveel allochtonen zijn er nu eigenlijk? – en praktische aard – op welke doelgroepen gaan wij ons richten? – gaan veel organisaties uit van de definities en cijfers geleverd door het Centraal Bureau voor de Statistiek (CBS). Deze organisatie levert al jaren informatie over bevolkingsgroepen en hun aantallen in Nederland. Het CBS gaat uit van alle in Nederland geregistreerde inwoners, waarbij illegalen (niet geregistreerd) en nieuwe asielzoekers (die nog niet ingeschreven staan in de Gemeentelijke Basisadministratie) niet meegerekend worden.

In augustus 1999 voerde het CBS een nieuwe (brede) standaarddefinitie voor allochtonen in. Tot dat moment werden er verschillende definities gehanteerd: een ruime, volgens welke men allochtoon was als men zelf óf (een van) de ouders in het buitenland geboren waren, en een beperkte, volgens welke men allochtoon was als men zelf én (een van) de ouders in het buitenland waren geboren. Een nadeel van de ruime definitie was dat iedere Nederlander die tijdens een buitenlands verblijf van de Nederlandse ouders in het buitenland geboren is, ook meegeteld werd. Volgens de ruime definitie waren er per 1 januari 1999 een miljoen allochtonen méér dan volgens de beperkte definitie.

Sinds 1999 rekent het CBS personen tot de categorie allochtonen als ten minste één ouder in het buitenland is geboren. Het gaat dus om:

1 alle personen die zelf in het buitenland geboren zijn en van wie ten minste één ouder in het buitenland geboren is (eerste generatie);
2 alle personen die zelf in Nederland zijn geboren, maar van wie ten minste één ouder in het buitenland geboren is (tweede generatie).

1.1.1 Westerse en niet-westerse allochtonen

Een verder onderscheid maakt het CBS tussen westerse en niet-westerse allochtonen, in verband met verschillende sociaaleconomische en culturele posities van migrantengroepen in de samenleving. Tot de categorie niet-westers behoren allochtonen uit Turkije, Afrika, Latijns-Amerika en Azië, met uitzondering van Indonesië en Japan. Waarom migranten uit deze twee laatste landen niet tot de niet-westerse migranten gerekend worden verklaart het CBS als volgt: 'Op grond van hun sociaaleconomische en sociaal-culturele positie worden allochtonen uit Indonesië en Japan tot de westerse allochtonen gerekend. Het gaat vooral om mensen die in voormalig Nederlands-Indië zijn geboren en werknemers van Japanse bedrijven met hun gezin.' Op 1 januari 2010 was 11% van de Nederlandse bevolking van niet-westerse afkomst. Tot de categorie westers rekent het CBS allochtonen uit Europa (behalve Turkije), Noord-Amerika, Oceanië, Japan en Indonesië. Ze maken ongeveer 9% van de bevolking uit.

Mensen met een hogere sociaaleconomische status die bijvoorbeeld afkomstig zijn uit Duitsland of die in Nederland zijn geboren met een Franse moeder, worden in het dagelijks leven over het algemeen niet als allochtonen aangeduid. Het zal duidelijk zijn dat als we in Nederland over allochtonen spreken, we het meestal hebben over niet-westerse allochtonen. In dit boek zullen we de toevoeging niet-westers daarom voortaan weglaten, tenzij het onderscheid tussen westers en niet-westers van belang is.

1.1.2 De derde generatie

Een consequentie van de besproken definities van het CBS is dat derdegeneratieallochtonen tot de autochtonen worden gerekend, en niet meer tot de allochtonen. Autochtonen zijn volgens het CBS personen van wie beide ouders in Nederland zijn geboren, ongeacht het land waar ze zelf zijn geboren. De kinderen van ouders die bijvoorbeeld in 1975 in Turkije zijn geboren maar op zeer jonge leeftijd naar Nederland kwamen, horen volgens deze definitie nog wel tot de allochtonen, maar de kinderen van mensen die in datzelfde jaar in Nederland geboren zijn uit Turkse ouders, niet meer. In het Integratiebeleid Etnische Minderheden van de Nederlandse overheid worden deze personen echter wél tot de etnische minderheden gerekend. Er wordt dan bijvoorbeeld gesproken over jongeren van Turkse of Surinaamse afkomst. Het CBS definieert de derde generatie daarom als volgt: 'Personen van wie beide ouders in

Nederland zijn geboren en de grootouders in een niet-westers land zijn geboren.' Binnen de categorie niet-westerse allochtonen vormen zij tot nu toe slechts een kleine groep (ongeveer 62.000 personen in 2009) (CBS, 2009). Omdat het aantal tweedegeneratieallochtonen de afgelopen jaren echter snel is gegroeid (van 523.000 in 2000 tot 803.000 in 2010), en veel van hen inmiddels op de leeftijd gekomen zijn om kinderen te krijgen, is te verwachten dat de derde generatie ook snel zal toenemen (CBS Statline, 2010).

1.1.3 Geboorteland versus nationaliteit

De vraag blijft: waarom gaat het CBS uit van geboorteland en niet van nationaliteit? Wanneer we de cijfers van tabel 1.1 vergelijken met die van tabel 1.2, wordt dat snel duidelijk: het grootste deel van de 3,3 miljoen westerse en niet-westerse allochtonen heeft de Nederlandse nationaliteit. Dat zo veel allochtonen zich hebben laten naturaliseren is vooral te danken aan het feit dat het tot 1997 mogelijk was om ook de oorspronkelijke nationaliteit te behouden. In 2007 hadden ruim 1 miljoen Nederlanders een dubbele nationaliteit.

Tabel 1.1 Bevolking naar herkomst en generatie, 2010 (CBS Statline, 2010)

	Totaal	Eerste generatie	Tweede generatie
Bevolking totaal	16.574.989		
Niet-westers totaal	1.858.294	1.055.265	803.029
Westers totaal (exclusief autochtonen)	1.501.309	644.486	856.823
Turkije	383.957	196.385	187.572
Suriname	342.279	185.089	157.190
Marokko	349.005	167.305	181.700
Nederlandse Antillen & Aruba	138.420	81.175	57.245

Tabel 1.2 Inwoners van Nederland naar nationaliteit, 2010 (CBS Statline, 2010)

Nationaliteit	Aantal
Nederlands	15.839.792
Niet-Nederlands waarvan:	735.197
▪ EU-burgers	310.930
▪ Amerikanen, Canadezen en Australiërs	21.158
▪ overigen	403.109
Totaal	**16.574.989**

1.1.4 (Im)migrant

Nu we vastgesteld hebben wie volgens de gangbare definitie wel en wie niet 'allochtoon' zijn, is het tijd om het begrip migrant van dat van allochtoon te onderscheiden. De term migrant of immigrant wordt vaak als synoniem gebruikt voor allochtoon, maar zou strikt genomen alleen mogen worden gebruikt voor de eerstegeneratieallochtonen, dat wil zeggen degenen die daadwerkelijk naar Nederland geëmigreerd zijn. Voor in Nederland geboren allochtonen van de tweede of derde generatie kun je de term 'migrant' dus eigenlijk niet gebruiken. De term 'allochtoon' legt de nadruk op het land van herkomst van een migrant, de term 'migrant' op het feit dat deze persoon in Nederland in een bijzondere situatie verkeert, een soort tussenpositie tussen de zojuist gearriveerde nieuwkomer en de geïntegreerde, genaturaliseerde Nederlander. Deze positie als migrant brengt allerlei problemen met zich mee, waaronder problemen met de toegang tot gezondheidszorg en gezondheidsvoorlichting. Migranten kunnen vanwege arbeidsmogelijkheden naar Nederland zijn gekomen, vanwege een huwelijk, gezinshereniging of studie (zogeheten pullfactoren). Maar ze kunnen ook in Nederland belanden als asielzoekers of uitgenodigde vluchtelingen (pushfactoren). Zie verder hoofdstuk 2 over de geschiedenis van migrantengroepen in Nederland.

1.1.5 Nieuwkomers en oudkomers

De migranten die de laatste jaren naar Nederland zijn gekomen, worden tegenwoordig ook wel nieuwkomers genoemd. Degenen die sinds 1 januari 2007 naar Nederland komen, vallen onder de nieuwe inburgeringswet die op die datum van kracht werd, en zij moeten dus verplicht een inburgeringsexamen afleggen. De term oudkomer wordt ook gebruikt, namelijk voor voormalige gastarbeiders en hun gezinnen. De verouderde term gastarbeider sloeg op de groep migranten die in de jaren zestig en zeventig naar Nederland kwam om te werken. Deze mensen kwamen uit een aantal mediterrane landen zoals Italië, Spanje, Turkije en Marokko. Halverwege de jaren zeventig stopte de migratie van gastarbeiders vrijwel totaal; daarna werden alleen nog nieuwe mensen toegelaten in het kader van gezinshereniging of gezinsvorming (zie hoofdstuk 2). Een deel van de oudkomers valt ook onder de Wet Inburgering, namelijk degenen die geen Nederlands paspoort hebben, tussen de 16 en 65 jaar oud zijn en minder dan acht jaar in Nederland op school hebben gezeten of niet beschikken over bepaalde diploma's.

1.1.6 Medelander/buitenlander/vreemdeling

In het dagelijks spraakgebruik zijn 'medelander' of 'buitenlander' synoniemen voor allochtoon of migrant. Een medelander is echter strikt gezien niet hetzelfde als een buitenlander. Juridisch gezien onderscheidt een medelander zich van een Nederlander doordat hij of zij niet de Nederlandse nationaliteit heeft, maar wel een verblijfsvergunning voor bepaalde of onbepaalde tijd, inclusief het recht om arbeid te verrichten. Voorbeelden zijn EU-onderdanen, maar ook niet-genaturaliseerde oudkomers en erkende vluchtelingen. Een buitenlander is iemand zonder de Nederlandse nationaliteit.

'Vreemdeling' is een wat verouderde term voor een buitenlandse bezoeker. De term vreemdeling wordt in het dagelijks spraakgebruik niet veel meer gebruikt, behalve dan misschien in de literatuur en de rechtspraak. Het is een juridische term die bepaalde categorieën mensen, zoals asielzoekers, onderscheidt van mensen met de Nederlandse nationaliteit of van mensen met een verblijfsvergunning met recht op arbeid. Vreemdelingen hebben minder rechten dan andere ingezetenen van Nederland. Zo mogen zij bijvoorbeeld niet werken zonder werkvergunning.

1.1.7 Etniciteit/etnische groep/diversiteit

Het begrip etniciteit verwijst naar gezamenlijk gedeelde wortels of een gedeelde sociale achtergrond, naar een gezamenlijk gedeelde cultuur en tradities die zich onderscheiden en over generaties heen gehandhaafd blijven. In bepaalde omstandigheden leidt dit tot een 'groepsgevoel' en een gevoel van identiteit. Verder is er sprake van een gemeenschappelijke taal en/of religieuze traditie (Coker, 2001). Bekijken we de identiteit van het individu, dan zien we dat etniciteit daarvan slechts één dimensie vormt. Een nadeel van het concept etniciteit is dat de focus is komen te liggen op 'verschil' als vaststaand gegeven en als iets wat hoort bij 'de ander' en niet bij 'ons'. Het maakt het 'etnisch zijn' tot iets 'anders', iets 'vreemds' en in het gunstigste geval tot iets 'exotisch'. Het concept houdt geen rekening met de dynamische en veranderende aard van culturen en het gedrag van mensen. Etniciteit is contextueel en individuen beschrijven hun etniciteit in verschillende situaties op verschillende manieren (Coker, 2001).

Culturele diversiteit duidt meer op een multidynamische realiteit waar iedereen, ook in de gezondheidszorg, mee te maken heeft. Medisch antropoloog Rob van Dijk betoogt dat, alhoewel diversiteit betrekking heeft op vele vormen van verscheidenheid tussen en in groepen mensen, de term toch vooral in verband wordt gebracht met cultuur, etniciteit of herkomst. Als het gaat om de toenemende diversiteit in Nederland, wordt vooral verwezen naar de zichtbare 'verkleuring' van de Nederlandse samenleving. Van Dijk vraagt zich af of interculturalisatie van de zorg niet vervangen moet worden door diversificatie, ervan uitgaand dat interculturalisatie een proces is waarin een relatief monoculturele organisatie transformeert tot een organisatie met ruimte voor diversiteit. Diversiteitsbewuste zorg veronderstelt aandacht voor verschillen in leeftijd, geslacht, sociaaleconomische situatie én culturele achtergrond. De vraag is dan natuurlijk: hoe doen zorgverleners recht aan de individuele wensen van de patiënt in zijn of haar culturele context? Van Dijk presenteert het onderscheid tussen culture care preservation (het integreren van de voorkeuren van de patiënt in de geboden zorg), culture care accommodation (het recht doen aan de keuze van de patiënt, waarbij risico's geminimaliseerd worden en belemmeringen weggenomen worden) en culture care re-patterning (het ontwikkelen van een nieuwe kijk of handelwijze van de patiënt) (Van Dijk, 2010).

Tot nu toe zijn we er dus niet uitgekomen: er is een veelheid aan begrippen en vertogen om zich op de 'cultureel andere' in de gezondheidszorg te richten en deze te typeren. De hiervoor behandelde termen onderscheiden in het buitenland geboren inwoners van Nederland van autochtone Nederlanders op basis van reden van komst (gastarbeider), juridische status (vreemdeling), herkomstland (buitenlander, allochtoon) of identiteit (etniciteit). Ze gooien in feite alle mensen op één hoop die niet in Nederland geboren zijn of die een ouder hebben die in het buitenland geboren is. In het algemeen geldt dat het beter is om in het dagelijks spraakgebruik niet alle allochtonen over één kam te scheren, maar onderscheid te maken naar etnische groep, waar dat mogelijk is. Een etnische groep, of etnische minderheid, is een groep mensen met een gemeenschappelijke culturele achtergrond door land van herkomst, taal, religie of gewoontes. We spreken bijvoorbeeld van Turkse Nederlanders of Turken, of Hindostaanse Nederlanders of Hindostanen. Autochtone Nederlanders vormen uiteraard ook een etnische groep, met een gemeenschappelijke culturele achtergrond.

Het voordeel van het begrip 'etnische groep' ten opzichte van 'allochtoon' is dat bijvoorbeeld Turken van de derde generatie met de gangbare CBS-definitie niet meer tot de allochtonen gerekend worden, maar dat zij – als ze bepaalde cultuurkenmerken hebben behouden – nog wel tot de Turkse etnische groep gerekend kunnen worden.

1.1.8 Moslims

Steeds vaker wordt in het dagelijks spraakgebruik het woord allochtoon vervangen door moslim. Iemands godsdienst wordt dan als indelingscriterium gebruikt. De maatschappelijke discussies van de laatste jaren over inburgering en integratie van moslims in Nederland hebben ertoe geleid dat veel mensen denken dat alle nieuwkomers moslims zijn. Het klopt natuurlijk dat veel nieuwkomers afkomstig zijn uit landen waar de islam de belangrijkste godsdienst is – 'oude' herkomstlanden als Turkije en Marokko, en ook (post)conflictlanden als Iran, Irak, Pakistan, Somalië en Soedan. Maar er komen ook veel niet-moslims naar Nederland. Sinds kort schat het CBS het aantal moslims in Nederland niet langer op basis van het percentage moslims in het land van herkomst, maar op basis van een landelijke enquête. Het laatste enquêteonderzoek schatte het aantal moslims op 850.000 in 2006, ongeveer 150.000 minder dan in een eerdere schatting. Volgens deze cijfers is ongeveer de helft van de allochtonen in Nederland moslim en circa 5% van de gehele Nederlandse bevolking (CBS, 2007a).

1.2 Discussie over het nut van het begrip allochtoon

Eind 2012 is de discussie over het begrip allochtoon weer opgelaaid. Het woord heeft volgens velen in de loop der jaren een negatieve connotatie gekregen. Het wordt in toenemende mate geassocieerd met problemen: die van gebrekkige integratie, religieus fanatisme, werkloosheid, criminaliteit enzovoort. Veel leden van etnische minderheden hebben dan ook een hekel aan het woord en hetzelfde geldt voor veel autochtonen. Het Belgische dagblad *De Morgen* heeft besloten de term niet meer te gebruiken, en ook de Raad voor Maatschappelijke Ontwikkeling in Nederland heeft de regering het advies gegeven de term los te laten. De RMO draagt in zijn advies *Tussen afkomst en toekomst* een aantal argumenten aan om de etnische categorisering door de overheid af te schaffen (RMO, 2012). Een daarvan is dat voor staatsburgerschap iemands nationaliteit doorslaggevend is en niet iemands afkomst. Andere argumenten zijn dat burgers zelf geen bezwaar kunnen maken tegen deze categorieën en dat etnische registratie nog steeds niet gangbaar is in Nederland. De categorieën westerse en niet-westerse allochtonen die geconstrueerd worden op basis van de registratie van geboorteland van de ouder(s) zouden geen zeggingskracht meer hebben, omdat er een grote diversiteit is binnen deze categorieën qua opleiding, arbeidsmarktpositie en verblijfsstatus (Harchaoui, 2012).

Het mag duidelijk geworden zijn dat, hoewel de begrippen allochtoon en autochtoon door het CBS op een zeer eenduidige manier gedefinieerd zijn, een indeling van mensen op basis van het geboorteland van hun ouders – en niet op basis van hun eigen capaciteiten of verdiensten, zoals bijvoorbeeld opleiding of inkomen – een zeer arbitraire indeling is. Het is een particularistisch sociaal-cultureel construct (zie ook paragraaf 14.4) dat het belang van een 'ander' geboorteland, c.q. een 'andere' – lees: niet-westerse – cultuur impliciet benadrukt en dit gegeven tot het allerbelangrijkste criterium maakt voor het classificeren van mensen. Met het gebruik van het begrippenpaar autochtoon en allochtoon is een etnocentrisch element via een achterdeur de discussie ingeslopen. Op etnocentrisme zal nader ingegaan worden in hoofdstuk 6, waar het begrip uitsluiting aan de orde komt.

Ondanks de constatering dat het begrip allochtoon niet waardevrij is en zelfs stigmatiserend kan werken, is er in dit boek toch voor gekozen om het te gebruiken. Het begrip maakt inmiddels deel uit van het dagelijks taalgebruik en tot dusver is geen betere, waardevrije, overkoepelende term gevonden om iedereen van buitenlandse afkomst aan te duiden. Het eerder besproken begrip migrant gebruiken we ook, vooral voor mensen van de eerste generatie.

Veel instanties hanteren overigens niet de strikte CBS-definitie van allochtoon, maar gaan uit van begrippen als etnische groep en etnische minderheid, al dan niet self-identified (hoe iemand zichzelf classificeert). Meer en meer gaan beleidsmakers en (gemeentelijke) gezondheidsdiensten ook uit van sociaaleconomische achterstandsgroepen, waarbij de strikte scheiding tussen autochtoon en allochtoon vervalt. Zowel Nederlanders als allochtonen kunnen een lage SES (sociaaleconomische status; zie paragraaf 2.4) hebben, waarbij culturele factoren een rol spelen, maar ook positie op de arbeidsmarkt, opleiding, woonsituatie, het politieke en sociale klimaat enzovoort. Deze vormen onderdeel van ieders individuele identiteit. Vooral voor de preventie van gezondheidsklachten is het begrip SES belangrijk, omdat het uitgaat van iemands leefstijl en leefomstandigheden en niet van iemands nationaliteit of geboorteland.

Wat kunnen we nu met deze informatie? Voor een hulpverlener is het in wezen niet interessant of een patiënt 'allochtoon' is; dat is een veel te grove generalisatie. Een individuele patiënt is gewoon een Marokkaanse Nederlander – of een Nederlandse Marokkaan – met een bepaalde leeftijd, sekse, sociaaleconomische status en geloof. De achtergrond van die persoon is belangrijk, maar niet de vraag of deze persoon wel of niet het label 'allochtoon' moet krijgen. Voor instanties, bijvoorbeeld ziekenhuizen, verpleeghuizen, ggz-instellingen, is dat wel van belang – meer kennis over de etnische herkomst van patiënten kan instellingen helpen om beter op eventuele gezondheidsverschillen en cultuurproblemen te reageren. Ook ten behoeve van onderzoek is het belangrijk om zicht te hebben op de relatie tussen etnische herkomst en gezondheidsproblemen. Toch verzamelen maar weinig gezondheidsinstellingen gegevens over etniciteit.

1.3 Registratie in de gezondheidszorg

Van Nederlandse ziekenhuizen mag worden verwacht dat ze oog hebben voor de achtergrond van hun patiënten. Die verschillen namelijk van elkaar in sekse, leeftijd, sociaaleconomische status, etniciteit enzovoort, en die verschillen kunnen leiden tot verschillen in gezondheid. Het kan dus nuttig zijn om de achtergrond van allochtone patiënten te registreren om de specifieke risico's die deze patiënten lopen beter in kaart te kunnen brengen. Gezondheidsverschillen tussen allochtonen en autochtonen zijn moeilijk zichtbaar te maken als er geen automatische registratie plaatsvindt. Nu beschikken we alleen over data uit wetenschappelijk onderzoek. Een probleem daarbij is dat buitenlandse afkomst een reden kan zijn om mensen uit te sluiten van bepaalde onderzoeken, omdat ze door hun gebrekkige kennis van het Nederlands vragenlijsten niet goed kunnen invullen. Niet registreren draagt bij aan de onzichtbaarheid van de problematiek. Er kleven echter, zoals we later zullen zien, ook nadelen aan de registratie van etniciteit.

1.3.1 De praktijk in academische ziekenhuizen

Uit een rondvraag in 2009 door Maartje Koet bij een aantal academische ziekenhuizen over de stand van zaken met betrekking tot een registratiesysteem voor allochtone patiënten blijkt dat er geen overeenstemming is over nut, noodzaak en manier van registratie. Het Leids Universitair Medisch Centrum registreert op geboorteplaats, maar in de praktijk is dat meestal het geboorteland. Volgens het hoofd medische administratie is dat vooral handig in verband met infectieziekten, maar hij sluit niet uit dat dit registratiecriterium op termijn gaat verdwijnen. Het UMC St Radboud registreert allochtone patiënten niet op een centraal punt en er is niet bekend hoeveel allochtone patiënten er in het ziekenhuis behandeld worden. Tijdens de anamnese op de afdelingen wordt echter wel gevraagd naar het land van herkomst en of men de Nederlandse taal begrijpt.

Het Academisch Ziekenhuis in Maastricht heeft geen plannen om een registratiesysteem op te zetten en de afdeling patiëntenadministratie ziet daar ook het nut niet van in. Ook het Vrije Universiteit medisch centrum (VUmc) in Amsterdam registreert niet standaard op etniciteit of geboorteland. De Coördinatiecommissie Interculturalisatie heeft onlangs besloten dat in het VUmc niet wordt geregistreerd, tenzij er een bijzondere, noodzakelijke reden is. Zo'n reden zou bijvoorbeeld een specifieke onderzoeksvraag kunnen zijn. Daarbij moeten volgens het VUmc doel en middel altijd met elkaar in overeenstemming zijn, zodat privacyregels en anonimiteit gewaarborgd zijn.

Zorginstellingen blijken moeite te hebben met het registreren van de etnische achtergrond van patiënten. Er zijn praktische bezwaren: men zegt moeilijk de juiste methode te kunnen vinden om de gegevens in het informatiesysteem in te passen, of men waakt voor nog meer bureaucratie. Sommige instellingen twijfelen aan het nut van registratie op zichzelf, en bij andere instellingen spelen andere motieven een rol: privacyoverwegingen, maar ook schroom om naar iemands etnische achtergrond te vragen. Uit pilotonderzoeken die deel uitmaakten van de ABCD-studie (een langlopend onderzoek van de Amsterdamse GG&GD, het AMC en het VUmc onder zwangere vrouwen; zie www.abcd-study.nl) blijkt echter dat eigenlijk niemand moeite heeft met de vraag naar zijn afkomst, zolang de relevantie van deze informatie maar duidelijk is. Dit laatste blijkt overigens lang niet altijd het geval (Knepper, 2002).

Bruynzeels stelde in 1999 vast dat er minstens acht verschillende vormen van registratie van etnische herkomst bestonden in de Nederlandse gezondheidszorg. Het criterium 'geboorteland' is in vrijwel elke registratie het uitgangspunt, soms aangevuld door het geboorteland van de ouders (Bruynzeels, 1999). Naar aanleiding van zijn bevindingen deed Bruynzeels twee aanbevelingen: (1) vraag ook om zelfidentificatie (tot welke etnische groep vindt men zelf dat men behoort?); en (2) maak onderscheid tussen registratie en classificatie. Dat wil zeggen, vraag eerst naar de afzonderlijke indicatoren (geboorteland respondent, geboorteland ouders en zelfidentificatie) en registreer die, alvorens tot classificatie over te gaan.

1.3.2 Discussie: voor- en nadelen

Maar wat zijn nu de voor- en nadelen van registratie van etnische herkomst van patiënten? Het mogelijke belang van registratie van allochtone patiënten illustreren we aan de hand van het voorbeeld van hiv-infectie. Er is een duidelijke samenhang tussen migratie en hiv-infectie. Geïnfecteerde migranten uit landen met een hoge prevalentie die naar landen met een lage prevalentie reizen, zullen in het gastland oververtegenwoordigd zijn tussen de verschillende groepen mensen met hiv. Migranten uit landen met een lage prevalentie die naar landen met een hoge prevalentie reizen, hebben een verhoogde kans daar een hiv-infectie op te lopen. Daarnaast lijkt het of de migratie zelf migranten kwetsbaarder maakt voor een hiv-infectie. Ze komen immers vaak uit de armste gebieden van ontwikkelingslanden, waar niet of nauwelijks gezondheidsvoorlichting wordt gegeven. Vervolgens belanden ze in omstandigheden waarin ze mogelijk nog minder toegang tot informatie en voorzieningen hebben, doordat ze de taal niet spreken of doordat ze niet tegen ziektekosten verzekerd zijn. Veel migranten zijn jong en komen zonder partner, waardoor de kans op riskant seksueel gedrag groter is. Daarbij komt nog dat ze vaak weinig macht hebben over hun eigen situatie en sterk afhankelijk zijn van autoriteiten en werkgevers (zie ook hoofdstuk 4).

Ook onder allochtonen in Nederland komt hiv naar verhouding veel vaker voor. In de meeste gevallen gaat het om migranten uit zuidelijk Afrika, waar aids nog steeds een groot probleem is. Hoewel de meeste zorginstellingen in Nederland niet registreren op allochtone achtergrond, weten we vrij goed hoe het staat met de etnische achtergrond van hiv-patiënten. De Stichting HIV Monitoring, die alle hiv-patiënten in Nederland monitort via de behandelcentra, registreert namelijk hiv-patiënten op nationaliteit en geboorteland. Zo weten we uit welke landen migranten met hiv afkomstig zijn, waardoor gerichte interventies in principe mogelijk zijn.

Het voorgaande voorbeeld laat de mogelijke voordelen van registratie en classificatie zien voor gezondheidsinterventies en -onderzoek. Er zijn echter helaas geen garanties dat registratie niet ten nadele van allochtone patiënten wordt gebruikt (Wolffers, Van der Kwaak & Barten, 2003). Registratie kan ook op een volkomen verkeerde manier worden toegepast, zoals enkele jaren geleden in een onderzoek dat gepubliceerd werd in het *Nederlands Tijdschrift voor Geneeskunde* (Kooiman et al., 2002). Onderwerp was de therapietrouw onder mensen met hiv in Rotterdam, waarbij gekeken werd naar het ras van de geïnfecteerden. Men maakte onderscheid in blanken, negroïden, Latijns-Amerikanen en 'overigen'. Met deze classificering is veel mis. Niet alleen gaat het hier om een volkomen willekeurige indeling, maar bovendien levert het begrip 'ras' geen relevante categorieën op om mensen met elkaar te vergelijken. Wij willen helemaal niet weten of 'zwarten' meer of minder therapietrouw vertonen dan 'blanken'. Welke consequenties dacht men daaraan te kunnen verbinden? Bij dergelijke vormen van registratie is het risico op stereotypering en contraproductieve interventies groot. Robert Schwarz (2001) schrijft in *The New England Journal of Medicine* over de pseudowetenschap van rassenverschillen: 'Such research mistakenly assumes an inherent biologic difference between black-skinned and white-skinned people.' Schwarz vraagt zich af waar mensen met zuiver genetisch materiaal überhaupt te vinden zijn. Ras is immers niet duidelijk af te bakenen. In de Verenigde Staten en bijvoorbeeld in Zuid-Afrika is ras overigens een veelgebruikte term, in tegenstelling tot Europa, waar 'ras' een negatieve connotatie heeft gekregen als gevolg van de Tweede Wereldoorlog, toen mensen massaal vervolgd en gedood werden om hun afwijkende geloofsovertuiging, afkomst of ras.

In het geval van het zojuist genoemde Nederlandse onderzoek hadden Kooiman en collega's ook kunnen kijken naar andere gegevens: niet de huidskleur is immers bepalend voor de therapietrouw, maar de sociale en culturele context. Andere vragen zouden ongetwijfeld tot heel andere uitkomsten hebben geleid. In het wetenschappelijk proces gaat de onderzoeker op zoek naar wat hij van tevoren, vanuit zijn eigen wereldbeeld, heeft gedefinieerd als essentieel. Hij zal uit zijn onderzoek terugkrijgen wat hij er zelf in heeft gestopt. Wie naar consequenties van rassenverschillen speurt, loopt het risico informatie te krijgen die het eigen wereldbeeld bevestigt.

Naast het gevaar van stereotypering ligt bij registratie van iemands etnische afkomst in de gezondheidszorg ook altijd het gevaar van misbruik van gegevens op de loer. Gegevens verkregen uit deze registratie kunnen in de media en de politiek terechtkomen en de beeldvorming over migranten beïnvloeden. Als bijvoorbeeld uit onderzoek blijkt dat bepaalde groepen allochtonen meer gebruikmaken van de gezondheidszorg, kan dit nuttige informatie zijn voor onderzoekers en instellingen die preventief beleid willen ontwikkelen.

Echter, in de media en de politiek is zulke informatie gemakkelijk te misbruiken voor stemmingmakerij tegen de aanwezigheid van allochtonen in Nederland. Het zou zinvoller zijn om aan te tonen dat mensen die minder bevoorrecht zijn meer gebruikmaken van het zorgsysteem, maar dat vereist heel andere registratiecriteria. Het gaat dan niet langer om etniciteit, maar om sociaaleconomische criteria: iemands inkomen, sociale klasse, leefsituatie enzovoort.

In het ergste geval kan registratie van etniciteit tot misstanden en mensenrechtenschendingen leiden. Indien behalve etnische groep ook de verblijfsstatus van migranten geregistreerd wordt – is iemand hier gedocumenteerd ('legaal') of ongedocumenteerd ('illegaal')? – bestaat het risico dat deze koppeling leidt tot verslechterde toegang tot zorg. De Immigratie- en Naturalisatiedienst (IND) zou kunnen proberen om via de zorg informatie te krijgen voor zijn opsporingswerk, hetgeen illegale migranten kan doen besluiten liever geen gebruik van de zorg te maken. Gelukkig bestaat er het beroepsgeheim, dat artsen en verpleegkundigen verbiedt om deze gegevens te overleggen. Er zijn echter signalen dat professionals het soms moeilijk vinden om weerstand te bieden tegen druk van buitenaf, en bovendien speelt vaak het probleem van dubbele loyaliteit (enerzijds aan de patiënt en anderzijds aan iemands werkgever) (Van Beelen, 2007). Uit onderzoek blijkt dat in Maleisië migranten om die reden niet gebruikmaken van voorzieningen, tenzij het absoluut niet anders kan (CARAM-Asia, 2002). Mensen komen daardoor te laat met hun klachten bij een arts. Uit onderzoek in Japan onder migranten met hiv blijkt dat illegale migranten pas naar het ziekenhuis komen als ze heel lage CD4-celtellingen hebben en hun toestand al zeer kritiek is (Komatsu & Sawada, 2007).

In extreme gevallen kan registratie van etnische herkomst leiden tot genocide. Om dat te illustreren geven we twee voorbeelden. In 1983 kon de dominante Singalese bevolking van Sri Lanka de minderheidsgroepering, de Tamils, vrij gemakkelijk vinden omdat deze geregistreerd stonden. Geen ziekenhuis behandelde je als je niet opgaf tot welke etnische groep je behoorde en welk geloof je had. Hoewel er nauwelijks uiterlijke verschillen zijn tussen Singalezen en Tamils, waren de adressen van de Tamils door die registratie precies bekend. Bij de onlusten van 1983 kwamen meer dan duizend Tamils om het leven. Iets vergelijkbaars zagen we, zoals eerder genoemd, in de Tweede Wereldoorlog: de Joodse Nederlanders waren gemakkelijk op te sporen omdat ze als Jood geregistreerd stonden. Deze voorbeelden maken duidelijk dat we erg voorzichtig moeten zijn met het klakkeloos registreren van etnische herkomst van mensen. De geschiedenis toont immers aan dat het binnen een bepaalde politieke context mogelijk is om de via registratie verkregen informatie te misbruiken. Het is naïef om te veronderstellen dat zoiets in ons land nooit meer zal gebeuren.

De centrale vragen bij elke vorm van registratie moeten zijn waar de vergaarde informatie uiteindelijk toe dient en wie er toegang toe heeft. Het is uiterst belangrijk om juist allochtone gebruikers van zorg bij deze discussie te betrekken, want er moeten enkele voor hen zeer essentiële vragen worden beantwoord. Hoe gaat men registreren? Wie mogen gebruikmaken van de gegevens? Hoe kan men garanderen dat niemand anders gebruikmaakt van de gegevens? Is er voortdurende evaluatie mogelijk van het gebruik van de gegevens door vertegenwoordigers van de allochtone patiënten? Registratie dient absoluut eenduidig te zijn. Een ethische commissie, waarin ook allochtone zorggebruikers zitting moeten hebben, zou de invoering ervan – die langzaam maar zeker al begonnen is – moeten begeleiden. Dat moet dan wel nu gebeuren, om te voorkomen dat we ineens geconfronteerd worden met een kant-en-klaar systeem waarbij onvoldoende rekening is gehouden met de rechten en beleving van de mensen om wie het gaat: de migranten zelf.

1.4 Generalisatie

Het zal duidelijk zijn dat allochtonen – net zoals autochtonen – niet over één kam geschoren kunnen worden. Weliswaar hebben ze culturele kenmerken die kunnen afwijken van de Nederlandse, maar dat wil niet zeggen dat daarom alle allochtonen precies hetzelfde zijn, denken of handelen. Individuen uit twee niet-Nederlandse culturen kunnen evenveel van elkaar verschillen als van Nederlanders. Turken zijn geen Marokkanen, Afghanen geen Iraniërs en Ghanezen geen Nigerianen. Sterker nog, niet alle Turken hebben precies dezelfde cultuur, en net zoals er bij Nederlanders verschil kan zijn in opvattingen tussen plattelandsbewoners en stedelingen, mannen en vrouwen, ouderen en jongeren, zo bestaan die verschillen ook bij welke willekeurige etnische groep dan ook. We moeten niet vergeten dat de meeste landen meerdere etnische groepen omvatten en een enorme culturele diversiteit kennen. Een bekend voorbeeld is Suriname, waar onder andere creolen (zwarten), Hindostanen en Javanen wonen. Natuurlijk zijn er ook overeenkomsten binnen een etnische groep, bijvoorbeeld in voedingsgewoonten, religieuze overtuigingen, opvattingen over ziekte en gezondheid, opvoeding, omgaan met ouderen, maar, zoals we in dit boek zullen zien, deze algemene cultuurkenmerken mogen nooit leiden tot denkbeelden als 'met Turken kun je niet over psychische oorzaken praten', of 'Marokkanen moet je altijd medicijnen voorschrijven'.

Generalisaties op basis van het behoren tot de 'hoofdcategorie' allochtoon zijn niet zinvol en zorgverleners moeten altijd uitgaan van de individuele patiënt, waarbij rekening gehouden moet worden met iemands gehele context, waarin cultuurkenmerken, karakter, sociaaleconomische en (il)legale situatie, migratiegeschiedenis enzovoort een rol spelen, en waarin niet alleen de cultuur bepalend is. Een individuele patiënt is geen 'typische allochtoon' (want die bestaat niet), maar bijvoorbeeld een oudere man van Turkse afkomst, die al veertig jaar in Nederland woont, goed Nederlands verstaat maar het gebrekkig spreekt, veel rookt en aan overgewicht lijdt. Die persoon komt bij de dokter of specialist en die persoon verdient een individuele behandeling, met respect voor diversiteit.

2

Migratie en migranten in Nederland

Nel van Beelen

Voordat in latere hoofdstukken in dit boek ingegaan wordt op het begrip cultuur, is het belangrijk om inzicht te verwerven in een aantal andere aspecten van de context waarin migranten zich bevinden. Een daarvan is iemands migratieachtergrond. Om welke reden, onder welke omstandigheden en hoe lang geleden is iemand hier gekomen? In dit hoofdstuk komt kort de migratiegeschiedenis van verschillende categorieën allochtonen aan bod. De mensen in deze groepen verschillen van elkaar in hoofdreden waarom ze ooit naar Nederland zijn gekomen: onder andere werk, studie, bescherming, huwelijk/relatie en gezinshereniging. De groepen die onderscheiden worden zijn: oude en nieuwe arbeidsmigranten, gezinsvormers en -herenigers, asielzoekers, vluchtelingen en illegalen. Een aparte paragraaf besteedt aandacht aan migranten uit de vroegere koloniën (Nederlands-Indië, Suriname, de Antillen) en historische minderheden, zoals Joden en zigeuners.

Vervolgens wordt ingegaan op de sociaaleconomische situatie en mate van integratie van de grootste groepen allochtonen, omdat deze factoren misschien wel meer dan iemands culturele achtergrond ziektestatus en hulpzoekgedrag bepalen. De situatie waarin veel eerstegeneratiemigranten zich bevinden – verdriet en heimwee door de migratie, gemis aan een sociaal netwerk, niet vertrouwd zijn met instituties in het land van aankomst, taalproblemen, verlies aan maatschappelijke status, niet-optimale werkomstandigheden, een laag inkomen en een minder goede behuizing – noemt men wel de 'condición migrante'. Bij deze status van het migrant-zijn gaat het om een combinatie van de directe gevolgen van de migratie en iemands lage sociaaleconomische status in Nederland. Beide kunnen leiden tot ernstige gezondheidsproblemen, zowel op lichamelijk als op psychisch gebied (zie ook hoofdstuk 14).

2.1 Migratie als wereldwijd fenomeen

Migratie is van alle tijden, maar door de toegenomen verschillen in welvaart en de grotere mogelijkheden om in korte tijd grote afstanden af te leggen, is in de twintigste eeuw een migratiestroom van minder ontwikkelde naar meer ontwikkelde landen op gang gekomen die zijn weerga niet kent. Vaak gaat het om arbeidsmigratie van armere landen in het Zuiden naar rijkere landen in het Westen. Een bekend voorbeeld zijn Noord-Afrikanen die op overvolle schepen de oversteek naar Italië en Spanje wagen, op zoek naar een beter leven. Ook *binnen* de niet-westerse wereld is er echter sprake van aanzienlijke mobiliteit. Naar schatting 10% van de Filippijnen bijvoorbeeld werkt in het buitenland, vooral in andere Aziatische landen (*Migration News*, 2012c). Ook vanuit Indonesië vertrekken veel arbeidsmigranten naar landen in de regio, onder andere naar Maleisië en Singapore. Sinds de jaren negentig is het aandeel van vrouwen in de wereldwijde arbeidsmigratie enorm toegenomen. In Azië en het Midden-Oosten gaat het vooral om dienstmeisjes en arbeidsters in met name de kledingindustrie.

Wereldwijd zijn er twee soorten arbeidsmigratie te onderkennen: circulaire migratie en permanente migratie. Bij circulaire migratie wisselen migranten het werk op een andere plaats af met periodiek terugkeren naar huis. Het gaat bijvoorbeeld om jonge mensen – mannen en vrouwen – die naar de stad trekken omdat er voor hen op het platteland onvoldoende werk is. In een land als Zuid-Afrika werken miljoenen mensen, vooral mannen, in de mijnbouwsector. Velen komen uit Zuid-Afrika zelf, maar er zijn ook honderdduizenden gastarbeiders uit omringende Afrikaanse landen, zoals Zimbabwe en Zambia. Veel van deze mensen verblijven het grootste deel van het jaar in het buitenland en gaan slechts voor korte vakanties terug naar hun land van herkomst.

Het tweede type arbeidsmigratie is permanente migratie. Vaak gaat het bij permanente arbeidsmigratie om mensen die voor een tijdelijke periode naar het buitenland gingen om daar te gaan werken, maar die om welke reden dan ook niet terugkeerden en zich permanent in het nieuwe land vestigden. In sommige gevallen is er sprake van een statisch migratieproces, wat wil zeggen dat de migrant rechtstreeks van zijn of haar dorp of stad naar een plaats in het buitenland trekt en daar permanent blijft. Dat zien we bijvoorbeeld bij veel Turken en Marokkanen die in de jaren zestig en zeventig hun dorpen verlieten om in de fabrieken van Nederland en andere Europese landen te gaan werken. Veel migranten maken in hun 'migratiecarrière' echter meerdere fasen door. Ze verhuizen eerst in hun eigen land van hun geboortedorp naar een grote stad, daarna trekken ze naar een buurland waar het leven net iets beter is, en tot slot vestigen ze zich in een westers land. Dit zien we bijvoorbeeld bij migranten uit Honduras, Nicaragua en Guatemala, die in eerste instantie naar Mexico trekken op zoek naar werk. Vervolgens maken ze de overstap naar de Verenigde Staten, waar ze vaak als illegale arbeider moeten zien te overleven.

Een niet onaanzienlijke groep migranten wereldwijd vormen de vluchtelingen en asielzoekers. Asielzoekers zijn mensen die asiel hebben aangevraagd, omdat zij vinden dat zij in hun eigen land niet veilig zijn. Ze verzoeken erkend te worden als vluchteling. Zolang zij nog geen verblijfsrecht hebben gekregen zitten zij in de asielprocedure, gedurende welke periode onderzocht moet worden of ze legitieme redenen hebben gehad om hun land te ontvluchten. De term vluchteling wordt op verschillende manieren gebruikt. In de Nederlandse context zijn vluchtelingen mensen met een erkende vluchtelingenstatus (meestal verkregen na het doorlopen van een asielprocedure). De UNHCR, de VN-vluchtelingenorganisatie, gebruikt de term refugee echter juist voor mensen die naar het buitenland vluchten en die *geen* asiel aanvragen. Deze mensen kunnen dus nooit een officiële vluchtelingenstatus krijgen, met het bijbehorende verblijfsrecht en de daaraan gelieerde voordelen, zoals toegang tot werk, scholing en huisvesting.

Wereldwijd zijn volgens de UNHCR zo'n 34 miljoen mensen op de vlucht, van wie 10,5 miljoen naar het buitenland (UNHCR, 2011). In tegenstelling tot wat men vaak denkt, wordt het merendeel van die mensen opgevangen in de eigen regio, meestal in grote vluchtelingenkampen in een van de buurlanden. De opvang duurt zolang er oorlog is, en zodra die voorbij is worden zij teruggestuurd. Vaak gebeurt dat zelfs al in de nasleep van het conflict. Eind 2010 verbleef 80% van de ruim tien miljoen internationale vluchtelingen in ontwikkelingslanden, waarvan meer dan de helft in Azië (met name vluchtelingen uit Afghanistan en Irak) en een kwart in Afrika (onder andere Somaliërs). Slechts 15% van de vluchtelingen kwam in Europa terecht en 4% in Noord-Amerika (UNHCR, 2011).

Een klein deel van alle vluchtelingen vraagt in het buitenland asiel aan, meestal in een westers land. In de Europese Unie ging het om ongeveer 300.000 mensen in 2011, en wereldwijd om 838.000 mensen in 2010 (*Migration News*, 2012a, 2012b).

2.2 Migranten in Nederland

Na dit overzicht van wereldwijde migratiestromen, zoomen we nu in op de Nederlandse situatie. In Nederland zijn de volgende categorieën migranten en minderheden te onderscheiden:
- eerstegeneratiearbeidsmigranten ('gastarbeiders') en hun in het buitenland geboren partners en kinderen;
- de tweede en derde generatie (in Nederland geboren kinderen en kleinkinderen van migranten);

- mensen die voor gezinshereniging en huwelijk naar Nederland zijn gekomen;
- erkende vluchtelingen;
- asielzoekers;
- illegalen;
- studenten of hoogopgeleide werknemers met een tijdelijk arbeidscontract (expats/kennismigranten);
- westerse allochtonen, afkomstig uit Europa, Verenigde Staten, Canada of Australië, die om een of meer van de hiervoor genoemde redenen naar Nederland zijn gekomen;
- migranten uit de vroegere koloniën, zoals Molukkers, Indo's, Surinamers en Antillianen;
- 'historische' minderheden, zoals zigeuners en Joden.

De laatste jaren komen nieuwkomers hoofdzakelijk voor werk, het gezin, studie of asiel naar Nederland. Figuur 2.1 brengt de immigratietrends van niet-westerse migranten in beeld. Van de pakweg 42.000 niet-westerse migranten die in 2009 naar Nederland kwamen, kwam ongeveer 40% om te trouwen, samen te wonen (gezinsvorming) of herenigd te worden met hun gezin. Zoals de figuur laat zien, is gezinsmigratie al meer dan vijftien jaar het belangrijkste migratiemotief. Het aantal asielzoekers dat jaarlijks naar Nederland komt, is in vergelijking met tien jaar geleden enorm gedaald. Recentelijk is dit echter weer licht aan het stijgen. Ook het aantal mensen dat zich voor studie of werk in Nederland vestigt stijgt enigszins (Nicolaas, 2010).

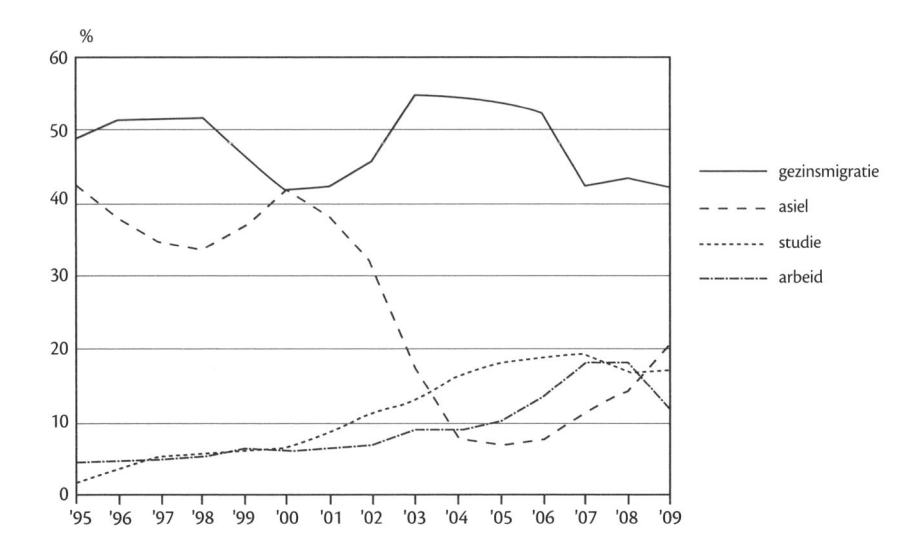

Figuur 2.1 Immigratie van niet-westerse migranten naar migratiemotief (Nicolaas, 2010)

2.2.1 Arbeidsmigranten in Nederland en opvolgende generaties

Al eeuwenlang komen er mensen uit het buitenland naar Nederland om te werken. De eerste grote groep in de vorige eeuw waren de Chinezen, die zich van 1900 tot 1930 in ons land vestigden. Na de Tweede Wereldoorlog kwamen veel Italianen en Spanjaarden in de Limburgse kolenmijnen werken. In de jaren zestig was er een groot tekort aan ongeschoold personeel in de opkomende industrie. In samenwerking met de overheid gingen veel bedrijven arbeidskrachten werven in de landen rondom de Middellandse Zee; eerst in Griekenland, Joegoslavië, Spanje en Italië, later ook in Turkije en Marokko. In totaal kwamen in de jaren 1965-1974 zo'n 225.000 mensen uit landen rond de Middellandse Zee naar Nederland, vooral mannen. Om de immigratiegolf enigszins te reguleren, werden er zogenoemde 'wervingsakkoorden' afgesloten met deze landen; arbeidskrachten werden geselecteerd op leeftijd, gezondheid en vakbekwaamheid. De jonge, alleenstaande mannen werden gastarbeiders genoemd en werden door hun werkgevers ondergebracht in pensions of barakken.

Men ging ervan uit dat de mannen na afloop van hun tijdelijke contract terug naar huis zouden gaan, wat velen ook hebben gedaan, met name de Italianen en Spanjaarden. In de zuidelijke Europese landen was de economie inmiddels aangetrokken en dat was voldoende reden om terug te keren. Marokko en Turkije bleven echter onderontwikkelde gebieden, zodat er geen prikkel was voor de inmiddels aan de welvaart gewende 'gastarbeiders' uit die landen om terug te keren. In de wervingsakkoorden die Nederland met deze landen had gesloten stond dat de gastarbeiders na twee jaar het recht kregen om in Nederland te blijven en hun familie over te laten komen. Veel meer Turken en Marokkanen dan de overheid had verwacht hebben dat ook gedaan. In 1975 werd de werving gestopt, maar door gezinshereniging en -vorming is de groep eerste- en tweedegeneratiearbeidsmigranten sindsdien gestaag gegroeid.

Vanaf de jaren negentig kreeg Nederland weer behoefte aan laaggeschoolde en specialistische arbeid. Vooral Polen zijn sinds de aansluiting van dit land bij de Europese Unie naar Nederland gekomen. De laatste jaren vinden we steeds meer mensen van Oost-Europese komaf in Nederland, vooral Roemenen, Bulgaren en Slowaken. De meeste Centraal- en Oost-Europeanen verrichten tijdelijke arbeid; ze werken enkele maanden in Nederland en gaan dan voor een tijdje naar huis, een voorbeeld van circulaire migratie. De Poolse bouwvakkers zijn een bekend fenomeen. Veel Polen werken ook in de transportsector en de land- en tuinbouw, bijvoorbeeld in de Limburgse aspergeteelt en de Westlandse kassen. Vrouwen werken vaak als au pair, schoonmaakster of in de horeca. Begin 2010 waren er ongeveer 77.000 Polen in Nederland, tegen 40.000 in 2005. 55% van de Poolse migranten is tegenwoordig vrouw (CBS Statline).

Naast migranten die laaggeschoold werk verrichten in de landbouw, schoonmaak en bouw, komen ook steeds meer hooggeschoolde arbeidsmigranten naar Nederland. Voorbeelden zijn Indiase ICT-specialisten, Oost-Europese verpleegkundigen en Afrikaanse of Latijns-Amerikaanse onderzoekers aan de Nederlandse universiteiten.

2.2.2 Gezinsvormers en -herenigers

Zoals we eerder hebben gezien kwam van de mensen die zich in 2009 in Nederland vestigden, zo'n 40% om hier te trouwen of samen te wonen of voor gezinshereniging. Ongeveer twee derde van de zogeheten gezinsmigratie bestaat uit gezinshereniging en een derde uit gezinsvorming (Nicolaas, 2010). De meeste gezinsvormers en -herenigers komen uit Turkije en Marokko. In tegenstelling tot wat vaak gedacht wordt, haalt slechts een minderheid van rond de 15% van de tweede generatie Turkse en Marokkaanse Nederlanders hun huwelijkspartner uit het land van herkomst. In 2001 ging het nog om de helft van de huwelijken (Gijsberts, Huijnk & Dagevos, 2012). Volwassen nieuwkomers zijn in principe verplicht om in te burgeren en die inburgering begint al in het thuisland; voordat zij een tijdelijke verblijfsvergunning (machtiging voor voorlopig verblijf; mvv) kunnen aanvragen moeten zij met succes een basisexamen inburgering afgelegd hebben bij de Nederlandse ambassade of het consulaat. Dit examen toetst de basiskennis van de Nederlandse taal en de Nederlandse samenleving. Ook worden er leeftijdseisen en inkomenseisen gesteld aan (huwelijks)partners. Voor meerderjarige kinderen en ouders van al in Nederland wonende migranten gelden andere eisen.

2.2.3 Vluchtelingen en asielzoekers in Nederland

Erkende vluchtelingen
Met de invoering van de Vreemdelingenwet 2000, in april 2001, werd een nieuw systeem van verblijfsvergunningen ingevoerd. Iedereen die vanwege een asielaanvraag in Nederland mag blijven krijgt dezelfde status: de verblijfsvergunning voor bepaalde tijd asiel. Deze status kan gedurende een aantal jaar (drie tot vijf jaar, afhankelijk van het tijdstip van aanvraag) ingetrokken worden, als de situatie in het land van herkomst is verbeterd. Alle houders van een vergunning voor bepaalde tijd asiel hebben dezelfde rechten met betrekking tot werk, onderwijs, huisvesting en gezinshereniging. Na afloop van de desbetreffende periode kan de vluchteling een aanvraag indienen voor een vergunning voor onbepaalde tijd asiel. Pas met zo'n vergunning is men een erkende vluchteling. Deze verblijfsvergunning wordt in

principe niet meer ingetrokken, tenzij de vluchteling zich schuldig maakt aan een ernstig misdrijf.

Vluchtelingen in Nederland hebben een zeer diverse achtergrond. Ze zijn afkomstig uit alle werelddelen en ze wonen tussen de één en tientallen jaren hier. Wanneer ze al heel lang in Nederland wonen, ingeburgerd zijn en soms genaturaliseerd, worden ze door hun omgeving niet langer meer als vluchteling gezien, maar als 'gewone allochtoon'. Veel Vietnamezen, Chilenen en Koerden zijn hier ooit als vluchteling gekomen en hebben een nieuw leven opgebouwd. Nu zijn er weer nieuwe groepen die als vluchteling naar Nederland kwamen, maar na een lange verblijfsduur zijn begonnen aan officiële inburgering: dit zijn onder andere Congolezen, Soedanezen, Somaliërs, Chinezen, Afghanen, Irakezen en Iraniërs. Zo'n 27.500 asielzoekers die vóór 2001 in Nederland asiel hadden gevraagd kregen in 2007 een generaal pardon, wat inhield dat zij een verblijfsvergunning kregen en aan hun verplichte inburgering konden gaan beginnen.

Asielzoekers
Asielzoekers zijn personen die in Nederland een aanvraag voor toelating als vluchteling hebben ingediend. Het aantal asielverzoeken steeg explosief in de jaren negentig van de vorige eeuw, maar is – als gevolg van de nieuwe Vreemdelingenwet en het verslechterde politieke klimaat ten opzichte van migratie – vanaf 2000 sterk gedaald. Vroegen er in dat jaar nog 43.500 mensen asiel aan, in 2010 waren dat er nog maar 13.330. Irak, Somalië en Afghanistan waren volgens de Immigratie- en Naturalisatiedienst (IND) de belangrijkste herkomstlanden van asielzoekers in 2010. Van het totaal aantal mensen dat in dat jaar te horen kreeg of ze mochten blijven of niet, ontving iets meer dan de helft een negatieve beslissing (CBS Statline).

Illegalen
Hoewel de term 'illegaal' door veel mensen gebruikt wordt, is deze eigenlijk niet geschikt, vanwege de connotatie met de wet en onwettigheid, en daarmee criminaliteit. Geen mens is namelijk onwettig – mensen hebben altijd het recht om 'er' te zijn. Dat overheden de migratie naar hun land proberen in te perken door sommige groepen mensen het recht te ontzeggen om in het land te verblijven of er te werken, leidt voor de betrokkenen tot een illegale status of, in het geval van werk, een illegale arbeidsovereenkomst. De persoon die zonder geldige papieren (visum, rechtsgeldige arbeidsovereenkomst, verblijfsstatus enzovoort) in Nederland verblijft en werkt is echter zelf niet onwettig en zou daarom niet bestempeld mogen worden als illegaal. In het Engels wordt voor illegalen daarom steeds vaker de term *undocumented migrants* gebruikt, en in het Frans *les sans-papiers*. Een Nederlandse vertaling van deze termen is nog niet gangbaar, maar je hoort steeds

vaker de begrippen 'ongedocumenteerden', 'mensen zonder papieren' of 'mensen zonder verblijfsvergunning'.

Schattingen van het aantal ongedocumenteerden lopen uiteen; door de aard van het fenomeen is het lastig om een precies beeld te krijgen van de omvang van de illegale migratie. Veel instanties gaan gemakshalve uit van 100.000 tot 150.000 ongedocumenteerden in Nederland. De Universiteit Utrecht heeft in 2005 becijferd dat er in dat jaar zo'n 129.000 illegale migranten in Nederland waren (Van der Heijden et al., 2006). Het gaat niet alleen om uitgeprocedeerde asielzoekers, maar ook om mensen die naar Nederland kwamen voor werk of gezinshereniging. Een deel van de ongedocumenteerden heeft een tijd legaal in Nederland gewerkt of gestudeerd, maar is na het aflopen van hun vergunning niet teruggekeerd naar het land van herkomst.

2.2.4 Migranten uit de vroegere koloniën en historische minderheden

Tijdens en na de koloniale tijd zijn veel mensen afkomstig uit de vroegere koloniën naar Nederland gekomen, om verschillende redenen. Het gaat om de Molukkers, Indische Nederlanders ('Indo's') – beide groepen formeel door het CBS tot de westerse migranten gerekend –, Surinamers en Antillianen. De eerste twee groepen kwamen rond 1950 naar Nederland, de laatste groepen voornamelijk in en vanaf de jaren zeventig. In 1975 werd Suriname onafhankelijk en rond de onafhankelijkheid vertrokken veel Surinamers naar Nederland. Vanaf 1980 nam die migratie af, omdat Nederland in dat jaar een visumplicht voor Surinamers invoerde en het moeilijker werd om een Nederlands paspoort te krijgen.

Antillianen (inwoners van de landen Aruba, Curaçao en Sint Maarten, en de gemeenten Saba, Sint Eustatius en Bonaire) zijn vooral vanaf de jaren zeventig naar Nederland gekomen. Deze eilanden zijn sinds 1954 geen koloniën meer, maar vormen onderdeel van het Koninkrijk der Nederlanden of zijn Nederlandse gemeenten. Omdat de werkgelegenheid op de Nederlandse Antillen vanaf de jaren zestig verslechterde, gingen veel werklozen werk zoeken in Nederland. En vanwege de slechte economie op de eilanden bleven steeds meer studenten na hun studie in Nederland wonen. Vanaf midden jaren negentig kwamen er steeds meer kansarme Antilliaanse jongeren naar Nederland. Antillianen hebben een Nederlands paspoort en kunnen dus vrijelijk heen en weer reizen tussen de Antillen en Nederland.

Tot slot bestaat er nog een categorie mensen die strikt genomen niet tot de allochtonen worden gerekend, maar die wel een specifieke cultuur hebben die hen onderscheidt van de dominante cultuur. Het gaat dan om culturele, etnische of religieuze minderheden als Joden en Sinti (zigeuners), die lang geleden gemigreerd zijn en in meer of mindere mate geïntegreerd zijn, maar een aparte identiteit hebben behouden.

2.3 Sociaaleconomische positie en integratie

Al lange tijd is de integratie van minderheden een politiek onderwerp. Integratie, met name op de arbeidsmarkt, is niet alleen van belang voor de samenleving als geheel, maar ook voor de *sociaaleconomische positie* van minderheden. Hoe beter ingeburgerd en geïntegreerd, hoe groter de kans op een hogere opleiding, een goede baan en een bevredigend inkomen. Het Centraal Bureau voor de Statistiek heeft becijferd dat de kloof tussen niet-westerse migranten en autochtonen op het gebied van opleidingsniveau, positie op de arbeidsmarkt en inkomensniveau steeds kleiner wordt (CBS, 2008). Zo bedroeg de werkloosheid onder niet-westerse allochtonen in 2007 – het jaar voor de wereldwijde kredietcrisis inzette – 10%, tegen 4% onder autochtonen, terwijl dat in 1997 nog 20% tegen 5% was. Hoewel de kloof tussen autochtonen en allochtonen aanzienlijk blijft en de economische crisis sinds 2008 bij alle groepen – autochtoon en allochtoon – voor stijgende werkloosheidscijfers heeft gezorgd, is de inkomenspositie van allochtonen de afgelopen jaren licht verbeterd.

Voor de tweede generatie gelden deze verbeteringen sterker dan voor de eerste generatie; de tweede generatie is ook beter opgeleid. De arbeidsmarktdeelname van hoogopgeleiden onder de vier grote niet-westerse allochtone groepen (Turken, Marokkanen, Surinamers en Antillianen) ligt op hetzelfde niveau als die van hoogopgeleide autochtonen. Tweedegeneratiemigranten slagen er bovendien steeds beter in om hoger gewaardeerde banen te bemachtigen, zo laat het *Jaarrapport Integratie 2011* van het Sociaal en Cultureel Planbureau zien (Gijsberts et al., 2012).

Dat is natuurlijk goed nieuws, maar toch bevinden veel migranten – vooral die van de eerste generatie – zich nog in een achterstandspositie. De sociaaleconomische positie van deze mensen is zwak en dat maakt hen kwetsbaar voor economische tegenslag. Rond de 30% van de Turkse, Marokkaanse en Antilliaanse huishoudens leeft onder de armoedegrens, tegen 8% van de autochtone huishoudens (CBS, 2007b). In de grote steden zijn veel achterstandswijken waar meer dan de helft van de inwoners van allochtone herkomst is en waar veel mensen afhankelijk zijn van een uitkering of een laag inkomen. De kwaliteit van veel woningen in deze 'zwarte' wijken is laag. Veel Turkse en Marokkaanse gezinnen zijn krap behuisd. Bewoners van deze wijken klagen vaak over verloedering, overlast en gevoelens van onveiligheid.

Uit een onderzoek van het ministerie van Veiligheid en Justitie naar de integratie van Afrikanen in Nederland blijkt dat de zes etnische groepen die het ministerie heeft onderzocht het liefst in de steden wonen. Daar wonen ze dichter bij landgenoten en hebben ze betere toegang tot voorzieningen (banen, onderwijs, specifieke winkels, culturele voorzieningen enzovoort) (Ministerie van Justitie, 2006). De werkloosheid onder Afrikanen in Nederland is hoog en velen klagen over (indirecte) discriminatie. Het is voor hoogopgeleide Afrikanen vaak moeilijk om een goede baan te krijgen, omdat hun diploma's niet geaccepteerd worden of omdat de Nederlandse taal een struikelblok vormt. De levensstandaard van de meeste Afrikanen in Nederland is daardoor laag.

Wat betreft de *sociaal-culturele positie* van allochtonen blijken Turken over het algemeen meer op de eigen groep gericht dan Marokkanen, Surinamers en Antillianen (CBS, 2007b). Turken gaan in hun vrije tijd weinig met autochtonen om; ook het aandeel gemengde relaties is bij deze groep gering. In vergelijking met Turken onderhouden Marokkanen vaker contacten met autochtonen, alhoewel ook bij hen het aandeel gemengde huwelijken niet groot is. Surinamers en Antillianen onderhouden veel vaker contacten met autochtonen dan Turken en Marokkanen. Ze zijn bovendien vaker met autochtone Nederlanders gehuwd. Dit geldt in het bijzonder voor de tweede generatie (CBS, 2007b; Gijsberts et al., 2012).

2.3.1 Vluchtelingen

Omdat het Sociaal en Cultureel Planbureau in zijn *Jaarrapport Integratie* vooral aandacht besteedt aan de vier grote migrantengroepen en geen specifieke aandacht heeft voor vluchtelingen, heeft VluchtelingenWerk Nederland een aantal jaren geleden het initiatief genomen voor de IntegratieBarometer, een terugkerend onderzoek naar de maatschappelijke positie van erkende vluchtelingen. Uit het eerste onderzoek (2005) bleek dat de sociaaleconomische positie van veel vluchtelingen zorgelijk is (VluchtelingenWerk Nederland, 2005). Velen zijn afhankelijk van een uitkering en geven aan financiële problemen te hebben. Door de soms jarenlange asielprocedure hebben zij lange tijd niet kunnen werken, wat het voor werkgevers onaantrekkelijk maakt om hen in dienst te nemen. Als gevolg van hun slechte arbeidsmarktpositie leven veel vluchtelingen in armoede. De IntegratieBarometer van 2012 bevestigt dit beeld: iets meer dan een derde van de vluchtelingen in Nederland heeft een baan, en 44% heeft een uitkering, meestal bijstand (VluchtelingenWerk Nederland, 2012). Hoe langer men in Nederland is, hoe groter de kans op een baan. Van de mensen die onder het generaal pardon vallen (zie subparagraaf 2.2.3) heeft 40% werk, tegenover een derde van alle vluchtelingen. Dat is volgens VluchtelingenWerk Nederland te verklaren door de langere verblijfsduur in Nederland van de 'pardonners'.

2.3.2 Oudere migranten

De grootste groep oudere migranten bestaat volgens het CBS uit Surinamers (CBS Statline). Veel van hen zijn voor of rond de onafhankelijkheid van Suriname in 1975 naar Nederland gekomen en wonen hier al meer dan 35 jaar.

Surinaamse – maar ook Antilliaanse – ouderen hebben een aanzienlijk hoger opleidingsniveau dan overige groepen oudere migranten.

Een tweede groep ouderen wordt gevormd door voormalige gastarbeiders en hun echtgenoten, die vanaf de jaren zestig vanuit Turkije en Marokko naar Nederland kwamen. Ze hebben over het algemeen weinig of geen opleiding genoten; vooral oudere vrouwen zijn vaak analfabeet. Van de oudere Marokkanen en Turken heeft 60% moeite om een gesprek in het Nederlands te voeren (Den Draak et al., 2012). Ook hebben ze moeite met het begrijpen van formulieren, brieven en informatie van de overheid.

Van de gastarbeiders die jarenlang zwaar en risicovol werk in de bouw of in fabrieken hebben gedaan, is een flink deel door een versleten rug of knieën afgekeurd en in de WAO terechtgekomen. Gepensioneerden hebben meestal een laag inkomen, doordat zij slechts een klein pensioen hebben en een onvolledige AOW hebben opgebouwd (het volledige AOW-bedrag is gebaseerd op vijftig jaar verblijf in Nederland). Voor aanvulling van hun inkomen zijn zij dan afhankelijk van de bijstand.

Tabel 2.1 laat de verschillen zien in inkomensniveau tussen verschillende etnische groepen (Den Draak et al., 2012).

Tabel 2.1 Percentage ouderen met een laag inkomensniveau, naar etnische groep

Etnische groep	Percentage (%)
Marokkanen	87
Turken	67
Antillianen en Arubanen	42
Surinamers	31
Autochtonen	11

De psychische gezondheid van migranten in Nederland is over het algemeen slechter dan die van autochtone Nederlanders (Den Draak et al., 2012). Depressieve klachten komen vaker voor onder Turkse en Marokkaanse ouderen in vergelijking met autochtone ouderen. De Turkse ouderen lijken er het slechtst aan toe, en onder hen is de hoogste prevalentie van depressie gevonden bij Turkse vrouwen boven de 65 jaar. Angstklachten komen relatief frequent voor onder Afghaanse, Somalische en Iraakse vluchtelingen en asielzoekers, met name onder de vrouwen en ouderen (Gerritsen et al., 2006).

Veel oudere Turkse en Marokkaanse mannen zouden liever terug willen naar hun land van herkomst, maar voor hun vrouwen is een definitieve terugkeer geen optie. Zij willen in de buurt blijven van hun kinderen en kleinkinderen in Nederland. Pendelen is dan de best mogelijke oplossing; vooral

Marokkaanse ouderen kiezen ervoor om jaarlijks enkele maanden in Marokko te verblijven.

2.3.3 Allochtone vrouwen

De positie van Turkse en Marokkaanse vrouwen verschilt van die van Surinaamse, Antilliaanse en autochtone vrouwen. In vergelijking met vrouwen van de laatste drie groepen, bevinden Turkse en Marokkaanse vrouwen zich vaker in een kansarme positie. Ze zijn gemiddeld lager opgeleid, en vele (eerstegeneratie)migranten hebben moeite met de Nederlandse taal. Hierdoor nemen ze relatief minder vaak deel aan de arbeidsmarkt: 37-39% van de Turkse en Marokkaanse vrouwen heeft een betaalde baan van twaalf uur per week of meer, tegen 62% van de autochtone vrouwen (Gijsberts et al., 2012). Maar weinigen zijn economisch zelfstandig. Wel bestaan er grote verschillen tussen de eerste en de tweede generatie: meisjes en jonge vrouwen volgen steeds vaker hoger onderwijs, en zij zijn daar ook succesvoller dan de Turkse en Marokkaanse jongens. Ze krijgen op hogere leeftijd een eerste kind dan hun moeders, en het aantal kinderen dat ze krijgen ligt ook beduidend lager. Voor alle migrantenvrouwen van de tweede generatie geldt dat zij inmiddels het kindertal van autochtone vrouwen benaderen (Gijsberts et al., 2012). Voor de (toekomstige) deelname aan de arbeidsmarkt zijn dit gunstige ontwikkelingen, concludeerde het CBS enkele jaren geleden (CBS, 2007b).

Van alle groepen allochtone vrouwen is de sociaaleconomische positie van Surinaamse vrouwen het best. Volgens het *Jaarrapport Integratie 2011* (Gijsberts et al., 2012) hebben zij het vaakst betaald werk en zijn ze het vaakst economisch zelfstandig, vaker zelfs dan autochtone vrouwen. Antilliaanse vrouwen daarentegen hebben minder vaak een baan en zijn in mindere mate economisch zelfstandig. In andere opzichten zijn Surinaamse en Antilliaanse vrouwen min of meer vergelijkbaar: zij zijn redelijk hoog opgeleid (nog wel iets lager dan autochtone vrouwen), hebben moderne opvattingen over de rol van de vrouw, en onderhouden relatief vaak contacten met autochtonen.

2.4 Sociaaleconomische status en gezondheid

Uit de literatuur blijkt dat er een relatie is tussen iemands gezondheidstoestand en zijn sociaaleconomische status (SES). Veel onderzoekers hanteren als maat voor SES een combinatie van opleidingsniveau, beroepsstatus en inkomen. Sociaaleconomische gezondheidsverschillen zijn systematische verschillen in gezondheid en sterfte tussen mensen met een hoge en mensen met een lage SES. Niet alleen hebben mensen met een slechte gezondheid vaker een laag inkomen, andersom geldt dat mensen met een lage sociaaleconomische status vaker een slechte gezondheid hebben (Verweij, 2010). Bepaalde risicofactoren voor ziekte en sterfte (determinanten zoals een ongezonde leefstijl, ongezonde woonomstandigheden en fysiek zwaar werk) komen vaker voor bij de groepen met een lage SES, waaronder migranten. Daardoor hebben ze vaker te maken met bepaalde aandoeningen dan mensen met een hogere SES (zie ook hoofdstuk 8). Recente wereldwijde reviews en meta-analyses van studies hebben bijvoorbeeld aangetoond dat mensen met een lage SES een hoger risico hebben op diabetes type 2 (Agardh et al., 2011), cardiovasculaire aandoeningen (Inspectie voor de Gezondheidszorg, 2009), longkanker (Sidorchuk et al., 2009) en colorectale kanker (Aarts et al., 2010).

Het EMGO Institute for Health and Care Research van het VUmc onderzocht overgewicht onder jonge kinderen (4-7 jaar) in zes Europese landen. Uit de analyse bleek dat kinderen van ouders met een lage SES of een hoge BMI-score een groter risico op overgewicht/obesitas hadden (Van Stralen et al., 2012). En een review gedaan door het Erasmus MC toont aan dat gezondheidsverschillen die optreden tijdens de zwangerschap en de vroege kinderjaren voor een groot deel bepaald worden door sociaaleconomische en etnische factoren (Raat et al., 2011).

2.5 Adaptatieproblemen

In dit hoofdstuk hebben we gezien dat er een relatie is tussen de sociaaleconomische status van migranten en hun mate van integratie in de maatschappij enerzijds en hun gezondheid anderzijds. Iemands SES, in combinatie met zijn leef- en werkomgeving, heeft een grote invloed op de kans dat hij bepaalde aandoeningen krijgt. Aangezien veel migranten – vooral van de eerste generatie – een lage SES hebben, is een deel van hun lichamelijke en psychische problemen hiermee te verklaren. Ook de eerdergenoemde postmigratiefactoren als heimwee, het ontbreken van een sociaal netwerk en problemen met de adaptatie spelen echter een rol, vooral bij de psychische gezondheid (Bhugra et al., 2011). Een metaonderzoek suggereert dat migranten die na aankomst in een hoge-inkomensland te maken krijgen met een daling in SES, of die kampen met werkloosheid, meer psychische problemen hebben dan migranten bij wie de sociale positie verbeterde of hetzelfde bleef (Das-Munshi et al., 2012). Een Canadees onderzoeksteam onderzocht de Engelstalige literatuur op specifieke barrières voor migranten met psychische problemen in de eerstelijnsgezondheidszorg (Kirmayer et al., 2012). Veel van hun problemen bleken te maken te hebben met negatieve ervaringen tijdens en na hun migratie. Dat is natuurlijk evident bij vluchtelingen, maar geldt ook bij mensen die om een andere reden migreerden.

Daarnaast blijken processen van aanpassing, acculturatie en integratie (zie hoofdstuk 3), intergenerationele conflicten, en de mate van acceptatie door de ontvangende samenleving – bijvoorbeeld discriminatie op de arbeidsmarkt – een rol te spelen. De auteurs concluderen daarom dat het voor professionals die zorg verlenen aan migranten met psychische problemen nuttig is om kennis te hebben van hun migratiegeschiedenis, hun inbedding in de maatschappij en hun familierelaties, om adaptatieproblemen op te kunnen sporen en tijdig aan te kunnen pakken.

3

Van nadruk op verschillen naar begrip voor etnische diversiteit

Ivan Wolffers

In de interactie tussen patiënten en het Nederlandse zorgsysteem hebben we te maken met verschillende verwachtingen en ervaringen. Misverstanden in de communicatie worden nogal eens teruggevoerd op de cultuur van patiënten van allochtone afkomst. Maar wat is cultuur precies? Hebben alleen allochtonen een cultuur of geldt dat ook voor hun zorgverleners? In dit hoofdstuk komen onder andere de begrippen cultuur, culturisme en overculturaliseren aan bod. Ook wordt uitgelegd wat verklaringsmodellen voor ziekte zijn. Tot slot wordt betoogd dat ook de gezondheidszorg als geheel een cultuur heeft.

3.1 Wat is cultuur?

Cultuur beschrijft een gezamenlijke set van waarden, percepties en aannames die gebaseerd zijn op onder andere een gezamenlijke geschiedenis, taal, aangeleerde overtuigingen en ervaringen. Deze waarden, percepties en aannames fungeren als een conceptueel kader dat een leidraad vormt voor de manier waarop mensen in de wereld staan en dat hun gedrag, gedachten en antwoorden vormgeeft. Cultuur heeft een diepgaande invloed op ieder aspect van het leven van een individu, maar zal bij elk individu op een verschillende manier inwerken. Er zijn zowel direct waarneembare aspecten van cultuur (zoals kleding, houding en taal) als indirect waarneembare (zoals waarden, normen en gedrag). Cultuur is niet iets waarmee we geboren zijn, maar iets waarin we zijn opgevoed. Cultuur is een sociale constructie (Coker, 2001).

3.1.1 Iedereen heeft een cultuur

In de vorige alinea is met opzet het woord 'allochtoon' weggelaten, omdat wat in dit hoofdstuk aan de orde komt voor elke persoon geldt, autochtonen en allochtonen, patiënten en gezondheidswerkers. Het allereerste uitgangspunt bij het denken over het begrip 'cultuur' is namelijk de erkenning dat ieder mens – en dus niet alleen de allochtone Nederlander – een cultuur heeft. Mensen onderscheiden zich van dieren doordat zij zich bezighouden met interpreteren van en zin geven aan wat hun overkomt. Iedereen doet dit op een andere manier, vanuit zijn eigen cultuur. Vaak gebeurt dat interpreteren zonder dat de persoon die het doet zich ervan bewust is dat zijn manier van denken bepaald is door zijn eigen cultuur. Iedereen interpreteert echter: een allochtone patiënt, een autochtone patiënt en dus ook de zorgprofessional die volgens de principes en visies van evidence-based medicine werkt in het paradigma van het medisch systeem. Ook al zijn deze laatsten daar meestal onvoldoende van doordrongen.

3.1.2 Cultuur is flexibel

Een tweede belangrijke misvatting over culturen die bij veel mensen bestaat is dat een cultuur statisch is. Je bent nu eenmaal een Soedanees en daarom denk je op een bepaalde manier. Je bent Marokkaan en daarom ben je fatalistisch, of je bent Pakistaan en daarom heb je een sterk eergevoel, dat bij sommige beslissingen rationele keuzes onmogelijk maakt. Het idee dat een cultuur een statische set waarden en normen betreft die alle leden van zo'n cultuur dwingt om zich op een bepaalde manier te gedragen, is veel te simpel. Dit merk je meteen als je een dergelijke generalisatie uitspreekt over een cultuur die dicht bij je staat, bijvoorbeeld: 'Je bent een Nederlander en daarom ben je een nuchter persoon, die beslissingen altijd op een logisch beredeneerde manier neemt.' Iedereen kent vast wel een Nederlander die heel impulsief is of op zijn gevoel keuzes maakt.

Een cultuur is geen gesloten systeem, maar een voortdurende interpretatie van de realiteit en een reflectie daarop. De antropoloog Clifford Geertz spreekt van 'culturele interpretaties' als een continu proces van betekenis geven door de mens aan wat hem overkomt (Geertz, 1973, 1983). Een cultuur is in principe flexibel en past zich zo veel mogelijk aan de tijdgeest aan, hoewel er natuurlijk altijd mechanismen in samenlevingen zijn die vernieuwingen afremmen. Zo hield de rooms-katholieke kerk in de jaren zestig van de vorige eeuw het gebruik van de anticonceptiepil tegen; tegenwoordig is dezelfde invloed zichtbaar op condoomgebruik in bijvoorbeeld Zuid-Amerikaanse samenlevingen.

Gezondheid, ziekte, leven en dood zijn belangrijke onderdelen van het leven die de mens interpreteert. Ze hebben direct te maken met wat mensen in hun leven overkomt en wat ze voor zichzelf begrijpelijk moeten maken om ermee om te kunnen gaan. Mensen interpreteren voortdurend op individuele basis. Om daar een beeld van te krijgen kunnen we bijvoorbeeld kijken naar de manier waarop ze terminale ziekten een plaats geven in hun levensverhaal. Ten Kroode (1990) noemt dat het 'herschrijven van de autobiografie'. Mensen vragen zich af wat het betekent dat juist zij kanker of een andere ernstige ziekte krijgen. Wat hebben ze gedaan dat ze ziek zijn geworden? Ze gaan zich bezighouden met hun identiteit, zelfbeeld en levensvisie en de contradicties hierin. De continuïteit van het leven is ondermijnd en de betekenis van vrijwel alles wat ze vanzelfsprekend achtten gaan ze betwijfelen. Mensen zoeken naar iets in hun eigen geschiedenis dat het ontstaan van de terminale ziekte kan verklaren.

3.1.3 Verklaringsmodellen

Mensen hebben niet alleen een voortdurend interpretatieproces, ze gebruiken ook meerdere modellen om betekenis te geven aan wat hun overkomt. Deze kunnen onderling tegenstrijdig zijn. Dit is een derde uitgangspunt voor het denken over cultuur. Het hoeft niet uitsluitend om een enkel systeem van interpretatie te gaan. Mensen hebben vaak naast elkaar verschillende manieren van verklaren van nieuwe gebeurtenissen, zoals ziekte. Men gaat als er sprake is van een ernstige infectie zowel naar de arts voor een antibioticum als naar een winkel waar kruiden verkocht worden om daar iets aan te schaffen wat de verstoorde balans in het lichaam weer herstelt. Moeiteloos hanteren mensen naast elkaar drie of vier verklaringsmodellen zonder dat dit tot verwarring leidt.

Verklaringsmodellen (*explanatory models*, een term van Kleinman, 1980) zijn het resultaat van cultuur, gender, professionele achtergrond, sociale klasse, religie en persoonlijkheid. Voorbeelden van verklaringsmodellen zijn de indeling van ziekten aan de hand van universele principes zoals warm-koud (zie paragraaf 3.3) of yin-yang, of het geloof dat een doelgerichte, persoonlijke actie de oorzaak is van de ziekte – bijvoorbeeld in het geval van hekserij of vervloekingen. In veel niet-westerse culturen zijn elementen van deze verklaringen terug te vinden, maar ook in het Westen komen dergelijke niet-biomedische oorzaken natuurlijk voor. Volgens grote delen van de Nederlandse bevolking ontstaat griep als gevolg van letterlijk 'een koutje vatten', omdat men op de tocht heeft gezeten of met natte haren naar buiten is gegaan. Zowel dokters als patiënten proberen, allen op hun eigen manier, verklaringen te vinden voor ziekten. Er zal dus regelmatig een discrepantie ontstaan tussen de verklaringsmodellen van de arts en die van de patiënt. Dit kan dan gevolgen hebben voor de arts-patiëntcommunicatie. Veel zorgprofessionals denken dat deze verschillen in interpretatie komen doordat patiënten persoonlijke en culturele factoren met zich meedragen, terwijl zij van zichzelf denken dat zij strikt het biomedische model van ziekteoorzaken volgen. Maar is dat wel zo? Is deze vooronderstelling niet eerder het resultaat van onvoldoende reflectie bij de zorgprofessional?

3.1.4 Migratie als cultuur

Binnen een bepaald cultuurgebied hangen de interpretaties, zingeving, 'autobiografie' van individuen met die van anderen samen. Mensen binnen een bepaalde gemeenschap delen aspecten van de interpretatie van wat hun overkomt. Voor een deel heeft dat te maken met een gedeelde leefomgeving en een gedeelde geschiedenis. Met name in verband met het migratieproces is dat laatste van belang, want door de migratie komt men in een andere leefomgeving terecht. Dat is een vierde aspect van cultuur dat ik hier aan de orde wil stellen: het hele proces van zoeken naar overlevingsstrategieën binnen het gebied waar men oorspronkelijk woonde, de uiteindelijke keuze om het geluk elders te beproeven, de grote verwachtingen, de teleurstellingen, de aanpassingsproblemen, het soms terugvallen op wat vertrouwd is en het rationaliseren achteraf van genomen beslissingen worden door de meeste migranten gedeeld. Zij delen daardoor waarschijnlijk meer met elkaar dan ze zouden hebben gedaan wanneer ze in hun eigen land gebleven waren. Je kunt met enig recht zeggen dat migratie een cultuur op zich vormt.

3.1.5 Belangen en stereotypen

Bij het spreken over cultuur is de dynamiek binnen culturen een vijfde punt waarmee rekening gehouden moet worden. Verklaringsmodellen zijn nooit geheel neutraal: ze vertegenwoordigen altijd belangen van verschillende groepen binnen een samenleving. Er is een voortdurende spanning tussen verschillende interpretaties binnen culturen. Keesing (1987) benadrukt het feit dat betekenis geven aan bepaalde aspecten van een cultuur sterk verbonden is met de wereldvisie van degenen die interpreteren, en die visie kan natuurlijk niet los gezien worden van hun belangen. Het proces van competitie en onderhandeling tussen de verschillende subculturen en de interpretaties van de omgeving die men deelt, resulteert uiteindelijk in een dominante cultuur en subculturen, die in de loop der geschiedenis kunnen veranderen. Wat hoofdcultuur was wordt op den duur subcultuur, en een subcultuur kan de dominante cultuur worden. Het is een voortdurend proces van concurrentie. Daarbij worden stereotypen gebruikt om elkaar te beschrijven, maar ook om elkaar voor te schrijven hoe men zich zou moeten gedragen, waarbij men de eigen waarden en normen normerend wil opleggen. Dit proces speelt in ieder individu, maar kan ook landelijke politieke omvang hebben.

Het is onmogelijk om te zeggen dat iets tegen dé Marokkaanse, dé Turkse of dé Nederlandse cultuur indruist. Men kan hoogstens beweren dat iets tegen de culturele interpretatie van een bepaalde groep in een land, samenleving of religie indruist. Als bijvoorbeeld beweerd wordt dat voorlichting over seksualiteit en intieme relaties voor het huwelijk in strijd is met de islam, reflecteert dit meestal een stereotiepe opvatting van een cultuur. Het maakt daarbij overigens niet uit of zo'n stereotyperende opmerking komt van mensen die zelf deel uitmaken van die cultuur of van mensen die erbuiten staan.

3.1.6 Stereotype en werkelijkheid

Een zesde aspect aan het begrip van cultuur is de relatie tussen het stereotype en de werkelijkheid. In het denken over cultuur zullen we ons zo veel mogelijk los moeten maken van stereotypen, omdat we ons partijdig opstellen als we dat niet doen. We moeten stereotypen natuurlijk ook niet negeren, maar leren begrijpen hoe mensen continu in onderhandeling zijn met de clichés. Het stereotype vertegenwoordigt misschien een (opgelegd of zelfverkozen) ideaal van een bepaalde groep. Voor de schijn willen mensen daaraan wel voldoen, terwijl ze er in het eigen leven liever van willen afwijken. Een voorbeeld daarvan zijn Marokkaanse meisjes die voor het huwelijk seksueel actief zijn omdat dat binnen de grootsteedse schoolgemeenschap normaal is, maar die bij de gezondheidszorg aankloppen voor een hymenreconstructie teneinde te voldoen aan de stereotiepe verwachtingen ten aanzien van vrouwelijk gedrag van de thuiscultuur. Ze willen hun ouders niet teleurstellen of schande over de familie brengen door ontmaagd het huwelijk in te gaan. Een dergelijke dubbelheid, voortkomend uit het onderhandelen tussen cliché en werkelijkheid, geldt natuurlijk ook voor autochtonen, maar komt zeker vaak voor bij allochtonen van de tweede generatie. Zij hebben met een dubbel verwachtingspatroon te maken: dat van het land van de ouders en dat van het gastland. Toch is onderhandeling tussen stereotiepe verwachting en geleefde werkelijkheid niet iets wat uitsluitend een rol speelt bij allochtone patiënten; alleen begrijpt de Nederlandse zorgverlener dat spel tussen die twee posities bij mensen met een andere achtergrond niet altijd.

3.1.7 Culturisme

Ten slotte is het belangrijk om stil te staan bij hoe culturen gedefinieerd en gelabeld worden. Schinkel spreekt van culturisme, ofwel een culturele vorm van racisme, dat uitgaat van het inherente conflict tussen culturen (Schinkel, 2008). In het culturisme bestaat een rangorde van culturen, waarbij de 'dominante cultuur', ofwel 'de cultuur' van de samenleving, bovenaan staat. In het culturisme wordt de verklaring voor sociaaleconomische achterstanden en voor criminaliteit gevonden in de culturele achtergrond van burgers. In deze definitie staat het bijna gelijk aan overculturaliseren, dat wil zeggen dat zowel voor de oorzaak als de oplossing van problemen naar de 'vreemde' cultuur wordt verwezen, terwijl er juist een tekort is in het kritisch kijken naar de 'eigen' cultuur (Van den Eeckhout, 2001). Voor zorgprofessionals is het belangrijk zich af te vragen of zij niet onbewust hetzelfde doen.

Samenvattend: iedereen heeft een cultuur, niet alleen allochtonen, en zelfs de gezondheidszorg is een cultuurbepaald systeem. Cultuur is een dynamisch concept dat bepaald wordt door machtsverhoudingen binnen en tussen groepen, en dat meerdere, elkaar tegensprekende verklaringen kan bieden voor ziekte en andere vormen van tegenslag. Het denken in culturen als onveranderlijke, normerende systemen is een vorm van hokjesdenken die tot stereotypering kan leiden. Dat laatste kan gevaarlijk zijn omdat het mensen – lees: zorgprofessionals – blind maakt voor het individu dat tegenover ze zit.

3.2 Ontmoeting van culturen

Zuivere culturen hebben waarschijnlijk nooit bestaan, alhoewel er nog steeds inheemse groepen zijn in het Amazonegebied die nog nooit contact hebben gehad met mensen uit de rest van de wereld. De meeste mensen staan echter onder verschillende culturele invloeden. Wat gebeurt er als die culturen elkaar door migratie ontmoeten? Er zijn dan twee mogelijkheden: acculturatie en assimilatie.

In het geval van acculturatie hebben we te maken met het proces dat iemand ondergaat die sommige kenmerken van zijn eigen cultuur heeft vervangen door die van de dominante cultuur. Het kan gaan om uiterlijkheden, zoals kleding, woninginrichting en omgangsvormen, maar ook om innerlijke processen, zoals waarden en normen. Men onderscheidt vier varianten op het acculturatieproces. Ten eerste is er de biculturele mens, die switcht van de ene cultuur naar de andere en in beide even gemakkelijk functioneert. In het geval van biculturatie streeft men naar behoud van de eigen cultuur, maar wil men tegelijkertijd onderdeel zijn van de grotere samenleving (Seeleman, Suurmond & Stronks, 2005). De tweede variant is de traditionele mens, die zo veel mogelijk aan zijn oorspronkelijke cultuur vasthoudt. We spreken hierbij van separatie wanneer vastgehouden wordt aan de eigen cultuur en er geen contact wordt gezocht met personen uit de dominante cultuur (Seeleman et al., 2005) – zoals voor een deel van de eerstegeneratiearbeidsmigranten geldt. De derde variant is de marginale mens, die bij geen van beide culturen nog thuishoort. Marginalisatie impliceert dat het contact is verloren met zowel de cultuur van de dominante meerderheid als die van de minderheid waartoe men behoort, zoals wel te zien is bij kleine groepen Marokkaanse jongeren van de tweede generatie (Seeleman et al., 2005). En ten slotte is er de volledig geaccultureerde, geïntegreerde mens.

Het begrip assimilatie is vergelijkbaar met het bereiken van een hoge mate van acculturatie (integratie). Bij assimilatie gaat het om sociale, economische en politieke integratie van een culturele groep in de samenleving waarin deze door migratie terechtgekomen is. Sommige groepen migranten zijn vrijwel volledig geassimileerd in de Nederlandse samenleving. Een voorbeeld vormen mensen uit voormalig Nederlands-Indië en hun nakomelingen (Stronks et al., 1999). De meesten gedragen zich als Nederlanders en hebben een groot deel van hun oorspronkelijke cultuur opgegeven (taal, kleding, religie enzovoort). Veel Indische Nederlanders zijn er trots op dat ze niet geacculturreerd zijn, maar geassimileerd. Wanneer de dominante cultuur karakteristieken opneemt kan er sprake zijn van creolisering. Ook wordt er gesproken van culturele hybridisering: daarvan is sprake wanneer culturen zich samenvoegen in een dynamisch proces (Appadurai, 1996).

3.3 Verschillende medische culturen

De mens ordent en doet dat onder andere via taal. Kinderen leren in eerste instantie via taal hoe de wereld in elkaar zit. Wat aanvankelijk een aaneenschakeling van niets met elkaar te maken hebbende gebeurtenissen lijkt, wordt via de socialisatie in een logisch systeem ondergebracht. Het kind leert dat een stoel is om op te zitten, dat hoofdpijn onaangenaam is en dat je daarmee naar een arts kan gaan. Door verschijnselen met woorden te markeren brengen we orde aan in onze wereld. In de meeste culturen wordt dan ook de bijzondere positie van het woord erkend. Het Bijbelboek Johannes begint met: 'In den beginne was het woord.' Uit Polynesische scheppingsgezangen leren we: 'Het woord werd vruchtbaar, het woonde in de sprank.' Tibetaanse mantra's illustreren hoe men met behulp van woorden gebeurtenissen bezweert (Wolffers, 1981). Hoewel het om allerlei verschillende functies van taal gaat, is die taal cruciaal – niet alleen bij vraagstukken over waar de mens vandaan komt, maar ook in verband met vragen over leven, ziekte en dood (Kleinman, 1980).

Voor veel mensen betekent een andere taal niet meer dan een andere manier om hetzelfde te zeggen, maar wanneer je je echt verdiept in wat het betekent om een andere taal te spreken, kun je begrijpen dat het meer is dan dat. Wanneer iemand een andere taal spreekt, kan deze persoon ook fundamenteel anders tegen zaken aankijken (Hartveldt, 1978). Zo vindt men in de ayurvedische geneeskunde, die op het Indiase subcontinent tot ontwikkeling kwam, wel twintig woorden (diagnosen) voor aandoeningen van het mannelijk zaad waar wij in Nederland geen weet van hebben (Wolffers, 1981). In de indiaanse talen van Guatemala bestaat geen woord voor gezondheid. De term *salud* is door de Spaanse kolonisatoren meegebracht. De Guatemalaanse indianen hebben veel gezondheidstermen die wij niet kennen; deze termen zijn wel gerelateerd aan ons begrip 'gezondheid', maar omvatten meer dan wat wij daaronder verstaan.

Veel medische culturen ordenen in termen van evenwicht en verstoring van de gezondheid. Hippocrates kende een indeling in vier elementen; de Indiase indeling bestaat uit drie elementen, die in samenhang met het begrippenpaar warm-koud verantwoordelijk zijn voor het evenwicht in het lichaam – bij verstoring is men ziek. De verdeling in 'warm' en 'koud' komt men ook tegen in de Unani-geneeskunde, de galenische geneeskunde zoals die zich verder ontwikkelde in de bloeitijd van het Arabische rijk. In iedere cultuur gaat men ervan uit dat men in die cultuur via de taal de 'juiste' structuur in de chaos der gebeurtenissen heeft aangebracht; de ander heeft een wellicht interessante, maar niet correcte kijk op de werkelijkheid. Juist dit laatste is boeiend in het licht van de interactie tussen een allochtone patiënt en een autochtone gezondheidswerker. Ook al is de zorgverlener iemand met een diploma van een eersteklas universiteit en werkt hij volgens het principe van evidence-based medicine, hij is tevens een lid van zijn cultuur. Een mens is nooit in staat om zich helemaal los te maken van zijn cultuur.

Met behulp van de woorden – de diagnosen, zouden we beter kunnen zeggen – waarmee binnen een bepaalde medische cultuur ordening wordt aangebracht, herkent men na enige training de aandoening die de patiënt heeft. De medische opleiding is gebaseerd op het stellen van een diagnose (herkennen), om daar vervolgens een effectieve behandeling aan te verbinden. Zo is het in elke medische cultuur. De Deense internist Wulff (1980) schrijft: 'De indeling van ziekten is kunstmatig, want ze is door de mens gemaakt.' De namen die we aan ziekten geven (de diagnosen) zijn niet toevallig gekozen. Binnen een cultuur heeft men samen besloten dat bepaalde lichamelijke verschijnselen een ziekte vormen. Mensen geven betekenis aan die verschijnselen. Vaak is dat universeel (gebroken been, longontsteking), maar er zijn ook veel verschillen: wat in de ene cultuur als een ziekte wordt gezien, wordt in de andere niet als zodanig herkend.

3.3.1 Voorbeelden van verschillen

Een voorbeeld van een verschil in interpretatie of iets een aandoening is of niet is de menopauze. In de Nederlandse samenleving noemen we dit een gezondheidsprobleem, maar in andere samenlevingen wordt dit niet als zodanig herkend. Vrouwen in de overgangsleeftijd vertonen om verschillende redenen een hoge medische consumptie. In het *Geneesmiddelenbulletin* beschrijft men het als volgt: 'De overgangsjaren zijn de jaren waarin het lichaam een nieuwe aanpassingsmodus moet vinden en waarin de meest kenmerkende verschijnselen optreden' (*Geneesmiddelenbulletin*, 1973).

Maar wat zijn dan die kenmerkende verschijnselen? Een opsomming daarvan vinden we in het proefschrift *Menopauze en perimenopauze* van Zeijlmans uit 1976: 'congesties, aanvallen van transpireren, vooral ook 's nachts, meteorisme, obstipatie, dyspepsie, tachycardie, bloeddrukschommelingen, pseudoangineuze verschijnselen, palpitaties, restless legs, hoofdpijn, migraine, vertigo, acroparaesthesieën, oorsuizen, pollakisurie, incontinentia urinae, dysurie, urethritis, trigonitis, menstruatiestoornissen, infertiliteit en steriliteit, atrofie van de uterus, de vagina, de vulva en de mammae, vaginitis, kraurosis vulvae, pruritis leukoplakia vulvae, vulvae prolaps, verminderde pubisbeharing, dyspareunie, toenemend lichaamsgewicht, huidpigmentaties, huidatrofie, haaruitval, viriele beharing (o.a. snorharen), stemverandering, arthralgie, neuralgie, myalgie, nervositas, prikkelbaarheid, vermoeidheid, slaapstoornissen, angst, agressiviteit, depressie, psycholabiliteit, geheugenverlies, libidovermindering, frigiditeit, vermindering concentratievermogen, vermindering vitaliteit, wanen, slijmvliesatrofie van neus en mond, osteoporosis, atherosclerosis, manifest worden van latente diabetes, stoornissen van schildklier en bijnierschors.'

De genoemde verschijnselen zijn in de vele wetenschappelijke artikelen over het onderwerp als onderdelen van de menopauze beschreven en Zeijlmans heeft ze in één zin bijeengebracht. Uit zijn onderzoek bleek dat veel verschijnselen en klachten die men traditioneel toeschreef aan de menopauze, ook frequent in andere leeftijdsfasen voorkomen, soms zelfs frequenter. Alleen de opvliegers en de droger wordende vagina zijn in direct verband te brengen met een verminderde oestrogeenproductie. De meeste specifieke overgangsklachten hebben veeleer te maken met het natuurlijke verouderingsproces. Het begrip 'overgang' is gecreëerd in en sterk verbonden met onze cultuur. In Aziatische samenlevingen komt deze diagnose dan ook helemaal niet voor.

Binnen de westerse cultuur functioneert de diagnose 'overgang' uitstekend. Fuller Torrey (1972) spreekt van het 'Repelsteeltje-principe'. Wanneer een 52-jarige vrouw depressief is, slecht slaapt, last heeft van tintelende vingers en van nog wat andere klachten uit de lijst van Zeijlmans, en als ze verschillende keren op het spreekuur van de arts is geweest, dan kan het feit dat de arts oppert dat het misschien door de overgang komt een bevrijdend effect hebben op de vrouw: het probleem wordt herkend. We weten wat het is; er is een naam voor. De antropoloog Claude Levi-Strauss (1955) beschrijft dit proces tussen een hulpverlener (in dit geval een sjamaan) en een patiënt als volgt: 'De communicatie tussen de medicijnman en zijn patiënt is de brug waarover de patiënt terugkomt.' Deze komt uit het gebied van het onbekende en bedreigende ('Wat is er toch in hemelsnaam met mij aan de hand?') terug in de herkenbare wereld, die van woorden en diagnosen.

Op deze manier zouden we ook de aandoeningen *amok* en *latah* in Indonesië kunnen beschrijven, *susto* en *dano* in Latijns-Amerika, en talrijke andere diagnosen die wel bekend zijn in andere culturen, maar minder of helemaal niet in Nederland. In Japan spreekt men bijvoorbeeld van de zogenoemde meiziekte, waarbij in de maand mei een collectieve reactie van *darusa* (moeheid), *moya-moya* (twijfels) en *yarukinashi* (niets willen doen) ontstaat. In die maand starten de lessen op alle scholen en universiteiten en begint het nieuwe economische jaar. De klachten waarmee – voornamelijk jonge – mannen zich presenteren zijn moeheid, slaapproblemen, toegenomen agitatie, maag- en darmklachten en wat de westerse wereld diagnosticeert als depressie (Van den Brekel-Dijkstra, 2009).

Erkenning van het gegeven dat men verschijnselen op verschillende wijzen kan interpreteren en dat dit tot verschillende uitkomsten leidt is belangrijk. Tegelijkertijd moeten we hier niet statisch over gaan denken en al deze cursief gedrukte ziektenamen zien als iets wat in de dierentuin van ziektebeelden thuishoort: een bonte verzameling exotica. Elke aandoening vertegenwoordigt iets wat betekenis geeft aan wat mensen overkomt en voor hen een functie heeft. Mensen hebben te maken met meerdere interpretatiekaders en kunnen heel goed switchen tussen het ene kader en het andere. Iemand van Surinaamse afkomst met hiv kan dus naar een wintigenezer gaan en tegelijkertijd antiretrovirale therapie gebruiken.

3.3.2 Meer inzichten uit de medische antropologie

De vraag die zich bij bespiegelingen over verschillende medische denkwijzen steeds opdringt luidt: wie bepaalt nu wat de werkelijkheid is? Bij pogingen om deze vraag op wetenschappelijke wijze te beantwoorden is een grote hoeveelheid literatuur ontstaan, die we voor een belangrijk deel terugvinden in de bibliotheek van de medische antropologie. De vraag wat ziekte nu werkelijk is, bestudeerd vanuit de medische antropologie, zou tot de fundamenten van het medisch denken moeten behoren. Helaas maken niet alle gezondheidswerkers kennis met dit onderwerp, terwijl het gaat om basisaspecten van denken over ziekte en gezondheid en om het zorgvuldig ingaan op de vraag van patiënten. Een zorgprofessional moet deze inzichten integreren in zijn behandeling om binnen zijn verantwoordelijkheden tot een morele afweging te komen in overleg met de patiënt: allochtoon of autochtoon. Zonder deze afweging kan er nooit sprake zijn van goede zorg. In het Engelse taalgebied kent men voor ziekte twee verschillende termen: illness en disease. Illness is de ziekte zoals de patiënt die ervaart, disease is de aandoening zoals de hulpverlener die ziet. Illness is dus als het ware de lekeninterpretatie, terwijl disease het officiële etiket is van de gezondheidszorg, dat dicht in de buurt komt van de diagnose. Volgens Kleinman, die het begrippenpaar eind jaren zeventig in de medische antropologie introduceerde, verwijst illness (ziek-zijn/ziektebeleving) naar de individuele ervaringen, in de zin van negatieve veranderingen in de mens als organisch, psychosociaal en cultureel wezen, en disease (ziekte) naar het disfunctioneren van organen of orgaansysteem, of naar het disfunctioneren van fysiologische processen in het lichaam (Kleinman, 1980). Er kan dus sprake zijn van illness zonder disease wanneer mensen zich ziek voelen maar er geen disfuncties aangetoond kunnen worden. En andersom komt disease voor zonder illness, als iemand geen klachten heeft, maar er wel symptomen zijn. Helman (2007) heeft zich beziggehouden met 'volksziekten en -syndromen', dus met illness. Hij legt uit dat het daarbij gaat om meer dan een groep losse verschijnselen en symptomen gebaseerd op ervaringen van patiënten. Ook niet-medici interpreteren en verbinden een symbolische betekenis aan de klachten en daarmee aan veranderingen in de wereld om hen heen. Wie werkt met mensen die verschillende culturele achtergronden hebben, moet zich daar bewust van zijn en moet begrijpen dat een klacht – een uitleg waarom men ziek geworden is en een manier om ziekten te verbeelden/verwoorden – een veel grotere functie kan hebben dan alleen waarover 'geklaagd wordt'. Zo kan het klagen over chronische vermoeidheidsklachten een teken van stress zijn. En zo gebruiken mensen verschillende metaforen die aangeleerd zijn via socialisatieprocessen om hulp te zoeken voor hun onwelbevinden (Driessen, 2007). Een zorgverlener zal in de loop van zijn carrière misschien een aantal van die typische klachten herkennen, maar het is belangrijker dat hij een soort culturele gevoeligheid ontwikkelt tijdens de opleiding en in staat is met anderen over de betekenis van gezondheid en ziekte te communiceren.

De eerdergenoemde Kleinman (1980) heeft veel gepubliceerd over verschillende verklaringsmodellen voor ziekte. Hij vindt dat de verklaringsmodellen van zowel patiënten als zorgverleners belangrijk zijn om te begrijpen hoe men illness ziet, interpreteert en behandelt en hoe men de 'werkelijke' problemen kan verduidelijken en effectief aanpakken. Kleinman is transcultureel psychiater en antropoloog en heeft met name onderzoek gedaan naar de manifestatie van depressies in de Chinese cultuur. Hij maakt verschil tussen algemeen geloof over ziekte en verklaringsmodellen. Bij algemeen geloof gaat het om de globale ideologie die mensen hebben. De een gelooft dat infecties worden veroorzaakt door micro-organismen; een ander dat ziekten veroorzaakt kunnen worden door tussenkomst van andere mensen (het boze oog, zwarte magie); en een derde dat ziekte het gevolg is van een verstoring in de balans. De verklaringsmodellen daarentegen zijn met name bruikbaar voor uitleg van een specifieke ziekteperiode: 'Waarom overkomt mij dit nu?'

Zonder de volksdiagnose en de eerdergenoemde verklaringsmodellen heilig te verklaren en te blijven steken in een zoektocht naar waar ze zich voordoen en in welke vorm, kunnen we stellen dat ze een goede basis bieden om na te denken over culturele verschillen in ziektebeleving. Van zorgverleners vereist dit openstaan voor het feit dat er verschillen zijn en gevoeligheid daarmee adequaat om te gaan. Culturele sensitiviteit wil zeggen: de bereidheid te luisteren naar de manier waarop een klacht gepresenteerd wordt, te onderzoeken wat de betekenis ervan is voor de patiënt, en samen met hem te kijken wat de beste benadering c.q. behandeling voor hem is. Volgens Helman (2007) moeten we beseffen dat we te maken hebben met meerdere verklaringsmodellen en mogen we niet blijven steken in clichés.

3.3.3 Een pluriforme medische cultuur

De mens leert om op een bepaalde manier ziek te zijn, en er zijn veel verschillende manieren. Helman beschrijft hoe het kind thuis in het gezin leert de folk illness (cultuurgebonden syndromen zoals amok) te herkennen en erover te spreken. In de spreekkamerrealiteit vinden we ook veel leermomenten. De Swaan schrijft in *Het spreekuur als opgave* (1979) dat er sprake is van een duidelijke hiërarchie in de behandelrelatie, waarbij het initiatief bij de 'spreekuurhouder' ligt, er een korte tijd beschikbaar is waarin de amorfe problematiek zo effectief mogelijk moet worden geformuleerd, wat de behandelaar voortdurend beloont, in zoverre dat hij alleen reageert op alles wat hij begrijpt en apprecieert, op datgene waarin hij mee kan voelen. Patiënten die voldoende ervaring hebben met deze spreekuurmentaliteit leren al snel om op den duur andere verklaringen niet meer te presenteren. Mensen met een allochtone achtergrond zeggen soms met betrekking tot de reguliere arts dat hij 'dat toch niet begrijpt'. Het is logisch dat ze bij andere behandelaren zoeken naar iets wat hun wel vertrouwd is.

Anderzijds verzucht de behandelaar weleens dat de allochtone patiënt zijn klachten niet goed formuleert. De arts ziet dat psychologische en sociale problematiek een rol spelen bij het onwelbevinden van de allochtone patiënt, maar hij is van mening dat deze zijn klachten te veel somatiseert. Er zijn duidelijke verschillen in interpretatie en verwachtingen ten aanzien van hoe patiënten klachten formuleren. Op zich is dat geen probleem, zolang er maar van beide kanten communicatie over mogelijk is.

Het probleem ontstaat pas als de allochtone patiënt gedwongen wordt om de klachten op een specifieke manier te presenteren omdat de behandelaar er anders niets mee kan. Men kan deze situatie zien als een 'inburgeringscursus voor allochtone patiënten': je mag wel ziek zijn, maar alleen op een bepaalde manier, anders kan het gezondheidszorgsysteem er niet op ingaan. Vaak verwachten zorgprofessionals van allochtonen dat zij deze 'inburgeringscursus' gevolgd hebben en leggen zij de schuld van het misverstand tussen zorgvrager en zorgaanbieder bij de zorgvrager. Veel zorgprofessionals hebben niets of weinig geleerd over het omgaan met patiënten met andere opvattingen en kijken daarom jammer genoeg weinig naar hoeveel moeite zijzelf hebben met het omgaan met deze patiënten. Cursussen voor zorgprofessionals kunnen veel verbetering in de situatie opleveren, waardoor allochtonen die de Nederlandse zorgcultuur (nog) niet begrijpen ook de noodzakelijke zorg kunnen ontvangen. Zoals al verschillende keren met nadruk is gesteld: dit is niet alleen iets wat bij allochtone patiënten speelt. Ook autochtone gebruikers van de zorg worden geconfronteerd met vraag en aanbod die niet altijd goed op elkaar aansluiten. In werkelijkheid hebben we te maken met pluriforme medische systemen, waarin verschillende manieren van denken over en interpreteren van ziekte en gezondheid naast elkaar voorkomen. En er is overlap: mensen koesteren vaak meerdere ideeën naast elkaar en tegelijkertijd, zonder dat deze elkaar uitsluiten.

Concluderend: het is van groot belang om te erkennen dat de vraag van gebruikers van de gezondheidszorg (zowel allochtonen als autochtonen) niet altijd aansluit bij het aanbod. Dit zou het probleem van de zorgaanbieder moeten zijn; deze moet zich afvragen hoe hij zijn aanbod beter op de diversiteit van de vraag kan afstemmen. In de praktijk zien we vaak een omgekeerde reactie: de zorgvrager moet zich maar aan de bestaande zorg aanpassen. Mogelijk kan er een gezamenlijk leerproces op gang gebracht worden, waarbij aanbieders en gebruikers van zorg van elkaar leren.

3.3.4 Globalisering van de zorg

Ten slotte nog een paar opmerkingen over processen in de geneeskunde die erop wijzen dat we steeds meer naar overheersing van een internationaal geaccepteerd systeem van interpretatie toe gaan, hetgeen ten koste gaat van de plaatselijke manieren om ziekte en gezondheid te interpreteren. Het risico bestaat dat dit op den duur zal leiden tot een verminderde culturele gevoeligheid van zorgverleners in de officiële zorg en tot meer ruimte voor alternatieve genezers, die wel aansluiten bij de culturele interpretatiemodellen van patiënten.

ADHD
Als voorbeeld dient Attention Deficit and Hyperactivity Disorder (ADHD) en de snelle opkomst van deze stoornis. Bij ADHD gaat het om gedrag en men kan van mening verschillen of concentratieproblemen en overmatige activiteit bij kinderen gewenste of ongewenste symptomen zijn. Het is goed voorstelbaar dat in het verleden in bepaalde gemeenschappen kinderen die zulk gedrag vertoonden juist geprezen werden: dat waren pas echte jongens. In een samenleving waarin het behalen van een schooldiploma een belangrijke rol speelt bij een voorspoedige maatschappelijke carrière zijn

de symptomen van ADHD echter onhandige verschijnselen. Natuurlijk is er in een populatie ook een normale verdeling van de kinderen met deze verschijnselen. Een aantal kinderen zit aan de ene kant van de gausscurve en een aantal aan de andere kant. Ouders en leerkrachten zullen klachten hebben over kinderen die aan het extreme uiteinde van de verdeling zitten: erg opgewonden kinderen die zich slecht concentreren.

Zoals bij andere stoornissen is er bij ADHD geen sprake van een echte aandoening, maar hebben psychiaters (in de Verenigde Staten) tijdens consensusbijeenkomsten vastgesteld wanneer men van ADHD spreekt. Zoals eerder gezegd: in een cultuur ordent men en spreekt men af wat ongewenst (ziekte) en wat gewenst (gezondheid) is. Omdat methylfenidaat (in onder andere ritalin) een kalmerende invloed op zulke kinderen blijkt te hebben en hun schoolprestaties door het gebruik verbeteren, werd het van belang om goed te beoordelen welke kinderen het middel wel en welke het niet dienen te gebruiken. Met de afgesproken criteria kunnen zorgverleners vervolgens onderwezen worden hoe ze een en ander kunnen herkennen. Omdat de producent van methylfenidaat dit ook interessant vond, is in dat leerproces veel geld gestoken. Er werden cursussen voor voorschrijvende artsen georganiseerd en ouders werden benaderd via voorlichtingsprogramma's in de media. Ze werden aangespoord hun kinderen te observeren op bepaalde verschijnselen en als die zich voordeden naar hun arts te gaan, want die kon hun kinderen behandelen.

Het aantal kinderen in de Verenigde Staten dat methylfenidaat gebruikt is gedurende de afgelopen vijftien jaar explosief gestegen. Op sommige scholen (met name de zwarte scholen in de grote steden in de Verenigde Staten) zou tussen de 5 en 10% van de jongens last hebben van ADHD. Europa volgde en Nederland bleef niet achter. Wat erover valt te zeggen is dat we getuige zijn van een proces van globalisering. Wereldwijd leren we wat ADHD, oorspronkelijk een in Amerika ontwikkeld 'ziektebeeld', is en hoe we het moeten behandelen.

Er zijn veel meer voorbeelden te geven van globalisering van interpretaties. De vraag dringt zich op waarom men wel de moeite neemt dergelijke cultuurverschijnselen te begrijpen en om te zetten in opleidingen als ze uit Amerika afkomstig zijn, en niet als ze uit bijvoorbeeld Marokko, Soedan of Cambodja komen. Dit brengt ons bij de observatie dat *de gezondheidszorg zelf ook een cultuur is*.

Bij de komst van Zuid-Afrikaanse verpleegkundigen in 2001 naar het MCH Westeinde in Den Haag en het VUmc in Amsterdam werd weer eens te meer duidelijk dat gezondheidszorgcultuur bestaat. Na vele taal- en acculturatiecursussen bleek het verschil in cultuur op de werkvloer, zoals de mondigheid van de verpleegkundigen versus zaalartsen, specialisten en patiënten, en de communicatie bij de overdracht, nog zodanig groot dat een rechtszaak een einde maakte aan dit proces, waarop de verpleegkundigen met lege handen naar huis terugkeerden.

In toenemende mate zien we dat de officiële gezondheidszorg bepaald wordt door consensusbijeenkomsten en protocollen die wereldwijd gebruikt worden. Dat gebeurt zowel bij de noodzakelijke behandeling van een herseninfarct als bij de behandeling van drukke kinderen. In het eerste geval twijfelen we niet aan het nut ervan, maar in het tweede geval moeten we rekening houden met minimaal een discussie over de zin. Internationale bijeenkomsten schrijven voor wat de best practices zijn voor onder andere hiv-/aidsinterventies: condoompromotie, speciale interventieprojecten voor behandeling van seksueel overdraagbare aandoeningen bij prostituees, wat er wel en niet in de voorlichting aan tieners thuishoort enzovoort. Het gebeurt allemaal in een internationaal jargon en met weinig betrokkenheid van de gebruikers van de zorg. In toenemende mate geeft dat ook misverstanden met die gebruikers, omdat te weinig rekening gehouden wordt met culturele diversiteit. Om vele redenen kan men daarom stellen dat gezondheidszorg en cultuur nauw met elkaar verbonden zijn en dat medisch studenten die daar niets over leren tekort zullen schieten bij het adequaat ingaan op de zorgvraag van allochtone én autochtone patiënten.

4

Migratie, gezondheid en kwetsbaarheid

Ivan Wolffers

Migratie brengt bepaalde gezondheidsrisico's met zich mee. Het gaat hier om kwetsbaarheid voor en risico's op gezondheidsproblemen die het gevolg zijn van verplaatsing en de aanpassing in en aan een nieuwe samenleving, de status van migrant-zijn. Na een introductie op het thema migratie volgt een beschrijving van hoe een traditioneel biomedische blik op migratie het zicht ontneemt op de factoren die ervoor zorgen dat migranten kwetsbaarder zijn voor gezondheidsverstoringen. Zoals we zullen zien, biedt een gezondheidsparadigma waarbij meerdere factoren betrokken worden (in het algemeen wordt dat een holistische aanpak genoemd) hier meerwaarde. Het biomedische model waarbij nadruk is komen te liggen op uitsluitend de biologische factoren ontneemt ons het inzicht in de andere factoren en leidt tot andere conclusies, prioriteiten en behandeling. Door met behulp van een model te analyseren wat er met migranten gebeurt als zij aankomen in een nieuw land, kunnen onderliggende factoren blootgelegd worden, wat niet alleen behandeling maar juist ook de preventie van aandoeningen ten goede komt.

Dit hoofdstuk is onder andere gebaseerd op ervaringen van CARAM Asia (Coordination of Action Research on AIDS & Mobility) in verschillende Aziatische landen (CARAM Asia, 2004). De afdeling Metamedica van het VUmc heeft jarenlang voor dit netwerk de technische ondersteuning en capaciteitsopbouw verzorgd. Hoewel de voorbeelden vooral uit Azië komen, is het hierna beschreven analytisch model ook toepasbaar op migranten in Nederland.

4.1 Migratie en aids

Er zijn veel voorbeelden te bedenken, maar omdat onze onderzoeken naar kwetsbaarheid, weerbaarheid en migratie lagen op het gebied van hiv-infectie, wil ik dat hier als voorbeeld opvoeren. De samenhang tussen migratie en hiv-infectie blijkt uit statistieken die uit verschillende landen afkomstig zijn. In een recente epidemiologische studie in Europa blijkt dat van de 75.000 gevallen van hiv en aids die in de periode 1999-2006 aangemeld zijn bij het European Centre for Epidemiological Monitoring of AIDS een op de drie een migrant betrof (Del Amo et al., 2010). Van de ongeveer 3.000 mensen met een aidsdiagnose in 2006 was de helft migrant, grotendeels afkomstig uit sub-Sahara Afrika. Het aantal mensen dat aids ontwikkelde daalde in deze periode onder autochtonen, West-Europeanen en mensen uit Noord-Afrika en het Midden-Oosten, maar steeg juist onder mensen uit zuidelijk Afrika, Oost-Europa en Latijns-Amerika. Driekwart van de 9.000 vrouwen die in 2006 te horen kregen dat ze hiv hadden, was afkomstig uit het buitenland, vooral uit sub-Sahara Afrika.

In Nederland vindt ongeveer 42% van de nieuwe hiv-infecties plaats onder mensen afkomstig uit sub-Sahara Afrika. Volgens de Stichting HIV Monitoring daalde het percentage recent gediagnosticeerde patiënten afkomstig uit zuidelijk Afrika in de heteroseksuele populatie tussen 2000 en 2010 van 52% tot 42%. Mogelijk is dit het gevolg van de strengere immigratiewetten die sinds enkele jaren gelden en die geleid hebben tot een afname van de migratie door mensen uit dit werelddeel (Gras et al., 2007; Stichting HIV Monitoring, 2010).

Het feit dat veel migranten afkomstig zijn uit landen met een hoge prevalentie is echter naar alle waarschijnlijkheid slechts een van de factoren. Het wordt steeds duidelijker dat ook de migratie zelf bijdraagt aan het vaker voorkomen van hiv-infectie onder migranten. Het grootste deel van de Afrikanen met hiv in Engeland bleek al in Afrika besmet te zijn geraakt, maar een toenemend percentage bleek in het gastland hiv-positief geraakt. Uit onderzoek van de Stichting HIV Monitoring blijkt dat 85% van de heteroseksuele Afrikaanse Nederlanders met hiv in Nederland in sub-Sahara Afrika besmet is geraakt en 13% in Nederland (Stichting HIV Monitoring, 2010). Een recente mathematische berekening leidde echter tot andere cijfers: van de nieuwe gevallen van hiv onder Afrikanen in Nederland in 2010 zou 60% in Nederland besmet zijn geraakt en 40% in sub-Sahara Afrika, voor de komst naar Nederland. Slechts een klein deel van de migranten raakt besmet tijdens vakantiebezoeken aan het thuisland (Xiridou et al., 2010).

4.2 Hiv-preventie en het biomedisch paradigma

In het algemeen is het perspectief van het biomedisch systeem op hiv/aids eenvoudig en duidelijk. Hiv-besmetting is een infectie met het *human immunodeficiency virus*, dat als het niet bestreden wordt met antiretrovirale therapie zal leiden tot aids, een aandoening van het menselijk afweersysteem. Het lichaam zal daardoor in toenemende mate vatbaar worden voor infectieziekten; uiteindelijk loopt dat meestal fataal af. Preventie bestaat uit het voorkomen van de infectie, via voorlichting over de manieren waarop het virus wordt overgedragen van de ene mens op de andere en het toegankelijk maken van de producten die besmetting kunnen helpen voorkomen (condooms, schone naalden, aidsremmers voor zwangere vrouwen met hiv enzovoort). Behandeling betreft het gebruik van combinaties van aidsremmers en de begeleiding van mensen die deze middelen gebruiken. Hoewel de betreffende geneesmiddelen duur zijn, kunnen mensen met hiv in rijke landen er meestal over beschikken, en ook een toenemend deel van de mensen met hiv in ontwikkelingslanden kan dat.

Het biomedisch paradigma is gebaseerd op de filosofie van het logisch positivisme, waarin men uitgaat van een onveranderbare waarheid die niets te maken heeft met de persoonlijke visies van mensen. Gezondheid wordt dan ook gedefinieerd aan de hand van kwantitatieve outputs (bloeddruk, Hb-gehalte, aantal CD4-cellen enzovoort) en niet zozeer aan de hand van de ervaringen van mensen. Daardoor hebben degenen die deze outputs meten controle over degenen die gezondheid, welzijn en ziekte ervaren. De visies van die laatste groep worden daarmee irrelevant, tenzij ze vertaald kunnen worden in categorieën die door biomedische deskundigen gedefinieerd zijn. Dat dit fenomeen ten aanzien van allochtone gebruikers van de gezondheidszorg nog eens extra geldt, zal duidelijk zijn. Het biomedisch paradigma wordt gekenmerkt door een sterk geloof in vooruitgang, gebaseerd op het vertrouwen dat de wetenschap erin zal slagen de onhandige deficiënties in onze natuur onder controle te krijgen.

Het biomedisch paradigma plaatst het individu en diens biochemische processen boven de context waarin het individu leeft: zijn familie, gemeenschap, milieu en cultuur. Door zoveel nadruk op het individu te leggen wordt de mens in een vacuüm geplaatst, los van de natuurlijke verbanden waarin hij functioneert: zijn culturele diversiteit, culturele identiteiten en soms contradictoire sociale rollen. Het biomedisch paradigma past daarmee in het neoliberale idee waarin de 'markt' het organiserende principe van een samenleving is. Gezondheid wordt in toenemende mate gezien als een product en de biomedische wetenschap wordt gepresenteerd als een voortdurende opeenvolging van nieuwe producten.

Wat betreft hiv-infectie legt het biomedisch paradigma de nadruk op het individualiseren van de infectie: de persoon met het virus moet worden geïdentificeerd. De achterliggende gedachte daarbij is dat die persoon geïnfecteerd is als gevolg van zijn individuele gedrag. Dat gedrag wordt vervolgens beoordeeld op de mate waarin het riskant is. Aanvankelijk werd daarom over *high risk*-groepen gesproken, hetgeen werd bekritiseerd door aidsactivisten, die wezen op het gevaar van stigmatisering – iets waar je bij preventieprogramma's bepaald niet op zit te wachten.

Het losmaken van het individu uit de realiteit waarin zijn gezondheidstoestand gevormd wordt, wordt decontextualisering genoemd. Het sluit zoals eerder aangegeven goede zorg en preventie uit, omdat deze in begrepen interactie moet plaatsvinden. Paradigmatische zorg levert altijd vervreemding op bij de patiënt, of dat nu een autochtoon is of een niet-westerse migrant.

De aanname in het biomedisch paradigma dat individuen hun eigen gedrag kunnen veranderen en de juiste keuzes maken ten behoeve van hun gezondheid, is sterk gekoppeld aan de aanname dat de mens in staat is vrije, bewuste keuzes te maken. Als de mens maar weet wat goed voor hem is, zal hij de juiste keuze maken. Dat wordt weersproken door, bijvoorbeeld, het feit dat er nog steeds erg veel artsen roken. Om interventies effectief te laten zijn, zal men de context moeten meewegen en een rol laten spelen. Dat geldt voor hiv-preventie en evenzeer voor gezondheidszorg voor migranten. Decontextualiseren en pretenderen dat mensen op het spreekuur alleen maar meetbare biomedische verstoringen presenteren, leidt tot een slechts gedeeltelijk effectieve gezondheidszorg. Omdat de patiënt zijn persoonlijke betekenisverlening niet kan aangeven en/of niet gehoord zal worden door de zorgprofessional, is er dan geen sprake van holistische gezondheidszorg, maar van zorg geproduceerd door en passend bij het biomedisch paradigma.

4.3 Het begrip vulnerability (kwetsbaarheid)

In een meer holistisch gezondheidsparadigma ligt de nadruk minder op het individu en op risico's, en meer op gemeenschap en samenleving. Interventies besteden meer aandacht aan begrippen als solidariteit en empowerment (versterking) en er wordt geprobeerd de condities waarin mensen moeten overleven te verbeteren. Zo zal men bijvoorbeeld in het geval van hiv-preventie bij injecterende drugsgebruikers niet alleen aan harm reduction-programma's denken (schadebeperkende interventies als naaldenomruil en methadonverstrekking), maar zich ook richten op het creëren van een zogenoemde enabling environment – een voorwaardenscheppende omgeving – waarin die harm reduction ook enige zin zal hebben. Het is zinloos om in preventieprogramma's voor illegale migrantenprostituees alleen goede seksuele en reproductieve gezondheidsdiensten op te zetten. Je zult ook iets moeten doen aan hun maatschappelijke en legale positie, om te voorkomen dat ze worden lastiggevallen door klanten, pooiers en politie. Pas in een dergelijke context zal een interventie zin hebben.

In de ontwikkeling van zulke preventieprogramma's wordt het begrip vulnerability (kwetsbaarheid) gebruikt. Tegenover kwetsbaarheid staat resilience (weerbaarheid). Dat is ook een zinvol begrip, omdat het de migrant minder in een slachtofferrol drukt. Niet elke groep in onze samenleving is even kwetsbaar voor bepaalde gezondheidsverstoringen; sommige groepen lopen een grotere kans door hun maatschappelijke, psychologische en culturele contexten. Vulnerability in de context van hiv/aids kan als volgt worden ingedeeld in dimensies (naar Mann & Tarantola, 1996):

1 absolute kwetsbaarheid: bepaalde mensen zijn onbeschermd;
2 epidemiologische kwetsbaarheid: bepaalde mensen zijn blootgesteld aan grotere risico's op hiv-infectie;
3 medische kwetsbaarheid: bepaalde mensen hebben geen toegang tot optimale zorg;
4 kwetsbaarheid op het gebied van mensenrechten: bepaalde mensen worden blootgesteld aan discriminatie;
5 sociale kwetsbaarheid: bepaalde mensen worden sommige of alle sociale rechten en diensten onthouden;
6 economische kwetsbaarheid: bepaalde mensen kunnen de risico's niet verminderen of de toegang tot zorg krijgen omdat ze daarvoor de middelen missen;
7 politieke kwetsbaarheid: sommige mensen kunnen zich niet goed laten vertegenwoordigen in de samenleving of missen politieke macht.

In een *editorial* in het *Bulletin of the World Health Organization* schrijft Daniel Tarantola hoe belangrijk het is om het biomedisch en het holistisch paradigma uit elkaar te houden (Tarantola, 2000). In hogere sociaaleconomische klassen werkt het biomedisch paradigma misschien redelijk omdat de context weinig problemen geeft, maar bij mensen met een lage scoiaal-economische status en ook bij migranten zul je juist meer rekening moeten houden met de context.

Migranten scoren hoog op alle dimensies van kwetsbaarheid. Natuurlijk gaat het daarbij niet om alle migranten; er zijn zoveel verschillende groepen dat het onmogelijk is om generaliserende opmerkingen te maken. Dat neemt echter niet weg dat met name nieuwkomers, migranten uit arme gebieden van ontwikkelingslanden en ongedocumenteerde migranten moeten zien te overleven in een realiteit die deze verhoogde kwetsbaarheid creëert. In dit hoofdstuk zullen we aan de hand van Tarantola's model nagaan hoe de kwetsbaarheid van migranten voor hiv-infectie ontstaat.

4.3.1 Absolute kwetsbaarheid van migranten

Migranten zijn vaak onbeschermd. De interventies die in allerlei landen ontwikkeld worden om mensen te beschermen tegen bepaalde risico's, zijn meestal niet specifiek gericht op migranten. Daar komt bij dat migranten vaak afkomstig zijn uit de armste gebieden van ontwikkelingslanden. Die gebieden kenmerken zich door gebrek aan of zelfs volledige afwezigheid van voorzieningen. In de meeste Afrikaanse landen worden er hoogstens enkele dollars per jaar per hoofd van de bevolking uitgegeven aan gezondheidszorg, die zich dan vooral richt op curatieve zorg. Preventie en gezondheidspromotie, zoals geadviseerd door internationale gezondheidsorganisaties, vormen meestal de sluitpost op de begroting. Daarnaast blijkt er vaak sprake van allerlei gevoeligheden, waardoor goede preventieprogramma's moeizaam verlopen. Dat geldt vooral voor hiv-preventie, omdat hiv vanwege de link met seks en drugsgebruik in veel culturen een gevoelig onderwerp is. Leerkrachten zouden met hun leerlingen wel moeten praten over hiv en andere seksueel overdraagbare aandoeningen, maar doen dat meestal niet. Vaak ook ontbreken de extra middelen die nodig zijn om te zorgen dat dergelijke voorlichting gegeven wordt. Vertrekkende migranten krijgen voor ze hun land verlaten meestal geen behoorlijke voorlichting over wat ze in een ander land mogen verwachten, waardoor ze volkomen onvoorbereid zijn op wat ze te wachten staat. Dat geldt uiteraard ook voor voorlichting over gezondheidsrisico's.

De meeste ontvangende landen beschikken niet vanzelfsprekend over voorlichtingsprogramma's in de taal van de migranten. Voor de wat grotere migrantengroepen zijn die er wel, maar men heeft soms met mensen uit wel dertig verschillende taalgebieden te maken. Het is lang niet altijd mogelijk de financiële middelen te vinden voor programma's in de eigen taal. De overheid laat het bij voorkeur aan maatschappelijke organisaties over om hiervoor te zorgen. Bij migrantengroepen die al lange tijd in het ontvangende land vertoeven is dat wel mogelijk, maar bij groepen die pas korte tijd in het land zijn, is het lastig om aan relevante programma's te komen. Vertalen alleen is niet voldoende. In Nederland zijn we er bijvoorbeeld na een proces van zo'n dertig jaar aan gewend geraakt op een relatief directe manier over seksualiteit te praten. Ons eigen voorlichtingsmateriaal is echter niet geschikt voor mensen die een dergelijke openhartigheid totaal niet gewend zijn. Uiteindelijk moeten we samen met migranten materiaal ontwikkelen dat beter aansluit bij hun denkwijzen.

4.3.2 Epidemiologische kwetsbaarheid

Epidemiologische kwetsbaarheid betekent dat bepaalde mensen meer blootstaan aan gezondheidsrisico's dan andere. In het geval van hiv gaat het om een grotere kans op hiv-infectie, bijvoorbeeld door onbeschermde seksuele contacten. Een voorbeeld daarvan zijn migrantenvrouwen. In deze subparagraaf hoort daarom het begrip gender thuis, dat te maken heeft met verschillen tussen de seksen. Er vindt een feminisering van migratie plaats. Was vroeger het aantal vrouwen dat migreerde relatief gering, tegenwoordig migreren er wereldwijd vrijwel evenveel vrouwen als mannen. Voor een deel is dit toe te schrijven aan gezinshereniging, maar er is toch ook een enorme toename van zelfstandig migrerende vrouwen te zien. Vrouwen worden steeds geliefder bij werkgevers in rijke landen, omdat ze een aantal specifieke hiaten op de arbeidsmarkt kunnen vullen. Het gaat om werkzaamheden die vrouwen uit het gastland steeds minder goed kunnen uitvoeren, omdat ze zelf aan het arbeidsproces zijn gaan deelnemen: huishoudelijke taken en kinderverzorging. Maar het gaat ook om seksuele diensten. Landen van herkomst zijn in het algemeen blij met de toename van het aantal vrouwelijke migranten, omdat vrouwen trouwer blijken in het sturen van geld naar huis.

Vrouwen zijn gevoeliger voor hiv-infecties dan mannen; dit fenomeen is wereldwijd te zien. Het heeft naast biologische oorzaken te maken met de ondergeschikte positie van vrouwen in veel samenlevingen, waardoor ze meer risico's aanvaarden dan mannen. Zo is het opvallend hoezeer dochters in Zuidoost-Azië zich opofferen voor het gezin waaruit ze komen. Ze hebben die verantwoordelijkheid geïnternaliseerd en laten het belang van het gezin voorgaan op hun individuele belang. Omdat vrouwen in ontwikkelingslanden vaak minder scholing hebben dan mannen, is hun kans op de arbeidsmarkt beduidend kleiner dan die van mannen. Hun enige kapitaal is hun traditionele zorgzaamheid en hun lichaam, waardoor ze gemakkelijker in verzorgende beroepen en in de sekssector terechtkomen. Vrouwen die als huishoudelijke hulp of kinderverzorgster gaan werken, belanden vaak in een semilegaal circuit; deze beroepen bestaan officieel namelijk helemaal niet in veel landen. Wanneer deze vrouwen bij hun werkgevers in huis wonen en werken, worden ze sterk van hen afhankelijk; verkrachting en seksueel misbruik kunnen dan op de loer liggen. Dat vrouwen die in de sekssector belanden kwetsbaar zijn, behoeft verder weinig toelichting. Als ze door gebrek aan scholing en voorlichting weinig kennis hebben over soa, of als ze onder dwang of onder invloed van verdovende middelen hun werk moeten doen, lopen zij grotere kans op hiv-infectie.

Omdat er stereotiepe beeldvorming bestaat over vrouwen uit andere culturen, lopen allochtone vrouwen op de werkvloer meer risico's dan autochtone. Van 'exotische' vrouwen wordt vaak gezegd dat ze seksueel zoveel gemakkelijker benaderbaar zijn. Mogelijk draagt hun overrepresentatie in de sekssector het nodige bij aan deze beeldvorming; in ieder geval leidt ze tot meer ongewenste intimiteiten. Omdat migrantenvrouwen vaak niet zo goed weten waar ze met hun klachten daarover terechtkunnen, en soms ook uit culturen komen waar hun positie zo ondergeschikt is dat ze er niet over zouden denken te klagen, hebben ze weinig mogelijkheden zich ertegen te verzetten. Uit het CARAM-werk in migrantengemeenschappen in Azië blijkt dat vrouwen dit probleem soms zelf oplossen door tijdelijk een relatie te beginnen met een andere migrant of met een van de hoger geplaatsten in het bedrijf waar ze werken. Op die manier verzekeren ze zich van een zekere rust en bescherming. Een dergelijke situatie creëert echter ook weer afhankelijkheid en dus kwetsbaarheid.

Natuurlijk hebben we bij migratie te maken met mensen die zich van landen met een hoge prevalentie van hiv- en tbc-infectie verplaatsen naar landen met een lage prevalentie. Onder asielzoekers en arbeidsmigranten afkomstig uit zuidelijk Afrika komt hiv daarom vaker voor dan bij andere migrantengroepen. Het kan daarentegen ook andersom zijn: migranten uit landen met een lage hiv-prevalentie die migreren naar gebieden met een hoge prevalentie hebben een grotere kans geïnfecteerd te raken dan hun landgenoten die niet migreren. In de Filippijnen is dankzij een goed surveillancesysteem geen hoge prevalentie van hiv geconstateerd. Filippino's, afkomstig uit het belangrijkste arbeidskrachtenexporterende land ter wereld, hebben daardoor een grotere kans in het buitenland een hiv-infectie op te lopen dan op de Filippijnen zelf. Ongeveer een kwart van alle mensen met hiv in het land is een teruggekeerde migrant. Dergelijke cijfers vinden we ook in Bangladesh, waar een en ander zelfs geleid heeft tot stigmatisering van terugkerende migranten: zij zouden door een 'zondig' leven in het buitenland aids mee naar huis brengen. Zulke cijfers moeten overigens zorgvuldig bekeken worden. Het is ondoenlijk om alle bewoners van de Filippijnen of Bangladesh te testen op hiv. Migranten worden echter in landen waar men verplichte migrantenkeuringen kent zeer regelmatig getest; bij hen wordt dus vaker dan bij hun landgenoten een positieve hiv-status geconstateerd. In werkelijkheid zullen de verschillen tussen migranten en niet-migranten beduidend lager zijn.

Migranten hebben vaak meer onbeschermde contacten dan mensen die in hun eigen omgeving blijven. Ze migreren vaak alleen: landen die extra arbeidskrachten nodig hebben zijn op zoek naar gezonde jonge mensen die in hun eentje komen – en dat zijn mensen in de reproductieve leeftijd (15-44 jaar). Natuurlijk hebben zij menselijke seksuele verlangens waaraan ze proberen te voldoen. Uit CARAM-onderzoek blijkt dat de sekssector in Azië voor een belangrijk deel in die behoeften voorziet (Wolffers et al., 2002). De geschiedenis toont aan dat rond gemeenschappen van jonge mannen uit arme gebieden snel een levendige sekssector van jonge vrouwen uit arme gebieden ontstaat (Lewis, Bamber & Waugh, 1997). Mensenhandelaren organiseren vaak beide tegelijkertijd. In de goedkoopste sekssector is de kans op onbeschermde seksuele contacten het grootst.

Daarnaast zien we dat migranten die alleen, zonder steunnetwerk, in een vreemd land terechtkomen, extra kwetsbaar worden omdat ze graag ergens bij willen horen. Ze verlangen naar warmte en contact en zijn veel meer dan in de beschermde situatie thuis bereid om concessies te doen als er seksuele gunsten van hen gevraagd worden.

4.3.3 Medische kwetsbaarheid

Migranten die nog niet zo lang in een land zijn, kennen de mogelijkheden van het zorgsysteem nog niet goed. Als ze enige tijd in een land verblijven, leren ze dat wel; als ze in een gemeenschap belanden die al enige tijd in het land leeft, gaat het sneller. De medische zorg moet echter ook wel zo worden aangeboden dat deze eenvoudig te vinden en te gebruiken is door migranten. Hierbij gaat het om de bekende principes voor een goede basisgezondheidszorg: goede toegankelijkheid in alle betekenissen van het woord, geen barrières door cultuur- en geslachtsverschillen, een zinvol aanbod dat rekening houdt met eigen behoeften van gebruikers van de zorg, en betaalbaarheid. Deze eigen behoeften kunnen zoals we al constateerden op gespannen voet staan met de normen en doelstellingen van het dominante biomedisch paradigma.

In sommige landen is een positieve hiv-status een reden om te worden teruggestuurd naar het land van herkomst. In Maleisië maakt men bijvoorbeeld gebruik van de Wet op de infectieziekten om mensen die aan tuberculose of een geslachtsziekte lijden direct naar hun eigen land terug te kunnen sturen. Dat leidt er automatisch toe dat veel migranten geen zin meer hebben om de reguliere gezondheidszorg te gebruiken: ze nemen hun toevlucht tot alternatieve genezers of dokteren zelf.

Koppeling van de legale status aan de toegang tot voorzieningen, zoals veel landen dat doen om migratie te controleren, draagt het risico in zich dat migranten geen gebruik zullen maken van de zorg – met als gevolg dat ze niet of veel te laat een beroep doen op gezondheidszorgvoorzieningen. Uit Japans onderzoek blijkt dat migranten naar de gezondheidszorg komen met een lager aantal CD4-cellen dan niet-migranten (Komatsu & Sawada, 2007). Een laag CD4-cellenniveau wijst op lang wachten met een bezoek aan de dokter. In het geval van aids zijn de kansen op succesvolle behandeling groter als daarmee vroeg wordt begonnen. Ongedocumenteerde migranten blijken met een nog lager aantal CD4-cellen te komen dan gedocumenteerde migranten.

4.3.4 Kwetsbaarheid op het gebied van mensenrechten

Migranten staan vaker bloot aan discriminatie dan autochtonen. Omdat mensen met hiv ook vaak gestigmatiseerd worden, hebben we bij migranten met hiv te maken met een dubbele stigmatisering. De relatief korte geschiedenis van de hiv-pandemie toont aan dat gemeenschappen die zich geconfronteerd zagen met aids al snel zochten naar schuldigen van buiten. Toeristen hadden het virus meegebracht. Afrikanen hadden de ziekte bij zich. Amerikanen waren de schuldigen, vanwege hun onvoorzichtige experimenten met het poliovirus. Er was een veelheid aan wilde samenzweringstheorieën (De Bruyn, 1994). Migranten kunnen zonder veel problemen aan deze lijst van 'schuldigen' worden toegevoegd. In veel landen (waaronder Groot-Brittannië en Nieuw-Zeeland) riep men dat migranten hiv meebrachten. Misschien wordt dat tegenwoordig niet meer zozeer ingegeven door de angst voor verdere verspreiding van het virus als wel die voor de hoge kosten van behandeling. Zullen migranten niet het sociale systeem uithollen door gebruik van de dure aidsremmers? Moet dat proces niet gestopt worden? Anderzijds zien we dat de dubbele stigmatisering in sommige landen van herkomst geleid heeft tot het idee dat migranten aids mee naar huis brengen.

Aidsprogramma's en dus ook hiv-preventieprogramma's moeten zijn gebaseerd op respect voor de mensenrechten. Met name Jonathan Mann (1947-1998) heeft zich daarvoor beijverd. Hij schreef: 'De voortdurende uitdagingen van hiv/aids hebben de publieke gezondheidszorg gebracht op de drempel van een nieuw gebied, dat gebaseerd is op een onuitwisbare verbinding tussen gezondheid en mensenrechten. Want mensenrechten voorzien de publieke gezondheidszorg van een expliciet antwoord op haar intrinsieke dilemma: hoe kunnen we de sociale krachten aanpakken die, meer dan wat ook, de kwetsbaarheid bepalen voor te voorkomen ziekte, invaliditeit en dood?' (Mann, 1998). Wat voor nationale aidsprogramma's geldt, dient natuurlijk ook te gelden voor de gezondheidszorg voor migranten.

4.3.5 Sociale kwetsbaarheid

Wie huis en haard verlaat, verliest daarmee de vertrouwde steunsystemen: familie, vrienden en buren, stamgenoten, de kerk/moskee enzovoort. Hoe benauwend sommige gemeenschappen ook mogen zijn, ze bieden wel steun in moeilijke tijden. Het zijn de netwerken van familie en vrienden die je geld lenen, je helpen bij het zoeken naar een baan. En als je ziek bent verleent het netwerk hulp en steun: verzorging, hulp met vervoer naar een ziekenhuis en begeleiding bij terminale ziekten. Migranten komen meestal uit culturen waar ze voor dergelijke zaken geheel aangewezen zijn op de familie. Wanneer die familie in het gastland niet aanwezig is, worden migranten gedwongen gebruik te maken van sociale steunmechanismen die hun veel minder vertrouwd zijn en die indruisen tegen hun gevoel van wat normaal is. Mensen met hiv zullen bijvoorbeeld liever een broer of zuster uit het land van herkomst over laten komen om ze te helpen. Het omgekeerde is ook heel goed mogelijk: als bekend is dat een ziek familielid in het land van herkomst geen hulp kan krijgen, zal men proberen hem naar het gastland te laten komen om hem daar te verzorgen.

Bepaalde mensen worden sommige of alle sociale rechten en diensten onthouden, en dat geldt met name voor de ongedocumenteerde migranten. Het betekent dat de scheiding tussen wie wel geholpen wordt en wie niet, op een geheel andere manier wordt getrokken dan de migranten gewend zijn, namelijk op basis van een document en niet op basis van familiesolidariteit. Zo kan het gebeuren dat een Afrikaanse, gedocumenteerde vrouw met hiv haar aidsremmers deelt met haar eveneens geïnfecteerde, maar niet gedocumenteerde zuster. Het komt voor dat de zorgverleners in het ziekenhuis vervolgens denken dat Afrikanen hun medicijnen niet trouw slikken, wat een te snelle en ondoordachte conclusie is. In het ziekenhuis wordt dan gezegd: 'Typisch voor Afrikanen. Die slikken hun medicijnen niet trouw genoeg.'

4.3.6 Economische kwetsbaarheid

Bepaalde mensen zijn niet in staat risico's te verminderen of toegang tot zorg te krijgen, omdat ze daarvoor de nodige middelen missen. Ook dit geldt weer vooral voor ongedocumenteerde migranten, die meestal geen dure behandelingen kunnen betalen en zich niet tegen ziektekosten kunnen verzekeren.

Een ander probleem dat in deze dimensie van kwetsbaarheid thuishoort is de noodzaak om geld naar huis te sturen. Migranten zijn vaak uit hun thuisland vertrokken omdat ze de rol op zich genomen hebben van degene die in het buitenland geld gaat verdienen voor de familie. De verwachtingen bij de achtergebleven familie zijn hooggespannen, en de migrant wil daaraan graag voldoen. Natuurlijk blijken vervolgens de kosten van levensonderhoud in het gastland erg hoog en is er daarom veel minder geld om naar huis te sturen dan gehoopt. Migranten proberen dat op te lossen met dubbele banen of met dubbele diensten: na de dienst van zes uur 's ochtends tot drie uur 's middags draaien ze ook die van drie uur 's middags tot middernacht. Zelf zeggen ze daarover dat ze op die manier minder blootstaan aan allerlei verleidingen. Voor vrouwen geldt hier als extra bron van kwetsbaarheid dat ze het snelst iets extra's kunnen verdienen met het aanbieden van seksuele diensten.

4.3.7 Politieke kwetsbaarheid

Sommige mensen zijn niet goed in staat om zich te laten vertegenwoordigen in de samenleving of missen politieke macht. Dat geldt natuurlijk weer het sterkst voor ongedocumenteerde migranten, maar ook voor laaggeletterden, zowel autochtonen als allochtonen. Politieke participatie lijkt de basis te zijn voor volledige integratie. In veel landen is het onmogelijk om het staatsburgerschap te verkrijgen. Zo kan het gebeuren dat Koreanen van de tweede of derde generatie, geboren en getogen in Japan, nog steeds geen Japanner zijn. Het heeft met nationale wetgeving te maken: vaak moet de oorspronkelijke nationaliteit opgegeven worden en zijn migranten daartoe niet bereid omdat ze dan hun aanspraken op familiebezittingen in het land van oorsprong kwijtraken. Voor ziekte en gezondheid is het staatsburgerschap van belang, want als er geen aandacht aan ziekteveroorzakende omstandigheden besteed wordt, moet er een mogelijkheid zijn daarvoor te lobbyen. Men moet zich in een publiek debat kunnen mengen zonder angst voor repercussies. Momenteel is het uitgesloten dat een ongedocumenteerde Afrikaanse migrant met een hiv-infectie zich opwerpt als woordvoerder van andere migranten die net als hij dreigen te worden uitgezet. Het gevolg daarvan zou immers kunnen zijn dat hij op het vliegtuig gezet wordt, in zijn land van herkomst geen aidsremmers krijgt en dus waarschijnlijk dood zal gaan.

4.4 Conclusie

Het voorbeeld van hiv-infectie bij migranten laat zien hoezeer de context van migratie en verblijf in een ander land bepalend zijn voor het oplopen van de infectie, het omgaan met de ziekte en het krijgen van een adequate behandeling. Zoals vermeld in de inleiding, geldt dit evenzeer voor andere verstoringen van de gezondheid.

We moeten bij deze analyse echter wel in het oog houden dat de nadruk op het concept kwetsbaarheid als nadeel heeft dat de migrant als een kwetsbaar persoon wordt neergezet, of zelfs als slachtoffer. Tegenover kwetsbaarheid (vulnerability) staat echter veerkracht (resilience). Veel migranten zijn uiterst veerkrachtige, ondernemende mensen, die hun 'sociaal kapitaal' inzetten om te ontkomen aan omstandigheden die ze kwetsbaar maken.

# 5

Interculturele communicatie in de zorg

Anke van der Kwaak & Ivan Wolffers

Een Turkse Nederlander komt na de zomervakantie terug uit Turkije met een gezwollen galblaas, waarvoor hij daar medicijnen heeft gekregen. Zijn klachten betreffen geelzucht, jeuk en koorts, en hij wordt opgenomen in een Haarlems ziekenhuis. Na endoscopische retrograde cholangiopancreaticografie (ERCP) worden galblaasobstructie en medicijnenintoxicatie geconstateerd. De patiënt krijgt een galblaasdrain en moet rustig aan ontgelen. Patiënt en familie accepteren dit afwachtende beleid niet en willen actie. De tolk kan het beleid niet verduidelijken. Met grafieken en tekeningen en dagelijkse familiegesprekken wordt de problematiek uiteindelijk inzichtelijk gemaakt. Na anderhalve maand is de patiënt ontgeeld en genezen en wordt hij ontslagen.

Goede communicatie ligt aan de basis van vrijwel alle succesvolle interacties in de gezondheidszorg, of die nu plaatsvinden tussen hulpverlener en autochtone patiënt of tussen hulpverlener en allochtone patiënt. Het is een noodzakelijke voorwaarde voor goede zorg. In het voorgaande geval gaat het echter om veel meer dan alleen communicatie. De casus laat zien dat het besteden van veel aandacht en tijd aan het geven van uitleg en informatie kan leiden tot een bevredigende behandeling. Daarbij waren alle partijen binnen het communicatieproces bereid de situatie tot een goed einde te brengen.

Communicatie is de voordeur naar goede zorg, zoals Fuusje de Graaff ooit formuleerde. Hulpverleners en patiënten willen die deur wel voor elkaar openen, maar het kan zijn dat zij elkaar niet verstaan, noch in woorden, noch in gebaren. Het is mogelijk dat zij op grond van hun verschillende achtergronden signalen verkeerd interpreteren (De Graaff, 1995).

Dit hoofdstuk behandelt communicatie in de gezondheidszorg. Eerst bespreken we de definitie van communicatie en vervolgens gaan we in op specifieke problemen en dilemma's binnen de interculturele communicatie.

Daarna volgt een opsomming van een aantal theoretische modellen met betrekking tot communicatie en diversiteit. Sommige van deze modellen benadrukken en/of behandelen deelaspecten die tussen de verschillende rollen en verantwoordelijkheden van de zorgprofessional naar voren komen.

5.1 Wat is communicatie?

Communicatie staat letterlijk voor mededeling, kennisgeving, verbinding, overdracht van informatie, kennis en berichten (De Graaff, 1995). Binnen de communicatiewetenschappen bestaan verschillende benaderingen van dit begrip. Hoffman en Arts (1994) beschouwen communicatie als een beïnvloedingsproces, De Graaff (1995) definieert het begrip als overdracht van informatie, terwijl Shadid (2007) refereert aan de definitie van Fauconnier: een proces waarbij een zender door middel van tekens en signalen, gegevens ter beschikking tracht te stellen aan een ontvanger, met de intentie deze door hem te laten verwerken tot (door de zender bedoelde) informatie. Opvallend in deze definitie is dat de zender als initiatiefnemer wordt gezien en dat de nadruk dus ligt op de intentionaliteit van de communicatie. Binnen de gezondheidszorg lijkt deze definitie en dus benadering van communicatie de boventoon te voeren. Er is traditioneel vaak sprake van intentionele communicatie: de signalen die van de zorggebruiker uitgaan blijven buiten beschouwing.

We spreken van goede communicatie als de ontvanger van de boodschap deze op de juiste wijze interpreteert, dus zoals de zender haar bedoeld heeft. In de zorg is dit natuurlijk essentieel: de communicatie tussen hulpverlener en patiënt moet goed zijn. De patiënt heeft een klacht en vertelt zijn arts hierover, deze moet de klacht begrijpen en daar verder met de patiënt over praten, zodat diagnose en behandeling kunnen worden vastgesteld. Daarover kan de patiënt weer allerlei vragen hebben die hij aan de zorgverlener stelt. De arts communiceert met de patiënt en de vraag is of zij elkaar begrijpen, elkaars boodschappen goed interpreteren. Daarnaast moet de patiënt zich voldoende op zijn gemak voelen om zijn klacht te uiten; de zorgverlener moet openstaan voor de patiënt.

Een definitie waarin communicatie wordt gezien als een proces dat bestaat uit tweerichtingsverkeer is goed toepasbaar in de gezondheidszorg. Daarvan getuigt bijvoorbeeld de vervanging van het begrip compliance (de patiënt doet wat de arts heeft voorgeschreven) door concordance: patiënt en hulpverlener komen in onderling overleg tot een behandelstrategie (Shooter, 2003). In de volgende paragrafen komen de verschillende vormen van communicatie aan bod, alsook de struikelblokken die kunnen ontstaan bij interculturele communicatie en de modellen en vaardigheden om deze te verbeteren.

5.2 Non-verbale communicatie

Mensen kunnen ook zonder met elkaar te spreken communiceren (Hoffman & Arts, 1994): oogcontact, houding, stemgebruik, gebaren, mimiek, kleding, ruimte en beweging zijn allemaal van invloed op het communicatieproces. Deze tekens worden vaak cultureel geduid en in de interpretatie ervan zullen dus altijd verschillen optreden (De Graaff, 1995). Hoffman en Arts hebben de misverstanden die bij non-verbale taal kunnen optreden geïnventariseerd. Persoonlijke ruimte bijvoorbeeld is een belangrijk aspect: wat de een plakkerig vindt, is voor de ander prettige nabijheid (Hoffman & Arts, 1994). Expressie van gevoelens en bedoelingen wordt vaak non-verbaal uitgedrukt. Omhels je iemand of geef je alleen een hand als je blij bent hem weer te zien? Elkaar aankijken is een ander dilemma. Iemand recht in de ogen kijken staat bij autochtone Nederlanders voor eerlijkheid en oprechtheid, terwijl dat in een andere culturele setting als brutaal en respectloos gedrag gezien kan worden.

Begroetingen zijn ook bepalend voor de communicatie. Nederlanders zijn daar vaak slordig in, terwijl anderen, bijvoorbeeld Afrikanen, elkaar bij elke ontmoeting een hand geven en vragen hoe het gaat. Stemgebruik, intonatie en lachen zijn aspecten van communicatie die tot misverstanden kunnen leiden. De eindeloze blijmoedigheid van bepaalde patiënten die met een glimlach alle problemen ontkennen, kan hulpverleners tot wanhoop brengen (Hoffman & Arts, 1994). Ook kleding, beweging en houding hebben invloed op de communicatie. Een arts die onderuitgezakt en zonder witte jas aan op zijn stoel zit, kan door sommige allochtone patiënten niet voor vol worden aangezien. Het inlassen van stiltes, de interactionele regels (afwisseling van spreekbeurten, begin en afsluiting van het gesprek enzovoort) en retorische strategieën (structuur van het verhaal) tijdens gesprekken zijn voor de communicatie van groot belang (Hoffman & Arts, 1994). De meeste mensen leren deze zaken bij hun opvoeding en in hun socialisatieproces. Als laatste beschrijven Hoffman en Arts hoe de inrichting van de ruimte waar de interactie plaatsvindt bepalend is voor de communicatie: een slechtnieuwsgesprek kan men niet staande aan de balie houden, en evenmin op een plek waar andere mensen aanwezig zijn.

Zorgprofessionals kunnen in het gesprek met de ander natuurlijk nooit rekening houden met al deze facetten van non-verbale taal, maar studenten en zorgverleners in opleiding kunnen wel leren om er meer inzicht in te verkrijgen. Iedere medicus, paramedicus of verpleegkundige legt door de eigenheid van zijn zorgdomein eigen accenten in deze (non-)verbale communicatie. Via simulatiepatiënten kunnen ze met vormen van non-verbale communicatie oefenen. Selleger, die in 2000 een kleinschalig onderzoek deed naar simulatiepatiënten in het Academisch Ziekenhuis Vrije Universiteit (nu VUmc), liet zien dat in dat jaar allochtone patiënten sterk ondervertegenwoordigd waren in de verschillende vormen van patiëntensimulaties en dat de studenten dus te weinig voorbereid werden op de praktijk. Bij simulatierollen van allochtone patiënten lag vaak de nadruk op psychosociale problematiek. Sellegers aanbevelingen betreffen de diversiteit in rollen en het betrekken van deskundigen uit betrokken migrantengroepen; dit biedt de mogelijkheid om de training op non-verbale aspecten van communicatie te verbeteren (Selleger, 2000). Van Wieringen, Kijlstra en Schulpen (2003) concludeerden dat er weinig aandacht is voor culturele diversiteit binnen de medische opleidingen. Tien jaar later lijkt er nog steeds te weinig structurele aandacht te bestaan voor culturele competenties (normatieve interpretatiekaders) en wordt er vooral in facultatieve (bijscholings)cursussen aandacht aan besteed. Aan de andere kant is er ook kritiek op het begrip culturele competenties, omdat daarbij te veel het anders-zijn van de allochtone patiënt benadrukt wordt (Seeleman, Suurmond & Stronks, 2009).

5.3 Culturele diversiteit en betekenisgeving

5.3.1 Uitdagingen binnen de interculturele communicatie

Als zender en ontvanger (hier de hulpverlener en de patiënt) een verschil in sociaal-culturele achtergrond hebben kan dat de communicatie bemoeilijken: men kan andere betekenissen aan bepaalde uitingen geven en men interpreteert zaken mogelijk anders wanneer men in een andere sociaal-culturele omgeving is opgegroeid. In deze paragraaf komen enkele factoren aan de orde die de communicatie tussen mensen met verschillende achtergronden beïnvloeden. Communicatie tussen mensen met verschillende culturele achtergronden noemen we interculturele communicatie. Shadid (2007) formuleert dit als volgt: 'Interculturele communicatie kan globaal worden beschreven als het proces van uitwisseling van informatie tussen twee personen die zichzelf in een specifieke context in culturele termen als onderling verschillend definiëren.' Wanneer we het begrip in een model presenteren, zien we dat bij zowel zender als ontvanger het bericht – de informatie – via cultuur, beeldvorming en vaardigheden binnen een bepaalde context ontvangen/verzonden en geïnterpreteerd wordt.

Interculturele communicatie gaat over de noodzaak om intercultureel met elkaar te praten. Interculturele modellen zijn instrumenten om bewustwording van de eigen referentiekaders te bereiken en sensitiviteit te vergroten van andere referentiekaders, de culturele betekenisgeving en context van de patiënt.

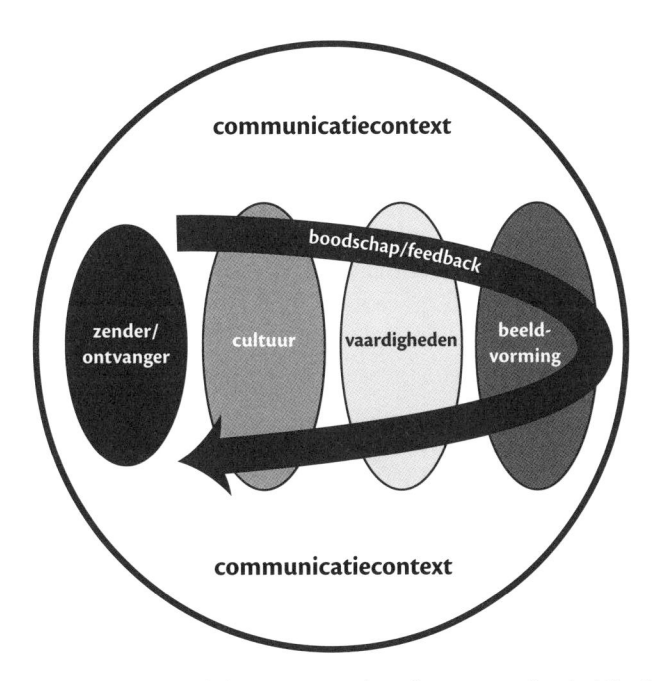

Figuur 5.1 Schematisch model voor interculturele communicatie (Shadid, 2007)

De *taal* is een belangrijke factor bij interculturele communicatie. Wanneer de patiënt niet goed kan communiceren in een taal die de zorgverlener goed beheerst, kan het zijn dat hij de boodschap die de zorgverlener wil overbrengen niet goed begrijpt. Zo moeten hulpverleners de hulpvraag helder krijgen in samenspraak met de cliënt en/of zijn familie. Voor cliënten die het Nederlands niet goed beheersen vraagt dit extra aandacht (NIGZ, 2008b). Bij het afnemen van een anamnese of het geven van een diagnose of uitslag is de taal natuurlijk ook van belang. Taalvaardigheid is dus van belang om optimale zorg te kunnen krijgen. Samira Denktaş vergeleek in haar proefschrift de gezondheid en het zorggebruik van Turkse, Marokkaanse, Surinaamse, Antilliaanse en autochtone ouderen. Zij ontdekte dat voor toegang tot de specialistische zorg het spreken van de Nederlandse taal doorslaggevend is: wie dit niet kan, komt minder gemakkelijk in een ziekenhuis of bij een specialist terecht (Denktaş, 2011).

Vaak neemt een patiënt een familielid mee om te tolken, of de zorgverlener roept er iemand bij die de moedertaal van de patiënt spreekt, bijvoorbeeld een receptioniste. Beide oplossingen zijn echter niet ideaal (zie hoofdstuk 18). Beter is het om de diensten van een bij het gesprek aanwezige tolk of de tolkentelefoon in te roepen. Professionele tolken, maar ook voorlichters eigen taal en cultuur, zijn van belang om vertaalprocessen van taal en cultuur te vergemakkelijken en te ondersteunen.

De vraag is: gaat het alleen om taalproblemen of spelen ook andere factoren een rol? Zijn die problemen binnen de interculturele communicatie werkelijk zo groot, of worden ze uitvergroot en verculturaliseerd? Dat wil zeggen: gaat het om een slecht verlopende communicatie door misverstanden, of om dilemma's die ontstaan door (goed gecommuniceerde) culturele verschillen? Hier zullen we betogen dat beide aan de orde zijn. Enerzijds ontstaan er misverstanden doordat er verschillen zijn in de communicatie, zowel in woord als in gebaar. Anderzijds weten we dat verschillen of problemen ook snel cultureel geduid worden, terwijl ze mogelijk met iets anders te maken hebben.

In eerdere hoofdstukken spraken we al over cultuur en culturele beïnvloeding. Maar wat is nu eigenlijk de invloed van cultuur op communicatieprocessen? 'Cultuur' alleen kan niet als barrière in de hulpverlening bestempeld worden. Als we spreken over 'culturele verschillen' doelen we meestal op verschillen in taal, religie en opvoeding. We moeten eigenlijk zo specifiek mogelijk zijn om de echte communicatieproblemen aan te kunnen wijzen.

Van Dijk stelt in zijn artikel 'Cultuur als excuus voor falende hulpverlening' dat ook andere factoren dan cultuur en taal bepalend zijn voor het communicatieproces. De wederzijdse verwachtingen, de kennis van elkaars achtergrond en de taal spelen een rol, maar hoe men zich opstelt tegenover en vooral openstelt voor de ander is ook van grote invloed (Van Dijk, 1989).

In een aantal studies is gekeken naar hoe autochtoon-Nederlandse huisartsen met een normatief paradigmatisch biomedisch analysemodel zich opstellen tegenover allochtone en autochtone patiënten. Daarbij bleek duidelijk dat artsen zich minder affectief opstellen tegenover allochtone patiënten en dat taal en culturele verschillen hierbij een rol spelen (Meeuwesen et al., 2006). Anderzijds zijn er misschien andere verwachtingen bij allochtone patiënten die gebaseerd kunnen zijn op meer dan alleen culturele verschillen, zoals kennis van het gezondheidszorgsysteem, lagere sociaaleconomische status en taal. Het is niet eenvoudig om verwachtingen van en kennis over elkaar bij te stellen. Allochtone patiënten kunnen weliswaar met behulp van voorlichting en informatie over de Nederlandse gezondheidszorg leren wat zij van de zorg mogen verwachten, maar dat neemt niet weg dat zij soms een heel andere essentiële betekenis geven aan ziekte en gezondheid.

Er wordt ook in dit boek geregeld naar voren gebracht dat zorgverleners structureel bijgeschoold moeten worden. Maar waarin precies? 'De' allochtone patiënt bestaat immers niet, en het is onmogelijk kennis van alle culturen te hebben. Veel zorgverleners zouden graag een soort receptenboek bezitten met voorschriften voor communicatie met allochtone patiënten – en ook dat bestaat niet. Belangrijk is in ieder geval dat zij hun patiënten, zowel autochtone als allochtone, goed informeren en een open attitude hebben waarin ze zich bewust zijn van hun eigen normatief kader.

In dit opzicht blijft het onderscheid in verklaringsmodellen, dat ook elders in dit boek aan bod komt, relevant. Kleinman beschrijft de begrippen illness en disease en onderscheidt verklaringsmodellen van drie sectoren binnen de gezondheidszorg: de professionele sector, de *folk*-sector (lokale en alternatieve genezers) en de lekensector (Kleinman, 1980). In elke samenleving maken zieke mensen die hulp nodig hebben gebruik van deze drie sectoren. Ze kiezen voor een bepaalde sector, en vaak zelfs voor meerdere tegelijkertijd. Hun keuze wordt bepaald door verschillende factoren: hun eigen interpretatie van hun ziekte, de symptomen die zij hebben, de financiële consequenties, de waardering die zij toekennen aan een bepaalde behandeling enzovoort (Helman, 2007). Betekenisgeving – hoe je ziekte en gezondheid verklaart, maar ook hoe je erover communiceert – is iets wat men al leert tijdens de opvoeding, op school of tijdens de professionele opleiding. Naast cultuur spelen dus ook gender, klasse, generatie, seksuele voorkeur, leefstijl en persoonlijkheid een rol bij betekenisgeving, en deze factoren hebben dus ook invloed op hoe men communiceert.

Hoe betekenisgeving de communicatie kan beïnvloeden laat de volgende casus zien.

Ramadan

In het VUmc loopt een Turkse Nederlander met glaucoom. Hij heeft eerder druppels gekregen van de oogarts. Bij de controle blijkt het gezichtsveld met 50% verminderd. Na lang praten komt men erachter dat de patiënt tijdens de ramadan geen druppels heeft genomen, omdat dat volgens hem niet mag. De arts haalt er een imam bij en zij nemen de situatie door. Volgens de imam mocht deze patiënt zichzelf als uitzondering beschouwen en wel oogdruppels gebruiken, maar andere patiënten met vergelijkbare klachten niet. De arts vertelde echter aan alle islamitische patiënten dat ze gedurende de ramadan konden druppelen.

De ondernemende arts schakelde een imam in, waardoor het probleem van medicatie tijdens de ramadan openlijk besproken kon worden. Daarbij werd duidelijk dat de arts niet helemaal volgens de interpretatie van de islamitische leefregels van de imam handelt als hij zijn patiënten voorhoudt dat zij tijdens de ramadan te allen tijde hun medicijnen mogen gebruiken. Volgens de Koran mag (moet!) iedere patiënt zijn medicatie innemen, volgens de imam geldt dit alleen voor specifieke gevallen. De diversiteit in betekenis en regelgeving vanuit verschillende cultureel-religieuze achtergronden bemoeilijkt de communicatie en vraagt veel inzet en inzicht van zowel hulpverlener als patiënt.

Ook de volgende casus laat de invloed van cultuur op medische communicatie zien. De vraag is of een zorgverlener alle informatie over de ziekte en prognose met een patiënt deelt, zoals hij dat binnen het Nederlandse systeem verplicht is te doen, of dat hij de patiënt informatie onthoudt op verzoek van de familie.

> **Slechtnieuwsgesprek**
> Een 50-jarige vrouw spreekt geen Nederlands. Haar diagnose luidt: hepatitis B en C en hepatocellulair carcinoom. Familieleden van de patiënte, die ook tolken, willen niet dat de vrouw op de hoogte wordt gesteld van haar ziekte en zeer slechte prognose. Er heeft een slechtnieuwsgesprek plaatsgevonden, maar daarbij is niet alles verteld. De arts tracht aan te sluiten bij de wens van de familie, maar wil ook rekening houden met het recht van de patiënte op informatie. Hij kiest voor de gemakkelijkste weg om ruzie met de familie te voorkomen, maar onthoudt hiermee de patiënte belangrijke informatie.

Gevallen zoals het voorgaande lijken in het huidige gezondheidszorgklimaat steeds minder vaak voor te kunnen komen. Het zogenoemde *informed consent* wordt steeds belangrijker gevonden en een behandelend arts moet de patiënt dus volledig informeren. Zo bestaan er documenten en methodieken die speciaal ingaan op kanker bij allochtonen, waarbij centraal staat hoe het nieuws gebracht moet worden. In een rapport over palliatieve zorg bij allochtone ouderen met kanker constateren de auteurs het volgende (De Graaff et al., 2010, p. 31):

> 'Taalproblemen kan je verminderen door een tolk in te zetten en verschillende opvattingen over wat goede zorg is – in principe – met elkaar bespreken. Maar sommige communicatieproblemen lijken onoplosbaar. Dan is er vaak sprake van een verschil van mening over de wijze waarop gesprekken over de zorg of behandeling gevoerd zouden moeten worden. Zo ook in de onderzochte cases: zorgverleners en Turkse en Marokkaanse patiënten en naasten bleken soms verschillende opvattingen te hebben over de gespreksagenda, de gespreksdeelnemers en het hanteren van de onderlinge verhoudingen.'

Een belangrijke aanbeveling in dit rapport is dat zorgverleners de tijd zouden moeten nemen om gericht voorlichting te geven aan de patiënt en diens naasten, maar ook om hen te bevragen over hun wensen en ervaringen. Zorgverleners zouden meer moeten openstaan voor de informatie die naasten (kunnen) aandragen. De taalbarrière zou beslecht moeten worden door de inzet van formele tolken, maar daarbij raden de auteurs aan dat ook de tolken getraind worden in deze materie van palliatieve zorg (De Graaff et al., 2010). In hoofdstuk 18 zal verder op het betrekken van tolken ingegaan worden.

5.3.2 Andere factoren

Er bestaat naast culturele verschillen in (non-verbale) communicatie een vijftal andere factoren die de communicatie tussen hulpverlener en patiënt kunnen beïnvloeden. Ten eerste gaat het om *cultuurspecifieke organisatorische zaken*.

> **Nieuwe afspraak**
> Een 46-jarige vrouw van Iraanse afkomst heeft gevraagd om een vrouwelijke gynaecoloog. Zij wil niet door een mannelijke arts onderzocht worden, en de mannelijke assistent is niet in staat haar vertrouwen te winnen en haar over te halen. Hij wordt onzeker en de vrouw gaat naar huis met een nieuwe afspraak, waarbij het echter niet duidelijk is of zij dan wel een vrouwelijke arts zal treffen.

Zijn zorgverleners verplicht om rekening te houden met de voorkeur van deze patiënte? Dat blijft een cruciale vraag. Het officiële standpunt van de KNMG is dat artsen of instellingen alleen aan het verzoek om een mannelijke of vrouwelijke zorgverlener hoeven te voldoen als de patiënt dit tijdig (bij het maken van een afspraak) aangeeft (KNMG, 2008). Uit de patiënt pas tijdens het bezoek aan de instelling een voorkeur voor een mannelijke of vrouwelijke zorgverlener, dan hoeft aan het verzoek van de patiënt geen gehoor te worden gegeven. In spoedsituaties heeft de patiënt in principe geen keuze en dient hij gebruik te maken van het beschikbare aanbod van artsen. Het recht op vrije artsenkeuze is dus niet onbeperkt.

Toch zijn er verschillende studies die aantonen dat juist dit aspect, een voorkeur van de patiënt voor een bepaalde arts, belangrijk is voor de arts-patiëntrelatie (Roter, 2000; Braman & Gomez, 2004). Bij het maken van dit soort organisatorische keuzes moet aan de ene kant rekening gehouden worden met de achtergrond van de patiënt, en aan de andere kant met de bestaande regels: een lastige positie voor de zorgprofessional. Goede communicatie over gemaakte keuzes kan hierbij problemen voorkomen.

Een tweede factor is dat patiënten met verschillende culturele achtergronden *verschillende wensen* hebben voor hoe de arts of verpleegkundige zich opstelt ten opzichte van de patiënt. In onze samenleving heeft een verandering plaatsgevonden waarbij zorgverleners vanuit een patiëntgerichte benadering de voorkeur geven aan participatieve communicatie: van patiënten wordt verwacht dat zij samen met de arts zoeken naar een diagnose en gepaste behandeling. Patiënten met een andere culturele achtergrond vinden Nederlandse artsen die een dergelijke benadering voorstaan vaak geen goede artsen. Zij willen dat de arts hun oplossingen aanbiedt en niet aan hen vraagt: 'Wat denkt u dat er met u aan de hand is?' (Schouten & Meeuwesen,

2006). Verwachtingen die niet goed afgestemd zijn en slechte communicatie zorgen ervoor dat patiënten ontevreden zijn.

> **Hoofdpijn**
> **Een 45-jarige man van Marokkaanse afkomst lijdt aan hevige hoofdpijn en gebruikt veel pijnstillers. De communicatie tussen neuroloog en patiënt verloopt moeizaam. De arts kan de patiënt maar niet duidelijk maken dat hij moet ophouden pillen te slikken, en de patiënt gaat uiteindelijk boos naar huis omdat hij geen medicijnen tegen zijn hoofdpijn heeft gekregen.**

In deze context is het belangrijk aan te geven dat vertrouwen een rol speelt. Zowel huisartsen als Koerdische vrouwen gaven in een recente studie aan dat een vertrouwensrelatie cruciaal is in het contact tussen hen beiden (Kats, 2011). Een vertrouwensrelatie komt tot stand door adequate luistervaardigheden en een open houding van de huisarts. Zorgverleners moeten begrijpen dat niet alle patiënten zich de geschreven en ongeschreven regels van het Nederlandse gezondheidszorgsysteem en de gezondheidscultuur hebben eigen gemaakt. Huisartsen moeten ook het belang van vertrouwelijkheid in hun achterhoofd houden wanneer (allochtone) patiënten op het spreekuur komen. Deze veronderstellingen spelen ook voor andere zorgprofessionals, en dienen op hun relevantie voor de vertrouwensrelatie te worden geïntegreerd in de communicatie.

Een derde factor die een barrière kan vormen in de communicatie is *onzekerheid bij zowel patiënt als hulpverlener*. De onzekere patiënt zal mogelijk zijn klachten niet voldoende expliciet uiten, waardoor de hulpverlener er niet adequaat op in kan gaan. Het is onmogelijk een diagnose te stellen op grond van gebrekkige informatie; hulpverleners kunnen daarop reageren door zich defensief op te stellen en moeilijke woorden te gebruiken om hun twijfel en gebrek aan kennis te verhullen. Zo wordt de hulpzoekende ontmoedigd verder te praten of vragen te stellen. Een 'mondige patiënt' vraagt wel door en kan kort en bondig zijn klachten presenteren, maar mondigheid vraagt oefening. Open communicatie kan voor alle partijen bedreigend zijn. De hulpverlener kan trachten zo veel mogelijk controle te houden door het gesprek in een richting te sturen waarin hij zich wel zeker voelt, bijvoorbeeld via het stellen van dwingende vragen of non-verbale communicatie. Ook de patiënt kan, zowel door veel doorvragen als door niets te zeggen, het communicatieproces beïnvloeden.

Het emotionele karakter dat nu eenmaal inherent is aan veel contacten in de gezondheidszorg vormt een vierde factor die de communicatie kan bemoeilijken. Lang niet iedere hulpverlener is bijvoorbeeld in staat op een *goede manier slecht nieuws over te brengen*. Een hulpverlener die deze vaardigheid niet heeft, kan zich ongelukkig voelen als hij een vervelende boodschap moet overdragen. Dit kan leiden tot een vage, ondoorzichtige manier van communiceren. Een onderzoek door The uit 1999 naar communicatie tussen artsen en ongeneeslijk zieke patiënten liet zien dat hulpverleners zelf vaak meenden dat zij het slechte bericht goed hadden overgebracht, terwijl de hulpvragers hen helemaal niet begrepen bleken te hebben. The spreekt zelfs van de 'houdgreep' waarin arts en patiënt elkaar houden in hun onderlinge (mis)communicatie (The, 1999).

Er kan dus sprake zijn van een gebrek aan taalkundige expertise om iets duidelijk uit te leggen. Wil men goede voorlichting geven, dan moet men alert zijn op helder en begrijpelijk taalgebruik. Dat is niet vanzelfsprekend; maar al te vaak gebruiken medici technische termen of jargon (ze spreken bijvoorbeeld van hypertensie in plaats van verhoogde bloeddruk). Ook worden bepaalde zaken bekend verondersteld, waardoor ze verzuimen deze uit te leggen. Bij een patiënt met een andere culturele achtergrond kan dit een extra probleem zijn.

> **Herhalingsrecept**
> Een 52-jarige Turkse vrouw komt herhaaldelijk naar de polikliniek interne geneeskunde met buikklachten, waarvoor echter geen oorzaak wordt gevonden. De patiënte kreeg tijdens familiebezoek van een arts in Duitsland prednison voorgeschreven, wat verlichting van de klachten gaf. Nu wil ze een herhalingsrecept voor dit middel. De dienstdoende arts neemt de patiënte serieus, zij herhaalt het onderzoek en geeft voldoende uitleg en aandacht. De patiënte krijgt een vervolgafspraak, maar de arts ziet geen noodzaak tot het geven van een herhalingsrecept. Als de patiënte zich nog niet begrepen voelt, zoekt de arts contact met de arts in Duitsland. Nogmaals wordt het hele proces doorgenomen om haar gerust te stellen en zo medische overconsumptie te voorkomen.

In dit geval is veel tijd geïnvesteerd in uitleg over het gevaar van het onnodig slikken van prednison. Daarmee kon de arts hopelijk voorkomen dat de vrouw dit medicijn zou blijven nemen. Het bleek wel noodzakelijk om de vrouw onder controle te houden, omdat zij nog altijd aan buikpijn leed.

Een vijfde, zeer belangrijke factor, is de *tijdsdruk* waaronder de meeste contacten tussen hulpverleners en hulpzoekenden plaatsvinden. Onder deze druk kan de hulpverlener moedwillig vermijden punten aan te roeren die weleens veel tijd zouden kunnen vragen, zoals emotionele zaken en ingewikkelde voorlichting. Ook blijkt dat sommige artsen overgaan tot het voorschrijven van onnodige medicatie, om aan te sluiten bij het verwachtingspatroon van de patiënt en om het consult sneller te laten verlopen.

> **Ibuprofen op recept**
> Een Marokkaanse patiënt komt bij de huisarts met lage rugklachten zonder uitstraling, waarvoor alleen paracetamol en beweging nodig zijn. De arts geeft deze patiënt toch ibuprofen op recept mee. Uit ervaring weet hij namelijk dat 'dit type patiënt' alleen tevreden is met een recept.

Voordelen van een dergelijke handelwijze: de patiënt is tevreden en de arts heeft tijd bespaard. De vooroordelen over medicalisering worden echter met een dergelijke handelwijze bevestigd: er is sprake van onnodig medisch handelen, wat bijdraagt aan de kostenstijging in de gezondheidszorg.

Het mag duidelijk zijn dat de meeste genoemde factoren ook een rol spelen bij hulpverleners en hulpvragers met dezelfde sociaal-culturele achtergrond, maar zij spelen een grotere rol als hulpverleners en hulpvragers een verschillende achtergrond hebben. Verschillende talen, andere interpretaties en andere verwachtingen komen dan nog eens boven op de gebruikelijke communicatieproblemen.

De interculturele hulpverlening kent veel knelpunten, die vooral hun weerslag vinden binnen de communicatie: door overculturalisatie (alles in termen van cultuur uitleggen) en stereotypering bestaat het gevaar dat men geen oog meer heeft voor de individuele patiënt. Bovendien lijkt er een vicieuze cirkel te bestaan wat betreft casuïstiek en overmatige generalisering ('alle Marokkanen hebben last van suikerziekte') en een uitgesproken differentiatie tussen 'wij' en 'zij'. In de laatste dertig jaar zijn er verschillende modellen ontwikkeld die proberen een oplossing voor dit type denken en handelen te geven. Deze modellen zullen hierna besproken worden.

5.4 Modellen voor interculturele communicatie

In de literatuur en binnen de hulpverlening bestaan verschillende modellen met betrekking tot interculturele communicatie. Deze zijn in het algemeen bedoeld om het hulpverleningsproces over de grenzen van culturen en religies heen inzichtelijker te maken. In het verleden is een aantal bekende modellen voor interculturele communicatie ontwikkeld. Het zijn, in chronologische volgorde: het model van de communicatiecodes van Eppink (1981), de driestappenmethode van Pinto (1990), het TOPOI-model van Hoffman en Arts (1994), het interculturele communicatiemodel van Shadid (2007), het MER-model van Inal (2004), en de methode-Diavers, ontwikkeld door Van Asperen (2003). Deze zullen hierna alle kort behandeld worden. Ook zal aandacht besteed worden aan interculturele competentie.

5.4.1 Communicatiecodesmodel

Het model van communicatiecodes van Eppink (uit 1981) heeft invloed gehad op hulpverleners die met vragen zaten over hun patiënten die van andere culturele afkomst waren dan zijzelf. Eppink paste de ideeën van de sociolinguïst Bernstein toe. Deze ontdekte het onderscheid tussen beperkte en uitgebreide communicatiecodes (ofwel impliciete en expliciete codes) in zijn studie naar het taalgebruik van kinderen in Engeland in relatie tot hun sociale klasse (Eppink, 1981). Eppink koppelde dit onderscheid echter aan de plaats die het individu in de samenleving inneemt (ik-cultuur versus wij-cultuur) en paste het toe op de relatie tussen Nederlandse hulpverleners (gebruikers van expliciete codes) en hun allochtone cliënten, die alleen impliciete codes zouden gebruiken. Deze twee centrale dimensies (twee typen culturen en twee typen communicatiecodes) werden door Eppink met elkaar in verband gebracht, waardoor een matrix ontstaat met vier typen cliënten en hulpverleners.

	Wij-cultuur	Ik-cultuur
Impliciete codes	1	2
Expliciete codes	3	4

Figuur 5.2 **De vier typen cliënten en hulpverleners van Eppink**

Het wereldbeeld van de meeste allochtone cliënten in Nederland zou ingegeven worden door hun gerichtheid op impliciete codes vanuit een 'wij-cultuur' (type 1) en in mindere mate op expliciete codes. De Nederlandse hulpverlener, met zijn zeer uitgebreide opleiding, bekijkt echter zijn omgeving voornamelijk vanuit expliciete codes, vanuit een 'ik-cultuur' (type 4), en in mindere mate vanuit impliciete codes. Eppink is met andere woorden van mening dat de Nederlandse hulpverlener ten gevolge van het verschil in verbale communicatiecodes de informatie die uit het gesprek met deze cliënten naar voren komt, niet kan gebruiken als steunpunt voor het afstemmen van zijn handelen (Shadid, 2000).

Het belangrijkste bezwaar tegen deze benadering is dat de verschillende culturen en maatschappijtypen te generaliserend ingedeeld worden. Het is niet juist om te veronderstellen dat allochtonen slechts gebruikmaken van impliciete codes en autochtone hulpverleners slechts van expliciete codes (Shadid, 2000; Inal, 2004; Van Dijk, 1989).

5.4.2 Driestappenmodel

Het driestappenmodel van Pinto is een methode die ervoor zorgt dat de interculturele communicatie zo goed mogelijk verloopt (Pinto, 1994). Het model verschaft inzicht in zogenoemde pijlers en patronen die eigen zijn aan en gemeenschappelijk zijn voor bepaalde culturen/werelddelen. Pinto hanteert daarbij een onderscheid in fijnmazige culturen (gedragsregels zijn zodanig dat het individu veel zekerheid, maar weinig keuzemogelijkheden heeft) en grofmazige culturen (gedragsregels zijn veel ruimer), die uitersten vormen van een continuüm waarbinnen iedere cultuur geplaatst kan worden.

De drie stappen van Pinto zijn:
1. Vanuit een dubbel perspectief (het eigen versus het andere culturele perspectief) dient de hulpverlener zich eerst te verdiepen in de eigen (cultuurgebonden) normen en waarden. Welke regels zijn van toepassing op het eigen denken, handelen en communiceren?
2. Vervolgens verdiept hij zich in de (cultuurgebonden) normen, waarden en gedragscodes van de ander. Daarbij dienen meningen van de feiten onderscheiden te worden. Wat betekent het 'vreemde' gedrag van de ander?
3. Ten slotte bepaalt de hulpverlener hoe hij in de gegeven situatie met de geconstateerde verschillen in normen en waarden omgaat. Daarvoor moet hij vastleggen waar zijn eigen grenzen liggen wat betreft aanpassing aan en acceptatie van de ander. Deze grenzen maakt hij aan de ander duidelijk op een wijze die hij eventueel aanpast aan de culturele communicatiecodes van de luisteraar (Pinto, 1994).

Het driestappenmodel van Pinto gaat uit van het idee dat de hulpverlener veel tijd heeft om de situatie gedegen te analyseren. Deze tijd ontbreekt echter vrijwel altijd en de methode is daarom praktisch moeilijk uitvoerbaar. Daar komt bij dat het een nogal generaliserende aanpak is, die leidt tot stereotypering. Het model doet geen recht aan de gebruikelijke gedragsvariatie binnen een type cultuur en het houdt geen rekening met contextuele, persoonlijke of structurele factoren. De positieve kant van deze aanpak is echter dat het model gelegenheid biedt om stil te staan bij de eigen waarden, normen en grenzen.

5.4.3 TOPOI-model

Het TOPOI-model van Hoffman en Arts (1994) biedt concrete handvatten om de communicatie met mensen die een andere culturele achtergrond hebben te verbeteren. Uitgangspunt bij deze benadering van de communicatie is dat eenieder in elk gesprek zichzelf kan blijven. Het TOPOI-model erkent dat er misverstanden kunnen ontstaan door verschillen in communicatiestijl en door de wederzijdse beoordeling van bedoelingen. Deze misverstanden dienen opgespoord te worden, waarbij de intentie is dat de gesprekspartners vertrouwd raken met het anders-zijn van mensen en dat zij dit moeten erkennen.

In dit model is kennis van de cultuur van de ander niet het belangrijkst: deze kennis leidt niet noodzakelijkerwijs tot betere communicatie. Via TOPOI – **T**aal, **O**rdening, **P**erspectieven, **O**rganisatie en **I**nzet/invloed – stelt men vragen over het eigen gedrag en over het gedrag van de ander, en probeert men de context van het gedrag van beiden te begrijpen. Taal wordt als de doorslaggevende factor gezien; Hoffman en Arts geven hier veel adviezen over (Hoffman & Arts, 1994). Ordening staat voor de manier waarop mensen naar de werkelijkheid kijken waaraan zij belang hechten. Perspectieven zijn de – zowel persoonlijke als maatschappelijke – ideeën over bijvoorbeeld incest, genderrelaties en discriminatie. Organisatie slaat op de institutionele setting waarbinnen de communicatie plaatsvindt. Inzet betekent hier: de inspanningen die men levert om betrokken te zijn bij andere mensen.

Het TOPOI-model veronderstelt een grote mate van creativiteit en flexibiliteit van de hulpverlener. Het is een zeer complex model, dat, doordat het weinig handvatten biedt, moeilijk toepasbaar is in de praktijk. Taal speelt in dit model zoals gezegd de belangrijkste rol. Het model gaat vooral uit van het verbeteren van communicatieve vaardigheden en heeft niet als doel inzicht te verschaffen in de (culturele) factoren die een bepaalde hulpverleningssituatie problematiseren.

5.4.4 Interculturele communicatiemodel

Wasif Shadid stelt dat hulpverlening aan allochtonen vaak culturalistisch is, waarbij de cliënt en zijn culturele bagage als het probleem worden gezien (wat volgens Shadid een excuus is voor falende hulpverlening). Volgens Shadid is het daarom noodzakelijk in opleidingen aandacht te besteden aan:

1 de algemene eigenschappen van de cultuur van specifieke allochtone groepen (familierelaties, man-vrouwverhoudingen, ouder-kindrelaties en religieuze voorschriften);
2 de culturele aspecten die voor de hulpverleningssituatie relevant zijn (betekenis van ziekte en genezing, traditionele genezing, religie en ziektebeleving);
3 de sociaaleconomische en culturele heterogeniteit en religieuze diversiteit binnen allochtone groepen;
4 de sociaaleconomische, politieke en juridische positie van deze groepen in de Nederlandse samenleving;
5 het verbeteren van de empathische vaardigheid van hulpverleners:

- het bewust worden van de eigen vooroordelen jegens eigen en andere groepen;
- het leren inzien van (culturele) overeenkomsten tussen hulpverleners en cliënten;
- het leren denken in een breder perspectief met betrekking tot misverstanden tussen hulpverleners en cliënten (angst, onzekerheid, machtsrelaties).

Wat Shadid beoogt vraagt veel van een arts: deze moet tegelijkertijd maatschappelijk werker, antropoloog, filosoof en psycholoog zijn, zijn eigen morele kader afschudden en een hoge mate van empathie voor de patiënt hebben. Ook dit model is daarom bruikbaarder voor wetenschappers en beleidsmakers dan voor zorgprofessionals.

Shadids e-learningmodule Interculturele competenties (zie www.interculturelecommunicatie.com) gaat in op interculturalisatie. Interculturalisatie bestaat enerzijds uit het aanscherpen en aanvullen van de bij medewerkers al bestaande interculturele competenties en anderzijds uit het voeren van een intercultureel managementbeleid in organisatie, bedrijf of instelling. De cursus is bedoeld voor zowel autochtone als allochtone hulpverleners, want, zo wordt gesteld, het is een omissie om interculturalisatie alleen te zien als een vaardigheid voor autochtonen om allochtonen adequaat te kunnen helpen.

5.4.5 MER-model

Bij het zogeheten MER-model voor interculturele communicatie, ontwikkeld door Sami Inal, zijn drie zaken aan de orde:
- **M**ensen: medewerkers/cliënten;
- **E**igenschappen van die mensen: kennis, vaardigheden en houding; en
- **R**elaties tussen die eigenschappen.

Mensen zijn allemaal individuen met hun eigen eigenschappen die het communicatieproces beïnvloeden. Die eigenschappen – kennis, vaardigheden en houding – van een individu hangen samen met zijn sekse, leeftijd, opleidingsniveau, inkomen, (regionale) afkomst en mate van religieuze overtuiging. Ook de sociale systemen (team, unit, organisatie, straat, buurt, stad) waarvan een individu deel uitmaakt beïnvloeden zijn kennis, vaardigheden en houding (Inal, 2004). Het MER-model beschrijft de ontmoeting tussen twee individuen, inclusief de genoemde eigenschappen. Dat kan een ontmoeting zijn tussen twee hulpverleners, tussen een hulpverlener en een cliënt en tussen twee cliënten. De eigenschappen van elke gesprekspartner geven aan in hoeverre zij van elkaar verschillen.

In trainingen gebaseerd op het MER-model wordt ten eerste aandacht besteed aan de invloed van *kennis* (de eerste eigenschap) op de verbale en non-verbale communicatie. Het betreft dan vooral de culturele normen, waarden en gewoonten van de communicatiepartners met betrekking tot zaken als familierelaties, gastvrijheid, beleefdheid, gender, machtsafstand en religieuze voorschriften.

Daarnaast is er aandacht voor de *vaardigheden* van de communicatiepartners. Het gaat hier allereerst om de bekwaamheid bij het interpreteren van en betekenis verlenen aan de boodschap, maar ook spreken, schrijven en luisteren zijn van belang (Inal, 2004).

De derde eigenschap die in MER-trainingen aan bod komt is *houding*. Bij houding heeft het MER-model niet alleen aandacht voor de manier waarop de communicatiepartners zich ten opzichte van elkaar opstellen, maar ook voor de identiteit die ze aan elkaar toeschrijven. Deze achterliggende beeldvorming over de communicatiepartner en over zijn of haar eigen groep is een van de factoren die de houding en daarmee het verloop van de communicatie beïnvloeden (Inal, 2004).

Ook bij het MER-model geldt dat alle factoren die het verloop van de communicatie kunnen beïnvloeden bij elkaar worden gebracht. De context waarin de communicatie plaatsvindt wordt echter niet betrokken bij de communicatie. Dat is jammer, omdat het wel degelijk uitmaakt in welke context en/of institutionele setting een interactie plaatsvindt.

5.4.6 De methode-Diavers

Volgens Van Asperen (2011) heeft de interculturele ideologie in de huidige samenleving een nadelige invloed op de manier waarop mensen uit verschillende culturen met elkaar omgaan. Daarom ontwikkelde zij een alternatief, het 'communicatief moreel universalisme', en ontwierp ze het Analysekader Diversiteit (ook wel de methode-Diavers genoemd; zie www.diavers.nl). In haar optiek worden mensen heen en weer geslingerd tussen enerzijds 'tolerantie' en anderzijds het staan voor de eigen cultuur, waardoor dubbelzinnigheden en dilemma's ontstaan. Zij noemt dat de interculturele paradox.

Van Asperen constateerde dat interculturele communicatie niet verschilt van 'gewone' communicatie, maar dat aan 'cultureel anderen' vaak de meest voor de hand liggende vragen niet worden gesteld. Ze geeft in haar boek *Voorbij de interculturele paradox. De methode Diavers* (2011) verschillende praktijkvoorbeelden van de problemen die kunnen ontstaan bij communicatie (interactie) in interculturele situaties. Het is belangrijk om inzicht te hebben in de praktijk en de theorie van de interculturele paradox, die voortkomt uit het statische cultuurbegrip. Hier ligt namelijk de oorzaak van veel misverstanden.

> 'De essentie van de interculturele paradox is nu dat iemand niet tolerant en etnocentrisch tegelijk kan zijn. Zolang iemand op afstand staat en botsende waarden hem niet raken, is het niet moeilijk om vermijdend en dus (schijnbaar) tolerant te zijn. Maar is iemand erbij betrokken, dan valt iemand gemakkelijk terug op de eigen (culturele) waarden. Op basis van het dominante cultuurbegrip komen mensen met verschillende culturen vroeg of laat tegenover elkaar te staan. Dit betekent dat we, om aan de interculturele paradox te kunnen ontsnappen, bereid moeten zijn om dit cultuurbegrip zelf aan de orde te stellen, want daarin ligt de oorzaak van de paradox besloten.' (Van Asperen, 2007)

Meer kennis over andere culturen verbreedt het blikveld, maar het cultuurverschil – meestal gedefinieerd vanuit de zogenoemde nationale cultuur – wordt vaak als verklaring gebruikt, wat uitmondt in het 'cultuurexcuus' en het opsluiten van mensen in hun cultuur. Mensen worden alleen als afkomstig uit die cultuur gezien; al hun handelen wordt in dat licht beschouwd, terwijl zij door migratie, opleiding of gender ook andere identiteiten kunnen hebben. Daardoor lijken problemen of discussies te ontaarden in een 'wij-zij'-terminologie. Cultuurverschillen moeten volgens Van Asperen niet alleen benoemd worden, maar er moet ook worden getoetst of de achterliggende ideeën geïdentificeerd worden: praat niet slechts over islamitische versus westerse normen als het gaat om de consequenties van bijvoorbeeld het dragen van boerka's of piercings, maar vooral over de achterliggende beweegredenen en de betekenis ervan. Communicatie is zo beschouwd niet vrijblijvend en wat men wil, denkt en beoogt moet altijd nader uitgezocht worden. Het voordeel van deze benadering is dat zij tegen culturalisme pleit en ook laat zien dat zorgprofessionals altijd ook vanuit hun eigen waarden en normen handelen. Een nadeel is dat toepassing van het model, net als bij de benadering van Shadid, nogal wat vraagt van de toch al vrij drukke zorgprofessionals.

5.4.7 Interculturele competenties

Interculturele competenties zijn de kennis, vaardigheden en houding waarmee hulpverleners adequate hulp en zorg kunnen verlenen aan cliënten met een andere etnische of culturele achtergrond dan zijzelf (Kramer, 2007). Als de hulpverlener vanuit meerdere culturele perspectieven bepaalde situaties kan herkennen en vanuit meerdere culturele perspectieven kan handelen, is hij intercultureel competent (Bellaart & Brown, 2009).

Competenties zijn cultuurafhankelijk, contextgebonden en intersubjectief (Shadid, 2000). Dat impliceert dat in een bepaalde interactiesituatie een persoon zijn gedrag als competent kan beschouwen, terwijl anderen daarover een andere mening hebben. Dat verschil in beoordeling is het grootst in interculturele ontmoetingen, omdat sociaal gedrag cultuurgevoelig is. Gedragingen die in de ene cultuur als sociaal vaardig worden gezien, hoeven dat in een andere cultuur niet noodzakelijkerwijs te zijn. Oogcontact kan in de ene cultuur wel tot de communicatieve vaardigheden behoren en in de andere cultuur niet. Het kan zijn dat gedragingen in een bepaalde samenleving als nastrevenswaardig worden beschouwd, bijvoorbeeld assertiviteit en zelfstandigheid in de 'westerse' cultuur, terwijl in een andere cultuur juist conformisme en groepsbinding centraal staan (Shadid, 2000, 2007).

Seeleman en collega's (2009) spreken zich uit tegen te veel nadruk op het vergaren van interculturele competenties, omdat deze binnen de gezondheidszorg nadruk zouden leggen op het anders-zijn van de patiënt en minder op de empathische houding die zorgprofessionals ten opzichte van alle patiënten moeten hebben. Wij vinden echter dat de bewustwording van de attitude als onderdeel van kennis en vaardigheid niet voldoende benadrukt kan worden om de contextualiteit en relationeel noodzakelijke aspecten van een zorgrelatie te realiseren.

De hiervoor besproken modellen zijn niet de enige. Andere modellen zijn bijvoorbeeld het Culture Care-model van Madeleine Leininger, dat vooral binnen de transculturele verpleegkunde gebruikt wordt (Leininger & McFarland, 2006), en het cultureledimensiemodel van Hofstede (Hofstede, Hofstede & Mindov, 2012), waarbij hij dimensies als machtsafstand, individualisme, masculiniteit, onzekerheidsvermijding en korte- of langetermijndenken gebruikt om culturen te vergelijken. Beide analytische modellen geven echter minder handvatten voor de communicatie.

Er bestaat ook de zogeheten presentiebenadering van Andries Baart. Dit model gaat er ook van uit dat je als zorgverlener uitgaat van het goede van de ander en niet alleen van je eigen goede bedoelingen. Dat betekent dat de zorgverlener het lef moet hebben om kritisch te kijken naar zijn eigen aandeel in de relatie met patiënten en familie. Dat vraagt niet alleen om goed luisteren en kijken, maar ook om bereidheid om de zorg daadwerkelijk aan te passen.

De cirkel is rond, want moet dit proces niet plaatsvinden bij elke patiënt? Empathie en uitgaan van de specifieke kenmerken en wensen van de patient moeten centraal staan in een (interculturele) kwalitatief goede gezondheidszorg.

5.5 Conclusie

Communicatie blijft een kunst. Wat dit hoofdstuk heeft duidelijk gemaakt is dat er binnen de gezondheidszorg veel knelpunten en uitdagingen zijn als we kijken naar communicatie tussen hulpverleners en patiënten van verschillende culturele afkomst. Er bestaat echter geen eenduidige aanpak, geen 'receptenboek' met oplossingen voor deze knelpunten. Goede communicatieve vaardigheden van de hulpverlener en enige kennis van verschillende culturen zijn van cruciaal belang. Individuele, seksespecifieke en sociaaleconomische verschillen dienen daarbij steeds in het oog te worden gehouden. Dat betekent allereerst dat de hulpverlener bereid moet zijn naar zichzelf te kijken, naar zijn eigen functioneren, naar de aspecten die het communiceren van zijn kant belemmeren, en naar de manier waarop hij openheid in de communicatie kan bevorderen zonder in allerlei trucjes te vervallen. Men kan de ander nu eenmaal niet veranderen, maar zichzelf wel. Structurele aandacht voor intercultureel communiceren binnen gezondheidszorgopleidingen lijkt nog steeds noodzaak. Tot op heden echter bestaat het aanbod vooral uit niet-verplichte nascholingscursussen en trainingen. Het is afhankelijk van de docenten en het profiel van een opleiding hoe belangrijk men het vindt dat een aankomend arts of verpleegkundige een sensitiviteit ontwikkelt die de communicatie met de ander en dus de kwaliteit van zorg uiteindelijk ten goede zal komen.

6
Insluiting en uitsluiting van migranten in de gezondheidszorg

Maria van den Muijsenbergh, Ivan Wolffers, Hetty van den Oever & Joeri Tjitra

De gezondheidszorg moet toegankelijk en goed zijn voor iedereen. Voor bepaalde groepen in onze samenleving, zoals allochtonen, mensen met een lage sociaaleconomische status (SES) en laaggeletterden, is de gezondheidszorg minder goed toegankelijk en is de kwaliteit van zorg slechter (Ministerie van VWS, 2008; Kunst et al., 2008; Seeleman, Essink-Bot & Stronks, 2008). Ondanks de bestaande wet- en regelgeving blijkt een kwalitatief goede en toegankelijke gezondheidszorg niet altijd de realiteit. Zorgverleners zijn echter volgens professionele standaarden en landelijke wet- en regelgeving verplicht om ervoor te zorgen dat alle inwoners van Nederland toegang hebben tot kwalitatief goede gezondheidszorg. Conform de Wet op de geneeskundige behandelingsovereenkomst (WGBO), die de relatie regelt tussen zorgverleners en patiënten, heeft de zorgverlener de plicht elke patiënt te helpen, en hem goede informatie te verschaffen over diagnose, behandeling en prognose. In artikel 40 van de Wet op de beroepen in de individuele gezondheidszorg (Wet BIG) staat dat de beroepsuitoefening op zo'n wijze moet worden georganiseerd dat deze leidt of redelijkerwijze moet leiden tot verantwoorde zorg. En in artikel 2 van de Kwaliteitswet zorginstellingen (KWZ) staat: 'De zorgaanbieder biedt verantwoorde zorg aan. Onder verantwoorde zorg wordt verstaan zorg van goed niveau, die in ieder geval doeltreffend, doelmatig en patiëntgericht wordt verleend en die afgestemd is op de reële behoefte van de patiënt.'

Hoe leiden diversiteitskenmerken als etniciteit, SES en laaggeletterdheid of gender ertoe dat mensen wel of geen aansluiting vinden bij de zorg? Hoe komt het dat de zorg wel of niet aansluit bij hun behoeften? Hoe werken in- en uitsluiting in de gezondheidszorg, welke rol spelen zorgprofessionals en organisaties daarin, en bovenal: hoe kunnen de onderliggende mechanismen herkend en omgebogen worden, zodat iedereen in Nederland de gezondheidszorg kan krijgen die hij nodig heeft? Deze fundamentele vragen moeten gesteld en beantwoord worden om goede toegang tot de zorg te kunnen garanderen.

Uit Engels en Amerikaans onderzoek blijkt dat mechanismen van insluiting en uitsluiting net als elders in de samenleving ook in de gezondheidszorg een rol spelen, met aanzienlijke negatieve effecten (Bhopal, 2001). Gebrekkige toegang tot de zorg betekent niet alleen dat mensen ondersteuning en informatie moeten ontberen, maar heeft ook een direct nadelig effect op de gezondheidstoestand. Datzelfde geldt voor ervaren discriminatie, zoals we in hoofdstuk 4 over kwetsbaarheid (vulnerability) al zagen: er bestaat een direct verband tussen ervaren discriminatie en bijvoorbeeld hoge bloeddruk en psychosen (Karlsen & Nazroo, 2002a). Er is in ons land nog nauwelijks onderzoek gedaan naar dergelijke in- en uitsluitingsprocessen, terwijl er wel aanwijzingen zijn dat ook hier bepaalde patiënten last hebben van discriminatie (Richters, 2006).

Ook op het gebied van personeelsbeleid in de zorg spelen processen van insluiting en uitsluiting een rol. Er is sprake van discriminatie van bepaalde groepen op dat gebied, waardoor de zorg betrekkelijk 'wit' blijft, terwijl er in de gezondheidszorg een groeiende behoefte is naar meer representatie van de bevolkingsopbouw. Uit onderzoek in Groot-Brittannië blijkt bijvoorbeeld dat het voor allochtone artsen moeilijker is om carrière te maken binnen de National Health Service (Doyal, Hunt & Mellor, 1981; Esmail, 2007). In Nederland blijkt het voor mensen met een allochtone achtergrond ook moeilijk om een carrière binnen bepaalde specialismen te volgen (Hoek et al., 2005); ze komen juist vaker terecht in andere specialismen, zoals anesthesie.

6.1 Insluiting, uitsluiting en andere begrippen

De termen 'uitsluiting' en 'insluiting' zijn elkaars tegenpolen, maar in- en uitsluiting kunnen ook in combinatie met elkaar voorkomen. Insluiting is in feite het beginpunt van een continuüm waarvan uitsluiting het eindpunt vormt, zodat er vaak sprake is van niet-absolute uitsluiting. Wanneer mensen bijvoorbeeld banen op een lager niveau krijgen toebedeeld dan op grond van hun opleiding en werkervaring mag worden verwacht, hebben we te maken met een niet-absolute vorm van uitsluiting, en dus van gedeeltelijke insluiting (Dagevos, 1998).

Soms wordt uitsluiting als legitiem gezien. Het feit dat bijvoorbeeld laagopgeleide werklozen langer zijn uitgesloten van de arbeidsmarkt dan hoger opgeleiden, wordt als begrijpelijk of normaal ervaren. Deze legitieme uitsluiting is echter aan grenzen gebonden. Niet elke mate of vorm van uitsluiting wordt in Nederland als legitiem ervaren. In het geval van onrechtmatige – niet-legitieme – uitsluiting spreekt men ook wel van discriminatie (Gowricharn, 2001). De legitimiteit van de uitsluiting of insluiting wordt bepaald door de heersende normen in de samenleving en hun achterliggende waarden. Dit normatieve kader is geen constante, maar verandert in de loop van de tijd. Deze verandering verloopt soms geleidelijk, soms schoksgewijs. Ontwikkelingen en/of ingrijpende gebeurtenissen in de samenleving en de daarmee samenhangende veranderende verhoudingen tussen de verschillende groepen binnen de samenleving spelen hierbij een rol.

6.1.1 Insluiting alleen door integratie

Verschillen in klassen, etnisch raciale herkomst of gender kunnen ook gezien worden als verschillen in het bezit van 'kapitalen' (sociaal, financieel, cultureel kapitaal), die niet alleen de uitdrukking vormen van ongelijkheid, maar die tevens de neiging hebben die ongelijkheid te bestendigen. Ruben Gowricharn analyseerde de in- en uitsluitingsmechanismen in maatschappelijke participatie van allochtonen (Gowricharn, 2001). Hij concludeert dat er van allochtonen wordt verwacht dat ze *participeren* in de samenleving om hun kapitalen op te bouwen en ervan te profiteren. Het 'meedoen', ongeacht de relevantie daarvan of behoefte daaraan, staat voorop. De aansporing om 'mee te doen' neemt soms dwingende vormen aan – bijvoorbeeld bij het verplichten van een inburgeringscursus (Gowricharn, 2001). Door het belang van meedoen zo groot te maken ontstaat een onderscheid tussen een categorie die binnen de samenleving functioneert en het 'residu' dat daarbuiten vertoeft. De buitenstaanders moeten geïntegreerd worden, en dat kan alleen als ze zoals wij worden, en dat gebeurt via inburgering (Schinkel, 2007). Insluiting wordt zo dus alleen mogelijk door integratie.

6.1.2 Stigmatisering

Stigmatisering is een belangrijk fenomeen in het proces van sociale uitsluiting. Volgens Goffman (1986) wordt de term 'stigma' gebruikt om te verwijzen naar een eigenschap die een persoon of een groep in diskrediet brengt. Daarbij worden drie typen stigma onderscheiden: lichamelijke kenmerken (zoals misvormingen of ziekten), geestelijke kenmerken (zwak karakter, 'onnatuurlijke' driften) of tribale kenmerken (ras, natie, religie). Bij al deze verschillende vormen van stigmatisering spelen dezelfde sociologische kenmerken een rol. Individuen en groepen die op zich zonder enige hinder aan het gewone sociale verkeer zouden kunnen deelnemen, bezitten een kenmerk dat de aandacht trekt van de 'anderen', degenen zonder dat specifieke kenmerk.

Mensen met een stigma lopen het risico op voorhand te worden afgewezen, ongeacht hun andere eigenschappen. Het benadrukken van het stigma

– het merkteken, het verschil – heeft tot gevolg dat er vormen van discriminatie zichtbaar zijn in de interactie tussen de 'normale' en de 'in diskrediet gebrachte' personen of groepen (Goffman, 1986).

6.1.3 Stereotypering

Stereotypering is het gevolg van de manier waarop mensen proberen hun sociale leefwereld beter beheersbaar te maken. Mensen delen deze wereld in categorieën in en over elke categorie houden zij er een aantal veronderstellingen op na, die worden toegepast op de leden van deze categorie mensen. Dit kan leiden tot stereotypering, waarbij de veronderstellingen die men erop na houdt over de eigenschappen van de leden van die sociale categorie, zonder rectificatie, worden toegepast op het individu (Van Ryn & Burke, 2000).

6.1.4 Etnocentrisme

Stigmatisering wordt in de hand gewerkt door etnocentrisme. De 'eigen' culturele waarden en normen zijn immers de maatstaf voor de beoordeling van 'anderen'; ze worden als universeel beschouwd, en niet ter discussie gesteld. Binnen een dergelijk denkkader worden anderen bijna automatisch als inferieur gerepresenteerd (Eriksen, 1998). Etnocentrische reacties worden volgens Verberk (1999) niet alleen verklaard door het bestaan van een openlijke negatieve houding ten aanzien van allochtonen, maar ook door een subtiele, min of meer verborgen, negatieve houding. Deze negatieve houding gaat samen met het idee van mensen dat hun 'eigen' groep zich positief onderscheidt van de 'anderen', de buitenstaanders. Drie kenmerken voor de openlijke negatieve houding ten aanzien van allochtonen zijn dat autochtonen zich superieur voelen, dat autochtonen de aanwezigheid van allochtonen als problematisch ervaren, en dat negatieve eigenschappen van een beperkt aantal allochtonen worden toegeschreven aan de gehele groep. Mensen met een etnocentrische houding beschouwen positieve eigenschappen van allochtonen als een individuele uitzondering. Wanneer zij vervolgens denken te weten wat het beste is voor allochtonen, nemen door die paternalistische houding de verantwoordelijkheid en de keuzevrijheid van allochtonen af.

De meer subtiele negatieve houding ten aanzien van allochtonen wordt gekarakteriseerd door een overwaardering van het onbelangrijke, door geneutraliseerde gevoelens en door negatieve tolerantie. Men spreekt van 'overwaardering van het onbelangrijke' wanneer autochtonen aangeven dat de komst van allochtonen een verrijking is voor de Nederlandse samenleving, maar hierbij alleen denken aan triviale zaken (zoals de opening van buitenlandse restaurants). Als autochtonen zich heel erg bewust zijn van de aanwezigheid van allochtonen en zich hierbij ongemakkelijk voelen, spreekt Verberk van 'negatieve voorzichtigheid' (Verberk, 1999).

Wanneer autochtonen positieve noch negatieve gevoelens uiten ten aanzien van allochtonen – maar ze als het ware neutraliseren – spreken we van 'geneutraliseerde gevoelens'. Mensen spreken zich niet uit, maar zeggen dat ze er geen probleem mee hebben dat hun nieuwe buren allochtonen zijn.

'Negatieve tolerantie' is gebaseerd op onverschilligheid, die duurt zolang de persoon in kwestie niet geconfronteerd wordt met allochtonen. Negatieve tolerantie sluit positieve tolerantie uit. Bij een positieve tolerantie kunnen ook eigen houding en handelen ter discussie worden gesteld; hierbij laat men het etnocentrisme achter zich.

6.2 Uitvergroting van culturele verschillen

Zeer bepalend bij uitsluiting is de persoonlijke bagage van individuen, hun culturele achtergrond. Mensen met een allochtone achtergrond hebben binnen de gangbare visie een cultuur of religie die niet aansluit bij de cultuur van de samenleving. Zolang ze die cultuur vasthouden horen ze er niet bij en pas als ze zijn zoals wij, zijn ze geïntegreerd. Hierbij worden de verschillen tussen culturen uitvergroot, overgecodeerd, terwijl overeenkomsten genegeerd worden. Zo is het gebruikelijk om allochtonen te definiëren in termen van afwijkingen van een 'Hollands mensbeeld', waarbij er een permanente spanning optreedt tussen het vooronderstelde individualisme van de ontvangende samenleving en de vooronderstelde groepsgeoriënteerde allochtonen.

Bij de definitie van 'multiculturele problemen' krijgen de perspectieven van de allochtone groepen en de besognes van die groepen nauwelijks een plaats. Het geldende perspectief en de bijbehorende normen zijn alleen van de ontvangende samenleving. De invloed van negatieve waarderingen van allochtonen ('je bent een wandelend probleem'), diffuse vormen van ontmoediging en uitsluiting (alledaags racisme) of de miskenning van de eigenheid van allochtonen, krijgen onvoldoende aandacht.

Als voorbeeld kan gelden het belang van de Nederlandse taal. Van alle mechanismen die uitsluiting mogelijk maken, is de 'onvoldoende' beheersing van de Nederlandse taal wel een van de meest omvattende, ook in de gezondheidszorg. Taal blijkt niet alleen een communicatiemiddel, maar ook een voertuig van nationale samenhang en identiteit. De dominante ABN-vorm fungeert van oudsher als een cruciale norm voor beschaafd gedrag (Gowricharn, 2001). Het is niet ongebruikelijk om verschijnselen die multicausaal begrepen moeten worden te reduceren tot een 'taaltekort', terwijl er weinig onderzoek is verricht naar de functie en betekenis van de taal in het integratiedebat. Zo wordt er schande gesproken van allochtonen die na jaren in Nederland vertoefd te hebben nog geen Nederlands spreken, en heeft de overheid de gratis tolkendiensten in de gezondheidszorg afgeschaft. Nog afgezien van het normatieve uitgangspunt – je hoort Nederlands te spreken wanneer je hier woont – is dit argument gemakkelijk om te keren: het blijkt mogelijk te zijn om veertig jaar in Nederland te wonen zonder Nederlands te kennen. Deze vaststelling relativeert de betekenis van de Nederlandse taal. Er wordt een overdreven belang aan taal gehecht.

6.3 Mechanismen van uitsluiting in de gezondheidszorg

Maatschappelijke uitsluiting of discriminatie heeft een negatieve invloed op de gezondheid van mensen, en uitsluiting komt ook in de gezondheidszorg voor. Andrews en Jewson pleitten er al in 1993 voor om deze factor op te nemen in analyses van gezondheidsverschillen tussen allochtonen en autochtonen. Zij wijzen erop dat individueel en institutioneel racisme, en de daaruit voortvloeiende discriminatie, variabelen zijn die invloed kunnen hebben op de ongelijkheid in ziekten en in kwaliteit van zorg. Hun opmerking 'the question is not whether racism operates, but when, where and how', met de toevoeging dat dit terrein nog weinig is onderzocht, is helaas nog steeds van kracht. De zojuist beschreven verschijnselen van stigmatisering en stereotypering spelen hierbij een rol.

6.3.1 Stereotypering door zorgprofessionals

Het gebruik van stereotypen door artsen leidt tot een negatieve beeldvorming, en deze heeft invloed op de interactie tussen arts en patiënt tijdens het consult, op de diagnose, en op de behandeling van de patiënt (Nooteboom, 2001). Uit onderzoek van Van Ryn en Burke (2000), gebaseerd op 613 postangiogramconsulten, blijkt dat zowel ras als sociaaleconomische status van de patiënt invloed heeft op de beeldvorming door artsen. Niet-blanken en mensen met een lagere SES werden over het algemeen negatiever beoordeeld dan blanken en mensen uit de hogere klassen. Sociaaleconomische afkomst werd vooral geassocieerd met veronderstellingen over de persoonlijkheid, bekwaamheden en gedragsneigingen van patiënten. De raciale afkomst werd vooral geassocieerd met veronderstellingen over intelligentie, opleidingsniveau, het al dan niet als vriendelijk ervaren van de patiënt, risicogedrag van de patiënt en de therapietrouw. Volgens Van Ryn en Burke passen artsen hun beslissingen over de behandeling aan op basis van het beeld dat zij zich van de patiënt vormen. Patiënten die beoordeeld worden als minder intelligent, minder competent en minder trouw aan de therapie, zullen als zodanig mogelijk anders behandeld worden dan patienten die minder negatief beoordeeld worden. Ook zullen artsen mogelijk minder informatie geven en minder luisteren naar de patiënt.

Hoe stereotypering invloed heeft op de manier waarop de gezondheidszorg functioneert, wordt helder beschreven in de literatuurstudie van Sanne Nooteboom (2001) aan de hand van het artikel '"They're not the same as us." Midwives' stereotypes of South Asian descent maternity patients' van Isobel Bowler' (Bowler, 1993). Problemen in de communicatie met patiënten uit etnische minderheidsgroepen is een veelgehoorde klacht vanuit de kant van de gezondheidswerkers. Het niet beheersen van de taal door de patiënten maakt het moeilijker om informatie te verzamelen en om uitleg te geven over de gevolgde procedures. Maar behalve de praktische problemen die hieruit voortkomen, is er volgens Isobel Bowler meer aan de hand: de vroedvrouwen in haar onderzoek bleken het niet beheersen van de Engelse taal als een moreel falen van de betrokken vrouwen te zien.

Daarnaast hebben mensen die een taal niet goed beheersen meer kans om als 'dom' te worden ingeschat. Door de moeilijke communicatie kan er ook minder gemakkelijk een persoonlijke band worden opgebouwd en de vroedvrouwen beoordeelden patiënten die de taal niet goed spraken als weinig reactief. Hierdoor waren de vroedvrouwen uiteindelijk minder gemotiveerd om extra inspanningen te doen voor deze patiënten en zich ervan te verzekeren dat ze door hen begrepen werden. Ten laatste geeft Bowler nog aan dat het niet goed beheersen van de taal door patiënten ze ook niet de kans geeft om de stereotiepe beeldvorming te doorbreken.

6.3.2 Verschillende niveaus

Mechanismen van in- en uitsluiting kunnen we binnen de gezondheidszorg onderscheiden op drie niveaus: het macroniveau (beleidsniveau), het mesoniveau (institutioneel niveau) en het microniveau (medewerkersniveau). We spreken van uitsluiting op het macroniveau als er bij het opstellen van beleid bewust of onbewust doelgroepen worden buitengesloten. Een voorbeeld van bewuste uitsluiting is het wettelijke verbod voor migranten zonder verblijfsvergunning om zich tegen ziektekosten te verzekeren. Naast deze bewuste uitsluiting hebben deze migranten te maken met onbewuste uitsluiting: door angst voor instituties en gebrek aan kennis over hun recht op gezondheid, en door gebrek aan kennis bij artsen over hun plicht tot zorgverlening, is de toegang tot de gezondheidszorg voor migranten zonder verblijfsvergunning niet optimaal (Veenema, Wiegers & Devillé, 2009). Patiënten met een illegale status hebben recht op medisch noodzakelijke zorg, zoals bedoeld in artikel 11 van de Zorgverzekeringswet en artikel 6 van de AWBZ.

Onbewuste uitsluiting op macroniveau vindt verder plaats als in het beleid geen rekening gehouden wordt met minderheidsgroepen, bijvoorbeeld door overheidsinformatie alleen in het Nederlands ter beschikking te stellen.

Op mesoniveau hebben we te maken met instellingen die, al dan niet bewust, bepaalde groepen uitsluiten. Zo moet een organisatie kosten maken voor het gebruik van een tolkentelefoon bij het vaststellen van arbeidsongeschiktheid. Het komt dan aan op de instelling of zij deze extra kosten wil maken, wat bij twijfel nadelig kan uitvallen voor iemand die de Nederlandse taal minder goed beheerst. Een ander voorbeeld van voorwaardelijke uitsluiting op institutioneel niveau: verslaving is veelal een uitsluitingsgrond voor psychotherapie, en om in aanmerking te komen voor behandeling in de geestelijke gezondheidszorg (ggz) moet de cliënt zichzelf gemotiveerd aanmelden en intakevragenlijsten invullen, hetgeen niet altijd mogelijk is vanwege een taalbarrière of de aard van de psychische problematiek (Van den Muijsenbergh, 2010). Vaker is er sprake van onbedoelde uitsluiting door de wijze waarop instituties functioneren. Dat komt vooral tot uitdrukking in organisatieculturen en informele procedures of gebrek aan aansluiting bij de kennis en leefwereld van migranten. Zo nemen Turkse en Marokkaanse vrouwen veel minder deel aan het bevolkingsonderzoek naar borstkanker, door een combinatie van gebrek aan kennis, taboes rond kanker en organisatorische problemen (Van den Muijsenbergh & Vermeer, 2011).

Tot slot kunnen op het niveau van medewerkers uit de gezondheidszorg (het microniveau) in- en uitsluiting plaatsvinden. Dit kan in een huisartsenpraktijk zijn, maar ook in de thuiszorg of in de wachtkamer van het ziekenhuis. Een migrant met Afrikaanse naam en accent bijvoorbeeld kreeg bij verschillende huisartsenpraktijken te horen dat hij helaas geen patiënt kon worden omdat de praktijk gesloten was; dezelfde dag kon zijn Nederlandse vriend zich wel in de betreffende praktijken inschrijven. Maar er spelen ook meer subtiele, indirecte uitsluitingsprocessen. Zo klagen veel artsen dat de zorg voor mensen met een allochtone achtergrond zwaar, ingewikkeld en tijdrovend is en vinden ze migranten vaak veeleisend (Hemke & Van den Muijsenbergh, 2010; Langeveld, 2008). Tegelijkertijd duren huisartsconsulten met allochtonen gemiddeld korter dan die met autochtone patiënten.

6.3.3 Gevolgen van uitsluiting en discriminatie voor de gezondheid

Stereotypering en uitsluiting hebben dus een negatief effect op de toegang tot en de kwaliteit van de gezondheidszorg, ook in Nederland. Hierdoor kan de gezondheid van gediscrimineerde groepen negatief worden beïnvloed. Dit blijkt uit de volgende voorbeelden uit ouder en recent onderzoek: Bach en collega's (1999) toonden aan dat de lagere overlevingscijfers onder zwarte patiënten met een vroegstadium niet-kleincellig longcarcinoom grotendeels verklaard konden worden door de lagere graad van heelkundige behandeling in deze groep. Ook Waqar Ahmad constateert een ongelijke toegankelijkheid van de zorg (Ahmad, 1995). Hoewel hemoglobinopathieën (met name sikkelcelanemie) een hogere prevalentie hebben in de Afro-Amerikaanse bevolking dan mucoviscidose (taaislijmziekte) in de blanke bevolking, is er veel meer gespecialiseerde zorg voor mensen met mucoviscidose dan voor sikkelcelanemie. Ook het onderzoek naar sikkelcelanemie blijft ver achter bij dat naar ziekten als mucoviscidose en fenylketonurie (PKU), een aangeboren stofwisselingsziekte. De kennis van artsen en verpleegkundig personeel over deze ziekte is vaak erg beperkt. Een van de gevolgen hiervan is, constateert Ahmad, dat er weinig bekendheid is, ook onder artsen, over de pijnen die optreden bij sikkelcelanemie. Samen met het heersende stereotype onder gezondheidswerkers dat zwarten 'geneesmiddelenzoekend gedrag' zouden vertonen, leidt dit tot een vaak niet adequaat pijnbestrijdingsbeleid bij deze aandoening.

Mitchell (1991) concludeert in onderzoek in Nieuw-Zeeland dat de hogere cijfers voor ziekenhuisopname en mortaliteit onder Polynesische kinderen met astma ten opzichte van Europese kinderen het gevolg is van variatie in voorschrijfgedrag van de artsen. Er waren geen significante verschillen in compliance (bereidheid, volgzaamheid) tussen de Polynesiërs en Europeanen, hetgeen suggereert dat artsen in het ziekenhuis er veronderstellingen op na houden over de toepassing van profylactische therapie voor astma voor deze etnische minderheidsgroepen.

Daarnaast toont onderzoek aan dat uitsluiting en discriminatie ook een rechtstreeks negatief effect hebben op de gezondheid. Zo beschrijft Fernando in zijn artikel 'Racism as a cause of depression' hoe racisme meer is dan louter een toegevoegde stressfactor (Fernando, 1984). Volgens hem kan discriminatie een rol spelen via de volgende mechanismen:

1. Aantasting van het gevoel van eigenwaarde
   Minderheidsgroeperingen hebben meer kans op het ontwikkelen van een negatief zelfbeeld. De identiteit wordt immers voor een groot deel gevormd door de modellen van de groep waar iemand deel van uitmaakt. Wanneer deze kenmerken van de sociale groep waartoe je behoort door de dominante samenleving als negatief beoordeeld worden (de huidskleur, manieren van doen, levensstijl enzovoort) kan iemand uit die minderheidsgroep deze negatieve beoordeling gaan verinnerlijken en zo een negatief zelfbeeld ontwikkelen (zoals Jean-Paul Sartres antisemitische Jood, die vergiftigd is door het stereotype dat anderen van hem hebben; Sartre, 1946).

2. Het lijden van psychologische verliezen/gevoel van falen
   Leden van een minderheidsgroepering hebben meer risico op het lijden van (psychologische) verliezen. Het niet verkrijgen van een baan, het

niet halen van een examen of het niet verkrijgen van een verblijfsvergunning kan leiden tot een gevoel van woede, frustratie of verlies, dan wel tot een gevoel van eigen falen. Deze vormen van verlies hebben meer kans om op te treden in etnische minderheidsgroepen in een racistische maatschappij.

3 Hulpeloosheid
Uit veel dierexperimenten is gebleken hoe hulpeloosheid kan leiden tot depressie: het gevoel geen invloed te kunnen uitoefenen op de eigen situatie. Honden werden niet-vermijdbare elektrische schokken gegeven op verschillende tijdstippen en plaatsen. Na verloop van tijd deden zij geen pogingen meer om de schokken te vermijden, werden passief, verloren gewicht en eetlust en werden seksueel disfunctioneel. Onder mensen is minder vaak onderzoek uitgevoerd naar de relatie tussen machteloosheid en depressie, maar het is aannemelijk dat ook bij ons dit mechanisme een rol speelt. Slachtoffers van racisme, of migranten in landen met een restrictief vreemdelingenbeleid (zoals Nederland), belanden zeer gemakkelijk in situaties waarin zij zich machteloos en hulpeloos voelen. Zij worden vaker het slachtoffer van onrechtvaardige situaties, waarover zij naar hun gevoel geen controle hebben. Het gevoel geen controle uit te kunnen oefenen op de eigen situatie is aldus een factor die een rol kan spelen in de ontwikkeling van depressie bij allochtonen of andere minderheidsgroepen.

Schulz en collega's (2000) onderzochten de invloed van sociaaleconomische status, ervaren discriminatie, ongelijke behandeling en het meemaken van acute levensgebeurtenissen, zoals een scheiding of het overlijden van een naaste, op de zelfgerapporteerde gezondheid van blanke en Afro-Amerikaanse vrouwen in Detroit. Het ervaren van discriminatie en ongelijke behandeling bleek een cumulatieve negatieve invloed te hebben op de gezondheid van de Afro-Amerikaanse vrouwen, boven op de gevolgen van hun lagere sociaaleconomische status. Nancy Krieger (1990) stelde daarnaast vast dat discriminatie en racistische of seksistische uitlatingen een risico kunnen vormen voor verhoogde bloeddruk.

In Nederland voelen allochtonen zich minder gezond dan autochtone Nederlanders, en dat geldt vooral voor allochtone vrouwen en voor asielzoekers en migranten zonder verblijfsvergunning (Schoevers et al., 2010). Allochtonen voelen zich regelmatig niet respectvol behandeld door hulpverleners (Hemke & Van den Muijsenbergh, 2010; Schoevers et al., 2010; Mostafa, 2009). Allochtone vrouwen klagen dat artsen veel minder tijd voor ze nemen dan voor autochtone vrouwen (Richters, 2006). Deze ervaren uitsluiting en discriminatie zijn slecht voor de gezondheid. Meerdere onderzoeken laten zien hoe trots, respect en gevoel van eigenwaarde samenhangen met de gezondheidstoestand (Marmot, 2003). Recent onderzoek stelde ook in Nederland de relatie vast tussen ervaren discriminatie en depressieve symptomen bij jongeren (Van Dijk et al., 2010).

Uit het voorgaande mag duidelijk zijn dat uitsluitingsmechanismen ook in de gezondheidszorg voorkomen op verschillende niveaus; dat uitsluiting leidt tot slechtere toegang tot zorg; en dat (ervaren) uitsluiting een rechtstreeks negatief effect heeft op de gezondheid. Professionals in de zorg kunnen hun streven naar goede zorg voor iedereen slechts realiseren als zij weet en besef hebben van deze processen van insluiting en uitsluiting. Beleid kan pas geformuleerd worden als dergelijke mechanismen niet genegeerd worden. En gebruikers van zorg kunnen hun recht op zorg pas effectueren als onder andere uitsluiting bespreekbaar is gemaakt.

6.4 Onderzoeksprogramma insluiting en uitsluiting in de gezondheidszorg

Omdat zorg goed en toegankelijk moet zijn voor iedereen, is het belangrijk uitsluitingsprocessen te onderzoeken en interventies te bedenken die insluiting bevorderen. Er is onderzoek nodig naar de wijze waarop uitsluiting/insluiting in de Nederlandse zorg een rol speelt bij de toegankelijkheid van de zorg voor mensen met een allochtone achtergrond. Het kader waarbinnen dit onderzoek zich afspeelt en de keuze van onderzoeksmethoden verdienen speciale aandacht, omdat ook onderzoeksmethoden op zichzelf als in- of uitsluitingsmechanisme kunnen fungeren (Ingleby, 2001). Daarbij is het ongewenst dat mensen met een allochtone achtergrond louter object worden van onderzoek. Zowel 'wij' als 'zij' moeten object en subject van onderzoek zijn. Participerend actieonderzoek heeft daarom de voorkeur. Van dat type onderzoek kunnen beide betrokken partijen leren, en gezamenlijk kunnen zij manieren vinden om ongewenste uitsluiting te voorkomen. Zo kan het onderzoek zelfs een rol spelen in het bevorderen van de participatie in de zorg. Cruciaal is daarom deelname van migranten zelf aan alle fasen van het onderzoek: vraagstelling (welke problemen zien zij, welke vragen hebben zij?), onderzoeksmethoden en -uitvoering, interpretatie van de resultaten, en vertaling van de resultaten naar concrete aanbevelingen voor de praktijk en naar interventies.

Het thema van het onderzoek moet dynamisch en praktisch zijn – geen onderzoek dus naar culturen of culturele achtergrond, maar naar welke mechanismen zorgen voor insluiting in de zorg en naar welke mechanismen ervoor zorgen dat bepaalde gebruikers worden buitengesloten. Daarbij moet niet alleen gekeken worden naar 'de ander', meer precies de zorggebruiker met een andere achtergrond dan wijzelf, maar ook naar 'ons', de zorgprofessionals. Het gaat dus ook om de mensen die het beleid voor toegang tot de zorg formuleren en om de mensen die in die zorg werkzaam zijn.

Het onderzoek moet een holistisch en multidisciplinair karakter hebben; dat wil zeggen dat het ongewenst is om de wereld buiten de zorg te negeren. Voor de gezondheid belangrijke domeinen als arbeid, onderwijs en huisvesting moeten erbij betrokken worden. De gezondheidszorg is een platform waar mensen met allerlei overtuigingen, zekerheden en verwachtingen bij elkaar komen. In die zin is de gezondheidszorg naast school en werkvloer een van de grote maatschappelijke laboratoria waar we leren samen te leven. In de spreekkamers en ziekenhuiszalen komen ook de stereotiepe beelden van individuen, en de meningen die via de media voortdurend worden uitvergroot, met elkaar in confrontatie. De patiënt met de vraag en de zorgprofessional met zijn aanbod ontmoeten elkaar niet in een vacuüm; de problematiek en de achtergrond van zowel gebruiker als verstrekker van de zorg vormen de context waarbinnen deze ontmoeting zich afspeelt.

Mechanismen van in- en uitsluiting, stigmatisering, stereotypering en impliciete vooronderstellingen spelen hierbij een waarschijnlijk belangrijke, maar nog onopgehelderde rol. Wetenschappelijk onderzoek op dit gebied is schaars, evenals praktische interventies gericht op het doorbreken van stereotypering en op het verminderen van (gevoelens van) discriminatie. In het huidige politieke discours is veel aandacht voor verschillen tussen bevolkingsgroepen (qua godsdienst, kledinggewoonten, taalbeheersing), maar weinig voor de bewuste of onbewuste uitsluiting die hiervan het gevolg kan zijn, en evenmin voor de overeenkomsten tussen allochtonen en autochtonen.

Concluderend: er is grote behoefte aan een onderzoeksprogramma waarbij vanuit insluiting/uitsluiting naar de toegang en kwaliteit van zorg voor allochtonen wordt gekeken. Het zou participatief en praktisch van opzet moeten zijn en holistisch en multidisciplinair van karakter, omdat wat zich in de samenleving afspeelt gevolgen heeft voor wat er in de zorg gebeurt. Een dergelijk programma kan een sleutelrol spelen bij het verbeteren van de toegang tot de zorg, en kan leiden tot een betere kwaliteit van die zorg.

7
Religie in de praktijk van de gezondheidszorg

Berna van Baarsen

Al vanaf de oudheid is geneeskunde onlosmakelijk verbonden geweest met religie. In de islam werd de professie van arts eerder gezien als roeping dan als beroep. Binnen de Europese culturele setting werd de arts gezien als een verlengstuk van God, omdat hij behalve medische hulp vaak ook emotionele, spirituele en morele steun verleende, zoals barmhartigheid, verlossing en het bewaken van de integriteit van de patiënt. Volgens sommigen geeft deze uitdrukkelijke menselijkheid van het medisch handelen aan dat de arts in haar of zijn werk (nog steeds) te maken heeft met de religie van de patiënt (Popma, 1977).

Steeds vaker hebben artsen in onze multiculturele samenleving patiënten uit andere culturen in hun praktijk, die andere religies en andere tradities kennen. Maar ook andersom geldt dat patiënten te maken krijgen met de religieuze of spirituele opvattingen van de arts. Bij uitstek in de arts-patiëntrelatie komen de verschillende opvattingen van patiënt en arts over culturele en religieuze gebruiken, rituelen, leefregels en waarden samen. Bij (terminale) ziekte, sterven en dood wordt het belang van goede zorg en wederzijdse communicatie tussen patiënt, familie en arts uitvergroot en de noodzaak tot aandacht, begrip, respect en medemenselijkheid benadrukt. In dit hoofdstuk worden diverse praktijkvoorbeelden besproken waarbij religie of spiritualiteit centraal staat en die zich afspelen op het grensvlak tussen leven en dood.

7.1 Terminale ziekte, zingeving en religie

Veroudering, ziekte, pijn en sterven roepen emoties, onzekerheden en existentiële vragen op. Zieke mensen gaan, uitzonderingen daargelaten, actief op zoek naar informatie over mogelijkheden om beter te worden. Veel patiënten voor wie geen behandeling meer mogelijk is, voor wie de situatie uitzichtloos of ondraaglijk is, kijken terug op hun leven en vragen zich af hoe lang zij nog hebben, wat zij nog kunnen doen en van wie zij afscheid moeten nemen. Soms is een ziekbed een laatste mogelijkheid om oude kwesties bespreekbaar te maken en om geschillen bij te leggen. Voor patiënten die de zorg hebben voor kinderen of voor een (zieke) partner of ouder kan het moeilijk zijn die verantwoordelijkheid los te laten. Oudere, alleenstaande patiënten die 'lijden aan het leven' en vooral gebukt gaan onder de sociale en emotionele gevolgen van het ziek zijn, zoals verlies van contacten en eenzaamheid, kunnen minder moeite hebben om het leven los te laten (Van Baarsen, 2008). Sommigen hebben pas rust als zij alle zaken rondom het afscheid – bijvoorbeeld de uitvaart – (zelf) hebben geregeld, anderen trekken zich terug alsof het hen niet aangaat.

In deze paragraaf worden drie thema's besproken die relevant zijn voor de zorg aan religieuze patiënten of aan patiënten uit een niet-westerse cultuur: medische besluitvorming rond het verkorten of verlengen van het leven, medische wilsverklaringen, en informed consent.

7.1.1 Medische besluitvorming rond het verkorten of verlengen van het leven

Religie of spiritualiteit beïnvloedt medische beslissingen over contraceptie, abortus en prenatale diagnostiek, orgaandonatie, operaties, bloedtransfusies en medicijnen (McCord et al., 2004; Hoffer, 2002; De Jong & Lamkaddem, 2008). Ook zijn opvattingen over levensverkortende of levensverlengende ingrepen vaak verbonden met iemands levensbeschouwelijke visie. Verhalen, te vinden in de 'heilige' boeken en veelal gebaseerd op eeuwenoude tradities en ervaringen, geven richting aan gelovigen hoe zij met levensverlengend dan wel levensbeëindigend medisch handelen dienen om te gaan. Respect voor het leven is daarbij een belangrijke religieuze waarde. Omdat in veel religies het leven is gegeven door God, is het voortzetten van een behandeling die het leven kan rekken voor gelovigen binnen deze religies per definitie zinvol (Van Dijk & Lokker, 2011). Een tweede denkbeeld is dat, in tegenstelling tot de moderne opvatting over lijden en dood waarbij sterven vrij van pijn dient te zijn, het lijden niet altijd afgewend hoeft te worden, want lijden kan een straf van God zijn, louterend werken of een spiritueel of persoonlijk groeiproces op gang brengen (Van Dijk & Lokker, 2011; Hasselaar, Van Leeuwen & Vissers, 2011). Een derde denkbeeld binnen sommige religies is dat het tijdstip van de dood vastligt; een gelovige patiënt mag daarom zelf absoluut geen invloed uitoefenen op het moment van overlijden. Suïcide is vanuit deze opvatting dan ook volstrekt verboden. Euthanasie, waarbij een patiënt aan de arts vraagt om in te stemmen met haar of zijn vrijwillig en weloverwogen verzoek het leven te beëindigen omdat er sprake is van ondraaglijk en uitzichtloos lijden, is volgens dezelfde uitgangspunten niet toelaatbaar.

Een interessante analogie in dit verband is dat, zoals stervende gelovigen hun leven in de hand van hun God leggen, mensen die om euthanasie vragen ook behoefte hebben aan verlossing en vanuit die wens hun leven in de hand leggen van hun arts (Van Baarsen, 2012). De 'moderne' arts lijkt daarmee in de letterlijkste betekenis van het woord 'verlossing' een verlengstuk van God te zijn geworden, een ontwikkeling die veel gelovigen ten stelligste afkeuren.

Slechts in zeer uitzonderlijke gevallen zijn medische ingrepen waarbij leven niet kan worden behouden, of waarbij de lichamelijke integriteit geschonden wordt, acceptabel vanuit een religieus perspectief, namelijk wanneer zij als laatste redmiddel dienen. Zo kan orgaandonatie toegestaan zijn wanneer het redden van een ander leven zwaarder weegt dan het schenden van de integriteit of heiligheid van het lichaam (Hoffer, 2002). Ook kan abortus in uitzonderlijke gevallen een legale medische handeling zijn wanneer het de enige manier is om het leven van de moeder te redden. De opvatting dat het gebruik van morfine bij pijnbestrijding de dood kan bespoedigen (het zogenoemde 'dubbeleffect') weegt vaak minder zwaar wanneer morfine de pijn van de patiënt kan wegnemen of verzachten. Andere factoren die opvattingen over abstineren of het al dan niet stoppen met een behandeling kunnen beïnvloeden, zijn de mate waarin mensen hun oorspronkelijke gebruiken en tradities veranderen doordat zij met mensen van andere culturen en religies samenleven (acculturatie; zie hoofdstuk 3) en de aanwezige kennis over opties voor terminale zorg (Kwak & Haley, 2005).

7.1.2 Medische wilsverklaringen: van tevoren vastleggen of overlaten aan familie en arts?

Opvattingen over medische wilsverklaringen (*advanced directives*) blijken sterk tussen culturen te variëren. Terwijl in veel westerse culturen wilsbeschikkingen gezien worden als een strategie die de autonomie van de (wilsonbekwame) patiënt kan vergroten, menen andere, meestal niet-westerse culturen dat wilsbeschikkingen patiënten alleen maar isoleren, verzwakken of zelfs schaden (Searight & Gafford, 2005). In culturen waar het belang van de groep meer centraal staat (collectivisme) dan het belang van het individu (individualisme) blijken minder wilsbeschikkingen te worden opgesteld dan in culturen waar patiëntautonomie centraal staat. Wilsbeschikkingen worden dan als niet of minder noodzakelijk gezien omdat medische beslissingen meestal genomen worden door de familie, door de arts, of in samenspraak tussen familie en arts. Soms krijgt de arts van de familie de ruimte om onafhankelijk, zonder overleg, beslissingen te nemen om de last voor de patiënt en de familie te verminderen (Searight & Gafford, 2005).

Het lagere aantal wilsbeschikkingen in bepaalde etnische (of religieuze) gemeenschappen kan echter ook wijzen op gebrek aan kennis over medische wilsverklaringen (Kwak & Haley, 2005) of kan een gevolg zijn van een geschiedenis van ongelijkheid in de zorg en wantrouwen naar het gezondheidszorgsysteem. Niet-reanimeerverklaringen of niet-behandelverklaringen worden soms gezien als een manier om kosten te drukken door sneller af te zien van behandeling (Candib, 2002). Het gevoel gediscrimineerd te worden in de zorg kan (allochtone) patiënten doen besluiten een eerder opgestelde wilsbeschikking te veranderen en/of agressievere vormen van (palliatieve) zorg te eisen (Searight & Gafford, 2005).

7.1.3 Informed consent: vertellen of verhullen?

Een van de moeilijkste punten van communicatie tussen arts en patiënt is het *slechtnieuwsgesprek*. Voor een patiënt is het horen van een slechte diagnose zoals terminale kanker traumatisch. Een arts die een of meerdere keren per week een slechtnieuwsgesprek moet voeren, staat hier wellicht niet altijd bij stil. Sommige patiënten willen de waarheid over een terminale diagnose niet horen. Zij blijven liever onwetend over hun situatie. Uit onderzoek blijkt dat etniciteit de belangrijkste factor is in het al dan niet vertellen van de waarheid aan de patiënt over de diagnose van (uitgezaaide) kanker en een terminale prognose (Hallenbeck & Arnold, 2007). Vooral in niet-westerse culturen lijkt men sterker te hechten aan een medisch beslissingsmodel waarin de familie centraal staat dan waarin de autonomie van de patiënt voorrang krijgt (Searight & Gafford, 2005; Lapine et al., 2001). Niet alleen de patiënt, maar ook de familie wordt geraakt door de levensbedreigende ziekte en het bijbehorend medisch beslisproces (Searight & Gafford, 2005). De belangrijkste beweegreden voor familie om de waarheid voor de patiënt verborgen te houden, komt voort uit een gevoel van morele verplichting om het zieke familielid te beschermen tegen zorgen en verantwoordelijkheid om beslissingen te moeten nemen (Hallenbeck & Arnold, 2007). De familie handelt daarbij in het grootste belang van de patiënt (weldoen en niet schaden).

In sommige culturen mogen terminale ziekten en slechte prognoses niet ter sprake worden gebracht omdat dat onrespectvol, onbeleefd en onnodig wreed en onmenselijk is voor de patiënt. De Graaff en Francke (2002) citeren een Turkse man die zijn moeder heeft verpleegd: 'Het is zielig, pijnlijk en zinloos, vind ik. Je kunt een terminale vrouw niet vertellen dat ze doodgaat. Je kunt gewoon niet zeggen: "Mama gaat dood over zes maanden."' (Hypothetische) uitspraken over ziekte en mogelijke dood worden vaak vermeden omdat het uitgesproken woord, en zelfs de gedachte eraan, een voorspelling kan worden die zichzelf laat uitkomen. Anderen willen voorkomen dat een open gesprek met de patiënt over ernstige ziekte angst en depressie veroorzaakt. Emotionele reacties op een slechtnieuwsgesprek kunnen herstel direct in de weg staan. Vooral zieke ouderen mogen gezien hun zwakke en kwetsbare status niet onnodig worden blootgesteld aan schokkend nieuws (Candib, 2002). Ten slotte zijn er culturen die voorschrijven dat iemands hoop niet vernietigd mag worden, niet alleen omdat hoop nodig is om van het leven te kunnen genieten, maar tevens omdat het een uiting is van respectloosheid voor degenen die geloven dat het lot in Gods hand ligt (Candib, 2002).

Van oudsher was het achterhouden van de waarheid over de diagnose en (slechte) prognose een norm binnen bijna alle culturen. Met het toenemen van respect voor patiëntautonomie is een verschuiving opgetreden van verhullen (non-disclosure) naar vertellen (disclosure). Met deze verschuiving is tevens het dilemma ontstaan wat te doen als de patiënt de waarheid niet lijkt te willen horen en de familie de patiënt afschermt. Moet de arts de waarheid dan verhullen, liegen, of moet zij of hij de waarheid vertellen maar niet de hele waarheid (Dias et al., 2003)? Artsen hebben in het kader van informed consent (geïnformeerde toestemming) en autonomie (WGBO) de plicht om patiënten adequaat te informeren over hun ziekte, behandeling en prognose. Zij zijn gedwongen de waarheid te vertellen. Aan de andere kant dienen zij de patiënt (tijdelijk) te beschermen wanneer het geven van informatie de patiënt kan schaden, bijvoorbeeld wanneer een patiënt door een operatie zodanig verzwakt is dat de waarheid meer kwaad dan goed doet. Behalve ethisch-juridische redenen om de waarheid over diagnose en prognose te vertellen, zijn er tevens sociaalemotionele en zorgethische argumenten. Het niet vertellen van de waarheid ontneemt patiënten namelijk de mogelijkheid het leven te overzien, na te gaan wat hun laatste wensen zijn en afscheid te nemen van familie en vrienden. Bovendien kunnen door het in stand houden van een 'geheim' waarbij iedereen behalve de patiënt weet wat zij of hij mankeert, in de dagelijkse zorg ongemakkelijke en problematische situaties ontstaan. In paragraaf 7.3.4 komt het onderwerp open communicatie verder aan bod.

7.2 Het stervensproces en de omgang met de dood

Dood en sterven zijn universele ervaringen voor mensen uit alle culturele groepen (Warren, 2005). Terminaal zieke patiënten sterven het liefst thuis, maar dit is vaak niet mogelijk. In 2006 stierf slechts een op de drie terminaal zieken thuis, terwijl driekwart van de algemene bevolking thuis de beste plek vindt om te sterven voor ongeneeslijk zieke mensen (De Graaff, Van Hasselt & Francke, 2005). Terminale patiënten hebben door fysieke aftakeling, toenemende afhankelijkheid en mogelijke angst voor verlies van waardigheid behoefte aan professionele en betrokken zorg waarin oog is voor de sociale, emotionele en existentiële kant van hun lijden (Van Baarsen, 2008), maar eveneens aan rust en privacy om afscheid te kunnen nemen van het (aardse) leven. Sterven is een intieme aangelegenheid. In veel culturen en religies is het gebruikelijk om tijdens en na het sterven van een familielid rituelen uit te voeren. In het ziekenhuis bijvoorbeeld kan familie komen met de vraag of er speciale ruimten zijn waar het lichaam van de overledene kan worden gewassen en gebalsemd. Artsen en verpleegkundigen die ooit betrokken zijn geweest bij een terminaal ziekbed van een (religieuze) patiënt kennen de welhaast heilige sfeer die het sterven omringt.

7.2.1 Zingeving in de stervenszorg

In de laatste fase van het leven zijn vragen over zingeving veelal gerelateerd aan bepaalde levens- of geloofsovertuigingen. Veel patiënten en familie vinden bij ziekte, sterven en dood troost in hun religie. Een typische uitspraak van gelovige patiënten is: 'Ik geloof in Gods wil.' In de zorg voor stervenden is het geven van informatie of een paternalistische houding dan niet of minder geschikt. Praten over sterven is niet acuut en vindt meestal niet plaats in een eenmalig consult (Ten Have, Ter Meulen & Van Leeuwen, 2009). In de moderne westerse medische praktijk – met haar steeds groeiende technische mogelijkheden en toenemende gerichtheid op het vergroten van medische kennis – staat men steeds minder stil bij de mogelijkheid om patiënten het sterven en de dood als een overgang te laten beleven. Zo zijn in de meeste ziekenhuizen en verpleeghuizen geen ruimten beschikbaar voor de rituele bewassing van de dode en is er vaak geen imam aanwezig. Respect voor religie vraagt een open houding (en tijd) om de rituelen en de verhalen die uit tradities voortkomen te kunnen duiden (Van Rinsum, 2007). Zo begint het werkelijke leven voor een moslim pas na het sterven en de wederopstanding uit de dood. Het beschouwen van de dood als definitief einde ('dood is dood') sluit de weg af voor interpretaties van religies of levensbeschouwingen die overtuigd zijn van een leven na de dood (Vink, 2003).

Patiënten die het leven na de dood als 'hoger' beschouwen, ernaar uitzien of het zelfs als het ultieme doel beschouwen, kunnen het stervensproces als bevrijdend zien. Religieuze patiënten kunnen de overgang naar de dood echter ook als bedreigend ervaren wanneer zij geloven in een 'onverbiddelijk oordelende God' of wanneer zij, in termen van oosterse opvattingen, bang zijn om niet verlost te worden of om opnieuw geboren te worden op een lager niveau (Vink, 2003). Zo geloven moslims dat zij op grond van hun daden naar het paradijs of naar de hel kunnen worden gestuurd, waar het leven oneindig is. Voor rooms-katholieken die overtuigd zijn van het vagevuur en voor protestanten die uitgaan van de Dag des Oordeels is de genade van God noodzakelijk om verlost te kunnen worden. Aanhangers van Afrikaanse en Afro-Amerikaanse religies geloven daarentegen in reïncarnatie van de ziel en vergelding na de dood en zij hechten belang aan het onderhouden van goed contact met de geesten van voorouders (De Jong & Van Schaik, 1994).

7.2.2 Rituelen en gebruiken

Respect van de zorgverlener voor de stervende en waardering van de dood als het eind van het aardse leven betekenen in het geval van religieuze patiënten ook het tonen van respect voor de levenswijze van de patiënt en de rituelen zoals die zijn vastgelegd in heilige boeken als de Koran of de Bijbel. Rituelen kunnen een rol spelen in het troosten en steunen van de patiënt, het voorbereiden van het dode lichaam voor de teraardebestelling en het nemen van afscheid. Een moslim die vlak voor zijn sterven zijn geloofsbelijdenissen kan uitspreken, is een gelukkig mens (Van Rinsum, 2007). In Turkse en Marokkaanse families worden Koranteksten gelezen omdat het de stervende rust geeft. Tijdens het sterven ligt de patiënt bij voorkeur met het gezicht in de richting van Mekka (De Graaff & Francke, 2002). Na het sterven maakt het (meerdere malen) wassen en balsemen van het dode lichaam deel uit van het afscheidsritueel. In het jodendom is het essentieel dat het reinigen en balsemen van het lichaam gebeurt door een groep gelovigen die hiervoor zijn aangewezen. In de moslimtraditie mag het lichaam van een overleden moslimman alleen gewassen worden door een man; en dat van een overleden moslimvrouw alleen door een vrouw.

Binnen sommige culturen wordt ingetogen gedrag voorgeschreven rond het sterven, terwijl in andere culturen het uiten van emoties een belangrijk afscheidsritueel is. Familieleden van Ghanese of Surinaamse patiënten kunnen soms plotseling en met veel uiterlijk vertoon en rumoer uiting geven aan hun verdriet door zich op de lijkkist te werpen of hun haren uit te trekken. Door middel van muziek, zang, dans en gebeden, en door het ophalen van herinneringen en het vertellen van verhalen, herdenken zij de overledene. In de Wet op de lijkbezorging van 1991 wordt rekening gehouden met de behoefte van mensen uit andere culturen en religies om hun naasten volgens de eigen riten te begraven (De Jong & Van Schaik, 1994).

7.3 De arts-patiëntrelatie

Tijdens ziekte en gedurende de laatste fase van het leven wordt de arts door veel patiënten gezien als een vertrouwenspersoon, die niet alleen kan helpen in het zoeken naar een antwoord op medische vragen maar die ook psychosociale en spirituele steun kan bieden. In de ogen van veel patiënten is de arts anders; de arts staat min of meer op een voetstuk en zegt hoe het moet. Die rol als adviseur of leidsman heeft de arts als vanouds. In de islam wordt de arts bijvoorbeeld veelal gezien als 'de wijze', en voor velen is de huisarts als *family doctor* bij uitstek degene die over hun welzijn waakt. In het huidige westerse zorgsysteem lijkt er echter steeds minder ruimte te zijn voor een persoonlijke aanpak en lijkt er ook minder belang te worden gehecht aan een vertrouwde een-op-eenrelatie tussen (huis)arts en patiënt. Patiënten hebben vaak niet meer te maken met één (familie)arts, maar met diverse specialisten, die elk over een eigen vakgebied gaan (Penson et al., 2006). Dat dit tot verwarring en wanhoop kan leiden bij patiënten of hun familieleden, blijkt wel uit het volgende citaat (Penson et al., 2006; vertaling BvB):

> 'Maar de cardioloog vertelde mij dat het redelijk goed ging met Doug [partner–BvB], en ik voelde mij op een naïeve manier getroost in zijn milde uitspraak. Tenminste, totdat de longspecialist de kamer binnenviel, zijn stethoscoop op Dougs borst plaatste en zei: "Hij wordt niet beter. Hij is slechter geworden. Hij kan doodgaan. Heeft u nog vragen?" Ik was te overrompeld om te kunnen reageren.'

7.3.1 Aandacht en respect

Veel artsen lijken het moeilijk te vinden om met de emoties van hun patiënten om te gaan. Sommigen voelen zich verantwoordelijk en schuldig naar de patiënt en/of diens familie en gaan daarom langer door met zware behandelingen, ook al valt er op grond van geldende medische inzichten geen redding meer te verwachten (Van Dijk & Lokker, 2011; Dias et al., 2003). Toch hebben patiënten niet altijd behoefte aan weer een nieuwe behandeling of benadering, hoe goed bedoeld ook. Zij willen graag gezien worden als een persoon, niet als medisch object, en willen met gevoeligheid en begrip worden benaderd (Van Baarsen, 2004; Hart et al., 2003). In het geval van allochtone patiënten, bij wie taal een extra barrière kan vormen, komt het voor dat geen enkele vorm van aandacht of gesprek ontstaat. De volgende casus, gepresenteerd en besproken tijdens het Stage Overstijgend Onderwijs van het VU medisch centrum, is hiervan een voorbeeld:

> **Geen contact**
> Mw. B., 49 jaar, is ter observatie en analyse van progressie van neurologische klachten opgenomen op de afdeling neurologie in het ziekenhuis. Mevrouw is van Marokkaanse afkomst en spreekt geen Nederlands. De arts kan de patiënte niet verstaan en andersom kan de patiënte ook de arts niet verstaan. Tijdens de visite, elke ochtend, gaat de zaalarts de kamer in, spreekt met de verpleegkundige over mw. B. en loopt dan de deur uit zonder enig (oog)contact met de patiënte, zonder lichamelijk onderzoek te doen, soms zelfs zonder een hand te schudden of een groet.

De arts in de casus ziet er om onbekende redenen (verlegenheid? irritatie? tijdgebrek? onwil? vooroordelen?) van af contact te maken. De arts kijkt de patiënt niet aan, praat niet tegen haar en raakt haar niet aan. Is hier dan wel sprake van professionele zorg? De betreffende casus lijkt geen uitzondering te zijn in medische praktijken met veel allochtone patiënten.

Een bijkomend dilemma dat tot ontevredenheid bij patiënt en familie kan leiden, is dat zorgverleners niet altijd tegemoet (kunnen) komen aan de wensen van allochtone patiënten en hun familieleden over flexibele bezoektijden of ruime kamers om grote groepen bezoekers te kunnen ontvangen. Ook uit Amerikaans onderzoek blijkt dat etnische/culturele minderheden minder tevreden zijn over de zorg (Saha, Arbelaez & Cooper, 2003) en dat patiënten die geen Engels spreken nog slechtere ervaringen hebben op het punt van respectvolle bejegening, communicatie en informatievoorziening, behulpzaamheid van zorgverleners en tijdige hulp, advies of afspraak (Weech-Maldonado et al., 2003). Deze slechtere ervaringen betroffen zowel persoonlijke hulpverleners als specialisten en de gezondheidszorg in het algemeen. Het tekort aan tijd en veeleisende roosters van artsen zouden het gebrek aan effectieve communicatie begrijpelijk maken. Maar dit benadrukt des te meer de vraag wie bij taalproblemen verantwoordelijk is voor een open en duidelijke communicatie.

7.3.2 Communicatieproblemen

Artsen en verzorgend personeel zeggen bezorgd te zijn dat zij door hun onvermogen om goed met allochtone patiënten te communiceren, niet voldoende in staat zijn goede zorg te leveren. Het wordt als moeilijk ervaren een vertrouwelijke relatie op te bouwen, omdat het in het algemeen de familie is die beslissingen neemt over/voor de patiënt. Uit etnografische interviews blijkt bovendien dat patiënten uit andere culturen een diepgeworteld wantrouwen kunnen hebben tegen het westers georiënteerde zorgsysteem, waarin autonomie en zelfbeschikking een centrale plaats hebben (Blackhall et al., 1999), zoals elders in dit hoofdstuk uitgebreid aan bod kwam.

Wanneer de patiënt niet dezelfde taal spreekt als de arts, blijkt de tussenkomst van een tolk of familielid niet altijd te werken, vooral niet wanneer deze persoon door de culturele achtergrond niet bereid is gevoelige of (voor de patiënt) ongewenste informatie te vertalen (Richardson, Thomas & Richardson, 2006). Sommige ziekenhuizen onderkennen de problematiek van gebrek aan consistente informatie en steun en de complexe, soms verstoorde communicatie tussen arts en (allochtone) patiënt door een vaste aanspreekpersoon of zorgmanager voor patiënt en familie aan te stellen. Anderen erkennen het belang van training en/of begeleiding van personeel bij het bespreken van behandelopties met patiënten uit andere culturen en hun familie. Zij wijzen bijvoorbeeld op het feit dat de communicatieve vaardigheden van ervaren artsen of specialisten niet per se beter worden met het toenemen van de tijd of klinische ervaring (Fallowfield, 1993).

7.3.3 Omgaan met familie

We hebben eerder gezien dat problemen kunnen ontstaan als de familie van een allochtone patiënt niet wil dat de patiënt geïnformeerd wordt over de diagnose of prognose. Indien de waarde die familie en arts hechten aan het vertellen van de waarheid verschilt, kan dit de communicatie tussen arts, patiënt en familie bemoeilijken. In de medische praktijk ontstaan dilemma's wanneer de ene partij moet winnen en de andere partij moet verliezen: óf de familie wordt genegeerd en de patiënt krijgt de diagnose en/of prognose te horen, óf het geweten van de arts wordt geschonden en de patiënt krijgt de waarheid niet te horen (Hallenbeck & Arnold, 2007).

Het vertellen van de waarheid aan de patiënt zonder respect te tonen voor culturele tradities brengt zekere risico's met zich mee. Behalve dat het vertrouwen in de arts-patiënt-familierelatie ernstig geschaad kan worden, bestaat de kans dat de arts belangrijke informatie mist. Want hoewel de houding van familie meestal wordt bepaald door culturele verwachtingen, kan zij ook voortkomen uit eerdere ziekte-ervaringen. Bij medische beslissingen spelen niet alleen persoonlijke ervaringen met ziekte en lijden een rol, maar ook ervaringen van familie en vrienden (Van Kleffens, Van Baarsen & Van Leeuwen, 2004). Verder blijkt dat familieleden soms handelen vanuit de wetenschap dat de patiënt ooit heeft aangegeven niet geïnformeerd te willen worden over een terminale diagnose, of alleen geïnformeerd te willen worden door familie en niet door de arts (Hallenbeck & Arnold, 2007). Het overdragen van patiëntautonomie aan de familie zou dan gezien kunnen worden als een daad van autonomie. Ten slotte moet de arts rekening houden met het feit dat culturele codes over het al dan niet openlijk bespreken van ziekte en prognose niet voor alle individuen binnen een cultuur hoeven te gelden. Sommige (allochtone) patiënten hechten veel waarde aan hun autonomie en willen zeggenschap over het medisch beleid, zoals blijkt uit het volgende citaat (Hallenbeck

& Arnold, 2007): 'In onze cultuur beslist de familie, maar als ik naar mijzelf kijk, dan wil ik weten wat er aan de hand is en zelf beslissen.'

7.3.4 Het 'geheim' van goede communicatie

Open communicatie tussen arts, patiënt en familie wordt gezien als noodzakelijke voorwaarde in het kunnen bespreken en afwegen van behandelopties. Goede communicatie vermindert twijfels en angst (voor discriminatie) bij patiënten, het vergroot de therapietrouw en het vermindert het aantal klachten en tucht-/rechtszaken (Dias et al., 2003). Communicatie is een uiting van goede zorg (Ten Have et al., 2009). Open communicatie vereist wederzijds vertrouwen en respect, maar ook goede luistervaardigheden (Dias et al., 2003). Patiënten en familie stellen het op prijs wanneer de arts vragen stelt, aandacht en begrip heeft voor het (religieuze of culturele) levensverhaal en de tijd neemt om te praten. Door (tijdens de intake) te vragen naar religieuze of spirituele opvattingen van de patiënt en de mogelijke invloed op het beslisproces, kan de arts niet alleen beter inspelen op de medische behoeften van de patiënt, maar kan zij of hij een beslissing die niet op medische, maar op religieuze gronden wordt genomen, beter begrijpen.

Het belang van een open communicatie wordt weerspiegeld in situaties waarin culturele opvattingen over het vertellen van de waarheid tussen patiënten en hun familieleden verschillen, en patiënten zich vanuit hun rol verplicht voelen de culturele of familietradities te respecteren. Dit conflict tussen culturele identiteiten en sociale rollen kwam al eerder aan bod. Om de patstelling tussen 'wel informeren' en 'niet informeren' te vermijden, is wel geopperd dat artsen in de communicatie allereerst moeten proberen niet te (over)reageren wanneer de familie hun feitelijk vraagt om niet volgens de wet te handelen en de autonomie van de patiënt te negeren. Proberen het standpunt van de familie te achterhalen, de implicaties van het achterhouden van de waarheid te bespreken en op empathische en subtiele wijze te onderzoeken wat de patiënt zou willen, zijn eerste stappen in de zoektocht naar een middenweg (Searight & Gafford, 2005; Hallenbeck & Arnold, 2007).

7.3.5 Misverstanden en vooronderstellingen

Onderzoek laat zien dat bijna de helft van de huisartsen terminale Turkse of Marokkaanse patiënten niet doorverwijst naar de (vrijwillige) thuiszorg, terwijl dit de zorg voor de stervende wel zou hebben verbeterd (De Graaff et al., 2005). Voor allochtone mantelzorgers is stervenszorg zwaar, ook al omdat er veel gasten op bezoek komen die ze niet kunnen weigeren (Kodde, 2010). Soms verwijzen huisartsen niet door omdat zij denken dat er genoeg familie is voor de mantelzorg, terwijl veel familieleden meestal alleen komen opdagen omdat de dokter op bezoek komt (De Graaff & Francke, 2002). Culturele vooronderstellingen kunnen een praktisch begrip van de leefsituatie van een patiënt in de weg staan (Kleinman & Benson, 2006a). Misvattingen over de behoefte van allochtone patiënten aan (terminale) thuiszorg kunnen ertoe bijdragen dat allochtonen minder gebruikmaken van die thuiszorg. Voorlichting over terminale thuiszorg dient daarnaast meer te worden afgestemd op de behoeften en onzekerheden van allochtone patiënten, met als doel de barrières te verlagen die zij ervaren in het vragen en zoeken van hulp. Veel Turkse Nederlanders vinden bijvoorbeeld dat ze hun ouders zelf moeten verzorgen, en het binnenhalen van thuiszorg is niet overal geaccepteerd (Kodde, 2010).

In tegenstelling tot wat veelal gedacht wordt, hebben veel Turkse en Marokkaanse patiënten geen informeel sociaal vangnet dat tijdens ziekte voor hen kan zorgen. Tussen kinderen en ouders bestaan nogal eens conflicten over de zorg thuis, want kinderen hebben in toenemende mate behoefte aan privacy. Ze willen wel voor hun ouders zorgen, maar meer op een gelijkwaardige manier en minder volgens traditionele principes (Betke, 2003). Verder is hulp vanuit de moskee niet altijd beschikbaar en gaan (terminaal) zieke allochtone patiënten zelden terug naar hun geboorteland, omdat zij in de buurt van hun familie en vrienden in Nederland willen blijven. Vaak is er maar één vrouwelijk familielid dat de verzorging op zich neemt (De Graaff & Francke, 2002). Het is daarom van belang allochtone (terminale) patiënten niet te benaderen vanuit een stereotiepe beeldvorming maar een individuele aanpak te kiezen, gericht op de persoonlijke situatie en de culturele en religieuze aspecten in het verhaal van de patiënt.

In reactie op het rapport van het eerdergenoemde onderzoek naar thuiszorg voor terminale Turkse en Marokkaanse patiënten (De Graaff et al., 2005) stelde toenmalig staatssecretaris Ross dat zorgaanbieders betere voorlichting moeten geven aan allochtone patiënten. Zij tekende daarbij echter aan dat, met alle respect voor de cultuur, van allochtone patiënten mag worden verwacht dat zij zelf actief op zoek gaan naar professionele zorg. Het feit echter dat (religieuze) overtuigingen en gevoel van schaamte veel allochtonen ervan weerhouden hulp te vragen (De Graaff et al., 2005), suggereert dat in het falen van een goede zorgverlening aan allochtone patiënten meer aan de hand is dan alleen een taalbarrière. De invloed van sociale, omgevings- en economische factoren, traditionele man-vrouwrolpatronen en de (medische) cultuur op de hulpvraag en het (zorg)gedrag van patiënten wordt vaak onderschat.

7.3.6 Competentie in de arts-patiëntrelatie

Artsen zullen steeds vaker te maken krijgen met een verscheidenheid aan religieuze en culturele gebruiken en met rituelen die bij de overgang van leven naar dood horen. Zij blijken echter niet altijd op de hoogte te zijn van de stervensriten binnen (niet-)westerse culturen en weten niet voldoende hoe allochtone patiënten en hun familie omgaan met ziekte, sterven en dood. Ook wordt cultuur soms gelijkgesteld aan etniciteit, taal of religie (Kleinman & Benson, 2006a). Volgens velen zijn daarom maatregelen nodig om te komen tot een goed geïnformeerd, cultureel aangepast zorgsysteem. Genoemd zijn het aantrekken en opleiden van zorgverleners of vertrouwenspersonen uit andere, niet-westerse culturen en religies (De Graaff & Francke, 2002; Weech-Maldonado et al., 2003) en het aanstellen van zogenoemde casemanagers die andere leden van het zorgteam kunnen voorlichten over culturele en religieuze kwesties en die als centraal aanspreekpunt kunnen functioneren voor patiënt en familie (Warren, 2005).

Daarnaast is gewezen op de mogelijkheid van het ontwikkelen en implementeren van trainingen in culturele competentie in het onderwijs en op de werkvloer (Weech-Maldonado et al., 2003). Culturele competentie is een logische en wenselijke vaardigheid voor artsen (Kleinman & Benson, 2006a) en beïnvloedt in positieve zin de kwaliteit van de arts-patiëntrelatie (Saha et al., 2003). Ook spirituele sensitiviteit is genoemd als vaardigheid die van belang is in het contact tussen arts en patiënt. Zo vonden Ellis en Campbell (2005) dat het hebben van overeenkomstige geloofssystemen het vertrouwen tussen arts en patiënt versterkt.

Hoewel culturele competentie een waardevol instrument lijkt te zijn, hebben onderzoekers diverse kanttekeningen geplaatst bij de toepassing en uitwerking ervan (Kleinman & Benson, 2006a). Zo lijkt het concept van culturele competentie cultuur te reduceren tot een technische vaardigheid, een serie gedragsregels van 'dit moet zus' en 'dat moet zo', in een poging de etnische, culturele of religieuze achtergrond van een patiënt grijpbaar te maken. Het idee cultuur te kunnen onderbrengen onder één noemer kan tot gevaarlijke stereotypering leiden, met alle gevolgen van dien. Cultuur (en religie of spiritualiteit) gaat niet alleen over verschillen in kleding, gebruiken of eetvoorschriften, maar ook en vooral over wat mensen beweegt (Kleinman & Benson, 2006b). Vanuit het gezichtspunt van de antropologie pleiten Kleinman en Benson (2006a) voor het trainen van artsen/specialisten in etnografie. Dit betekent dat in het bestuderen van het leven van de patiënt in een specifiek culturele dan wel religieuze setting, de nadruk wordt gelegd op het begrijpen van het perspectief van de patiënt (intensive and imaginative empathy). Dat wil zeggen dat artsen op een menselijke manier zouden moeten omgaan met het 'anders-zijn' van hun patiënt en zich moeten inleven in hun religie, morele waarden en dagelijkse gewoonten.

Etnografie onderscheidt zich van culturele competentie doordat ze individuele verschillen binnen religies (*some Jews love pork*) en cultureel-religieuze ambivalentie binnen sociale groepen benadrukt (Kleinman & Benson, 2006a). Cruciaal is dat het verhaal van de patiënt niet ondergeschikt wordt gemaakt aan de medische expertise van de arts, en dat de ervaring van het ziek zijn niet uitgelegd wordt aan de hand van technische of diagnosticeerbare ziektecategorieën. De beste (stervens)zorg lijkt tot stand te komen in een wederzijdse gedachtewisseling tussen hulpverlener en (allochtone) patiënt, met aandacht voor de religieuze/culturele waarden, wensen en belangen van de patiënt. De aanwezigheid van een langdurige, vertrouwde relatie tussen arts en patiënt kan helpen om een gesprek aan te gaan, zeker wanneer er sprake is van een taalbarrière of een verschil in cultuur of religie. De geestelijke/spirituele en emotionele belevingskanten van het ziek zijn en de centrale rol van familie in het stervensproces zijn in diverse religies/culturen uitgangspunten die aandacht verdienen. In de communicatie over de naderende dood is het daarom belangrijk dat de arts het goede moment kiest, de tijd neemt en zich richt tot de persoon die de leidende rol heeft in de familie (De Graaff & Francke, 2002).

7.4 Opvattingen over religie in de zorg

Een interessante vraag is hoe artsen en patiënten denken over de invloed van levensbeschouwing op gezondheid, ziekte en sterven. Geloven artsen dat religie het genezingsproces kan beïnvloeden? Denken zij dat de beleving van ziekte en gezondheid door patiënten met een niet-christelijke geloofsovertuiging overeenkomt met wat in de reguliere westerse geneeskunde gebruikelijk is? Brengen zij iemands godsdienst onder de aandacht wanneer zij denken dat dit relevant is voor hun medisch handelen of brengen zij het onderwerp liever niet ter sprake in hun praktijk? En wat verwachten patiënten van hun arts? Willen zij dat hun arts aandacht heeft voor hun religie of hebben zij dat liever niet?

7.4.1 Wensen van de patiënt

Volgens sommigen is het een misvatting dat religie buiten de artsenpraktijk kan worden gehouden; religie is immers belangrijk in de zelfgenezing van een religieuze patiënt (Popma, 1977). Toch blijken artsen zelden te vragen naar de religieuze overtuiging van hun patiënten. Het initiatief om over religie te praten wordt vaak aan de patiënt gelaten. Een grote meerderheid van artsen vindt het juist om religieuze/spirituele onderwerpen alleen te bespreken als de patiënt erover begint (Ellis et al., 2002). Uit een onderzoek van Curlin en collega's (2006) blijkt dat bijna de helft van de ondervraagde artsen het ongepast vindt om zelf naar de religieuze of spirituele voorkeuren van hun patiënten te vragen. Een grote groep artsen zegt alleen over de eigen religieuze opvattingen of ervaringen te willen praten als de patiënt er expliciet naar vraagt.

De weinig uitnodigende houding van artsen staat haaks op de wens van veel patiënten om frequenter en vaker diepgaande gesprekken over religieuze onderwerpen met hun arts te voeren of bijvoorbeeld samen te bidden (McCord et al., 2004). De wens van patiënten om een meer vragende houding van hun arts hangt daarbij af van de omstandigheden. Patiënten en familie willen vaak dat de arts vraagt naar hun spirituele overtuigingen, vooral wanneer er sprake is van een levensbedreigende ziekte, bij ernstige medische omstandigheden en na het overlijden van een dierbare. De belangrijkste behoeften van patiënten zijn dan dat de arts hen als persoon begrijpt, hun beslissingen over behandelingen beter kan plaatsen en dat zij of hij compassie kan tonen en wanneer nodig, hun realistische hoop kan geven (McCord et al., 2004). Patiënten hebben geen behoefte aan 'preken' (Hart et al., 2003), maar geven aan dat hun kwetsbare positie in een discussie over religieuze opvattingen een integere en respectvolle houding van de zorgprofessional vraagt (Ellis & Campbell, 2004).

7.4.2 Observaties en interpretaties van de arts

Er zijn diverse onderzoeken gedaan naar de rol van de opvattingen van artsen over religie in relatie tot het medisch handelen. Hieruit blijkt dat artsen onderwerpen vermijden die met *religie* of met *psychosociale spiritualiteit* te maken hebben. Dit komt door factoren als te weinig tijd, gebrek aan kennis of training en het huidige vergoedingenstelsel (Ellis et al., 2002; Ellis, Vinson & Ewigman, 1999). Andere onderzoeken tonen daarentegen aan dat het niet zozeer gaat om tijd en kennis, maar om de visie van de arts: in hoeverre acht de arts religie relevant voor de beoefening van haar of zijn beroep (Kuyck & Wils, 1999)? Een meerderheid van artsen gelooft dat religie/spiritualiteit veel invloed heeft op de gezondheid van een patiënt en meent dat deze invloed over het algemeen positief is (Curlin, Sellergren et al., 2007). Religie/spiritualiteit wordt dan veelal gezien als een hulp in het omgaan met ziekte, in het hebben/houden van een optimistisch gemoed en in het ontvangen van emotionele en praktische steun van medegelovigen.

Slechts weinig artsen geloven echter dat religie of spiritualiteit de uitkomsten van 'hard' medisch onderzoek kan veranderen (Curlin, Sellergren et al., 2007). Alleen wanneer er wetenschappelijk bewijs is voor de relatie tussen spiritualiteit en gezondheid wordt dit aangegrepen om religieuze vragen met de patiënt te bediscussiëren. Een huisarts vertelt (Ellis et al., 2002; vertaling BvB): 'Hoe kun je verantwoorden niet met een depressieve patiënt over spiritualiteit te praten wanneer je wetenschappelijk kunt aantonen dat het versterken van hun geloofsovertuiging hen helpt?'

Het lijken vooral religieuze karakteristieken te zijn die observaties en interpretaties van artsen over religie in relatie tot gezondheid beïnvloeden (Curlin, Sellergren et al., 2007). Artsen voor wie religie een belangrijke plaats inneemt in hun leven en hun werk, beschouwen spiritueel welbevinden als een belangrijke gezondheidsfactor, schatten de positieve invloed van religie/spiritualiteit hoger in dan artsen voor wie religie minder of niet belangrijk is, en rapporteren vaker dat patiënten religieuze of spirituele onderwerpen ter sprake brengen (Curlin et al., 2006; Ellis et al., 1999). Huisartsen die zich in hun werk laten leiden door hun religie of zichzelf beschouwen als spiritueel zetten zich vaker in voor patiënten die minder gemakkelijk toegang hebben tot de zorg (Curlin, Dugdale et al., 2007). Voorts blijken alleen religieuze artsen, en dan met name protestanten, geneigd te zijn te bidden met hun patiënten en te praten over religieuze en spirituele onderwerpen (Curlin et al., 2006; Curlin, Dugdale et al., 2007), vooral wanneer patiënten angst ervaren om te sterven (Ellis et al., 1999).

Het onderkennen van het belang van spiritualiteit in het leven levert de rechtvaardiging voor het aankaarten van religieuze vraagstukken bij patiënten, zoals blijkt uit het volgende citaat (Ellis et al., 2002; vertaling BvB): 'Wanneer ik gesprekken heb over spirituele thema's, is het meestal op mijn initiatief (...) omdat ik meer begaan ben met religieuze zaken dan andere artsen.' De laatste observaties betekenen waarschijnlijk dat vooral religieuze artsen openstaan voor de religieuze en spirituele behoeften van hun patiënten. De grotere spirituele sensibiliteit onder gelovige artsen vormt een bevestiging voor conclusies uit onderzoek dat verlegenheid of een zekere ongemakkelijkheid om over religieuze onderwerpen te praten een belangrijke voorspeller is van het ontbreken van professioneel religieus gedrag in de kliniek (Ellis et al., 2002).

Hieraan gerelateerd zijn barrières genoemd door huisartsen, zoals niet weten welke patiënten over religie willen praten, angst voor vervreemding bij de ander, angst om misplaatste invloed uit te oefenen, en het idee dat religieuze/spirituele opvattingen privé zijn (Ellis et al., 2002, 1999). Blijkbaar zijn naast religieuze karakteristieken ook persoonlijke kwaliteiten en interpersoonlijke vaardigheden noodzakelijk om over religie te kunnen praten en mogelijk ervaren barrières te overwinnen, zoals innerlijke kracht, evenwichtigheid, een open houding, en een voor de patiënt zichtbare bereidheid om deel te nemen aan religieuze/spirituele discussies op een respectvolle, integere en onbevooroordeelde manier (Ellis et al., 2002).

7.4.3 Zelfreflectie en het verhaal van de patiënt

Een van de meest cruciale instrumenten die genoemd worden in het leren begrijpen van de (religieuze) wereld van de patiënt is *kritische zelfreflectie* (Kleinman & Benson, 2006a). Al vanuit de hippocratische traditie werd ervoor gepleit dat elke aankomende arts door zelfonderzoek en reflectie eerst een evenwicht zou moeten zoeken tussen eigen lichaam en geest voordat zij of hij in staat zou zijn deze beide aspecten in de patiënt te kunnen verzorgen. In de zoektocht naar de relatie tussen lichaam en geest is het belangrijk dat artsen niet alleen vertrouwen op boekenkennis, maar tevens het belang van persoonlijke verhalen onderkennen – de context van de patiënt. Veel patiënten vinden het bijvoorbeeld belangrijk dat wanneer zij terminaal ziek zijn, zij een arts hebben die hen goed kent.

Verhalen zijn een onmisbare bron om te weten met wat voor patiënt de arts te maken heeft en welke geloofsovertuigingen, emoties, waarden en wensen voor de patiënt belangrijk zijn. Verhalen geven houvast, bieden aan de mensen die zich in de verhalen herkennen een identiteit, en ze geven hoop en zin aan het leven. Aandacht en interesse voor het verhaal van de ander kunnen een eerste basis vormen voor zelfreflectie en daarmee voor wederzijds begrip. Wat goed is om te doen wordt helder in de communicatie tussen mensen, omdat men in interactie met elkaar kan leren wat waardevol is (Ten Have et al., 2009). Door de zorg te plaatsen in een holistisch perspectief waarin de waarden van de patiënt centraal staan en waarin aandacht is voor de fysieke, emotionele en spirituele dimensies van de zorg, kan tegemoet worden gekomen aan de wens van patiënten om meer begrip te krijgen van hun arts (Ellis & Campbell, 2005).

Openstaan voor het verhaal van de ander betekent ook een open houding voor andere gebruiken, opvattingen, culturen en religies. Hoewel het zinvol is om kennis te hebben van de religieuze en culturele tradities, gewoonten en rituelen van (allochtone) minderheidsgroepen, is het niet per se noodzakelijk dat artsen altijd overal van op de hoogte zijn. Door *gewoon te vragen* naar de plaats en betekenis van cultuur/religie in het dagelijks leven en het ziek zijn van de patiënt kunnen misverstanden of irritaties over onbekende, andere gebruiken vaak worden voorkomen (Kleinman & Benson, 2006a) en krijgt de zorgverlener meer inzicht in zijn eigen waarden en normen.

7.5 Uitdagingen voor de arts

De medische ethiek heeft artsen eeuwenlang opgeroepen goede zorg te verlenen aan iedereen en in de zorg geen onderscheid te maken naar ras, sekse, leeftijd, opleiding, taal, cultuur en religie. Het uitspreken van de hippocratische eed is daarbij een belangrijke traditie. Toch blijken bepaalde groepen op grond van inkomensverschillen, cultuurverschillen, taalbarrières of het ontbreken van verblijfsstatus geen of slechts moeizaam toegang te hebben tot het zorgsysteem. In de huidige multiculturele samenleving staan artsen voor de uitdaging te leren wat de invloed is van culturele, religieuze en spirituele factoren op de reacties van patiënten en artsen op medische kwesties zoals genezing, lijden, rechtvaardige verdeling van middelen, autonomie, weldoen, niet schaden, medische beslissingen, informed consent en de arts-patiëntrelatie (Searight & Gafford, 2005).

De medisch-ethische dilemma's die voortkomen uit cultuurverschillen suggereren dat flexibiliteit in de benadering en interpretatie van patiëntautonomie gewenst zijn. Door het tonen van respect voor (allochtone) patiënten die niet willen weten dat ze doodgaan en niet willen beslissen over behandelingen, kan patiëntautonomie op een andere wijze worden ingevuld en kunnen informed consent en besluitvorming over medische behandelingen worden overgedragen aan de familie. Het blijft echter de taak van de arts om op subtiele wijze na te gaan wat de wensen zijn van de patiënt en of de familie als wettelijk vertegenwoordiger werkelijk opkomt voor de belangen van de patiënt. Daarmee kan de arts in haar of zijn beroepsuitoefening trouw blijven aan de gestelde medische, ethische en juridische plichten, zoals onder andere vastgelegd in de WGBO.

Het ontwikkelen en trainen van spirituele sensibiliteit en zelfreflectie in het medisch curriculum en in de specialistenopleidingen kan barrières in de communicatie over religie en spiritualiteit wegnemen. Goede communicatie geeft zowel op professioneel als op persoonlijk gebied voldoening. Goed gecoördineerde en gecommuniceerde (stervens)zorg versterkt de medewerking en het vertrouwen bij patiënten en familie, en verhoogt de tevredenheid en de kwaliteit van leven van de patiënt. Kennis over religies, culturen en communicatiepatronen is zinvol, maar nog belangrijker is een individuele aanpak met aandacht voor de patiënt als persoon met haar of zijn eigen levensverhaal waarin de traditties, rituelen en codes van religie en cultuur zijn verweven. Stereotypering voortkomend uit verschillen in cultuur, etniciteit, taal of religie dient te worden vermeden. Om dit te bereiken, zou de zin *First do no harm by stereotyping* geschilderd moeten worden op de muren van alle klinieken die hun (allochtone) patiënten zien als unieke personen en die stereotiepe denkbeelden ondergeschikt maken aan het gezamenlijke doel in de zorg, namelijk de beste, op maat gesneden zorg voor de patiënt (Kleinman & Benson, 2006a; Van Baarsen, 2012).

8
Etnische verschillen in gezondheid

Karien Stronks

Onze kennis over de gezondheid van migrantengroepen in Nederland is schaars. Niettemin kunnen we concluderen dat hun gezondheid verschilt van die van de autochtone bevolking, soms in negatieve, en soms in positieve zin. Dit blijkt bijvoorbeeld uit een vergelijking van de gezondheid van de vier grootste groepen niet-westerse allochtonen in Nederland (Turken, Marokkanen, Surinamers en Antillianen) met de gezondheid van autochtone Nederlanders. Om een aantal voorbeelden te geven: de perinatale sterfte is hoger onder baby's uit deze vier groepen dan onder autochtone Nederlanders (Garssen & Van der Meulen, 2004). Ook de sterfte onder Turkse, Surinaamse en Antilliaanse mannen is hoger dan onder autochtone mannen van dezelfde leeftijdsgroep. Dit geldt overigens niet voor Marokkaanse mannen, bij wie de sterfte juist lager is dan onder autochtone mannen (De Hollander et al., 2006).

In dit hoofdstuk worden de factoren die op de gezondheid van allochtone groepen van invloed zijn besproken en in een conceptueel model geordend. Het model is gebaseerd op resultaten van empirisch onderzoek naar de gezondheid en leefomstandigheden van migranten. Hoewel het is toegespitst op de Nederlandse situatie, liggen er ook resultaten van buitenlands onderzoek aan ten grondslag. In het model zijn zo veel mogelijk gezondheidsaspecten verwerkt, van incidentie van ziekten, sterfte en prognose tot ervaren van gezondheid.

In dit hoofdstuk wordt allereerst aandacht besteed aan de factoren die de gezondheid bepalen, zoals voedingsgewoonten, zware lichamelijke arbeid en zorggebruik. Vervolgens wordt uitgelegd dat de 'verdeling' van deze factoren over etnische groepen het gevolg is van onderliggende processen als migratie en acculturatie.

8.1 Gezondheidsverschillen tussen etnische groepen

Sommige ziekten komen onder een aantal allochtone groepen meer voor dan onder autochtone Nederlanders (zie ook hoofdstuk 15 en de website Huisarts-migrant: www.huisarts-migrant.nl/index.php/ziektebeelden). Diabetes mellitus bijvoorbeeld komt het vaakst voor bij mensen van Hindostaans-Surinaamse afkomst, maar ook bij Turken en Marokkanen is de prevalentie hoger dan bij de autochtone Nederlanders (De Hollander et al., 2006). Hart- en vaatziekten komen vaker voor bij Turken en Surinamers, echter niet vaker bij Marokkanen (De Hollander et al., 2006). Hypertensie komt relatief vaak voor bij zowel creoolse Surinamers als bij Hindostaanse Surinamers (Bindraban, 2007). Schizofrenie komt vaker voor bij Surinamers, Antillianen en Marokkanen, maar bij Turken is er geen verschil met autochtone Nederlanders. En depressiviteit lijkt veel meer voor te komen onder Turkse ouderen dan onder ouderen van autochtone herkomst (De Hollander et al., 2006).

De verschillen in gezondheid tussen allochtonen en autochtonen werken door in de zorg aan die groepen, zowel in de preventieve als in de curatieve zorg. De hoge prevalentie van diabetes onder Hindostanen bijvoorbeeld kan aanleiding zijn om de richtlijnen voor de vroege opsporing van deze ziekte – zoals die voor de huisarts gelden – voor die etnische groep aan te passen. De sikkelcelanemie onder Surinamers en Afrikanen, tot de komst van deze groepen naar ons land een onbekende ziekte in de Nederlandse gezondheidszorg, was aanleiding tot het inrichten van specifieke poli's voor mensen met deze aandoening.

Terwijl het aantal beschrijvende gegevens over de gezondheid van allochtone bevolkingsgroepen de laatste jaren is toegenomen – vooral wat betreft de grootste groepen – weten we nog steeds heel weinig over de achtergronden van etnische verschillen in gezondheid. Toch is deze kennis hard nodig om de zorgverlening goed op de behoeften en vraag van allochtonen af te kunnen stemmen. Meer specifiek is inzicht nodig in de krachten die inwerken op de gezondheid van allochtone groepen, zoals de sociaaleconomische status en de mate van integratie in het 'gastland'. Dit is nodig om verschillen binnen etnische groepen te begrijpen, al naargelang bijvoorbeeld de mate van integratie, en de invloed daarvan op de zorgvraag van deze groepen.

8.2 Determinanten van gezondheid

Net als in het geval van gezondheidsverschillen als gevolg van bijvoorbeeld sociaaleconomische status of burgerlijke staat, moet de verklaring van etnisch bepaalde verschillen in gezondheid gezocht worden in een 'scheve' verdeling van specifieke risicofactoren (Smaje, 1995; Uniken Venema, Garretsen & Van der Maas, 1995). Met andere woorden: de gezondheidsproblemen van de diverse etnische groepen verschillen omdat factoren die het ontstaan van gezondheidsproblemen beïnvloeden in bepaalde groepen meer of juist minder voorkomen. Die determinanten worden traditioneel in een aantal groepen onderscheiden: leefstijl (bijvoorbeeld roken, alcoholgebruik, voeding), fysieke omgeving (zoals arbeids- en woonomstandigheden), sociale omgeving (sociale steun, sociaal netwerk), psychosociale stress (bijvoorbeeld door ingrijpende levensgebeurtenissen) en gebruik van zorg (zoals huisartsenzorg en jeugdgezondheidszorg).

Op dit moment is niet bekend welke van de genoemde determinanten het meeste gewicht in de schaal leggen. Hiervoor is onderzoek nodig waarin etnische achtergrond, risicofactoren en gezondheidstoestand in hun onderlinge samenhang bestudeerd worden. Dergelijk onderzoek wordt in Nederland op dit moment nog maar mondjesmaat verricht. Wel is er informatie over de spreiding van risicofactoren over etnische groepen, al moet daarbij direct opgemerkt worden dat deze summier is en betrekking heeft op een beperkt aantal groepen, met name de vier grootste groepen.

De *leefstijl* van allochtone groepen lijkt op sommige punten ongezonder, maar op andere juist gezonder dan die van Nederlanders. Een voorbeeld: 70% van de Turkse mannen van 25 tot 45 jaar rookt, versus 43% van hun Nederlandse seksegenoten (Nierkens, 2006). Turken en Marokkanen gebruiken daarentegen aanmerkelijk minder alcohol dan Nederlanders, en hun cholesterolgehalte is aanzienlijk lager (Van Valkengoed & Stronks, 2007).

Gegevens over de *fysieke omgeving* wijzen vrijwel allemaal in dezelfde richting. Als gevolg van hun – meestal – lagere sociaaleconomische status leven allochtonen in het algemeen in ongunstiger omstandigheden. Zo hebben mensen van allochtone herkomst veel vaker geen betaalde baan dan mensen van autochtone herkomst. Allochtonen zijn bovendien oververtegenwoordigd in de lagere beroepsniveaus, met een hogere concentratie van voor de gezondheid risicovolle omstandigheden. Dit, alsook het lagere opleidingsniveau en de hogere werkloosheid, brengt met zich mee dat het gemiddelde maandinkomen van allochtonen lager ligt dan dat van autochtonen. Een aanzienlijk percentage moet rondkomen van een minimuminkomen. Daar komt bij dat het besteedbaar inkomen van de Turkse en Marokkaanse bevolkingsgroepen relatief laag is doordat vaak grote gezinnen moeten worden onderhouden en dikwijls ook familie in het thuisland (CBS, 2004). De meeste allochtonen wonen in één van de vier grote steden: Amsterdam, Rotterdam, Den Haag en Utrecht. Zij wonen vooral in wijken met veel huishoudens met lage inkomens en weinig opleiding, in huizen die tot het slechte deel van de non-profithuursector (sociale woningbouw) behoren (CBS, 2004).

Ook voor de *sociale omgeving* geldt dat deze verschilt tussen etnische groepen. Zo is gebleken dat bij kankerpatiënten van allochtone herkomst hun ziekte sterker kan doorwerken in sociale relaties dan bij autochtone patiënten het geval is. Men wil bijvoorbeeld naasten sparen voor verdriet en pijn, of er is angst om in een uitzonderingspositie terecht te komen, waardoor men de ziekte verzwijgt of noodzakelijke medische behandelingen vermijdt (Werkgroep Allochtonen en Kanker, 2006). Een ander voorbeeld betreft het voorkomen van psychische aandoeningen in verschillende allochtone groepen (zie ook hoofdstuk 14). Recent onderzoek laat zien dat het risico op psychosen met name verhoogd is onder allochtonen die leven in gebieden waar het aandeel van personen uit de eigen etnische groep gering is (Veling et al., 2008).

Tot slot kijken we naar het *gebruik van de gezondheidszorg*. Terwijl de eerder besproken determinanten vooral de kans om ziek te worden beïnvloeden, heeft de (curatieve) gezondheidszorg in de eerste plaats effect op de prognose van gezondheidsproblemen. Onderzoek in de Verenigde Staten laat zien dat bijvoorbeeld de prognose voor patiënten met hartklachten onder de zwarte bevolking relatief ongunstig is, vanwege het feit dat deze groep minder toegang heeft tot de zorg en dat de zorg die zij krijgt minder van kwaliteit is (Smedley & Stith, 2003). Of dit ook in Nederland het geval is, is nog niet systematisch onderzocht. Wel zijn er aanwijzingen dat de toegankelijkheid van sommige voorzieningen voor allochtonen beperkt is. Zo is het gebruik van specialistenzorg onder de grote allochtone groepen lager dan op basis van de gezondheidstoestand verwacht kan worden (Stronks, Ravelli & Reijneveld, 2001). Ook is gebleken dat kinderen uit een aantal allochtone groepen op het moment dat bij hen de diagnose diabetes mellitus type 1 wordt gesteld, er slechter aan toe zijn dan vergelijkbare kinderen van autochtone herkomst (Urbanus-van Laar, 2007). Of verschillen in toegankelijkheid en kwaliteit van zorg de prognose van ziekten bij patiënten van allochtone herkomst beïnvloeden, is op dit moment nog niet bekend. Daarvoor is verder onderzoek noodzakelijk.

Het is ook mogelijk dat de verschillen in gezondheid tussen autochtonen en allochtonen niet verklaard worden door de besproken determinanten, maar dat er sprake is van een zogenoemde selectieverklaring: de gezondheidstoestand kan bepalend zijn voor het al dan niet migreren naar Nederland, of voor terugkeer naar het land van herkomst. Dit mechanisme is vermoedelijk met name voor de eerste generatie van belang. Zo vormden de arbeidsmigranten ('gastarbeiders') van het eerste uur op het moment dat zij naar Nederland kwamen een relatief gezonde subgroep in het land van herkomst. Omgekeerd zullen enkelen juist bij ziekte en een naderende dood naar het land van herkomst terugkeren. Dit verschijnsel verklaart vermoedelijk voor een deel waarom de sterfte onder de oudere Marokkaanse bevolking in Nederland lager is dan die onder de autochtone bevolking (Kunst, 2007).

8.3 Veranderingen in het risicoprofiel

Etnische verschillen in gezondheid zijn niet statisch. Uit (buitenlandse) studies waarin sterfte- en ziektepatronen in het land van herkomst worden vergeleken met die onder migranten in het gastland, blijkt vaak dat de gezondheid van de migranten steeds meer op die van de bevolking in het gastland gaat lijken (Smedley & Stith, 2003). Dit impliceert een verbetering of verslechtering, afhankelijk van de mate waarin een bepaald gezondheidsprobleem in beide landen voorkomt. Ook voor Nederland is een dergelijke 'convergentie' beschreven, bijvoorbeeld voor de ziekte kanker. Zo kennen eerstegeneratiemigranten uit Turkije en Marokko die pas na hun dertigste levensjaar naar Nederland zijn gekomen, een veel lagere sterfte aan kanker dan de autochtone bevolking. Het verschil met de autochtone bevolking bleek kleiner voor de tweede generatie, en ook voor degenen die op jongere leeftijd naar Nederland waren gekomen (Stirbu et al., 2006a).

Dit patroon van convergerende ziektepatronen en bijbehorend risicoprofiel wordt echter niet altijd waargenomen. Zo blijkt het toch al relatief hoge percentage personen met overgewicht onder de mannelijke Turkse bevolking in Nederland alleen maar verder toe te nemen bij de tweede generatie (Hosper, 2007). Dit kan bijvoorbeeld het gevolg zijn van het feit dat het voedingspatroon niet verandert onder invloed van de cultuur in het gastland. Convergentie is, met andere woorden, geen wetmatigheid.

Het voorgaande impliceert dat – hoewel de verklaring van etnische verschillen in gezondheid in de eerste plaats gezocht moet worden in verschillen in specifieke risicofactoren, zoals die eerder zijn besproken – het ook belangrijk is om *veranderingen* in het risicoprofiel onder invloed van bijvoorbeeld culturele factoren te bestuderen. Zou aan deze onderliggende processen voorbijgegaan worden, dan blijft onduidelijk *waarom* het risicoprofiel van een bepaalde allochtone groep verschilt van dat van de autochtone groep. Daarmee wordt het tevens onmogelijk de verklaringen te generaliseren en toe te passen op bijvoorbeeld andere allochtone groepen, een andere generatie, of een later tijdstip.

Er kunnen ten minste vijf mechanismen worden onderscheiden waarmee de verdeling van specifieke risicofactoren verklaard kunnen worden, te weten (1) genetische kenmerken, (2) migratiegeschiedenis, (3) culturele kenmerken, (4) etnische identiteit en (5) positie in het gastland. Deze verklarende mechanismen worden hierna besproken, waarbij wordt aangegeven via welke specifieke determinanten ze de gezondheid kunnen beïnvloeden. Figuur 8.1 geeft de mechanismen en determinanten in hun onderlinge samenhang schematisch weer (Stronks et al., 1999).

DEEL 1 Cultuur, context en gezondheid

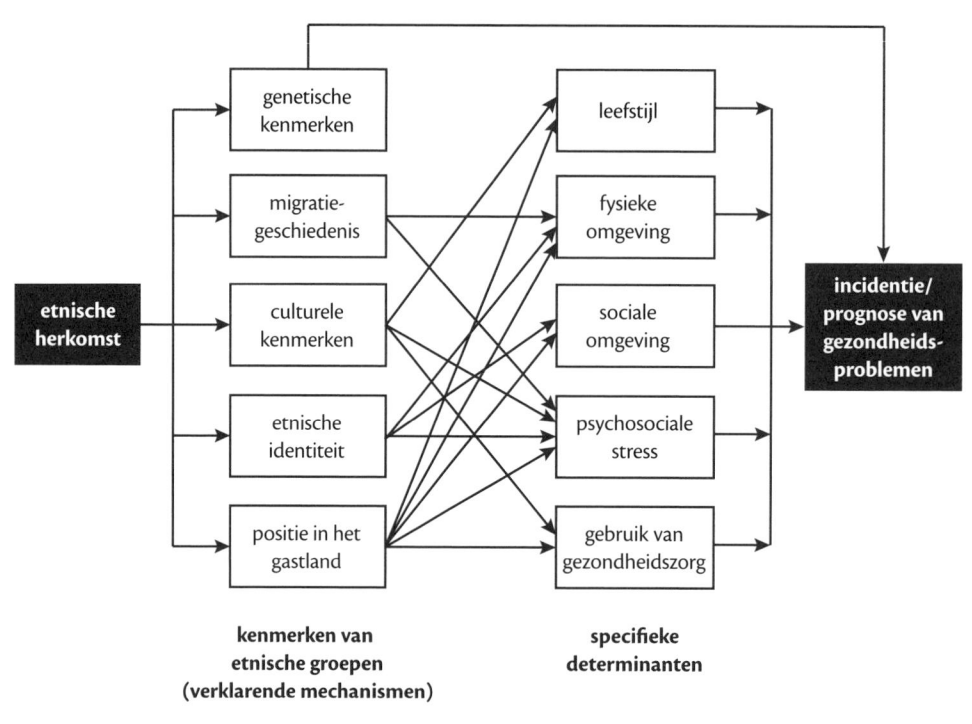

Figuur 8.1 Conceptueel raamwerk dat mogelijke verklaringen voor de relatie tussen etniciteit en gezondheid integreert (Stronks et al., 1999)

8.3.1 Genetische kenmerken

Wanneer gesproken wordt over etnische verschillen in gezondheid, wordt heel vaak de nadruk gelegd op verschillen in cultuur en minder op genetische kenmerken. Niettemin kunnen ook die laatste vermoedelijk een deel van de etnische verschillen in gezondheid verklaren. Een bekend voorbeeld is de verhoogde prevalentie van hemoglobinopathieën, waaronder sikkelcelanemie, onder Antillianen en creoolse Surinamers, en van thalassemie onder migranten afkomstig uit het Middellandse Zeegebied. Ook de verhoogde prevalentie van diabetes onder Hindostanen en het vaker voorkomen van hypertensie onder negroïde Surinamers en Antillianen is mogelijk deels genetisch bepaald (Bindraban, 2007). Er zijn verder aanwijzingen dat medicijnen zoals antihypertensiemiddelen, pijnstillers en psychofarmaca een verschillende werking hebben bij verschillende etnische groepen (Seeleman et al., 2005).

8.3.2 Migratiegeschiedenis

De slechtere gezondheid van allochtonen is mogelijk deels het gevolg van de migratie en het daaraan voorafgaande proces. Zo zijn de fysieke omstandigheden in het gastland (klimaat, voeding, infrastructuur enzovoort) vaak heel anders dan die in het land van herkomst. Deze veranderde omstandigheden kunnen bijvoorbeeld leiden tot een hogere frequentie van ongevallen, zoals verdrinking onder kinderen uit etnische groepen die uit minder waterrijke landen komen (zie hoofdstuk 10). Dergelijke problemen zullen verdwijnen na aanpassing aan de veranderde fysieke omgeving.

Anders ligt dit bij een tweede effect van het migratieproces op gezondheid, namelijk migratie als bron van psychosociale stress. Dit effect zal nog lang merkbaar zijn en ook in volgende generaties doorwerken. De migratie zelf is een stressvol aspect, maar het gescheiden moeten leven van en het zorgen hebben over familie en vrienden in het land van herkomst, alsmede het besluitvormingsproces dat aan de migratie vooraf is gegaan, moeten als bron van stress niet onderschat worden (Uniken Venema et al., 1995).

Uiteraard kan de mate waarin het migratieproces als stressvol wordt ervaren sterk verschillen tussen groepen of individuen. Het meest in het oog springende verschil is misschien wel dat tussen vluchtelingen en andere migranten. Vluchtelingen onderscheiden zich onder meer doordat ze achtereenvolgens verschillende stressvolle gebeurtenissen kunnen hebben doorgemaakt (geweld voorafgaand aan de vlucht, de vlucht zelf, de asielprocedure), de zogenoemde sequentiële traumatisering (Van Willigen & Hondius, 1992). Maar ook binnen eenzelfde groep leidt migratie – in tegenstelling tot wat vroeger wel gedacht werd – niet bij iedereen in elke situatie tot stress en (daaruit voortvloeiende) gezondheidsklachten. Dit is onder meer afhankelijk van de omstandigheden tijdens en na de emigratie, de afstand tussen culturen, alsmede individugebonden factoren als copinggedrag (omgang met negatieve ervaringen als ziekte) en sociaal netwerk (Gerritsen et al., 2006). Aannemelijk is dat migratie vooral van invloed is op de psychische gezondheid. Daarnaast is een effect op de fysieke gezondheid denkbaar; te denken valt bijvoorbeeld aan hart- en vaatziekten.

8.3.3 Culturele kenmerken

Vanuit het oogpunt van de volksgezondheid zijn ook culturele verschillen tussen etnische groepen van belang. Onder cultuur wordt hier verstaan het geheel aan normen, opvattingen en waarden die betekenis geven aan de werkelijkheid. Individuen ontlenen hieraan aanwijzingen over hoe met die werkelijkheid om te gaan. Culturele kenmerken zijn niet statisch, maar veranderen voortdurend, deels onder invloed van de cultuur van het gastland. Zoals we in hoofdstuk 3 gezien hebben, kan dit proces, acculturatie genaamd (Berry et al., 1992), verschillende vormen aannemen: assimilatie (volledige aanpassing), integratie (onderdeel zijn van de samenleving met behoud van de eigen cultuur), separatie (vasthouden aan de eigen cultuur en geen contact zoeken met personen uit de dominante cultuur) en marginalisatie (het contact verliezen met zowel de dominante cultuur als die van de minderheid waartoe men behoort).

Cultuur/acculturatie kan via uiteenlopende specifieke determinanten de gezondheid beïnvloeden. Gezondheidgerelateerd gedrag (leefstijl) – roken, alcoholgebruik, voedingsgewoonten enzovoort – is er één van. Een heel bekend onderzoek op dit terrein is een onderzoek in de jaren zeventig in de VS, dat liet zien dat de leefstijl van Japanse immigranten in de VS onder invloed van de westerse cultuur 'opschoof' in de richting van die van de Amerikanen (Marmot et al., 1975). In welke mate migranten hun gedrag veranderen is sterk afhankelijk van hun acculturatiestrategie. De grootste gedragsverandering treedt vermoedelijk op bij *assimilatie*. In genoemd onderzoek bleek de prevalentie van hart- en vaatziekten onder de meest traditionele groep even laag als die onder Japanners in Japan, terwijl het risico onder de groep die zich het meest aan de Amerikaanse cultuur had aangepast drie tot vijf keer zo hoog was (Marmot & Syme, 1976).

Of het patroon van convergentie van gezondheidsgedrag ook voor migranten in Nederland opgaat, is onduidelijk. Wel wordt langzamerhand steeds duidelijker dat het hiervoor geschetste patroon geen wetmatigheid is. Zo lijkt aannemelijk dat het gezondheidsgedrag waar migranten 'naartoe groeien', deels ook afhankelijk is van de sociale klasse waartoe ze behoren. Dit impliceert dat de veranderingen in gedrag kunnen verschillen naar de sociale context waarin de betreffende groep leeft (Hunt, Schneider & Comer, 2004). Een voorbeeld daarvan is de trend in het percentage rokers onder Turkse vrouwen. Uit onderzoek is gebleken dat het percentage rokers onder Turkse vrouwen van de tweede generatie hoger is dan dat van de eerste generatie, terwijl ook de eerste generatie al meer rookte dan autochtone vrouwen (Hosper, 2007). Een mogelijke verklaring, die verder getoetst moet worden, is dat de vrouwen van de tweede generatie, gezien hun opleidingsniveau, in hun rookgedrag vooral naar het gedrag van de lager opgeleide autochtone bevolking toe groeien (Nierkens, 2006), en in die sociale klasse roken ook bij de autochtone bevolking nog steeds relatief veel vrouwen. Verder onderzoek is nodig om deze processen te begrijpen.

Behalve voor gezondheidsgedrag zijn culturele verschillen ook van belang voor het gebruik van zorg. Uit onderzoek blijkt bijvoorbeeld dat allochtonen minder vaak gebruikmaken van kraamzorg (El Fakiri et al., 1999) en van de thuiszorg (De Graaff et al., 2005). Dit kan komen door een gebrek aan kennis, maar het kan ook betekenen dat er andere verwachtingen zijn ten aanzien van de zorg(verlener). Veel Marokkaanse ouderen vinden bijvoorbeeld dat hun dochters de plicht hebben om voor hen te zorgen, waardoor minder snel een beroep op bestaande voorzieningen wordt gedaan. Overigens kan, omgekeerd, de zorg ook een rol spelen in het acculturatieproces: contact met de zorg kan immers het inburgeringsproces bevorderen.

In tegenstelling tot wat vaak wordt verondersteld, kunnen we er niet zonder meer van uitgaan dat eventuele obstakels in de zorg vanzelf zullen verdwijnen naarmate migrantengroepen langer in het gastland verblijven, beter de taal van het gastland spreken of meer zijn ingeburgerd. Zo werd in een onderzoek in Rotterdam gevonden dat onder patiënten die in cultureel opzicht als 'deels traditioneel/deels westers' werden ingeschat, het wederzijdse begrip tussen huisarts en patiënt geringer was dan onder de 'traditionele' groep (Harmsen et al., 2003).

Ten slotte kan het acculturatieproces een bron van *stress* zijn. Deze vorm van stress – in het Engels *acculturative stress* genoemd (Berry, 1992) – uit zich onder meer in een verminderde eigenwaarde, angst, depressie en gevoelens van vervreemding. De verhoogde prevalentie van psychische stoornissen onder migrantengroepen wordt soms gezien als een indicatie voor het belang van dit mechanisme. Ook hier geldt uiteraard: of stress optreedt en of deze tot gezondheidsproblemen leidt, is afhankelijk van vele factoren.

8.3.4 Etnische identiteit

Wanneer van iemand wordt gezegd dat hij van Surinaamse afkomst is, wordt daarmee bedoeld dat hijzelf of zijn (groot)ouders in Suriname zijn geboren. Dit is een objectief gegeven. Deze objectieve invulling van het begrip etniciteit, in termen van etnische herkomst, moet worden onderscheiden van een invulling in termen van etnische identiteit. Daarmee wordt de emotionele verbondenheid van een persoon met een bepaalde etnische groep aangeduid (Verkuyten, 1999). Voelt iemand zich bijvoorbeeld een Surinamer, of duidt hij zichzelf als Nederlander aan?

Etnische identiteit lijkt veel minder door acculturatieprocessen te worden beïnvloed dan de hiervoor besproken culturele eigenschappen, zo laat het volgende citaat zien (Verkuyten, 1999, p. 47):

> 'Opvallend is dat het idee van oorsprong en afstamming kan blijven bestaan, terwijl er cultureel gezien enorm veel verandert. Mensen blijven vasthouden aan hun oorsprong, aan wat ze voelen als een continuïteit met het verleden, hoezeer hun cultuur ook vermengd raakt met die van anderen. Direct contact tussen etnische groeperingen leidt vrijwel altijd tot uitwisseling van cultuurkenmerken en wederzijdse aanpassingen, maar tegelijkertijd leidt het dikwijls tot een versterking van het etnische bewustzijn en meer sociale differentiatie. Etnische groeperingen blijven min of meer gelijk aan zichzelf, ondanks het feit dat hun cultuur voortdurend verandert. Culturele inhoud en etnische identiteit zijn in belangrijke mate functioneel onafhankelijk. Zo is het heel goed mo-

gelijk dat jongeren in culturele zin "vernederlandsen", maar in etnische zin in het geheel niet. Ze zijn en blijven trots op hun etnische achtergrond en blijven zichzelf bijvoorbeeld als Molukker, Turk of Antilliaan zien.'

Onderzoek in het buitenland heeft laten zien dat iemands etnische identiteit van invloed kan zijn op zijn gezondheid. Dit was bijvoorbeeld het geval in een Amerikaans onderzoek onder Afrikaanse, Aziatische en Latijns-Amerikaanse Amerikanen (Utsey et al., 2002). Deze invloed kan verlopen via meer specifieke psychosociale factoren als stress en depressie, maar ook via gedragsgerelateerde factoren als roken en alcoholgebruik.

8.3.5 Positie in het gastland

Ook de context waarin migranten terechtkomen na migratie naar het gastland moet in ogenschouw genomen worden om eventuele verschillen in gezondheid tussen autochtone en allochtone bevolkingsgroepen te kunnen begrijpen. Vanuit het oogpunt van gezondheid lijken ten minste de volgende aspecten belangrijk: sociaaleconomische positie, discriminatie en sociale participatie.

Allochtonen hebben gemiddeld een relatief ongunstige *sociaaleconomische positie*. Omdat een lage sociaaleconomische status (SES) negatief met gezondheid geassocieerd is (via bijvoorbeeld ongunstige arbeids- en woonomstandigheden en ongezonde voeding), zullen ook sociaaleconomische factoren deels het risicoprofiel van allochtonen verklaren. Zo blijkt steeds weer uit onderzoek dat de slechtere gezondheidstoestand van Turken en Marokkanen deels samenhangt met hun relatief lage sociaaleconomische positie (Reijneveld, 1998). Ook buitenlands onderzoek leidt tot de conclusie dat etnische verschillen in gezondheid deels sociaaleconomisch bepaald zijn (Nazroo, 2002). Ook in geval van een vergelijkbare sociaaleconomische positie blijkt de gezondheid van die groepen echter nog steeds slechter dan die van de autochtone bevolking. Dit wijst erop dat etnische verschillen in gezondheid niet gelijkgesteld mogen worden aan sociaaleconomische gezondheidsverschillen. Bovendien kan het verband tussen sociaaleconomische positie en gezondheid in allochtone groepen anders zijn dan in de autochtone bevolking (Kunst, 2007). Zo blijkt rookgedrag in sommige migrantengroepen vaker voor te komen onder de relatief hoog opgeleiden, net zoals bij de autochtone bevolking in de jaren vijftig (Nierkens, 2006).

Evenals voor de hiervoor besproken mechanismen geldt voor sociaaleconomische factoren uiteraard dat ze onderhevig zijn aan dynamiek. Uit onderzoek blijkt dat het opleidingsniveau van allochtone groepen in Nederland in de loop der tijd is gestegen, hoewel bij sommige groepen nog steeds sprake is van een achterstand ten opzichte van de autochtone bevolking (Tesser, Dagevos & Iedema, 2001).

Discriminatie is het tweede aspect dat in dit kader aandacht verdient. Discriminatie kan als stressor werken en bovendien de kansen op de arbeidsmarkt beïnvloeden (zie ook hoofdstuk 6). Daarnaast is bijvoorbeeld gettovorming een belangrijke graadmeter bij het vaststellen van de mate waarin bepaalde groepen in de maatschappij worden opgenomen. In Nederland is nog weinig onderzoek gedaan naar de invloed van discriminatie op de gezondheidstoestand van allochtonen (Veling et al., 2007). Langzamerhand komt in de VS en Groot-Brittannië wel steeds meer aandacht voor dit thema. Het schaarse onderzoek levert aanwijzingen dat discriminatie de kans op gezondheidsproblemen, en vooral die van psychische aard, verhoogt (Karlsen & Nazroo, 2002b).

Ten slotte moet de invloed van *sociale participatie* genoemd worden. Etnische groepen kunnen verschillen in de mate waarin ze contact hebben met de autochtone bevolking, in de mate waarin nauwe familiebanden bestaan, de mate waarin men op elkaar vertrouwt, waarin men aan bijvoorbeeld vrijwilligerswerk deelneemt enzovoort. Vaak worden dergelijke kenmerken samengevat onder de noemer sociale participatie of sociaal kapitaal. Hoewel etnische groepen op dit aspect sterk kunnen verschillen – zowel tussen allochtone groepen onderling als in vergelijking met de autochtone bevolking – wordt dit aspect in relatie tot de gezondheid in Nederland nauwelijks onderzocht. Niettemin is voorstelbaar dat deze factor van invloed is op de gezondheid, bijvoorbeeld via de sociale steun die iemand ontvangt in het geval van stress, of via het rookgedrag (Wieringa, Nierkens & Stronks, 2007).

8.4 Conclusie

Het conceptuele model dat hier is gepresenteerd moet nadrukkelijk worden opgevat als een algemeen raamwerk. In het geval van specifieke onderzoeksvragen zal dit raamwerk uitgewerkt moeten worden tot een veel specifieker verklarings- of onderzoeksmodel. Voor de vraag waarom bepaalde groepen vaker een bepaalde ziekte ontwikkelen zijn bijvoorbeeld weer andere determinanten van belang dan voor de verklaring van een ongunstiger prognose. Ook is nadere differentiatie naar etnische herkomst nodig. Zo kan de uitwerking van het model variëren tussen (arbeids)migranten en vluchtelingen, en ook binnen die twee grote categorieën is uiteraard verdere differentiatie noodzakelijk. Gezien de omvang van en diversiteit binnen de categorie vluchtelingen kan daarbij in de toekomst zeker niet volstaan worden met het onderscheiden van de 'traditionele' groepen. Verder zullen interacties tussen afzonderlijke verklaringen in ogenschouw genomen moeten worden. Genetische factoren bijvoorbeeld kunnen modificerend werken ten aanzien van het gezondheidsrisico van bepaald gedrag, en risicofactoren kunnen in het geval van cumulatie een veel sterker effect hebben.

Ondanks de noodzaak tot specificering heeft een dergelijk algemeen conceptueel model waarde voor de verdere ontwikkeling van het onderzoeksterrein en voor de praktijk. Een belangrijke boodschap van het model is dat de samenhang tussen etnische herkomst en gezondheid pas kan worden begrepen wanneer niet alleen wordt onderzocht via welke specifieke determinanten etnische herkomst de gezondheid beïnvloedt, maar wanneer ook de spreiding van specifieke determinanten binnen de sociaaleconomische, culturele en maatschappelijke context bestudeerd wordt. Soms impliceert dit een dynamisch perspectief, bijvoorbeeld wanneer 'gedrag/leefstijl' en 'gebruik van gezondheidszorg' veranderen onder invloed van acculturatieprocessen. Pas wanneer een relatie is gelegd met de generatie waartoe de onderzochte groep behoort, of met de mate waarin die groep in de Nederlandse samenleving is ingeburgerd, is het mogelijk verschillen in gedrag of zorggebruik te begrijpen en iets te zeggen over de geldigheid van de resultaten voor toekomstige generaties of dezelfde groep enkele jaren later. Pas dan is het mogelijk wetenschappelijke, in de zin van algemeen toepasbare, kennis te genereren.

Dit hoofdstuk is gebaseerd op het artikel 'Allochtoon, dus ongezond? Mogelijke verklaringen voor de samenhang tussen etniciteit en gezondheid geïntegreerd in een conceptueel model' (Stronks et al., 1999) en het boek *Gezondheids(zorg)-onderzoek onder allochtone bevolkingsgroepen. Een praktische introductie* (Foets, Schuster & Stronks, 2007).

9 Gezondheidsbevordering en diversiteit

Ivan Wolffers

Ook in de publieke gezondheidszorg is goede interactie met allochtone patiënten van groot belang. Beleid dat door instanties voor publieke gezondheidszorg wordt gemaakt kan gevolgen hebben voor zowel de zorg als allochtonen. Te denken valt aan voorlichtingscampagnes, aan speciale programma's om de zorg toegankelijker te maken en aan zorg voor kwetsbare groepen. Een van de doelen van de publieke gezondheidszorg is het bevorderen van gedragsveranderingen als meer lichamelijke activiteit, minder roken en gezondere voedingsgewoonten. Dit hoofdstuk gaat over de toepasbaarheid van gangbare theorieën en modellen van gedragsverandering in een cultureel diverse praktijk. Daarbij is onder andere gebruikgemaakt van het hoofdstuk 'Models, theories, and principles of health promotion with multicultural populations' uit het boek *Promoting Health in Multicultural Populations* (Frankish, Lovato & Shannon, 1999), waarin een vrij volledig overzicht wordt gepresenteerd. Onder andere de volgende theorieën komen aan de orde: de sociale leertheorie, de peer education-theorie, de copingtheorie, de social support-theorie, het health belief-model, de theorie van beredeneerd gedrag (*reasoned action*), de communication and persuasiontheorie en de theorie van de social marketing.

9.1 Het doel van de publieke zorg

David Mechanic beschrijft publieke gezondheidszorg als volgt (1978, p. 10):

> '[Publieke gezondheidszorg is] een oud en traditioneel onderdeel van de geneeskunde, dat zich ontwikkelde vanuit de vernieuwingsbewegingen van de negentiende eeuw. Aanvankelijk lag de nadruk op immunisatie, verbetering van de hygiëne en controle van besmettelijke ziekten. Later ging men zich bezighouden met chronische aandoeningen, omgevingsfactoren en aantasting

van het milieu, preventieve gezondheidszorg en gezondheidseducatie. Dit maakt sociale wetenschappers onmisbaar, omdat publieke zorg zich met name bezighoudt met gedragsverandering en verandering van de sociale omstandigheden. Ten gevolge daarvan spelen onderdelen van de sociologie zoals organisatorische verandering en samenleving (community) een steeds belangrijkere rol binnen de publieke zorg.'

Kortom, publieke gezondheidszorg is een manier van organisatie van de samenleving om de gezondheid te bevorderen en ziekte te voorkomen. De mate waarin publieke zorg aanwezig is in een samenleving kan mijns inziens gezien worden als een graadmeter voor maatschappelijke verantwoordelijkheid en sociale betrokkenheid van een samenleving.

McKeown (McKeown & Lowe, 1966; McKeown, 1976) maakte een analyse van de factoren die de afgelopen twee eeuwen in belangrijke mate hebben bijgedragen aan de verbetering van de gezondheidszorg in Engeland en Wales. Uit de analyse blijkt dat de verbetering in de eerste plaats te danken is aan de verbeterde voedingstoestand van de bevolking. Verder zijn veilig drinkwater, goede afvoer van rioolwater en behoorlijke behuizing van groot belang geweest. Zuiver biomedische interventies, hoe belangrijk ook, hebben op zichzelf een minder grote rol gespeeld dan vaak wordt gedacht; het ging vooral om het toegankelijk maken van die effectieve interventies voor de gehele bevolking.

9.2 Maatschappelijk draagvlak en participatie

Op basis van wetenschappelijke kennis op het gebied van ziekte en gezondheid hebben wetgevers, parlementariërs, vakbonden en kruisverenigingen een beslissende rol kunnen spelen bij de inrichting van een samenleving waarin gezondheidsrisico's konden worden verkleind en de toegang tot zorg voor iedereen in ieder geval in theorie gegarandeerd kon worden. Ontwikkeling en implementatie van effectieve strategieën in de publieke gezondheidszorg zijn afhankelijk van een goed maatschappelijk draagvlak – dat wil zeggen van betrokkenheid van alle partijen, en allochtonen kunnen daarbij niet ontbreken.

Ook uitdagingen als preventie van hart- en vaatziekten en het terugdringen van de mortaliteit door kanker zijn afhankelijk van maatschappelijke betrokkenheid. Het gaat daarbij om het bevorderen van gedragsveranderingen als meer lichamelijke activiteit, minder roken en gezondere voedingsgewoonten – allemaal zaken die niet beïnvloed kunnen worden zonder participatie van de mensen die het uiteindelijk betreft. De geschiedenis leert dat het opleggen van gedragsveranderingen meestal heilloos is. Om geslachtsziekten en hiv/aids terug te dringen is het nodig zeer intiem gedrag als seksualiteit te beïnvloeden, en dat is voor buitenstaanders nauwelijks mogelijk. Beleid dat probeert menselijk gedrag te controleren (hetgeen in sommige landen gebeurt), zoals een verbod op prostitutie, vervolging van homoseksuelen en het verplicht stellen van condoomgebruik, is daarom zinloos en werkt contraproductief.

Soms is het nodig om cultuurspecifieke of doelgroepgerichte interventies op te zetten om een bepaald doel te bereiken. Als voorbeeld kan een nationale campagne tegen overgewicht genomen worden. Informatie en interventies bereiken vooral hoger opgeleide autochtone Nederlanders, terwijl het overgewichtprobleem vooral terug te vinden is in de groepen met minder opleiding en met minder inkomen. Vaak behoren allochtonen tot die laatste categorie, maar daar zijn verschillen in gewicht toch niet uitsluitend aan te wijten.

In de Verenigde Staten ziet men dat migranten lang de eigen voedselgewoonten houden, maar in het proces van geleidelijke aanpassing ook overgaan op de Amerikaanse manier van eten. Aanvankelijk hebben nieuwkomers daar minder overgewicht, maar na ongeveer tien jaar is de situatie omgekeerd. Voor wat betreft Nederland zien we dat overgewicht vooral een probleem van veel allochtonen is geworden. Mogelijk spelen dezelfde mechanismen mee als die in de VS beschreven zijn. Zeker dragen opleiding en inkomen ertoe bij dat er meer overgewicht is. Tegelijkertijd blijkt uit Brits onderzoek onder jonge Pakistaanse vrouwen dat zij tot de puberteit minder overgewicht hebben, maar dat dit daarna snel verandert. Dat heeft te maken met de verwachtingen binnen de eigen samenleving over hoe jonge vrouwen zich zouden moeten gedragen. Voor Pakistaanse vrouwen is het niet altijd gemakkelijk om voldoende te bewegen. Ook in Nederland is dat een bekend probleem. Alles bij elkaar zorgt dit voor een veelheid van factoren die op specifieke wijze aangepakt dienen te worden met gerichte interventies. De gebruikelijke nationale slogans werken daarbij niet.

In de Engelstalige literatuur is over dit soort etnische verschillen en specifieke voorlichting veel materiaal te vinden.

Hoe kun je het gedrag beïnvloeden van groepen mensen die een heel andere achtergrond hebben, zonder hen te betuttelen? Het mediterrane dieet is gezonder dan de manier van eten van West-Europeanen: minder dierlijke vetten, meer verse groenten en vis. In het algemeen hebben bijvoorbeeld Marokkaanse migranten in Nederland gezondere leefgewoonten dan autochtonen. Dat vertaalt zich ook in een betere levensverwachting. Gezondheidsbevordering heeft veel te maken met gedragsverandering, maar aan positieve leefgewoonten zou je niet moeten tornen, temeer omdat gezondheidsbevordering vrij gemakkelijk geïnterpreteerd kan worden als betutteling en bemoeizucht op privéterrein. Een voorbeeld om dat te illustreren zijn de inburgeringscursussen die Indonesische Nederlanders kregen toen ze na 1949 in Nederland kwamen. Zo moesten ze leren op de juiste wijze aardappelen te schillen. In Indië schilde men immers van zich af en het was beter om het op de Nederlandse wijze te doen: naar je toe. Dit voorbeeld suggereert dat aan cultuursensitieve gezondheidsbevordering veel aandacht moet worden besteed.

9.3 Theorieën voor gedragsverandering

Voor werkers in de publieke gezondheidszorg is kennis van de bestaande theorieën over gedragsverandering en hun samenhang met cultuur essentieel. Ze kunnen niet uitgaan van het idee dat mensen lege vaten zijn waarin ze informatie kunnen stoppen die zal leiden tot gezonder gedrag. Bij voorlichting en stimulatie van gedragsverandering zal men terdege rekening moeten houden met de denkbeelden van allochtonen. Een goed voorbereid, doorwrocht plan waarbij de doelstellingen en de methoden om die te bereiken goed overdacht zijn, is onontbeerlijk.

Vaak maken organisaties reeds onbewust gebruik van de theorieën over gedragsverandering, zoals we kunnen zien aan verschillende voorlichtingscampagnes. Een voorbeeld: wie een campagne begint om jonge mensen erop te wijzen dat ze beter niet kunnen roken omdat het slecht voor hun gezondheid is, maakt gebruik van de theorie van het beredeneerd gedrag (reasoned action). Men gaat ervan uit dat als mensen eenmaal weten dat een bepaalde gewoonte slecht voor hun gezondheid is, ze er vanzelf mee zullen stoppen. Als dat echter waar was, zou geen enkele arts nog roken. Artsen weten immers als geen ander wat de gevolgen daarvan zijn! Er blijken veel factoren een rol te spelen, waardoor het nog niet zo simpel is om gedrag op een effectieve manier te beïnvloeden. Kennis van de verschillende theorieën en modellen is daarbij een belangrijk hulpmiddel. In dit hoofdstuk willen we op die verschillende theorieën ingaan en vooral bekijken wat ze voor allochtone bevolkingsgroepen betekenen.

Daarbij moeten we wel beseffen dat theorieën ons slechts helpen ergens over na te denken: het zijn geen kant-en-klare recepten. In de praktijk wordt bovendien meestal gebruikgemaakt van een combinatie van denkbeelden over gedragsverandering. We spreken dan van een transtheoretisch model (Prochaska & DiClemente, 1983) (zie verderop in dit hoofdstuk).

Omwille van het doel van dit hoofdstuk presenteren we bovendien een eigen ordening in deze theorieën, waarin we de genoemde denkbeelden onderbrengen. We onderscheiden de volgende soorten theorieën:
- Cognitieve theorieën gaan uit van het idee dat als mensen informatie krijgen ze hun gedrag zullen veranderen. Het idee is, simpel voorgesteld,

als volgt: 'Ik weet het en begrijp het, dus daarom verander ik mijn gedrag.'
- Psychologische theorieën gaan ervan uit dat iemand behalve informatie ook de psychologische capaciteit nodig heeft om een zinvolle beslissing te kunnen nemen: 'Ik wil het en kan het, en daarom verander ik mijn gedrag.'
- Economische theorieën gaan ervan uit dat het mogelijk is om bepaald gedrag meerwaarde te geven. Het idee daarbij is: 'We maken gedragsverandering aantrekkelijk, dan zullen mensen wel van gedrag veranderen.'
- Maatschappelijke en culturele theorieën gaan uit van het idee dat de context van mensen niet uit het oog verloren kan worden. Simpel gezegd: 'Ik weet het, ik wil het en de omstandigheden waarin ik leef maken het mogelijk dat ik mijn gedrag verander.'

Zoals bij alle indelingen kan men ook hier van mening verschillen over de vraag in welke groep een theorie thuishoort. Soms kun je een bepaald denkbeeld bijvoorbeeld met hetzelfde gemak bij de psychologische als bij de cognitieve theorieën onderbrengen. Voor het denken over effectieve gezondheidsbevorderende programma's in de publieke gezondheidszorg is het echter zinvol juist deze indeling te gebruiken, omdat ze de culturele/maatschappelijke dimensie helpt belichten.

9.3.1 Cognitieve theorieën over gedragsverandering

Health belief-model
Het health belief-model is de oudste theorie over gedragsverandering en werd door sociaal psychologen ontwikkeld in de jaren vijftig van de vorige eeuw. Zij gingen ervan uit dat mensen in hun levensruimte gebieden hebben die ze positief, negatief dan wel neutraal waarderen. Ziekte zal in de meeste gevallen negatief gewaardeerd worden. Mensen maken voortdurend afwegingen ten aanzien van hun gedrag. Wat is het effect van gedragsverandering op die negatieve gezondheidsconditie? Hoe ernstig is de conditie? Hoe schat men de voordelen van gedragsverandering ten aanzien van de gezondheidsbedreiging in? Wat ziet men als barrières om het doel te bereiken? In campagnes ter bevordering van gedragsverandering kunnen via informatie de voordelen worden vergroot en de barrières verkleind, en de nadelen van ongezond gedrag kunnen worden benadrukt.

In de context van het werken met bevolkingsgroepen met een andere culturele achtergrond roept dit een aantal vragen op. Weten we voldoende over wat in een bepaalde bevolkingsgroep positief, negatief en neutraal gewaardeerd wordt? En wie bepaalt bijvoorbeeld hoe ernstig een conditie is? In verschillende culturen wordt daar verschillend over gedacht, met name op het gebied van de geestelijke volksgezondheid en de opvoeding van kinderen. Het health belief-model biedt onvoldoende ruimte voor de culturele aspecten van gedragsverandering en bovendien is het enigszins statisch. Het lijkt of de waardering vastligt en je er slechts via het verschaffen van informatie van buitenaf verandering in kan brengen. In werkelijkheid is het natuurlijk een dynamisch geheel en zijn er veel factoren die het gedrag beïnvloeden.

Sociale leertheorie

De sociale leertheorie gaat uit van het gegeven dat als iemand (1) de capaciteit heeft (dat wil zeggen de vaardigheden) voor het gewenste gedrag, (2) verwachtingen heeft ten aanzien van de persoonlijke vaardigheid het gedrag te veranderen, en (3) het geloof heeft dat de uitkomsten van het nieuwe gedrag zullen leiden tot de gewenste resultaten, hij werkelijk zijn gedrag zal veranderen. Met name Bandura heeft hier veel over gepubliceerd (Bandura, 1986). Het feit dat men gedrag ziet als iets wat aangeleerd wordt, brengt meer dynamiek in het proces van gedragsverandering. Campagnes ten behoeve van gedragsveranderingen vanuit deze theorie zouden bijvoorbeeld gericht kunnen zijn op het versterken van de vaardigheden die het gewenste gedrag vraagt. Dat kan door kleine verbeteringen te benadrukken, zoals bijvoorbeeld gebeurt in programma's die gericht zijn op gewichtsverlies. Kleine successen – men valt een paar pondjes af – worden beloond en daardoor 'leer' je als het ware het nieuwe gedrag, dat uiteindelijk een deel van jezelf wordt. Het gewenste effect van het gedrag kan bevorderd worden door het tonen van anderen die hetzelfde deden en succes hadden. Ook hier kan het vermageren als voorbeeld dienen. We kennen de advertenties in huis-aan-huisbladen voor vermageringsmiddelen: 'Ik verloor twintig kilo door het gebruik van product Y.'

Ook bij deze benadering zien we dat het culturele aspect buiten beschouwing blijft. Bovendien is het in sommige culturen juist ongewenst gedrag om 'op te scheppen' over prestaties. Het belonen van kleine successen brengt mensen in verlegenheid. De behoefte om zich niet te onderscheiden in de groep zal soms leiden tot een groter belang van groepssucces, terwijl men in het kader van de sociale leertheorie juist uitgaat van de drang van de westerse mens om zich te onderscheiden.

Theorie van beredeneerd gedrag

De theorie van beredeneerd gedrag (reasoned action) van Ajzen en Fishbein (1980) stelt dat gedrag bepaald wordt door kennis en attitude. Attitudes en subjectieve oordelen helpen bij het voorspellen van iemands intenties tot verandering, en die zullen tot een bepaald gedrag leiden als de tijd tussen intentie en gedrag kort blijft. Deze theorie is erg populair geworden in de jaren tachtig en is bijvoorbeeld in veel aidscampagnes gebruikt. Voordat men met interventies begon, werd uitgebreid onderzocht wat mensen bezitten aan kennis, attitudes en gewoonten (KAP(B) surveys: Knowledge, Attitudes, Practices (Behaviour)), waarna een plan werd ontwikkeld om kennis en attitudes te beïnvloeden.

Ook dit is een enigszins simplistische aanpak, want hij laat de context waarin kennis en attitudes worden geproduceerd, en daarmee belangrijke sociale en culturele factoren, buiten beschouwing. Er is daarom veel kritiek gekomen op de concepten die aan de theorie van beredeneerd gedrag ten grondslag liggen, hoewel veel biomedici er nog aan vasthouden omdat ze deze theorie als een betrouwbare vorm van sociaalwetenschappelijk onderzoek beschouwen. In gedragswetenschappelijke kringen noemt men het een overbodige theorie. Er is vooral grote behoefte aan meer inzicht in de maatschappelijke en culturele context van gedrag.

Concluderend kan men stellen dat alle theorieën die kennis en attitudes willen meten en beïnvloeden, te kampen hebben met het gegeven dat ze cultureel en maatschappelijk 'ongevoelig' zijn. Ze houden onvoldoende rekening met het feit dat kennis en attitudes producten zijn van samenleving en cultuur, en dat daarin belangen en macht een rol spelen. Om wiens kennis, wiens gewenste attitudes en wiens ratio gaat het? Deze cruciale vraag stelt men te weinig. Er is een extra culturele dimensie nodig, die slechts in samenwerking met de belanghebbende groepen kan worden vastgesteld. Is die wellicht in de psychologische theorieën over gedragsverandering te vinden?

9.3.2 Psychologische theorie over gedragsverandering: copingtheorie

De copingtheorie van Lazarus en Folkman (1984) gaat uit van overlevingsstrategieën van individuen die hun informatie en gedrag voortdurend aanpassen aan hun behoefte om te bereiken wat ze voor ogen hebben. Men onderscheidt binnen de copingtheorie verschillende manieren om met bedreigingen van de gezondheid om te gaan: (1) de confrontatie met de problemen aangaan; (2) negeren van de problemen; (3) afstand nemen; (4) steun zoeken bij andere mensen; (5) de verantwoordelijkheid nemen voor het eigen gedrag en niet de schuld bij anderen zoeken; (6) het voorkomen van verdringing; (7) een positieve heroriëntatie van de situatie; (8) overgaan tot activiteit omdat passiviteit zeker nergens toe leidt; (9) afleiding; en (10) een voortdurende dialoog met zichzelf. Het gaat dus eigenlijk om een indeling in verschillende karakters, die verschillende methoden hebben om met de mogelijke bedreigingen van de gezondheid om te gaan (coping).

De een zal ervan overtuigd zijn dat het probleem door zelfbeheersing op te lossen is, terwijl een ander juist steun zal zoeken in zijn sociale netwerk, en een derde zichzelf zal vertellen dat het nadeel ook zekere voordelen heeft. Zou men vanuit de copingtheorie tot gedragsverandering willen komen, dan zal men verschillende individuele benaderingen moeten ontwikkelen. Hieruit rijst de vraag hoeveel publieke gezondheidszorgcampagnes je dan wel niet moet ontwikkelen om gedragsveranderingen te bevorderen. Uit onderzoek naar de copingtheorie blijkt dat varianten als burgerlijke staat, religie en de mate van acculturatie op hun beurt ook nog eens invloed hebben. Deze theorie benadrukt daarom vooral dat er geen algemene recepten zijn om mensen tot gedragsverandering te brengen.

Dat brengt ons bij allochtone bevolkingsgroepen. Ook daar is uiteraard een individuele benadering noodzakelijk. Een algemene aanpak voor Marokkanen of voor Surinamers is zinloos omdat er veel verschillen binnen die groepen bestaan, en zou bovendien resulteren in stereotypering. Omdat veel allochtone Nederlanders een achtergrond hebben waarbij de familie een grote rol speelt, zou steun zoeken in het eigen netwerk een belangrijke factor kunnen zijn in de omgang met gezondheidsbedreigingen. Dat betekent dat preventieve programma's waarbij men de familie betrekt zinvol zouden kunnen zijn. Daarbij zal men dan wel moeten onderzoeken of dit invloed heeft op machtsverhoudingen binnen die families. Bevordert zo'n aanpak bijvoorbeeld de vaak dominante rol van mannen ten opzichte van vrouwen? Wanneer mannen betrokken worden bij anticonceptieprogramma's blijkt bijvoorbeeld vaak dat vrouwen eerst goedkeuring van hun man moeten hebben voordat ze beslissen de pil te gaan slikken of een spiraaltje te gaan gebruiken.

Het is zeker van belang te onderzoeken in hoeverre de positie waarin migranten en asielzoekers belanden leidt tot 'aangeleerde hulpeloosheid'. Dat is ook een theorie over gedragsverandering, maar een dergelijke hulpeloosheid zou ook een specifiek copingmechanisme kunnen zijn. In hoeverre wordt de migrant in een uitzichtloze situatie gebracht, gepaard gaand met afhankelijkheid en gevoelens van machteloosheid, depressie en falen? We zien dat een copingmechanisme niet alleen een kwestie is van een persoonlijke strategie, maar dat ook invloeden van buitenaf een rol kunnen spelen.

9.3.3 Economische theorieën over gedragsverandering

Een aantal benaderingen van gedragsverandering zien het aanleren van gezond gedrag als een simpele zaak, die werkt volgens het principe van het marktmechanisme: maak het product – je informatie en de gewenste gedragsverandering – aantrekkelijk en mensen zullen er vanzelf voor vallen.

Social marketing-theorie
Het meest uitgesproken op dit gebied is de theorie van de social marketing. Er zijn meerdere voorbeelden te geven van deze aanpak. We zien deze bijvoorbeeld in de opkomst van de lightproducten, de vet- en suikerarme voedingsmiddelen. Ook is geprobeerd het condoom meer sexappeal te geven,

want dat zou leiden tot toename van het gebruik ervan en dat is natuurlijk een gedragsverandering die zeer gewenst is bij het terugdringen van soa's en hiv-infectie. Zo is bijvoorbeeld in Afrika het initiatief genomen om condooms, die traditioneel altijd van blank rubber waren, ook in de kleur zwart op de markt te brengen. Het beschikbaar stellen van verschillende maten speelt eveneens in op de behoefte van gebruikers.

Bij een campagne die gebaseerd is op de social marketing-theorie zal men eerst een marktonderzoek doen. Men wil weten wat de gebruikers willen, zodat men het juiste product aan kan bieden. Op zich lijkt dit een redelijk concept, maar het gaat niet altijd uit van gelijkwaardigheid van de gebruikers, in dit geval van de gezondheidszorg, en op den duur kan dat ook tegenwerken. Zo heeft men bijvoorbeeld geprobeerd om orale rehydratie-oplossing (ORS, gebruikt bij diarree) in arme landen via social marketing populairder te maken. Nadat ontdekt was dat mensen een kant-en-klare verpakking met de zouten erin wensten, werd deze op de markt gebracht. Dat werkte, maar het creëerde ook afhankelijkheid. Arme mensen, die zich de kant-en-klare pakjes niet konden veroorloven, leerden niet hoe ze ORS zelf goedkoop thuis konden maken. ORS gaat de uitdroging tegen, maar verergert de diarree aanvankelijk. Omdat mensen natuurlijk graag willen dat die snel overgaat, is geprobeerd om antidiarreemiddelen aan de ORS toe te voegen. Bij ernstige vormen van diarree moeten echter grote hoeveelheden ORS worden gebruikt, waardoor de toevoeging van deze middelen geen gelukkige optie was.

Zo moet men in de praktijk voortdurend zaken bijstellen om de doelgroep niet in de war te brengen. Het lijkt zinvoller om die gebruikers serieus te nemen en zo volledig mogelijk voor te lichten en te betrekken bij de oplossing van het probleem. In een multiculturele setting kan de social marketing-benadering ook erg op betutteling gaan lijken, hetgeen tot verzet tegen de gewenste gedragsverandering zal leiden.

Communication and persuasion-theorie
Een andere theorie die min of meer gebaseerd is op economische ideeën is de communication and persuasion-theorie. Die gaat uit van de aanname dat bedreiging in meer medewerking zal resulteren en *incentives* een positieve reactie zullen uitlokken. Een voorbeeld zijn de campagnes waarbij men geprobeerd heeft mensen bang te maken voor hiv-infectie: 'AIDS kills.' Die aanpak heeft vooral negatieve gevolgen gehad; mensen voelden zich onmachtig iets te doen tegen zo'n grote bedreiging en het zorgde voor stigmatisering van mensen met hiv. Men interpreteerde de boodschap als 'mensen met aids zijn gevaarlijk'. Toen dat duidelijk werd, zijn beleidsmakers jarenlang intensief bezig geweest campagnes te ontwikkelen om die boodschap weer om te draaien.

Desondanks kan een simpele en gemakkelijke slogan, die weet te 'verleiden' en die iedereen goed begrijpt, uiterst effectief zijn. Goede reclamemakers kunnen de boodschap van een campagne voor verandering vatten in een enkele zin en die gaat er gemakkelijker in (ook bij slimme mensen) dan ingewikkelde boodschappen vol tegenstrijdigheden. In de praktijk zal men wel moeten zorgen voor meer dan alleen de simpele aanpak, en ook de genuanceerdere kennis vol tegenspraak ter beschikking durven stellen.

Onduidelijk is nog hoe we dit principe van 'verleiding' bij de verschillende groepen allochtonen kunnen hanteren. Wat is 'verleidelijk'? Is het niet essentieel om de mensen zelf te betrekken bij het opzetten en uitvoeren van een dergelijke campagne? We komen geleidelijk bij theorieën over participatie van de doelgroepen bij gezondheidscampagnes, bij uitstek belangrijk voor de publieke zorg gericht op allochtonen.

9.3.4 Sociale en culturele theorieën over gedragsverandering

Sociaal-culturele theorieën zijn theorieën die gedragsverandering proberen te begrijpen vanuit de maatschappelijke context van de mensen wier gedrag zou moeten veranderen.

Social support-theorie

De social support-theorie van Cohen en Wills (1985) legt bijvoorbeeld een positief verband tussen maatschappelijke steun en welzijn. Programma's ter bevordering van gedragsverandering voor gezondheidspromotie zouden in de eerste plaats moeten kijken naar mogelijkheden om binnen de eigen gemeenschap steun te vinden. Culturele en maatschappelijke factoren spelen bij zo'n benadering een belangrijke rol, maar het is onduidelijk hoe een en ander gestalte kan krijgen. Het lijkt in elk geval belangrijk dat men een gezamenlijke culturele diagnose van het probleem formuleert.

Peer education-theorie

Een ander voorbeeld is de reference group-based social influence-theorie van Fisher (1988). We zouden het de theorie van de *peer education* kunnen noemen. *Peer pressure* zou beslissend zijn bij gedragsverandering. Er zijn – vooral op het gebied van hiv-preventie – talloze peer education-programma's opgezet. Prostituees die andere prostituees voorlichten en stimuleren een condoom te gebruiken, spuitende drugsgebruikers die andere gebruikers voorlichten over *harm reduction*, jongeren die andere jongeren voorlichten over seks en anticonceptie.

In het kader van gezondheidsprogramma's in een multiculturele setting is peer education, en dus betrokkenheid van allochtonen, een noodzakelijke voorwaarde. Het zou echter jammer zijn als allochtonen uitsluitend gebruikt zouden worden als uitvoerders van een of ander masterplan van niet-allochtonen. Zoiets zou kunnen uitmonden in een situatie waarin goed gesalarieerde professionals de campagne uitdenken en allochtone vrijwilligers het loopwerk moeten doen. Op termijn is zoiets ineffectief, want het gaat meer op indoctrinatie lijken dan op informatieverschaffing op basis van gelijkwaardigheid.

9.4 Toepassing van de theorie in de praktijk

We bespraken hiervoor een aantal theorieën waarmee we meer begrip kunnen ontwikkelen van de factoren die van belang zijn bij gezond gedrag. Voor een deel overlappen ze elkaar, en het blijven natuurlijk theorieën. Uiteindelijk gaat het erom hoe men, gewapend met de inzichten uit die theorieën, in de dagelijkse praktijk gezondheidsprogramma's kan opzetten. In het algemeen wordt aangeraden om bij interventies gericht op gedragsverandering te werken met een gedragsmodel. Dit verhoogt de kans op effectiviteit van de interventie. Internationale voorbeelden zijn het PRECEDE-PROCEED-model en het stages of change-model.

9.4.1 PRECEDE-PROCEED-model

Het PRECEDE-PROCEED-model is vanaf de jaren zeventig ontwikkeld door Larry Green en Marshall Kreuter (2005). PRECEDE staat voor Predisposing, Reinforcing, and Enabling Constructs in Educational Diagnosis and Evaluation. Deze eerste stap moet gezien worden als een vooronderzoek (het stellen van een diagnose) naar de factoren die gedrag bepalen, versterken en vergemakkelijken. Dat kunnen factoren zijn die in alle zojuist genoemde theorieën terug te vinden zijn en die het gewenste gedrag bepalen.

De tweede stap, PROCEED, staat voor Policy, Regulatory and Organizational Constructs in Educational and Environmental Developments: de gezondheidseducatie-interventies, het beleid, de organisatie en de regulering van de in PRECEDE gesignaleerde factoren die bepalend zijn voor het gewenste gedrag.

PRECEDE bevordert – als het goed en volledig wordt gedaan – ook het verzamelen van cultuurspecifieke informatie over de desbetreffende groep, en helpt de planners inzicht te krijgen in het gedrag. De planner moet zich daarbij wel bewust zijn van het feit dat het gaat om complex en multidimensionaal gedrag dat door een veelheid aan factoren wordt beïnvloed. In wezen is PRECEDE-PROCEED een soort actieonderzoek. Verzameling van gegevens leidt tot geplande actie, en daarna blijft men het proces volgen om de actie voortdurend bij te kunnen sturen. Frankish en collega's (1999) tellen vijfhonderd gepubliceerde verslagen van op PRECEDE-PROCEED gebaseerde projecten; bij een groot aantal daarvan zijn multiculturele groepen betrokken.

PRECEDE

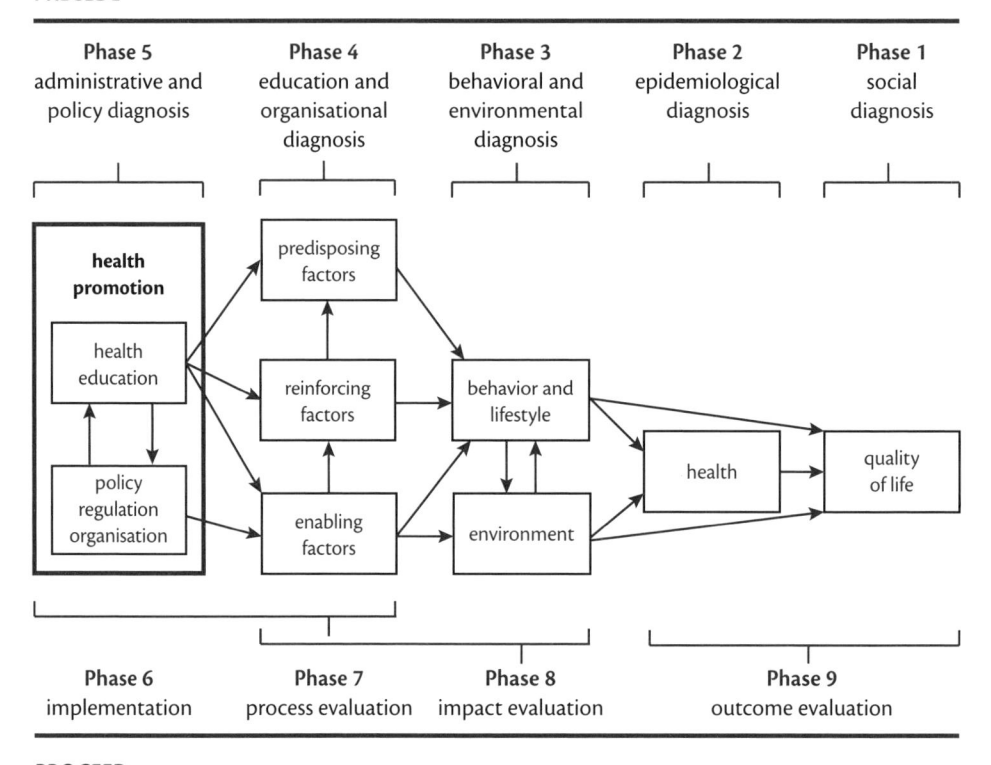

Phase 5	Phase 4	Phase 3	Phase 2	Phase 1
administrative and policy diagnosis	education and organisational diagnosis	behavioral and environmental diagnosis	epidemiological diagnosis	social diagnosis

health promotion
- health education
- policy regulation organisation

predisposing factors → behavior and lifestyle
reinforcing factors → behavior and lifestyle
enabling factors → environment
behavior and lifestyle / environment → health → quality of life

Phase 6	Phase 7	Phase 8	Phase 9
implementation	process evaluation	impact evaluation	outcome evaluation

PROCEED

Figuur 9.1 Het PRECEDE-PROCEED-model (Green & Kreuter, 2005)

9.4.2 Stages of change-model

In het stages of change-model (ook bekend als het transtheoretische model) maakt men van zo'n beetje alle genoemde benaderingen gebruik, maar de mate waarin verschilt per fase. Het model is eind jaren zeventig ontwikkeld door James Prochaska en diens collega's van de University of Rhode Island (VS). Het begint met de fase der onwetendheid (precontemplatie), waarna er in fase 2 enige bewustwording is (contemplatie). Vervolgens bereidt iemand zich voor op gedragsverandering (voorbereidingsfase), waarna de actie plaatsvindt – hij probeert het andere gedrag uit. Ten slotte is er de fase waarin het gewenste gedrag blijvend behouden wordt. In al die verschillende fasen gebruikt men verschillende theorieën (Prochaska & DiClemente, 1983).

Het stages of change-model is een van de populairdere manieren om aan gezondheidsbevordering bij migranten te werken. Dat is goed mogelijk als het gaat om problemen waarbij we te maken hebben met slechts een of enkele factoren. Zo is het goed voorstelbaar dat dragers van een gen van een ernstige aandoening op een dergelijke manier benaderd worden. Bij migranten gaat het bijvoorbeeld om sikkelcelanemie of om hemoglobinopathieën. Aan aanstaande ouders die in de precontemplatieve fase zitten kan op gepaste wijze informatie worden gegeven. Vervolgens kan getoetst worden of zij in fase 2 of 3 beland zijn en gereed zijn voor en behoefte hebben aan middelen om iets met de nieuwverworven kennis te doen. Daarbij dient bijvoorbeeld gedacht te worden aan de toegang tot testmogelijkheden. Het vervolg (kennis meenemen bij partnerkeuze in gearrangeerde huwelijken, abortus bij zwangerschap van een kind met de aandoening) is natuurlijk een stuk ingewikkelder, en deze vervolgstappen laten zich wat minder gemakkelijk in uitsluitend een faseplan uitwerken. Gecompliceerdere problematiek leent zich bovendien veel minder voor deze aanpak.

9.4.3 Participatief actieonderzoek

Een aanpak die vaak wordt genoemd is het participatieve actieonderzoek. Om een behoorlijke analyse te kunnen maken van gezondheid en gezond gedrag is het essentieel dat de onderzochte populaties daarbij betrokken zijn. Voor een multiculturele analyse is volledige betrokkenheid van vertegenwoordigers van de doelgroep noodzakelijk, en wel op verschillende niveaus: van voorbereiding tot leidinggeven, van het formuleren van de essentiële vragen tot de analyse van de problemen (Wolffers, Verghis & Marin, 2003). Dit principe geldt in feite voor elke gezondheidsinterventie, of het nu om autochtone of allochtone bevolkingsgroepen gaat. Participatief actieonderzoek, waarbij de allochtone gebruikers van zorg, de planners en de verleners van zorg een gezamenlijk leertraject doorlopen waarin ze samen ontdekken wat de problemen en misverstanden zijn, lijkt een ideaal uitgangspunt om tot goede interventies te komen, maar interventieonderzoeken zullen aan moeten tonen of het ook effectiever is.

Bij participatief actieonderzoek zoeken migranten zelf naar oplossingen om problemen aan te pakken, en zij monitoren de interventie ook zelf, die dan weer bijgestuurd kan worden op basis van de gegevens die uit dat voortdurende actieonderzoek naar voren komen. Een voorbeeld. Fysio- en oefentherapeuten in Amsterdam hebben een 'migrantenprotocol' ontwikkeld voor vrouwelijke migranten met aspecifieke pijnklachten. Het gaat om pijnklachten door onder meer (ernstig) overgewicht en ziekten/aandoeningen zoals COPD, diabetes en hart- en vaatziekten. Deze problemen staan vaak met elkaar in verband. Het is een integrale benadering waarin de vrouwen worden begeleid naar een 'gezonde leefstijl' met meer bewegen, ondanks pijnklachten. Daarbij stellen ze echter hun eigen doelen. Empowerment is ook een belangrijk onderdeel van deze aanpak.

9.5 Naar meer participatie en empowerment

Campagnes om gedragsverandering te bewerkstelligen zijn nog te vaak gebaseerd op theorieën die de maatschappelijke en culturele context van de betreffende groepen negeren. Voorlichting is essentieel en de rol van gezondheidsvoorlichters eigen taal en cultuur (vetc'ers) en zorgconsulenten (zie hoofdstuk 17) is daarbij van groot belang. Daar zijn er te weinig van in Nederland. Managers van gezondheidscampagnes hebben nog te vaak angst om de controle over het proces te verliezen. De doelstellingen van de opdrachtgevers en de verwachte uitkomsten bepalen vaak de manier waarop projecten verlopen. Bovendien vereist het veel flexibiliteit om de richting van het programma te laten bepalen door empowerde migranten die zelf bepalen wat er moet gebeuren.

Hetzelfde geldt voor de interventies die gericht zijn op het vergemakkelijken van de toegang tot de zorg voor allochtone patiënten: deze gaan te weinig uit van de vragen, behoeften en overlevingsstrategieën van de gebruikers. Als er al onderzoek naar gedaan wordt, volgt dit het perspectief van de gezondheidsdeskundigen en beleidsmakers. In plaats van kwantitatief zou het onderzoek vooral kwalitatief moeten zijn, en participatief actieonderzoek zou in deze context een grotere rol kunnen spelen; het belangrijkste is immers te begrijpen wat mensen beweegt om hun gedrag wel of niet te veranderen.

Er bestaan wel degelijk methoden die zeer geschikt zijn voor gezondheidsbevordering in een multiculturele context. Ze hebben een sterk participatief karakter en maken gebruik van kwalitatief onderzoek en een gemeenschappelijke analyse van de problematiek, waarin de vragen mede door de eindgebruikers van de aanbevelingen zijn geformuleerd.

De laatste jaren is er veel onderzoek gedaan, en dit heeft zowel zorgverleners als zorggebruikers inzicht verschaft in de belangrijkste factoren die de gezondheid van allochtone groepen bepalen. De agenda voor zulk onderzoek zou echter niet in de eerste plaats door academici of beleidsmakers moeten worden gemaakt, maar door allochtonen, in dialoog met andere sleutelpersonen. Een en ander zou geëvalueerd moeten worden door de allochtone bevolkingsgroepen zelf, want het gaat om hun gezondheid. Deze evaluatie zou tot verbetering van de interventies kunnen leiden. Een dergelijk onderzoek heeft echter pas kans van slagen wanneer allochtonen op alle niveaus en in alle stadia het programma kunnen sturen.

DEEL 2
Doelgroepen

10

Gezondheid van migrantenjeugd

Joke van Wieringen & Tom Schulpen

Kinderen vormen een zeer belangrijke groep van de migrantenpopulatie. Zij zijn niet alleen numeriek van belang (in 2010 is een kwart tot een derde deel van de niet-westerse migranten jonger dan 15 jaar; onder autochtonen bedraagt dit aandeel 17%), maar vormen ook een belangrijk sociaal en economisch kapitaal. Van alle jongeren tot 25 jaar in Nederland is ongeveer een kwart van allochtone herkomst, 70% van hen behoort tot de niet-westerse migranten. Ruim 80.000 van deze jongeren zijn niet in Nederland geboren en behoren dus tot de eerstegeneratiemigranten; verreweg het grootste deel behoort tot de tweede generatie. Inmiddels zijn er ruim 60.000 personen die behoren tot de zogenoemde niet-westerse derde generatie. Dit zijn kinderen van wie beide ouders in Nederland zijn geboren, en ten minste één grootouder in een niet-westers land. Deze groep wordt formeel tot de autochtonen gerekend, maar wordt ook wel aangeduid als de derde generatie.

De laatste decennia is het gemiddeld kindertal van Marokkaanse en Turkse vrouwen sterk gedaald en naar verwachting zal dit geleidelijk verder afnemen tot 2,0 kinderen in 2050 (Loozen & Van Duin, 2007). Bij de Marokkaanse en Somalische moeders ligt het gemiddeld kindertal hoger dan het gemiddelde. Een groot deel van alle allochtone kinderen leeft in een grote stad: van de Amsterdamse en Rotterdamse kinderen onder de 15 jaar is meer dan de helft van niet-westerse herkomst; in Den Haag is dat bijna de helft en in Utrecht een derde. Een meerderheid van de gezinnen van Turkse en Marokkaanse herkomst en een deel van de Surinaamse en Antilliaanse gezinnen hebben een lage sociaaleconomische status, wat een risicofactor vormt voor de cognitieve ontwikkeling van kinderen.

De zorg voor allochtone kinderen en adolescenten behoeft extra aandacht, gelet op de bestaande verschillen in gezondheid en sterfterisico's ten opzichte van autochtone kinderen. Ook met verschillen in aanwezigheid van risicofactoren voor de gezondheid zal rekening moeten worden gehouden (Kijlstra, Prinsen & Schulpen, 2001).

In dit hoofdstuk worden de verschillen in gezondheidstoestand tussen allochtone en autochtone kinderen weergegeven. Voor het overzicht worden de kinderen doorgaans onderscheiden in Turkse, Marokkaanse, Surinaamse en Antilliaanse kinderen, steeds in vergelijking met autochtone (Nederlandse) kinderen. De verschillen in gezondheid en risicofactoren binnen de etnische groepen zijn echter zeker zo groot als die binnen de Nederlandse groep. Deze verschillen kunnen samenhangen met de verblijfsduur in Nederland, de regio van herkomst, de woonsituatie (stad of platteland) en met etnische verschillen binnen de groepen (zo worden bijvoorbeeld creolen, Hindostanen en Javanen in onderzoek meestal tot één groep gerekend, te weten Surinamers).

Over de gezondheidstoestand van de inmiddels aanzienlijke groepen kinderen die als vluchteling of asielzoeker uit Afrika, Azië en de voormalige Oostbloklanden naar Nederland zijn gekomen, is weinig bekend (Tjon A Ten & Schulpen, 1999; Stellinga-Boelen, 2007). Naar schatting telt Nederland 100.000 jongeren in vluchtelingengezinnen; de grootste groepen komen uit Irak, Afghanistan en Somalië. Ook de meeste van de ongeveer 3.500 kinderen in asielzoekerscentra komen uit deze landen (COA, 2012).

Met de toenemende arbeidsmigratie uit Midden- en Oost-Europa neemt ook het aantal kinderen uit die landen toe. Volgens het CBS waren er in 2011 bijna 16.000 MOE-kinderen geregistreerd in Nederland. Prognoses laten zien dat deze aantallen de komende jaren nog fors zullen stijgen. Uit een inventarisatie naar de gezondheid en het zorggebruik van Midden- en Oost-Europeanen blijkt dat er weinig harde gegevens bekend zijn over deze kinderen. Wel zijn er zorgelijke signalen over affectieve verwaarlozing, 'sleutelkinderen', een relatief groot aantal meldingen bij het AMK en overmatig middelengebruik op middelbare scholen (Dauphin & Van Wieringen, 2012).

10.1 Verschillen in sterfte

Sterftecijfers kunnen beschouwd worden als de hardste indicatoren van een (slechte) gezondheidstoestand. Men kan de sterfte beschouwen als het topje van de ijsberg van onderliggende ziekten. Op jonge leeftijd is de kans om te overlijden bij migranten groter dan bij autochtonen. Aanvankelijk (in de jaren tachtig) was het risico driemaal groter, maar dat is de afgelopen decennia sterk verminderd. De perinatale en de zuigelingensterftecijfers bij allochtonen in het algemeen liggen tot twee keer hoger dan bij autochtonen. Ook ligt de sterfte onder kinderen geboren uit eerstegeneratieallochtonen hoger dan onder kinderen van allochtone moeders van de tweede generatie en van autochtone moeders (CBS, 2009). Nieuwkomers lopen een groter risico op overlijden: zo is bijvoorbeeld het verdrinkingsrisico bij asielzoekerskinderen die kort in Nederland verblijven vier keer (bij 3- tot 5-jarigen) tot acht keer (bij 6- tot 9-jarigen) zo hoog als bij autochtone kinderen (Garssen & Van der Meulen, 2008).

Bij de oudere groep (adolescenten en jongvolwassenen) vallen de Antilliaanse mannen op door hun naar verhouding hoge sterftecijfers. De hogere frequentie van moord en doodslag speelt hierbij een belangrijke rol. Bij de groep jonge Surinaamse mannen (zowel Hindostanen als creolen) tussen de 15 en 35 jaar is het risico om door zelfdoding om het leven te komen groter dan bij autochtonen. Psychiatrische, psychologische en culturele factoren, en factoren die samenhangen met de migratie, zouden aan deze verhoogde sterfte bijdragen (Garssen, Hoogenboezem & Kerkhof, 2006).

Suïcidepogingen komen vaker voor bij meisjes en jonge vrouwen van Hindostaanse en Turkse afkomst dan bij andere vrouwen (Burger et al., 2005). Kwalitatief onderzoek laat zien dat dit waarschijnlijk verband houdt met de binnen die gemeenschappen geldende beperkte keuze- en bewegingsvrijheid van meisjes en hun als gebrekkig ervaren communicatie met hun ouders (Salverda, 2004).

10.1.1 Perinatale en zuigelingensterfte

De perinatale sterfte (het totaal van doodgeboren kinderen na 22 weken zwangerschap plus de sterfte in de eerste levensweek) is bij allochtone groepen vanaf 2000 gedaald. Toch is dit sterftecijfer nog hoger dan onder autochtonen. In vergelijking met kinderen van autochtone moeders is de perinatale sterfte bij de eerstegeneratieallochtonen bijna 40% hoger. Voor kinderen geboren uit de tweede generatie is het risico ruim 10% hoger. Het hoogst is de perinatale sterfte bij kinderen van Antilliaanse, Arubaanse en Surinaamse moeders. Bij hen ligt het risico 88% hoger dan bij de autochtone groep. De perinatale sterfte bestaat voor een groot deel uit doodgeboren kinderen (CBS/PRN, 2009).

Ook het risico op zuigelingensterfte (sterfte in het eerste levensjaar) is vanaf 2000 licht gedaald. Desalniettemin ligt dit bij de eerstegeneratiemoeders bijna 30% hoger dan bij autochtone moeders. Voor de tweede generatie is het risico verminderd naar 10% hoger. Allochtone vrouwen zijn in het algemeen minder bekend met preventieve maatregelen zoals het slikken van foliumzuur. Ook melden ze zich later bij de verloskundige zorg en maken ze minder gebruik van kraamzorg (Waelput & Achterberg, 2007b).

Uit eerder onderzoek bleek dat de oorzaak van het overlijden van baby's bij Hindostaanse moeders uit Suriname of de Antillen vrijwel altijd vroeggeboorte is; sociaaleconomische omstandigheden en de zorgverlening tijdens de zwangerschap bleken nauwelijks van invloed. Er is nog geen duidelijke oorzaak gevonden voor deze grotere kans op vroeggeboorte: gedacht wordt aan genetische verschillen, infecties tijdens de zwangerschap, de huwelijkse staat en de werkbelasting van de moeder (alleenstaande moeders hebben een grotere kans op het overlijden van hun baby) (Van Driel et al., 1999).

Bij Turkse en Marokkaanse pasgeborenen bleek vroeggeboorte geen enkele rol te spelen. De grotere sterftekans werd bij hen eerder veroorzaakt door sociale en culturele factoren, zoals zwangerschappen op heel jonge of juist heel hoge leeftijd (bij vrouwen die reeds veel kinderen hebben). Economische factoren spelen een ondergeschikte rol.

Een analyse van de sterftegegevens van alle kinderen die voor de leeftijd van 2 jaar overleden in de vier grote steden (Amsterdam, Rotterdam, Utrecht, Den Haag) toont aan dat de sterfte bij de kinderen van Turkse, Marokkaanse en Surinaams/Antilliaanse herkomst 1,5 tot 2 keer hoger is dan bij autochtone kinderen. Perinatale factoren (zoals prematuriteit, infecties) waren de voornaamste doodsoorzaken bij de Nederlandse, Surinaams/Antilliaanse en 'andere westerse' groepen. Bij de Turkse en Marokkaanse kinderen waren aangeboren afwijkingen, metabole ziekten en aandoeningen van het centrale zenuwstelsel de meest voorkomende doodsoorzaken. Het aandeel erfelijke aangeboren aandoeningen binnen de doodsoorzaken was bij de Turkse en Marokkaanse kinderen aanmerkelijk groter dan bij de Nederlandse en Surinaams-Antilliaanse groepen (Schulpen et al., 2006).

Wiegendood kwam bij Turkse zuigelingen vroeger tweemaal zo vaak voor als bij Nederlandse, en zelfs viermaal zo vaak als bij Marokkaanse zuigelingen. De incidentie van wiegendood is vanaf 1987 sterk afgenomen: van 103 per 100.000 levendgeborenen in 1986 naar minder dan 10 per 100.000 op dit moment. Dit komt vooral door een afname in de risicofactoren: primaire buikligging bij slapen, dekbedgebruik, en roken door de moeder en de vader. Toch hadden kinderen van wie beide ouders in een niet-westers land waren geboren, in de jaren 1996-2004 een significant grotere kans op wiegendood dan andere kinderen. Dit gold met name voor Antilliaanse en Turkse gezinnen. Vermoedelijk hangt dit hogere risico samen met minder kennis bij de niet-westerse ouders van de risicofactoren van wiegendood, en met een hogere prevalentie van (passief) roken (De Jonge & Hoogenboezem, 2005), hetgeen het belang van continue en gerichte voorlichting duidelijk maakt.

In de periode 1995-2000 was het risico op sterfte door een ongeval groter voor de kinderen en jongeren uit de vier grootste migrantengroepen (Turken, Marokkanen, Surinamers en Antillianen/Arubanen) dan voor hun autochtone leeftijdsgenoten (Stirbu et al., 2006b). Migrantenkinderen van 0-14 jaar liepen meer risico op sterfte door verdrinking en door brand. In de leeftijdsgroep 15-24 jaar werd het hogere sterftecijfer vooral verklaard door verdrinking en door moord. Daar het risico op verdrinking bij migranten zelfs tot de leeftijd van 50 jaar verhoogd bleek, wordt gepleit voor meer aandacht voor zwemvaardigheden van migranten. Het (weer) invoeren van schoolzwemmen kan het hogere sterfterisico bij migrantenkinderen mogelijk doen dalen (Stirbu et al., 2006b).

10.1.2 Consanguïniteit

Bekend is dat aangeboren aandoeningen vaker voorkomen bij kinderen uit consanguïne huwelijken. Consanguïniteit (huwelijken tussen twee familieleden) komt in Marokko en Turkije, en in veel andere delen van de wereld, veel voor. Hoewel bekend is dat zo'n 90% van de Turken en Marokkanen in Nederland trouwt met iemand uit de eigen herkomstgroep, is (landelijk) niet bekend hoeveel daarvan een consanguïn huwelijk betreft. Uit de Generation R-studie in Rotterdam (Goedhart et al., 2007) blijkt dat bijna een kwart van de deelnemende Turkse en Marokkaanse ouders getrouwd is met een familielid. Bij ongeveer 12% van de Turkse en Marokkaanse ouders gaat het om een neef-nichthuwelijk.

In de totale perinatale en zuigelingensterfte is het aandeel van de erfelijke aangeboren aandoeningen gering (meestal gaat het om zeer zeldzaam voorkomende ziekten). Hoewel consanguïniteit het risico op dergelijke aandoeningen sterk verhoogt, draagt ze weinig bij aan de verklaring van de hogere perinatale en zuigelingensterfte bij Nederlandse allochtonen. Over de ziektelast door autosomaal recessieve aandoeningen zoals mucoviscidose (taaislijmziekte) en sikkelcelanemie, waarbij beide ouders drager zijn, zijn geen goede cijfers beschikbaar (Waelput & Achterberg, 2007a). Hoewel de absolute aantallen klein zijn, hebben de betreffende aandoeningen een grote impact op de getroffen families. Daarom is aandacht voor tijdige opsporing en advisering over genetische risico's noodzakelijk (Waelput & Achterberg, 2007a).

10.2 Verschillen in gezondheid en ziekte

Als het gaat over de gezondheidstoestand van migrantenkinderen zijn de meeste gegevens slechts beschikbaar voor de vier grootste groepen, te weten Turkse, Marokkaanse, Surinaamse en Antilliaanse kinderen. Over de gezondheid van nieuwkomers uit landen als Iran, Irak, Somalië en Afghanistan is veel minder bekend. Aangezien er in de gezondheidszorg geen standaardregistratie van etniciteit plaatsvindt, zijn veel gegevens afkomstig uit speciaal daartoe opgezette onderzoeken, vaak in een van de grote steden, en derhalve tijd- en plaatsgebonden.

10.2.1 Eigen oordeel over gezondheid

Zowel autochtone als allochtone jongeren zijn positief over hun eigen gezondheid. Gezondheid heeft in dit geval betrekking op de mate waarin jongeren zich gelukkig voelen in Nederland (het psychisch welbevinden, de relatie met ouders en school) en de mate waarin zij gezond leven (voeding, beweging, roken, het gebruik van alcohol en drugs). Hoewel autochtone en allochtone jongeren gemiddeld positief zijn, is er wel een verschil tussen de twee groepen: allochtone leerlingen in het basis- en voortgezet onderwijs beoordelen hun eigen gezondheid minder vaak als goed, en allochtone basisschoolleerlingen zeggen vaker gezondheidsklachten te hebben (Van Dorsselaer et al., 2010).

10.2.2 Geboortegewicht

Een laag geboortegewicht heeft een nadelig effect op de gezondheid van het kind (hoger sterfterisico, meer kans op hart- en vaatziekten en meer luchtwegsymptomen). Etnische afkomst blijkt een belangrijke risicofactor voor een laag geboortegewicht, ook na correctie voor sociaaleconomische omstandigheden: kinderen van (eerste generatie) Antilliaanse, Ghanese en (eerste en tweede generatie) Surinaamse vrouwen bleken lichter dan Nederlandse kinderen. Kinderen van Marokkaanse en Turkse moeders hebben na correctie voor sociaaleconomische factoren een vergelijkbaar geboortegewicht als autochtone kinderen. De onderzoekers vermoeden dat het lagere geboortegewicht bij genoemde groepen veroorzaakt wordt door verschillen in prevalentie van diabetes, hypertensie, voedingsgedrag, stress, racisme en genetica (Van der Wal, Uitenbroek & Van Buuren, 2000).

10.2.3 Hemoglobinopathieën

Anemie of bloedarmoede ontstaat meestal door een ijzertekort, maar onvoldoende bekend is dat zo'n 5% van de mensen drager is van een vorm van hemoglobinopathieën (dragers hebben zelf geen last van deze aandoening). Een huwelijk tussen twee dragers zal in een kwart van de gevallen aanleiding geven tot de geboorte van een kind met een ernstige afwijking als thalassemie of sikkelcelanemie. Thalassemie komt voornamelijk voor bij kinderen uit Marokko en Turkije; sikkelcelanemie vooral bij negroïde kinderen uit Suriname, de Antillen en Afrika. Van de negroïde bevolking is één op de zeven mensen drager van sikkelcelanemie.

In Nederland worden jaarlijks 60 tot 90 kinderen gediagnosticeerd met sikkelcelanemie en 1.000 kinderen met dragerschap. Onbehandelde sikkelcelanemie vergroot de kans op sterfte in de eerste levensjaren, voornamelijk door pneumokokkensepsis/meningitis. Ook de morbiditeit is hoog, met pijnlijke verstoppingen van de capillaire vaten. Sinds 1 januari 2007 is de detectie van sikkelcelanemie opgenomen in de hielprik, die vlak na de geboorte bij alle kinderen wordt gedaan om te screenen op een aantal ernstige aandoeningen. Preventie van vroegtijdig overlijden en ernstige morbiditeit bij ongediagnosticeerde kinderen is een van de redenen om sikkelcelanemie in de hielprik op te nemen. Daarnaast kan de kwaliteit van leven op lange termijn verbeterd worden door het geven van voorlichting en leefregels aan ouders. Ouders kunnen zelf aangeven of zij wel of niet geïnformeerd willen worden over dragerschap van sikkelcelanemie bij hun pasgeboren baby. Als bij de baby dragerschap voor sikkelcelanemie wordt aangetoond, is minimaal één ouder ook drager.

10.2.4 Lactasedeficiëntie

Melk is een typisch Nederlands volksproduct, waarvan het gebruik vooral door de zuivelindustrie sterk wordt aangeraden. In de meeste (sub)tropische landen echter is melk nauwelijks beschikbaar, behalve in de vorm van moedermelk voor de zuigeling. Het bij ons in grote hoeveelheden in de darm aanwezige enzym lactase kan de lactose of melksuiker in de melk goed afbreken. Bij 20-40% van de kinderen uit de (sub)tropen blijkt dit enzym echter nauwelijks aanwezig. Bij deze kinderen kan het gebruik van melk buikklachten geven door onvoldoende afbraak van melksuiker. Vaak wordt te weinig gedacht aan deze afwijking. Dat is spijtig, want de afwijking is eenvoudig aan te tonen met een waterstofademtest, en de buikklachten zijn gemakkelijk te voorkomen door de melk voor te behandelen met lactasedruppels.

10.2.5 Infectieziekten

Veel immigranten reizen regelmatig naar het land van herkomst om familie of vrienden op te zoeken. Zij hebben vaak minder weerstand tegen specifieke ziekten dan de familieleden die ze gaan bezoeken. De in Nederland opgegroeide kinderen lopen hierdoor een verhoogd risico op infectieziekten. Meestal betreft het ziekten die te maken hebben met hygiënische omstandigheden en een warm klimaat, waardoor verspreiding eenvoudig kan optreden. Voorbeelden zijn bacteriële darminfecties als salmonella, shigella of campylobacter, parasitaire darminfecties, bijvoorbeeld met Giardia lamblia, en virale infecties als hepatitis A (geelzucht).

Twee andere ziekten die soms voorkomen zijn tuberculose en hepatitis B. In 2007 werd in Nederland een historisch laagterecord van 1.011 tuberculosepatiënten geregistreerd. Het aantal bronnen was minder dan 250. Doordat de bronpatiënten in Nederland al jaren in meerderheid afkomstig zijn uit landen waar tuberculose nog prevalent is, is ook kindertuberculose vooral een probleem van migranten. In 2004 werd in Nederland bij 84 kinderen jonger dan 15 jaar tuberculose vastgesteld (op een totaal van 1.328 patiënten). De gevreesde en soms nog dodelijke meningitis tuberculosa werd in dat jaar bij drie kinderen onder de 15 gevonden (Keizer, 2008). Alle (ook de in Nederland geboren) allochtone kinderen en alle vluchtelingenkinderen krijgen daarom een BCG-vaccinatie ter bescherming tegen tuberculose. Het in het eerste levensjaar toegediende vaccin geeft slechts gedeeltelijke bescherming. Tijdens de vakanties in het land van herkomst is het risico op contact met tuberculose extra groot en waakzaamheid blijft dus geboden. Van de zwangere vrouwen die niet in Nederland geboren zijn, zijn naar schatting 25 op de 1.000 besmet met hepatitis B. Zonder immunisatie is de kans groot dat een besmette moeder tijdens of vlak na de bevalling het virus overbrengt op haar kind. Een dergelijke perinatale besmetting blijft vrijwel altijd onopgemerkt, terwijl het kind in meer dan 90% van de gevallen chronisch drager van het virus wordt. Dragers die op zeer jonge leeftijd besmet worden, hebben een relatief grote kans om langetermijngevolgen zoals levercirrose en leverkanker te ontwikkelen, en daarmee een reële kans om vroegtijdig te overlijden als gevolg van de besmetting met het hepatitis B-virus. In het Rijksvaccinatieprogramma is daarom sinds 2003 een hepatitis B-vaccinatie voor kinderen van ouders uit hoogrisicolanden opgenomen.

10.2.6 Astma

Het is niet bekend of astma vaker voorkomt bij migrantenkinderen. Als zij echter astma hebben, geeft hun ziekte meer klachten dan bij autochtone kinderen en scoren zij lager op kwaliteit van leven. Bij ouders van allochtone kinderen met astma blijkt onvoldoende begrip van de Nederlandse taal een verklarende factor voor minder goede *asthma control*. De behandelend arts zal veel energie moeten steken in een goede communicatie met de ouders.

De therapietrouw wat betreft het dagelijks gebruik van astmamedicatie (inhalatiecorticosteroïden) is zowel bij allochtone als autochtone kinderen laag. De houding van de ouders blijkt hierop van grote invloed. Het is daarom van belang de ouders bij het hele behandelingsproces te betrekken en hen goed voor te lichten (Dellen et al., 2008).

10.2.7 Diabetes

Het jaarlijkse aantal nieuwe gevallen van insulineafhankelijke diabetes (type 1) onder 0- tot 19-jarigen is bij de Marokkaanse groep 1,6 keer zo hoog als bij de Nederlandse. Bij Surinaamse en Turkse kinderen is het aantal nieuwe gevallen (per jaar) van deze vorm van diabetes lager dan bij de Nederlandse kinderen. Van Hindostaanse kinderen zijn geen gegevens bekend, maar bij Hindostaanse volwassenen komt diabetes frequent voor (Middelkoop, 2001).

De diagnose diabetes type 1 vindt bij kinderen van niet-westerse herkomst meestal later plaats dan bij andere kinderen (Urbanus-van Laar, 2007). Uit een onderzoek naar tijdig consulteren voor diabetesklachten bleek dat de klinische conditie van deze kinderen slechter was op het moment dat de diagnose gesteld werd. Dit gold vooral voor kinderen van Turkse en Antilliaanse herkomst. Redenen hiervoor kon dit onderzoek niet aangeven (Urbanus-van Laar, 2007).

Slechts weinig kinderen hebben diabetes type 2, de meest voorkomende vorm van diabetes onder volwassenen. De laatste jaren is er een stijging te zien in het aantal kinderen met ernstig overgewicht – een belangrijke risicofactor voor dit type diabetes (zie subparagraaf 10.3.3). Het is de verwachting dat het aantal (allochtone) kinderen met diabetes type 2 daardoor ook zal stijgen (Blokstra & Baan, 2008).

10.3 Gezond gedrag

10.3.1 Gebitsstatus

Preventieve programma's hebben in de vorige eeuw bijgedragen aan een daling van het voorkomen van cariës bij kinderen. In het eerste decennium van deze eeuw wordt echter weer meer cariës geconstateerd: de gebitstoestand van kinderen en jongeren in Nederland verslechtert. Bij een onderzoek onder basisschoolkinderen van groep 2 en 8 in Drenthe bleek 33% een niet-gaaf gebit te hebben; dit was een stijging van 9% ten opzichte van 1998. Het hoogste percentage niet-gave gebitten is te vinden onder kinderen uit de lagere sociaaleconomische klassen en onder kinderen uit het speciaal onderwijs. Deze kinderen blijken minder vaak naar de tandarts te gaan, minder vaak te poetsen en vaker te snoepen (Cosik et al., 2005). Ook kinderen van allochtone herkomst hebben naar verhouding vaker een slecht gebit. In Den Haag werd geconstateerd dat in de periode 1998-2002 het percentage 12-jarigen met erosieve gebitsslijtage was gestegen van 3 naar 23% (Truin et al., 2003). In de periode 1983-1999 nam het aandeel jongeren beneden de 25 jaar dat contact had met de tandarts toe van 83 naar 86%; na 1999 daalde dit percentage weer tot 82 in 2009 (CBS/Ministerie van VWS, 2010).

10.3.2 Voedingstoestand

Borstvoeding beschermt kinderen tegen allerlei ziekten, met name infectieziekten, zoals gastro-enteritis, lageluchtweginfecties, middenoorontsteking en meningitis. Uit onderzoek in Rotterdam blijkt dat moeders van Marokkaanse en Turkse herkomst vaker borstvoeding geven dan autochtone moeders. Op de leeftijd van zes maanden zijn het vooral de Turkse en Marokkaanse moeders van de eerste generatie die de borstvoeding hebben volgehouden. Voor de Turkse en Marokkaanse moeders van de tweede generatie werden geen verschillen meer gevonden met autochtone en Surinaams/Antilliaanse moeders (Rossem et al., 2010).

De voeding van Marokkaanse en Turkse kinderen lijkt wat betreft consumptie van vetten en koolhydraten, groente en fruit iets meer in overeenstemming met de Nederlandse richtlijnen voor goede voeding dan die van autochtone kinderen (Te Velde et al., 2006). Turkse, Marokkaanse en Surinaamse schoolkinderen ontbijten echter minder vaak dan hun Nederlandse klasgenoten (Poort, Van der Wal et al., 2001). Het gebruik van een ontbijt wordt aanbevolen omdat het een gelijkmatigere bloedsuikerspiegel over de dag garandeert; kinderen met een lege maag kunnen zich moeilijker concentreren en zijn vaak slaperiger. Slechte ontbijtgewoonten ontstaan al op jonge leeftijd (5-6 jaar). Onderzoek onder scholieren van 11 tot 16 jaar laat zien dat allochtone jongeren minder vaak ontbijten, vaker snacken en minder vaak snoepen dan autochtone leeftijdsgenoten (Van Dorsselaer et al., 2010).

Onderzoek naar de voedingsstatus van 135 asielzoekerskinderen toont aan dat hun voedingsgewoonten de groei en ontwikkeling ongunstig kunnen beïnvloeden. Het betreft vooral de hoge vetinname en de te lage inname van micronutriënten (vooral calcium, ijzer, vitamine A en D). Veel asielzoekerskinderen hebben een verlaagde vitamine D-status en dat kan in combinatie met een marginale calciumopname de botaanmaak bedreigen in een levensfase die uitermate belangrijk is voor de sterkte van het skelet in het latere leven. Gedurende het verblijf in Nederland neemt het percentage asielzoekerskinderen met overgewicht en obesitas toe (Stellinga-Boelen, 2007).

10.3.3 Overgewicht

De prevalentie van overgewicht bij kinderen is de laatste decennia wereldwijd sterk toegenomen. In Nederland heeft 14% van de jongens en 17% van de meisjes in de leeftijd van 4-15 jaar overgewicht. Ook worden kinderen op steeds jongere leeftijd te dik: van de 4-jarigen heeft 9% van de jongens en 16% van de meisjes overgewicht (Van den Hurk et al., 2006). De prevalentie van overgewicht is hoger bij allochtone bevolkingsgroepen. In 2008 had ruim 22% van de allochtone jongeren overgewicht tegenover 14% bij de autochtone jeugd. Bij 7,5% van de allochtone jongeren was sprake van obesitas (versus 3% bij autochtonen).

Onderzoek bij kinderen in Den Haag toont aan dat de prevalentie van overgewicht en obesitas met name bij Turkse kinderen significant is toegenomen (De Wilde et al., 2009). In een onderzoek onder 2- tot 4-jarigen hadden kinderen met overgewicht vaker een vader en/of moeder met een niet-westerse achtergrond. Niet-westerse moeders gaven hun kinderen al op jonge leeftijd te veel voeding, en vonden het minder belangrijk dat hun kind iedere dag buiten kwam. Zij bevestigden vaker dat hun kind altijd een fles of beker frisdrank binnen handbereik heeft (Boere-Boonekamp et al., 2008). Daarnaast zijn allochtone kinderen in het algemeen minder lichamelijk actief in vergelijking met Nederlandse kinderen.

10.3.4 Vitaminen- en mineralenintake

Uit onderzoek in Rotterdam naar de vitamine D-status van pasgeborenen blijkt dat baby's van moeders met een donkere huid en/of veel bedekkende kleding significant vaker een vitamine D-deficiëntie hebben dan een controlegroep van baby's van moeders met een lichte huid. Vitamine D wordt in een gepigmenteerde huid minder goed aangemaakt. Het was reden voor de Gezondheidsraad (in 2008) om aan te bevelen alle kinderen tot 4 jaar dagelijks 10 microgram vitamine D te geven. Ook vrouwen van 4 tot 50 jaar en mannen van 4 tot 70 jaar die een donkere huidskleur hebben, doen er goed aan dagelijks 10 microgram vitamine D in te nemen.

Uit een onderzoek in de vier grote steden bleek dat 82% van de buitenlandse kinderen vitamine A en D kreeg en dat 65% van de met moedermelk gevoede kinderen vitamine K kreeg; deze percentages zijn veel te laag (Hirasing et al., 1995). Het advies is om alle zuigelingen die geheel of gedeeltelijk met moedermelk worden gevoed vanaf de tweede levensweek tot en met de derde levensmaand dagelijks een onderhoudsdosering van 25 µg vitamine K te geven ter voorkoming van bloedingen.

Uit preoperatief onderzoek bij kinderen bleek dat ijzergebreksanemie relatief veel voorkwam bij peuters, en vaker bij kinderen van allochtone afkomst. Aangezien er toenemend bewijs is dat ijzergebreksanemie langdurige en zelfs irreversibele ontwikkelingsstoornissen tot gevolg kan hebben, wordt gepleit voor betere educatie over voedingsbehoeften en -gewoonten van peuters, met name aan allochtone ouders met een laag opleidingsniveau (Broekhuizen, Stam & Derksen-Lubsen, 2001).

10.3.5 Lichaamsbeweging

Zowel in het basisonderwijs als in het voortgezet onderwijs sporten en spelen allochtone jongeren minder vaak dan autochtone jongeren (Van Dorsselaer et al., 2010). Migrantenjongeren zijn minder vaak lid van een sportvereniging en zitten langer voor de tv en achter de computer dan hun autochtone leeftijdsgenoten. Volgens de Nederlandse Norm Gezond Bewegen (NNGB) moeten jongeren van 4 tot 18 jaar dagelijks minstens één uur ten minste matig intensieve lichamelijke activiteit uitvoeren, waarvan minstens twee keer per week gericht op het verbeteren van lichamelijke fitheid. Een groot deel van de migrantenjeugd voldoet niet aan deze norm. Voor een deel hangt dat samen met hun leefomgeving, vaak een grote stad: uit onderzoek naar het beweeggedrag van autochtone en allochtone kinderen in tien achterstandswijken bleek dat slechts 4% van de autochtone en 3% van de allochtone kinderen van 6 tot 11 jaar de NNBG haalden. Turkse kinderen weken daarbij in negatieve zin het meest af van autochtone kinderen, Surinaamse kinderen het minst (De Vries et al., 2007). In de onderzochte stadswijken ligt het percentage te dikke kinderen aanzienlijk hoger dan het landelijke percentage.

10.3.6 Middelengebruik

Allochtone leerlingen (11-16 jaar) drinken significant minder alcohol en op minder dagen van de week dan leerlingen met een autochtone achtergrond. Ook geven zij aan dat er thuis strengere regels zijn ten aanzien van alcoholgebruik. Het lagere alcoholgebruik kan voor een deel worden verklaard door religieuze en culturele factoren. Islamitische jongeren van Marokkaanse en Turkse afkomst drinken het minst vaak; volgens recent onderzoek zijn er weinig verschillen tussen Surinaamse en Antilliaanse jongeren en autochtone jongeren (Verdurmen et al., 2012). Als allochtone jongeren wel drinken, gebruiken zij evenveel alcohol als autochtone jongeren. Dat geldt ook voor binge drinken, het op een gelegenheid meer dan vijf glazen alcohol drinken (Van Dorsselaer et al., 2007; Faber et al., 2010).

In het gebruik van tabak en cannabis werden geen significante verschillen gevonden tussen allochtone en autochtone leerlingen. Wel is het zo dat scholieren op het vmbo-b eerder beginnen met het gebruik van cannabis dan vwo-scholieren. Bovendien gebruiken scholieren op het vmbo, als zij eenmaal blowen, meer cannabis dan blowende scholieren op het vwo. Na correctie voor schoolniveau en gezinssituatie blijken allochtone leerlingen minder te roken en minder vaak te blowen (Van Dorsselaer et al., 2010).

10.3.7 Seksuele activiteit

Het gemiddelde aantal allochtone en autochtone jongeren van 11 tot 16 jaar dat zegt ooit seksuele gemeenschap te hebben gehad loopt nauwelijks uiteen. Allochtone jongens hebben echter significant vaker al seksuele gemeenschap gehad dan autochtone jongens (respectievelijk 24% en 14%), waarbij Surinaamse en Antilliaanse jongens 'het' al veel vaker hebben gedaan dan Nederlandse, Turkse en Marokkaanse jongens. Allochtone meisjes hebben daarentegen minder vaak seksuele gemeenschap gehad dan autochtone meisjes (8% versus 15%) en Turkse en Marokkaanse meisjes minder vaak dan Surinaamse en Antilliaanse meisjes. Pilgebruik komt onder allochtone jongeren minder voor dan bij autochtone jongeren. Condoomgebruik ligt bij allochtone jongens en meisjes hoger, echter, Surinaamse en Antilliaanse jongeren lopen meer risico op een soa (Van Dorsselaer et al., 2010).

Het aantal tienerzwangerschappen is sinds 2001 dalende. Het aandeel meisjes (11-24 jaar) dat het afgelopen jaar zwanger is geweest, is hoger bij meisjes met een Surinaamse (9%) of Antilliaanse (6%) achtergrond, dan bij autochtone meisjes (3%) (De Jong, De Rijk & Schreven, 2010). Soms gaat dit om ongewenste zwangerschappen. Bij meisjes van Kaapverdische afkomst en bij Somalische meisjes (15-19 jaar) komen tienerzwangerschappen veel voor (respectievelijk 21 en 49/1000) (Garssen, 2010). Nieuwkomers uit niet-westerse landen hebben een forse kennisachterstand op het terrein van seksualiteit. Ze zijn veelal minder weerbaar en beschikken over minder interactieve competenties dan Nederlandse jongeren (Engelhard, 2007).

In verreweg de meeste gevallen worden Surinaamse en Antilliaanse tienermoeders een alleenstaande moeder; slechts 4% van de kinderen van Antilliaanse en Surinaamse tienermoeders wordt binnen het huwelijk geboren. Onder autochtone tienermoeders is dit 15%. Ruim twee derde van alle Turkse en Marokkaanse tienermoeders is bij de geboorte gehuwd (Garssen, 2006). In hoofdstuk 11 wordt verder op deze problematiek ingegaan.

10.4 Psychosociale gezondheid

Psychosociale problemen bij jeugdigen worden vaak ingedeeld in emotionele en gedragsproblemen. Onderzoeken naar het voorkomen van dergelijke problemen onder allochtone en autochtone jongeren geven verschillende, elkaar soms tegensprekende, resultaten te zien, afhankelijk van wie er rapporteert en van de gehanteerde methoden. Autochtone en allochtone jongeren rapporteren zelf evenveel problemen in de laatste Health Behaviour in School-aged Children-studie onder 11- tot 16-jarige scholieren (Van Dorsselaer et al., 2010). Allochtone ouders daarentegen melden meer psychosociale problemen bij hun kinderen vergeleken met autochtone ouders. Migrantenmoeders rapporteren meer gedragsproblemen bij peuters dan autochtone moeders. Vooral moeders die op latere leeftijd in Nederland komen en de Nederlandse taal slecht beheersen signaleren meer gedragsproblemen (Jansen et al., 2010). Gemeten met de SDQ (Strengths and Difficulties Questionnaire, ingevuld door ouders) komen psychosociale problemen vaker voor bij migrantenkinderen van 4-17 jaar (19%) dan bij autochtone kinderen (11%) (Van den Broek, Kleinen & Keuzenkamp, 2010).

Bij het 5-jarigenonderzoek (jeugdgezondheidszorg) haalden migrantenkinderen vaker een verhoogde score voor probleemgedrag en internaliserende problemen volgens een door ouders ingevulde vragenlijst. Op basis van jeugdcriminaliteitscijfers (allochtone jongeren komen vaker in aanraking met de politie, Bureau Halt en justitiële jeugdinrichtingen) lijken ook externaliserende problemen zoals agressie, overactief gedrag en ongehoorzaamheid vaker voor te komen (De Jong et al., 2010).

Asielzoekerskinderen vormen een kwetsbare groep. Zij hebben in het land van herkomst of tijdens de vlucht dikwijls te maken gehad met levensbedreigende omstandigheden. Bovendien is hun alledaagse leefsituatie slechter dan die van veel andere kinderen (verblijf in een asielzoekerscentrum, veel verhuizingen, ouders die door eigen psychische problematiek onvoldoende zorg bieden enzovoort) (Kloosterboer, 2009). Onderzoeken in Engeland en Denemarken bevestigen dat posttraumatische en stressgerelateerde klachten bij asielzoekersjeugd meer voorkomen dan bij leeftijdsgenoten. Bovendien nemen ze toe bij langer verblijf in de opvang of bij veel verhuizingen (Fazel & Stein, 2003; Nielsen et al., 2008).

10.4.1 Psychiatrie

Verschillende onderzoeken tonen aan dat psychiatrische problemen bij allochtone jongeren even vaak voorkomen als bij autochtonen. Ook gedragsstoornissen, zoals ADHD, komen evenveel voor bij allochtone als bij autochtone kinderen. Allochtone kinderen worden hiervoor echter minder vaak behandeld. Ondersignalering lijkt hierbij een belangrijke rol te spelen (Zwirs, 2006).

Etnische achtergrond en sociaaleconomische status hebben geen duidelijk aantoonbare invloed op de prevalentie van autisme. Toch zijn kinderen uit allochtone groepen ondervertegenwoordigd in instellingen voor autisme. Ook hierbij lijkt er sprake van onderdiagnose. Mogelijk zijn kinder- en jeugdartsen bij Turkse en Marokkaanse kinderen eerder geneigd om hun problemen toe te schrijven aan etniciteit dan aan een autismespectrumstoornis. Voor een betere onderkenning van autisme onder allochtone kinderen wordt aanbevolen een gevalideerd screeningsinstrument te gebruiken (Begeer et al., 2009).

Schizofrenie komt twee tot zes keer vaker voor onder Marokkaanse, Surinaamse en Antilliaanse jonge mannen (15-24 jaar) dan onder Nederlandse leeftijdsgenoten. Allochtonen die zich niet of negatief identificeren met hun eigen etnische groep hebben meer kans op schizofrenie dan allochtonen die een sterke etnische identiteit hebben (Veling, 2008). Schizofrenie is niet te genezen, maar met een goede begeleiding en medicijnen valt ermee te leven. In veel migrantengezinnen bestaat grote onbekendheid met schizofrenie. Voor zorgverleners is het belangrijk om de familie op allerlei manieren bij de behandeling van schizofrenie te betrekken, zowel bij het herkennen en het doorbreken van taboes als bij de behandeling zelf (Goorts & Sbiti, 2010).

10.5 Gebruik en kwaliteit van de gezondheidszorg

10.5.1 Consultatiebureau

Het consultatiebureau heeft een bereik van 96% onder Turkse en Marokkaanse gezinnen; 85% van de kinderen van 1 tot en met 4 jaar heeft tien of meer bezoeken aan het consultatiebureau gebracht; en 95% van de Turkse en Marokkaanse moeders is (zeer) tevreden over de dienstverlening (Öry, 2003).

De vaccinatiegraad voor alle vaccinaties uit het Rijksvaccinatieprogramma is hoog (gemiddeld > 90%). De hepatitis B-vaccinatie voor kinderen met ouders uit hoogrisicolanden is relatief laag en behoeft aandacht (Van Lier et al., 2009). In Amsterdam bleek weinig verschil in algemene vaccinatiegraad tussen allochtone en autochtone kinderen. Kinderen geboren in Marokko, Turkije of Suriname en op latere leeftijd naar Nederland gekomen waren echter vaker niet volledig gevaccineerd (Van der Wal et al., 2005).

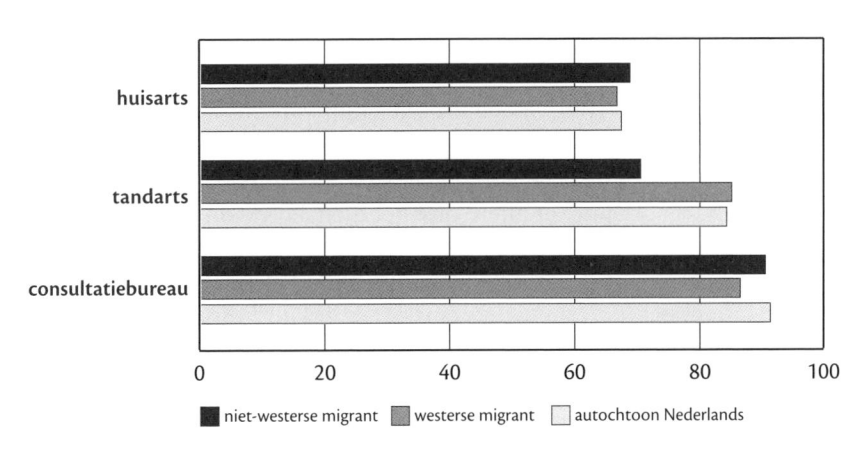

Figuur 10.1 Bezoek aan huisarts, tandarts en consultatiebureau door kinderen en jongeren (n=3132) (Van den Broek et al., 2010)

Uit figuur 10.1 blijken geen grote verschillen in zorggebruik tussen autochtone en allochtone jongeren. Gemiddeld heeft 70% van alle jeugdigen in 2008 ten minste één keer een bezoek gebracht aan de huisarts. Bij de Turkse jeugd is dit percentage iets hoger (73%) en bij hen is ook de contactfrequentie iets hoger (2,8 contacten versus 2,4 gemiddeld). Alleen de tandarts wordt minder bezocht door migrantenjongeren. Het bezoek aan de specialist door migrantenkinderen ligt zo'n 20% lager dan bij autochtone kinderen (Kunst et al., 2008).

10.5.2 Centra voor Jeugd en Gezin

Sinds eind 2011 dienen alle gemeenten een Centrum voor Jeugd en Gezin (CJG) te hebben met daarin een centrale plek voor de jeugdgezondheidszorg. Daarnaast moet er aanbod zijn op het gebied van opvoedingsondersteuning, maatschappelijk werk en jeugdzorg. Het CJG heeft een belangrijke taak in het tijdig signaleren van risicofactoren en het ondernemen van actie. Het jeugdbeleid is erop gericht dat migrantenouders en hun kinderen net zo goed bereikt worden door de algemene jeugdvoorzieningen en opvoedondersteuning als autochtone ouders. Een intercultureel werkend CJG draagt daar zeker aan bij (Komen & Biegel, 2010). Om de toegankelijkheid van de zorg ook voor migranten te waarborgen zijn onder andere de volgende zaken belangrijk: laagdrempelige toegang, liefst in de wijk; duidelijke voorlichting over wat de zorg te bieden heeft; serieus nemen van problemen van ouders en een cultuursensitieve houding van de zorgmedewerkers.

10.5.3 Spoedeisende Hulp

Allochtone ouders bezoeken vaker dan autochtone ouders met hun kinderen de afdeling Spoedeisende Hulp van het ziekenhuis zonder eerst de huisarts te consulteren. Ongerustheid over de gezondheid van het kind was daarbij voor hen het belangrijkste motief, naast onbereikbaarheid van de huisarts of onbekendheid met het dienstsysteem. Allochtone Amsterdamse kinderen kwamen vaker met maagdarmklachten en autochtone kinderen vaker met intoxicaties bij de eerste hulp (Wolf, 1998).

10.5.4 Psychosociale zorg

Jongeren van Turkse en Marokkaanse afkomst maken minder gebruik van de ggz dan autochtone leeftijdsgenoten. Onderzoek in de regio Den Haag toont aan dat migrantenjongeren sterk zijn ondervertegenwoordigd in de reguliere jeugd-ggz. Hun kans op behandeling is bijna half zo klein als die van leeftijdsgenoten van autochtone herkomst. Onbehandelde gedragsstoornissen op jonge leeftijd kunnen later zorgen voor een door de rechter afgedwongen behandeling. Mogelijk is dit een reden waarom migrantenjongeren oververtegenwoordigd zijn in de forensische ggz (Boon, De Haan & De Boer, 2010).

10.5.5 Verstandelijk gehandicapte kinderen

Slechts weinig Turkse en Marokkaanse kinderen met een lichamelijke of verstandelijke beperking verblijven in instellingen voor gehandicaptenzorg. Uit recent onderzoek blijkt dat dit niet is toe te schrijven aan het feit dat ouders de zorg voor hun kind niet uit handen willen geven. Doorslaggevend is veeleer of er door hulpverleners een vertrouwensband is opgebouwd met de ouders van deze kinderen (Stoffer, 2010).

10.5.6 Kwaliteit van de zorg

Goede zorg en preventie voor migrantenjeugd en hun ouders is geen exotisch vraagstuk, maar onderdeel van het reguliere kwaliteitsbeleid (Van Berkum & Smulders, 2010). Gemeten aan de kwaliteitsaspecten continuïteit van zorg, tijdigheid van diagnose en adequaatheid van zorg bleken kinderen van niet-westerse afkomst kwalitatief slechtere zorg te ontvangen van jeugdartsen, huisartsen en specialisten bij de volgende gezondheidsproblemen: lui oog, type 1-diabetes en astma (Urbanus-van Laar, 2007). Van alle kinderen waarvoor door een consultatiebureauarts was vastgesteld dat er mogelijk sprake was van een lui oog, werd 45% niet gezien door een oogarts of orthoptist. Vooral bij Turkse en Marokkaanse kinderen was de kans op continuïteit van de zorg veel kleiner. Bij Surinaamse kinderen kostte het verhoudingsgewijs meer tijd om een oogarts of orthoptist te raadplegen.

Op het moment van het stellen van de diagnose suikerziekte waren allochtone kinderen in een slechtere gezondheidstoestand dan autochtone kinderen. Vooral Turkse en Antilliaanse kinderen leken vertraagd te zijn in hun diagnose wanneer gekeken werd naar de ziekteverschijnselen die de ernst van de toestand bepalen. De lage sociaaleconomische positie van allochtone kinderen kon de gevonden verschillen in tijdige diagnose niet verklaren.

Bij adequaatheid van de zorg werd nagegaan in hoeverre de huisarts astmamedicatie voorschreef volgens de geldende richtlijn. Vergeleken met autochtone kinderen bleken vooral Turkse en Marokkaanse kinderen vaker te lichte of niet voor astma geïndiceerde medicijnen te krijgen.

Problemen in de interactie tussen artsen en de ouders lijken een belangrijke verklarende factor te zijn voor de gevonden verschillen in kwaliteit van zorg. Gepleit wordt voor meer aandacht voor het aanleren van culturele competenties tijdens de medische opleidingen, maar ook voor het voorlichten van allochtone ouders opdat zij gezondheidsinformatie beter begrijpen en interpreteren (Urbanus-van Laar, 2007).

10.6 Conclusie

Allochtone kinderen hebben nog steeds een verhoogd risico op sterfte op jonge leeftijd, op vroeggeboorte en afwijkingen. Het verhoogde sterfterisico wordt niet zozeer door sociaaleconomische factoren bepaald, maar veeleer door verschillen in cultuur en leefstijl en door gebrek aan de juiste kennis over het functioneren van het gezondheidszorgsysteem. Wat betreft de morbiditeit zijn de verschillen tussen allochtone en autochtone kinderen, voor zover onderzocht, veel minder uitgesproken. Het zijn vooral kinderen van de eerste generatie die een kwetsbare gezondheid hebben.

Een continue monitoring van de gezondheid van alle groepen migrantenkinderen, dus ook van de nieuwe groepen, is nodig om tijdig preventieve maatregelen te kunnen nemen. Het is van belang ervoor te zorgen dat ook migrantenkinderen goed bereikt worden met optimale zorg en preventie.

11

Reproductieve en seksuele gezondheid en migranten

Anke van der Kwaak & Daniël Barten Tolhuijsen

Al in de zeventiende eeuw stond Amsterdam erom bekend veel migranten te huisvesten; naast geloofsmigranten zoals joden uit Portugal en Spanje waren dit ook economische migranten uit Denemarken, Zweden, Duitsland en andere windstreken, die op beter betaald werk afkwamen. Deze migranten waren slecht te onderscheiden van de autochtone bevolking (behalve door hun naam), en doordat er steeds grotere sociale migrantennetwerken ontstonden, werd het voor nieuwkomers gemakkelijker een plaats te vinden (Kuijpers, 2005). Gedurende die eeuw migreerden ook steeds meer alleenstaande vrouwen en weduwen naar de stad; zij konden daar alleen wonen en hadden daar ook kans op opvang en hulp, bijvoorbeeld door vroedvrouwen. Dit laatste zorgde ervoor dat er waarschijnlijk veel vrouwen wier eer elders geschonden was naar Amsterdam kwamen om te bevallen (Kuijpers, 2005). Dit beeld van een tolerante samenleving waar migranten in verdrukking werden opgevangen, heeft eeuwen standgehouden.

Jarenlang was Nederland ook een van de voorvechters wat betreft het vragen van aandacht voor thema's als reproductieve rechten van vrouwen. En alhoewel tegenwoordig de anticonceptiepil uit het basisverzekeringspakket is en er een aantal abortusklinieken gesloten is, kennen we nog steeds een van de laagste cijfers wat betreft tienerzwangerschappen in de wereld (Garssen, 2008).

In dit hoofdstuk brengen we kort in kaart hoe het veld van de reproductieve en seksuele gezondheid eruitziet, en vervolgens gaan we in op specifieke problemen die zich voordoen bij groepen allochtone vrouwen en meisjes in Nederland. We bespreken zwangerschap en bevallen bij allochtone vrouwen, omdat uit onderzoek blijkt dat allochtone vrouwen minder (kraam)zorg krijgen en vaker ongewenst zwanger zijn. Vervolgens gaan we in op de achtergronden van specifieke problemen als achterstand in seksuele voorlichting, soa, ongewenste zwangerschappen en abortussen. Tot slot komen meisjesbesnijdenis en hymenreconstructie aan bod.

11.1 Het Actieprogramma van Caïro

Seksuele en reproductieve gezondheid en rechten (SRGR) betreffen het recht van iedereen – jong en oud, man en vrouw – om keuzes te maken inzake seksualiteit en reproductie, voor zover dit recht geen inbreuk maakt op de rechten van anderen. Dit recht omvat eveneens het recht op toegang tot de informatie en dienstverlening die deze keuzes mogelijk maken en de gezondheid optimaliseren (IOB, 2012).

De strategie van de Wereldgezondheidsorganisatie (WHO) en bijvoorbeeld de Nederlandse overheid stelt dat SRGR de volgende elementen omvatten:
1. de bevordering van antenatale, perinatale en post-partumzorg, met inbegrip van zorg voor de pasgeborene;
2. het voorzien in informatie over *family planning* en in goede dienstverlening op dit terrein;
3. het uitbannen van onveilige abortussen;
4. de bestrijding van seksueel overdraagbare ziekten, met inbegrip van hiv;
5. de bevordering van seksuele rechten; hieronder vallen onder meer de vrije keuze voor seksuele relaties, de bestrijding van seksegerelateerd geweld (*gender-based violence*) en het tegengaan van vrouwelijke genitale verminking (meisjesbesnijdenis), en bescherming van de rechten van seksuele minderheden.

Onder 'reproductieve rechten' verstaat men het recht van iedere persoon om zelf vrij te beslissen over het wel of niet krijgen van kinderen, hoeveel kinderen en wanneer. Dit recht wordt op grote schaal geaccepteerd als een van de fundamentele rechten van de mens.

Sinds de internationale bevolkingsconferentie van 1994 in Caïro staat reproductieve en seksuele gezondheid wereldwijd op de agenda. Met het aannemen van een twintigjarig Actieprogramma werd tijdens die conferentie een historische consensus bereikt. Centraal in deze consensus tussen 179 landen staat het streven naar een zo goed mogelijke reproductieve gezondheid. In het Actieprogramma van Caïro werd opgeroepen tot:
- basisonderwijs voor iedereen en het terugdringen van de kloof tussen meisjes en jongens in het onderwijs, te realiseren in uiterlijk 2015;
- terugdringen van baby- en kindersterfte;
- verhoging van de levensverwachting;
- terugdringen van moedersterfte met 75%, te realiseren in 2015;
- toegang tot reproductieve en seksuele gezondheidszorg inclusief family planning voor iedereen, te realiseren in uiterlijk 2015.

Sinds Caïro heeft men getracht op een aantal internationale bijeenkomsten en in internationale verdragen wereldwijd het thema verder op agenda's te zetten. Zo worden in het zogeheten 'Protocol to the African Charter on Human and Peoples' Rights on the Rights of Women', beter bekend als het Maputo-protocol (2003), alomvattende rechten van vrouwen gegarandeerd, zoals onder meer de controle over de eigen reproductieve gezondheid. In de zogenoemde Millennium Ontwikkelingsdoelen 3, 5 en 6 (2000) wordt er alleen indirect aandacht besteed aan seksuele en reproductieve gezondheid – door bevordering van gendergelijkheid, verlaging van moedersterfte en bestrijding van hiv en aids (ICHR, 2010).

Nederland heeft van meet af aan een voortrekkersrol gespeeld in het naleven van de actieprogramma's verbonden aan de zojuist genoemde verdragen. Mede vanwege het geringe aantal tienerzwangerschappen, abortussen, hiv-infecties en andere geslachtsziekten heeft Nederland recht van spreken op dit gebied. De laatste jaren is echter een kentering zichtbaar. Abortusklinieken zijn gesloten, regelmatig staat de abortuswetgeving onder druk. Organisaties die zich bezighouden met de preventie en bestrijding van seksueel geweld ontvangen minder of geen subsidie, terwijl uit een recent onderzoek blijkt dat respectievelijk 11% en 31% van de mannen en vrouwen tussen de 15 en 24 jaar ooit in het leven fysieke seksuele grensoverschrijdingen heeft meegemaakt. Bij mannen en vrouwen tussen de 25 en 70 jaar is dit respectievelijk 13% en 42% (Leusink, 2012). Daar staat tegenover dat basisscholen, mede als gevolg van de toename van homofobie, sinds 1 december 2012 verplicht zijn onderwijs in seksuele gezondheid en oriëntatie aan te bieden.

De toegang van migrantenvrouwen tot goede kwalitatieve zorg, vooral voor hen die hier niet legaal zijn, is helaas niet meer automatisch gewaarborgd (Kromhout, Wubs & Beenakkers, 2008). Gezien de recente trends dreigt ons land zijn voorbeeldfunctie te verliezen. Ook zijn er zodanige politieke en sociale veranderingen gaande, ingegeven door het huidige marktdenken, vreemdelingenangst en de economische crisis, dat deze voortrekkersrol onder druk staat.

11.2   Zorg voor migrantenvrouwen

Tot twee decennia geleden wisten we binnen de Nederlandse gezondheidszorg weinig over de specifieke problematiek van migrantenvrouwen. De belangrijkste redenen waarom allochtone vrouwen – al dan niet vrijwillig – naar Nederland komen, zijn gezinshereniging, huwelijksmigratie of het ontvluchten van het eigen land vanwege ontwrichting of geweld. De mogelijke gevolgen van dit migratieproces – verlies, isolatie, marginalisatie enzovoort – kunnen negatieve effecten hebben op de gezondheid van deze vrouwen (Van Bekkum et al., 1996; Van der Kwaak, 2001). Er bestaan genderspecifieke verschillen in effecten van migratie, waarbij vrouwen veelal dubbel kwetsbaar zijn omdat zij vrouw zijn én allochtoon, en daarbij ook nog eens te maken krijgen met seksisme vanuit zowel de eigen als de Nederlandse cultuur.

Specifieke aandacht voor allochtone vrouwen binnen de interculturalisatie van de zorg is dus een noodzaak. Er wordt weliswaar al veel onderzoek gedaan naar het thema interculturalisatie, maar dat is vooral gericht op knelpunten vanuit het perspectief van de zorgprofessional. Meer kwalitatieve studies waarin de migrantenvrouwen zelf centraal staan zijn schaars (Huitema, 2002; Çinibulak, 2002; Haveman & Uniken Venema, 1996; Shadid, 1998). Richters schrijft dat het idee dat werven van vooral vrouwelijke migranten moeilijk, tijdrovend en kostbaar is waarschijnlijk de voornaamste reden is dat migrantenvrouwen buiten grote gezondheidsonderzoeken vallen (Richters, 2000). Zelfs over thema's die in de publieke belangstelling staan, zoals hymenreconstructie en vrouwenbesnijdenis, is het aantal studies op één hand te tellen.

Veel allochtone vrouwen hebben er inmiddels blijk van gegeven over daadkracht en overlevingsstrategieën te beschikken. Zo zijn er Somalische vrouwen die veel zeggenschap hebben over het reilen en zeilen van hun huishouden en het opvoeden van hun kinderen (Van der Kwaak, 2001). Ook zijn er voorbeelden van Marokkaanse vrouwen die ondanks hun gebrekkige kennis van de Nederlandse taal hun weg naar de Nederlandse gezondheidszorg goed weten te vinden (Reysoo, 1999; Dahhan, 2007).

Momenteel heeft in enkele grote steden in Nederland de helft van de vrouwen die een beroep doen op de verloskunde en gynaecologie een allochtone achtergrond. Hierdoor krijgen hulpverleners te maken met cultuurspecifieke problemen die de reproductieve en seksuele gezondheid van deze vrouwen beïnvloeden. Opvallend is dat er in Nederland op dit gebied voor zorgverleners geen beleid is en dat – alhoewel zaken als meisjesbesnijdenis en hymenreconstructie veelbesproken thema's lijken – er binnen de reguliere gezondheidszorg weinig protocollen en richtlijnen bestaan. Bestaande protocollen zijn vaak gericht op specifieke gebieden en specifiek problemen, zoals de signalering van meisjesbesnijdenis of omgaan met tienerzwangerschappen.

Tot 2011 bood het emancipatiebeleid 2008-2011 goede handvatten. Hoofddoelstelling daarin was het voorkomen en bestrijden van geweld tegen vrouwen en meisjes, met een nadruk op huiselijk geweld, prostitutie en genitale verminking. Deskundigheidsbevordering van professionals was met name gericht op de seksuele en relationele vorming van meisjes en jongens en het vergroten van hun weerbaarheid tegen (seksueel) geweld, seksualisering, weerbaarheid en tienerzwangerschappen (Ministerie van OCW, 2007). Het huidige emancipatiebeleid is meer gericht op homo-emancipatie en -acceptatie, onderwijs op het gebied van seksuele diversiteit, en hulp aan transgenders bij arbeid, zorg en onderwijs.

11.2.1 Moeder- en kindzorg

In Nederland wordt moeder- en kindzorg door verschillende hulpverleners in verschillende echelons van de gezondheidszorg geleverd. De poortwachter van de gezondheidszorg, de huisarts, heeft in principe het grootste aandeel. Verder zijn er consultatiebureaus, kraamzorginstellingen en specialisten. Allochtone vrouwen blijken om verschillende redenen minder gebruik te maken van de kraamzorg dan autochtone vrouwen (El Fakiri et al., 1999; Waelput & Achterberg, 2007b):
- zij krijgen vaker hulp van familie of anderen tijdens de kraamperiode;
- ze hoorden negatieve verhalen over de Nederlandse kraamzorg;
- ze hebben onvoldoende kennis van de (Nederlandse) kraamzorg;
- er zijn taalproblemen.

Twee jaar lang is door alle Nederlandse ziekenhuizen met een verloskundeafdeling informatie verzameld van cases van ernstige *maternale morbiditeit*. De incidentie van ernstige maternale morbiditeit in Nederland bleek 7,1 per 1.000 zwangerschappen. Analoog aan gegevens over maternale morbiditeit werd in deze studie een verband gevonden met etniciteit. Allochtone vrouwen hebben een groter risico op ernstige maternale morbiditeit, waarbij zwangere vrouwen uit Afrika bezuiden de Sahara het hoogste risico hebben. Een lage sociaaleconomische status, werkloosheid, een eenoudergezin, hoge pariteit en een eerdere keizersnede werden als onafhankelijke verklarende factoren gezien. Maar deze factoren konden niet alles verklaren; aangenomen werd dat vertraagde diagnostiek en behandeling ook bijdragen aan verschillen in morbiditeit onder de migrantenvrouwen (Zwart et al., 2008, 2009; Jonkers et al., 2011).

Een recent Europees onderzoek laat zien dat de *babysterfte* voor, tijdens en in de eerste maand na de bevalling in Nederland hoger is dan in andere Europese landen. Redenen hiervoor zouden – onder andere – zijn dat hier veel minder prenatale screening wordt verricht en dat in ons land veel allochtone vrouwen bevallen (Kohler, 2003). Kraamzorg in Nederland staat nog steeds op een kwalitatief hoog peil. In de grote steden is er echter een probleem: vrouwen krijgen daar minder uren kraamzorg, omdat deze zorg daar minder beschikbaar is. Door het beter afstemmen van verloskundige en kraamzorg en het inzetten van allochtone zorgconsulenten probeert men de risico's rond de bevalling te verkleinen en de zorg te optimaliseren (RIVM, 2011b). Ook wordt al meer dan tien jaar gepleit voor het systematischer inzetten van sleutelfiguren eigen taal en cultuur in het kraamzorgcontinuüm (Korfker et al., 2002).

Gemiddeld krijgen kraamvrouwen 46 uur kraamzorg: 53 uur bij thuisbevallingen en 42 uur bij ziekenhuisbevallingen. Uit een onderzoek in 2002 bleek echter dat bijna de helft (45%) van de kraamvrouwen niet het aantal uren kraamzorg krijgt dat van tevoren is afgesproken (Vogels et al., 2002). In de grote steden krijgen vrouwen gemiddeld 37 uur kraamzorg, 25% minder dan in de rest van het land. Jonge vrouwen, vrouwen die een eerste kind krijgen, vrouwen met een lage opleiding en allochtone vrouwen krijgen minder kraamzorg dan het gemiddelde. Allochtone vrouwen ontvangen gemiddeld twintig uur minder kraamzorg dan autochtone vrouwen (Vogels et al., 2002). Tegenwoordig wordt het daadwerkelijke aantal uren kraamzorg door de zorgaanbieder in overleg met de verloskundige en de zorgverzekeraar vastgesteld. Het aantal uren en dagen is onder andere afhankelijk van de gezinssamenstelling en de aanwezigheid van mantelzorg.

Binnen Europa zijn de Nederlandse cijfers voor perinatale sterfte hoog; binnen Nederland zijn de cijfers van de vier grote steden het hoogst. En van die vier steden scoort Den Haag het ongunstigst. Deze uitkomsten zijn verder onderzocht aan de hand van gegevens uit de Perinatale Registratie Nederland over de periode 2000-2008 (Middelkoop, Jacobi & Van Dijk, 2011). Daaruit blijkt dat er sprake is van een dalende trend over de jaren, maar dat de sterfte in achterstandswijken veel hoger blijft dan in welvarender wijken. Het hoogste cijfer werd gevonden in het Haagse stadsdeel Centrum (15,6%). Wat betreft etniciteit liet de creoolse bevolkingsgroep het hoogste cijfer zien (22,8%), gevolgd door de Hindostanen (15,4%). Een belangrijke oorzaak van de verhoogde cijfers ligt volgens de onderzoekers in het feit dat vrouwen pas laat in de zwangerschap in zorg komen (Middelkoop et al., 2011).

In april 2011 heeft het ministerie van Volksgezondheid, Welzijn en Sport aan het Erasmus Medisch Centrum in Rotterdam een subsidie verleend van 2,5 miljoen euro om drie jaar lang in zes steden te werken aan verlaging van de babysterfte. In de zes steden worden twee experimenten opgezet: het bereiken van de belangrijkste risicogroepen en een vernieuwde risicoscreening bij zwangeren. Rotterdam en het Erasmus MC proberen al enkele jaren met speciale maatregelen de hoge babysterftecijfers naar beneden te krijgen. Zoals we eerder bespraken, overlijden in Nederland meer baby's vlak voor, tijdens of vlak na de geboorte dan in veel andere Europese landen. Gemiddeld overlijden tien kinderen per duizend geboortes. Dat zijn er jaarlijks ongeveer 1700 rond de geboorte. Betere zorg zou de dood van naar schatting vierhonderd baby's kunnen voorkomen. In Rotterdam liggen de cijfers nog hoger dan het landelijke gemiddelde. Er zijn twee speciale geboorteklinieken opgezet en er is meer voorlichting aan risicogroepen als laaggeschoolde autochtonen en bepaalde migrantengroepen met als doel de cijfers te verlagen. Ook in Den Haag zijn er pilots gaande waarbij gewerkt wordt aan een groter bereik onder de doelgroep, betere *health literacy* van de doelgroep over zwangerschap en geboorte, meer contacten met zorg- en hulpverlening; grotere cultuursensitiviteit van zowel de wijkbewoners als de betrokken professionals; en promotie van gedeelde zorg (*shared care*) (Middelkoop et al., 2011).

11.2.2 Medische pluraliteit

In het algemeen wordt gesteld dat allochtone vrouwen minder aan preventie doen dan autochtone vrouwen. Zo nemen zij minder vaak deel aan borstkankerscreening (Hartman & Van den Muijsenbergh, 2009) en laten zij hun kinderen niet altijd volledig vaccineren (Hirasing et al., 1995; Van der Wal et al., 1996). Mogelijke oorzaken daarvan zijn onbekendheid met vaccinaties en het niet kunnen lezen of begrijpen van de oproep. Opvallend is echter dat allochtone ouderen even vaak gevaccineerd zijn tegen influenza als hun autochtone leeftijdsgenoten, namelijk 79% (De Veer & Francke, 2001). Wanneer er verschillende medische tradities in een bepaalde setting bestaan, spreken we van medische pluraliteit. Over allochtone vrouwen wordt wel gezegd dat zij minder openstaan voor medicalisering van de kraamzorg en liever 'traditionele' verklaringsmodellen hanteren (Waelput & Achterberg, 2007b). Is dit werkelijk zo, en is er geen variëteit aan opvattingen en verklaringen onder verschillende groepen allochtone vrouwen te onderscheiden? In een antropologische studie van Çinibulak naar zwanger worden en bevallen op Nederlandse bodem werden inzichten verworven over de wijze waarop zwangere vrouwen van Turkse afkomst de verloskundige zorg ervaren, over de verwachtingen die zij van de zorg hebben en over hun zorgbehoefte (Çinibulak, 2002). De Turkse vrouwen die meededen aan het onderzoek verschilden wat betreft leeftijd, sociaaleconomische positie en het aantal jaren dat zij in Nederland verbleven. Zij bleken voldoende tot goed op de hoogte te zijn van de Nederlandse gezondheidszorgcultuur en -structuur, gingen met hun klachten naar de huisarts en waren tijdens hun zwangerschap vrijwel allemaal bij een vroedvrouwenpraktijk terechtgekomen.

De vrouwen bleken selectief te zijn in hun keuze voor medische technologie; ze zochten vooral veiligheid en geruststelling en (over)waardeerden echo's tijdens controle bij de vroedvrouw, terwijl zij afwijzend stonden tegenover andere vormen van prenataal onderzoek. Veiligheid was een belangrijke factor bij hun keuze voor bevallen in het ziekenhuis, waarbij angst voor de bevalling, een ongeschikte woonsituatie (te weinig privacy) en vooral bescherming tegen onreinheid een rol speelden. In deze studie wordt de diversiteit van opvattingen onder de vrouwen duidelijk; ook blijkt eruit dat vrouwen zowel biomedische als lekenkennis kunnen hebben en tegelijkertijd ook in alternatieve geneeswijzen kunnen geloven. De verklaringen die de vrouwen gaven voor kinderloosheid en moeilijk zwanger kunnen worden, konden op een continuüm worden geplaatst van 'een warmte-koudeonderscheid van de reproductieve organen' via 'de wil van Allah' en 'de eierstokken die niet op de goede plaats liggen' tot biomedische verklaringen.

De meeste van de ondervraagde vrouwen hechtten grote waarde aan bevallen in het ziekenhuis en aan de Nederlandse gezondheidszorg in het algemeen. Zij leken de biomedische geneeskunde op een voor hen bevredigende wijze in hun eigen opvattingen te hebben geïntegreerd. Eventuele onvrede over de zorg was gelegen in hun idee dat de artsen of hulpverleners een onderscheid maakten tussen patiënten op basis van hun culturele achtergrond. Vaak is er meer sprake van een *gevoel* van culturele afstand tussen zorgverlener en patiënt dan van een *daadwerkelijke* tegenstelling (Çinibulak, 2002).

11.2.3 Anticonceptie

Relationele en sociaalemotionele seksuele voorlichting is belangrijk (zie subparagraaf 11.3.1), maar daarnaast is het essentieel dat anticonceptiemiddelen gemakkelijk en goedkoop beschikbaar zijn. Toen in het begin van de jaren zeventig 'de pil' werd geïntroduceerd daalde het aantal abortussen fors. Nederland was sinds de introductie van dit middel bij uitstek het land van de pil, maar nu die aan populariteit inboet, blijken vrouwen niet voldoende voorgelicht over andere betrouwbare vormen van anticonceptie. Het besluit van het kabinet om de pil uit het ziekenfonds te halen in 2004 veroorzaakte veel opschudding en er werd een lichte stijging van het aantal ongewenste zwangerschappen waargenomen. In 2007 werd de pil weer in het basispakket opgenomen, maar sinds 2011 wordt deze niet meer vergoed voor vrouwen van 20 jaar en ouder.

Hoewel de pil uitermate betrouwbaar is, wordt toch 0,3% van de vrouwen die dit middel een jaar lang gebruiken zwanger. Van alle ontstane zwangerschappen bij pilgebruiksters is 40% toe te schrijven aan slordige inname van de pil. Daarnaast geeft een aantal vrouwen aan in de dagen rondom de waarschijnlijke bevruchting gebraakt te hebben of diarree te hebben gehad, waardoor de betrouwbaarheid van de pil afneemt.

Allochtonen gebruiken als anticonceptiemiddel het vaakst de pil, gevolgd door het spiraaltje. Condooms en sterilisatie worden minder vaak gebruikt. Anticonceptie wordt het meest gebruikt voor het spreiden van geboorten na de eerste en volgende zwangerschappen of voor het uitstellen van de geboorte van het eerste kind na het huwelijk. Veel allochtone vrouwen die de pil gebruiken, worden desondanks zwanger. Dat heeft te maken met het feit dat zij meer moeite hebben met het pilgebruik en daarom slordiger zijn met de inname. Veel vrouwen nemen de pil onregelmatig in. Er zijn ook vrouwen die de pil alleen slikken als ze geslachtsgemeenschap hebben, en anderen nemen een 'pilpauze' om te kijken of ze nog wel menstrueren (Picavet,

2012). Vaak wordt overgestapt van pil naar condoom, maar dat is niet altijd een oplossing (Rademakers, Mouthaan & De Neef, 2002). Het gebruik van condooms kan een scala aan emoties oproepen. Bij bepaalde groepen allochtonen is het condoom weinig populair: sommige mannen beschouwen condoomgebruik als aantasting van hun mannelijkheid. Vrouwen weten soms niet hoe ze aan condooms moeten komen en al helemaal niet hoe ze deze moeten introduceren bij hun partner. Om al deze redenen nemen sommigen dan ook hun toevlucht tot andere, minder betrouwbare vormen van anticonceptie, zoals coïtus interruptus en periodieke onthouding – met alle gevolgen van dien (De Graaf, 1998; Picavet, 2012).

11.3 Problemen bij reproductieve en seksuele gezondheid

11.3.1 Seksuele en relationele voorlichting

Uit het onderzoek *Seks onder je 25e* komt naar voren dat Marokkaanse en Turkse jongeren minder kennis over seks hebben en zich minder vaardig voelen om over seksualiteit te praten (De Graaf et al., 2005, 2012; Azough, Poelman & Meijer, 2007). Ze weten minder goed wat ze wel en niet willen en zijn minder in staat om hun eigen grenzen te stellen of om de grenzen van de ander te respecteren. Ze praten opvallend weinig met hun ouders over seksualiteit. Ondertussen hebben Marokkaanse en Turkse jongens meer seksueel contact dan autochtone Nederlandse jongens. Door achterstand in voorlichting ontstaan er allerlei misconcepties, ook over reproductieve gezondheid.

In de studie van 2012 is er uitgebreid onderzoek gedaan naar religie en seksualiteit. Daaruit blijkt dat zowel christelijke als islamitische meisjes tussen de 12-17 jaar minder ervaring met seks hebben dan niet-gelovige meisjes (De Graaf et al., 2012). Een kwart van de islamitische jongens geeft daarnaast aan voor seks betaald te hebben.

Alleen technische kennis over veilig vrijen is niet genoeg. Veel jongeren weten wel 'hoe het zit', maar missen de sociale vaardigheden om een en ander met hun seksuele partner te bespreken. Juist deze relationele en sociaal-emotionele aspecten van seksuele en reproductieve gezondheid zouden in voorlichting meer aan bod moeten komen. Er is de afgelopen jaren weinig aandacht geweest voor seksuele voorlichting, omdat werd aangenomen dat het allemaal wel goed geregeld was. Scholen nemen vaak ten onrechte aan dat ouders, met name allochtone ouders, niet willen dat hun kinderen seksueel worden voorgelicht. Docenten gaan er tegenwoordig wellicht te gemakkelijk van uit dat de jeugd alles wel weet; niet voor niets is seksuele voorlichting per 1 december 2012 weer opgenomen in het verplichte schoolleerplan van basisscholen.

Met alle verschillende normen en achtergronden van de jeugd in de multiculturele samenleving is het maar de vraag of seksuele voorlichting zo vanzelfsprekend is. Voorlichting is van het grootste belang, mede daar de leeftijd waarop jongeren voor de eerste keer seks hebben nog steeds daalt. In de media wordt echter weinig tot geen aandacht besteed aan geslachtsziekten en ongewenste zwangerschappen.

> **Vragen over seks**
> Een 20-jarig Marokkaans meisje vertelt: 'Ik ben niet voorgelicht door mijn ouders. Jongeren en seksualiteit is niet een onderwerp dat bespreekbaar is in onze gemeenschap. Ik zou bijvoorbeeld niet snel vragen over seks aan mijn ouders stellen. Tijdens de biologielessen op school heb ik wel enige voorlichting gehad en met vriendinnen praat ik weleens over seks, maar dat gaat niet erg diep omdat geen van ons ervaring heeft.' (*De Telegraaf*, 23 maart 2002)

Er komen steeds meer boeken en internetsites die de jongeren wel informeren. In de *Handleiding veilig vrijen en seksualiteit voor het jeugdwelzijnswerk. Activiteiten en achtergrondinformatie over verliefdheid, relaties en seksualiteit* (verkrijgbaar via www.soaaids.nl) staat een groot aantal activiteiten beschreven waarmee de onderwerpen verliefdheid, relaties en seksualiteit aan de orde kunnen worden gesteld in groepen jongeren.

11.3.2 Tienerzwangerschappen

Tienerzwangerschap in Nederland komt veel vaker voor bij allochtone dan bij autochtone meisjes. Uit een onderzoek gepubliceerd in 2003 kwam naar voren dat tienermoeders het meest worden aangetroffen bij Afrikaanse en (islamitische) mediterrane groepen (Van Enk, Van Enk & Gorissen, 1999). Verloskundige uitkomsten tussen de etnische groepen verschillen sterk; het ongunstigst zijn ze bij Afrikaanse jonge vrouwen, het gunstigst bij Hindostaanse. Zwangerschappen bij vrouwen onder de twintig jaar hebben meer kans ongunstig te verlopen dan bij tien jaar oudere vrouwen. De kans op ondergewicht bij de pasgeborene, op partus prematurus en perinatale sterfte is in de jongere leeftijdsgroep namelijk duidelijk hoger (Van Enk et al., 1999). De leeftijd waarop tieners hun kind krijgen blijkt ook in relatie te staan met etniciteit. De jongere tieners vormen de meest problematische groep: de zwangerschap is bij hen vrijwel altijd ongewenst en heeft ingrijpende sociale gevolgen. Bovendien worden bij tieners, en juist bij heel jonge tieners, kinderen veelal te vroeg geboren (vóór de 37e week); de baby's zijn vaak te klein en te licht voor hun leeftijd en er is een verhoogde perinatale sterfte. Is de moeder boven de twintig, dan nemen deze risico's sterk af. Hoe ouder de tieners zijn, hoe groter de kans dat de zwangerschap binnen een huwelijk plaatsheeft.

Sinds enkele jaren zien we een afname van de tienerzwangerschappen, vooral bij Turkse en Marokkaanse meisjes onder de twintig. Zij gedragen zich meer als autochtone tieners (Garssen, 2008). Vaak zijn ze wel gehuwd als zij zwanger raken, dit in tegenstelling tot hun Nederlandse leeftijds- respectievelijk lotgenoten (Vogels et al., 2002).

Asielzoekers vormen een kwetsbare groep. Met name alleenstaande minderjarige vrouwen hebben vaak te maken met ongewenste zwangerschappen en soa, veelal het gevolg van seksueel geweld en seksuele intimidatie (Poot, 2001).

11.3.3 Zwangerschapsonderbreking

Van de totale groep vrouwen in de reproductieve leeftijd (15-45 jaar) ondergingen 8,7 op de 1.000 vrouwen in 2008 een zwangerschapsonderbreking (Kruijer, Van Lee & Wijsen, 2009). Dit zogeheten abortuscijfer is sinds 2002 niet of nauwelijks gestegen. Allochtone vrouwen in Nederland laten echter veel vaker dan autochtone vrouwen hun zwangerschap afbreken (Wijsen, Van Lee & Koolstra, 2007; Kruijer & Wijsen, 2010). Vooral Antilliaanse (38,6 per 1.000), Surinaamse (31,0 per 1.000) en Afrikaanse vrouwen (35,8 per 1.000) hebben een hoog abortuscijfer. Bij autochtone vrouwen is het abortuscijfer slechts 5,9 per 1.000 (Kruijer & Wijsen, 2010). Ook Turkse en Marokkaanse vrouwen kiezen vaker voor een abortus dan autochtone vrouwen: respectievelijk 14,6% en 16,6% van de zwangere Turkse en Marokkaanse vrouwen, tegen 9,6% van de zwangere autochtone vrouwen (Kruijer & Wijsen, 2010). Dit cijfer wordt de abortusratio genoemd.

Mogelijke verklaringen liggen in het feit dat een groeiende groep allochtone meisjes in de Nederlandse samenleving geïntegreerd is en op het gebied van seksualiteit andere gewoonten heeft ontwikkeld dan hun ouders. Een andere verklaring is dat allochtone vrouwen zich doorgaans minder goed beschermen tegen zwangerschap dan autochtone. Kennisachterstand door onvolledige voorlichting en geloofsvraagstukken spelen daarin een rol. Zo kan de voorgeschreven anticonceptie bijvoorbeeld niet aansluiten bij de ideeën die de vrouw daar zelf over heeft, waardoor de methode niet altijd op de juiste wijze wordt gebruikt (Loeber, 2003).

Van alle abortussen werd in 2008 12% uitgevoerd bij tienermeisjes van 15-19 jaar (Kruijer et al., 2009). Per 1.000 Nederlandse tienermeisjes laten er per jaar 7,1 een zwangerschap afbreken. Dit cijfer is iets lager dan voor de totale groep vrouwen (8,7 op de 1.000). Naar verhouding is het toch een hoog cijfer, omdat er in deze leeftijdscategorie relatief veel meisjes niet seksueel actief zijn. De meeste zwangerschappen bij tieners zijn ongewenst. Van de zwangere tieners kiest 65% bij zwangerschap voor abortus (de abortusratio), en een minderheid wordt moeder (35%). Verreweg het grootste aantal abortussen (82,3%) onder tieners wordt uitgevoerd bij 17-, 18- en 19-jarigen. Allochtone tieners ondergaan vaker een abortus dan autochtone tieners. Onder hen hebben Antilliaanse en Surinaamse tieners het hoogste risico op een abortus. Autochtone tieners hebben in Nederland een iets lagere abortusratio (61%) in vergelijking met allochtone tieners (62-79%) (Kruijer et al., 2009). Nederlandse tienermeisjes worden dus als ze zwanger zijn geworden vaker moeder dan tieners uit andere herkomstgroepen (Kruijer et al., 2009).

Tabel 11.1 Geschat abortuscijfer in Nederland per 1.000 meisjes van 15-19 jaar naar land van herkomst in 2006-2008 (Kruijer et al., 2009)

	2006	2007	2008
Nederland	4,3	4,9	4,7
Suriname	35,3	35,9	33,0
Nederlandse Antillen	43,2	34,2	37,6
Turkije	6,0	5,4	5,9
Marokko	11,3	8,7	10,5

Gegevens over (ongewenste) zwangerschappen bij asielzoekers wijzen uit dat het aantal abortussen bij hen hoger ligt dan bij Nederlandse vrouwen. Er bestaan bij hen veel taboes en culturele verschillen op het gebied van seksualiteit; communicatiestoornissen en problemen met de medische opvang van asielzoekers maken het er niet gemakkelijker op. Asielzoekers die na een eventuele negatieve beslissing over hun asielaanvraag in de illegaliteit belanden, hebben nog wel enige toegang tot medische voorzieningen, maar bevinden zich wat betreft zwangerschapspreventie volledig buiten het blikveld van de hulpverleners (Poot, 2001).

11.3.4 Soa, hiv en aids

De ziektelast en mortaliteit door soa en hiv zijn disproportioneel hoog onder etnische minderheden. Verschillende allochtone groepen zijn nog steeds moeilijk bereikbaar voor de preventie en zorg, terwijl binnen de groep die wel bereikt wordt relatief veel soa en hiv worden gevonden (RIVM, 2011a). Taboes omtrent (homo)seksualiteit vormen een belangrijke belemmerende factor. Etnische minderheden blijven daarom een specifiek aandachtsveld binnen het nationaal soa/hiv-beleid 2012-2016. Verschillende partijen, zoals Soa Aids Nederland, GGD'en, Sense en soa-centra, hebben hier een rol. Op basis van beschikbare gegevens, bestaande kennis van thema-instituten en nieuw onderzoek zal het beleid gericht op deze doelgroep worden aangepast. Hierbij is het doel te bewerkstelligen dat zo min mogelijk etnische minderheden besmet raken met soa/hiv en dat zij die wel een soa- of hiv-besmetting hebben opgelopen, hier zo snel mogelijk van op de hoogte raken en in zorg terechtkomen (RIVM, 2011a).

De soa-/hiv-problematiek onder allochtonen komt vooral voor bij mensen uit zuidelijk Afrika, de Caraïben (waaronder Surinamers en Antillianen), en in mindere mate bij Turken en Marokkanen. Zowel migranten met hiv als vluchtelingen en asielzoekers met hiv die nog geen verblijfsvergunning hebben, bevinden zich in een extra moeilijke positie. Zij willen hun toestand het liefst geheimhouden, maar leven vaak in omstandigheden waarin dat nauwelijks kan. Zij krijgen ook uiterst moeizaam toegang tot de zorg (Shiripinda & Van Eerdewijk, 2008). Een RIVM-onderzoek liet al in 2003 zien dat hiv niet alleen relatief vaak voorkomt bij allochtone vrouwen uit hiv-endemische gebieden, maar dat ook van bijna 91% van de hiv-positieve kinderen de moeder of beide ouders afkomstig zijn uit een hiv-endemisch gebied (Op de Coul et al., 2003).

Ruim 43% van de mortaliteit aan aids in de laatste tien jaar vindt plaats bij westerse of niet-westerse allochtonen. Bij vrouwen is de sterfte aan aids onder de niet-westerse allochtonen meer dan elf keer hoger dan bij autochtonen. Bij mannen is dit bijna drie keer. De hoogste sterfte aan aids is te zien bij de Afrikanen, Antillianen of Surinamers in ons land. Een moeilijk te kwantificeren deel hiervan is toe te schrijven aan verhoogde blootstelling aan hiv in hun herkomstlanden. Zo kwam hiv in 2009 in Afrika bezuiden de Sahara 25 keer vaker voor dan in West-Europa (Hoogenboezem & De Bruin, 2011).

Tegenwoordig vinden in Nederland consulten met betrekking tot soa meestal bij de huisarts plaats, namelijk in 70% van de gevallen. 30% van de consulten vindt bij een soa-centrum van de GGD plaats. Mensen afkomstig uit soa-endemische landen kunnen zich anoniem en gratis bij de GGD laten testen. Voor jongeren tot 25 jaar zijn er zogenoemde Sense-consulten mogelijk (zie www.sense.info); via mail, chat, telefoon of een fysieke afspraak kunnen zij al hun vragen met betrekking tot seksuele gezondheid stellen. Sense is een initiatief van het ministerie van VWS in samenwerking met onder andere GGD'en, ZonMw en Rutgers WPF.

GGD'en en hiv-behandelcentra leggen de etniciteit vast, in tegenstelling tot huisartsen. Dit heeft implicaties voor de gegevens met betrekking tot hiv en allochtonen (Soa Aids Nederland, 2012). Van alle consulten bij de GGD (n=113.066 in 2011) werd 30,4% uitgevoerd bij etnische minderheden. In dat jaar werden 811 nieuwe hiv-diagnoses gesteld, waarvan 205 bij heteroseksuelen. De grootste herkomstgroepen waren autochtone Nederlanders (40%) en mensen uit zuidelijk Afrika (33%). Bij mannen die seks hebben met mannen werden 548 nieuwe diagnoses gesteld, waarvan autochtonen met 77% het grootste aandeel hadden. Slechts rond de 2-3% van deze mannen had een niet-westerse afkomst (Soa Aids Nederland, 2012).

Naar schatting 40% van de mensen met hiv in Nederland weet niet dat zij geïnfecteerd zijn. Bij allochtonen, met name afkomstig uit zuidelijk Afrika, ligt dit op 50% (Van Veen et al., 2011). In het eerdergenoemde nationale hiv-/soa-plan (RIVM, 2011a) probeert men het hiv-vindpercentage bij allochtonen te vergroten door onder andere intensivering en betere afstemming van soa- en hiv-preventie en zorgactiviteiten van de verschillende instituten en gemeentelijke instellingen.

Risicogedrag
Uit een kleinschalig onderzoek (Von Bergh & Sandfort, 2000) waarin verschillende allochtone groepen met autochtone Nederlanders werden vergeleken op het gebied van veilig vrijen, bleek dat er opvallende verschillen bestaan in kennis en attitude met betrekking tot veilig vrijen. In dit onderzoek komt een aantal duidelijke verschillen tussen de grootste allochtone groepen – Turken, Marokkanen en Surinamers/Antillianen – en autochtone Nederlanders naar voren. Deze zijn als volgt samen te vatten:
- Marokkanen staan negatief tegenover condoomgebruik, hebben wel een redelijke kennis over veilig vrijen en soa en schatten de kans op het oplopen van hiv of soa relatief hoog in. Zij accepteren het risico op een soa relatief vaak. Een groot deel zou meer over veilig vrijen willen weten.
- Turken staan eveneens negatief tegenover condoomgebruik, en zij missen vaak communicatieve en praktische vaardigheden ten aanzien van condoomgebruik in een nieuwe relatie. Zij hebben bovendien weinig kennis over veilig vrijen en soa, maar willen hier wel meer over weten.
- Surinamers en Antillianen verschillen het minst van de Nederlanders. Zij hebben een iets negatievere houding ten opzichte van condoomgebruik. Zij willen vaak meer weten over veilig vrijen en soa, maar hun kennis verschilt nauwelijks van die van de Nederlanders. De intensiteit van condoomgebruik wordt bij hen vooral bepaald door het waargenomen risico op soa/hiv en de ernst die ze hieraan toekennen.

Momenteel wordt de negatieve attitude ten opzichte van condoomgebruik nog steeds gesignaleerd. In het nationaal soa-/hiv-plan 2012-2016 wordt daarom bij etnische groepen vooral ingezet op toename van correct en consequent condoomgebruik, met name door jongeren (RIVM, 2011a).

Uit een onderzoek naar de risicoperceptie en het preventiegedrag van 24 Afrikaanse migranten in Amsterdam-Zuidoost bleek dat vrijwel alle leden van de geïnterviewde groep, die ongeveer voor de helft uit vrouwen bestond, zich 'seksueel risicovol' gedragen (El-Karimy et al., 2001). De participanten beschouwden hiv niet als een dreigend gevaar. Van veel ziekten, waaronder hiv/aids, hadden zij dusdanig andere percepties met betrekking tot oorzaak, preventie en behandeling dat aansluiting met een biomedische opvatting hierover niet altijd voor de hand lag. Daarbij bestonden er bij deze groep allerlei mythen over genezing, waardoor er aanzienlijk minder sprake was van angst. Preventief gedrag bestond vaker uit een bepaalde partnerkeuze, intuïtie en een positieve instelling dan uit het gebruik van condooms. Kennis van hiv was bij deze groep in het algemeen wel aanwezig, maar leidde in het dagelijks leven niet tot preventieve maatregelen.

11.4 Hymenreconstructie

Elke gemeenschap heeft eigen prioriteiten in haar opvattingen over wat gezondheid is, en deze zijn nauw verbonden met de maatschappelijke en culturele achtergrond. Het is belangrijk dat we ons realiseren dat ook autochtone vrouwen hun eigen prioriteiten hebben, die samenhangen met hun specifieke context en met hun specifieke gendergebonden maatschappelijke plaats. Borstvergrotingen en labiacorrecties zou je kunnen zien als medische handelingen die in zeker opzicht vergelijkbaar zijn met hymenreconstructie (herstel van het maagdenvlies) en meisjesbesnijdenis. Hoe zou een Soedanese, Marokkaanse of Somalische arts in een provinciaal ziekenhuis in zijn land reageren als een Amsterdamse vrouw vraagt om een borstvergroting of correctie van de schaamlippen?

Bij hymenreconstructie wordt er een 'maagdenvlies' geconstrueerd en zodoende een bijdrage geleverd aan het ontmaagdingsritueel, waarbij immers bloed moet vloeien. In Nederland lijkt er tot nu toe slechts één gedegen studie op dit gebied te zijn verricht. Mouthaan, De Neef en Rademakers (1997) laten zien dat meisjes die vragen naar een maagdenvlieshersteloperatie dat doen omdat zij respect willen betonen aan hun ouders en deel willen blijven uitmaken van hun groep, die vraagt om maagdelijkheid bij het huwelijk. Uit dit onderzoek blijkt dat het voornamelijk gaat om meisjes tussen de 15 en 24 jaar, dus wilsbekwame meisjes. De omgeving speelt hierbij een grote rol, zonder dat de meisjes dit ervaren als sociale druk (Mouthaan et al., 1997; Bartels, 2002). De levenswijze van de groep is immers in het geding wanneer meisjes voor hun huwelijk ontmaagd zijn.

De auteurs benadrukken dat de maagdelijkheidsnorm in Nederland vooral in de Turkse en Marokkaanse gemeenschap een rol speelt. Mensen in een migratiesituatie blijken vaak extra sterk vast te houden aan hun tradities. Ook blijkt dat het maagd zijn voor lager opgeleide Turken en Marokkanen een belangrijker uitgangspunt is dan voor hoger opgeleide. In Nederland lijken de meisjes meer seksuele contacten te hebben dan in het land van herkomst, zodat het aantal islamitische meisjes met problemen als gevolg van de maagdelijkheidsnorm zal toenemen.

Hulpverleners worden geconfronteerd met hulpvragen op het gebied van hymenreconstructie waarmee ze niet altijd goed uit de voeten kunnen. De wijze waarop een meisje wordt geholpen lijkt vooral te worden bepaald door de individuele afweging van de hulpverlener, en lijkt niet te zijn gestoeld op een beleid of visie. Er lijkt ook nauwelijks overleg over deze problematiek te bestaan. De meest voorkomende vragen van meisjes in dit verband betreffen de onzekerheid over het al dan niet maagd zijn, conflicten met ouders en familie omtrent seksualiteit en maagdelijkheid, een maagdelijkheidscertificaat en/of een hymenreconstructie, informatie over lichamelijke en biologische aspecten of over de eerste coïtus.

Mouthaan, De Neef en Rademakers schetsen de verschillende dilemma's die betrekking hebben op de afhankelijke en ongelijkwaardige positie van meisjes in de islamitische cultuur, en de dubbele moraal tegenover seksualiteit, waardoor meisjes wel en jongens niet gestraft worden voor hun seksuele activiteiten voor het huwelijk. Ook gaan zij in op de restrictieve opvattingen ten opzichte van seksualiteit, en op het feit dat men door in te gaan op de hulpvraag meewerkt aan het in stand houden van een mythe – de mythe dat er zoiets is als een maagdenvlies en dat alle vrouwen bloeden bij het eerste seksuele contact. In feite wordt een medisch gezien onnodige ingreep verricht. Uit het onderzoek bleek dat de meeste meisjes tevreden zijn over de geboden hulp; zij voelen zich serieus genomen en geaccepteerd door de hulpverlener. Toch wil een kwart van de hulpverleners meisjes met een dergelijke vraag niet helpen. Ook hier geldt: er is geen recept hoe het beste te handelen, maar de zorgverlener kan op z'n minst luisteren naar de cliënt, en haar (en mogelijk haar partner) de juiste informatie verschaffen. Meer onderling overleg en onderlinge afstemming van de verschillende diensten zijn daarvoor noodzakelijk, evenals bijscholing van zorgverleners over de betekenis van de maagdelijkheidsnorm.

11.5 Vrouwenbesnijdenis

Vrouwenbesnijdenis, meestal aangeduid met de term vrouwelijke genitale verminking (vgv), komt in 28 Afrikaanse landen voor. Wereldwijd zijn er tussen de 100 en 140 miljoen vrouwen besneden (Shell-Duncan & Hernlund, 2000). In Europa en ook in Nederland hebben we met dit gebruik te maken door de komst van vluchtelingen en migranten uit deze landen, met name Somaliërs, Egyptenaren, Soedanezen en Ethiopiërs. Algemeen wordt onder die groepen abusievelijk aangenomen dat het gaat om een religieus voorschrift, voor zover het om moslims gaat uit de Koran (Vloeberghs et al., 2010). Er zijn aanwijzingen dat er in de Afrikaanse en vooral de Somalische gemeenschap – een van de grootste groepen die het gebruik kennen – in Nederland verschillende ontwikkelingen gaande zijn rond de besnijdenis van meisjes. Somaliërs kennen van oudsher de traditie hun dochters in de leeftijd van 8 tot 14 jaar de ingrijpendste vorm van besnijdenis te laten ondergaan, namelijk infibulatie. In 1997 bleek gedurende een korte voorlichtingscampagne van de Somalische koepelorganisatie FSAN (Federatie Somalische Associaties Nederland) dat er in de Somalische gemeenschap voor- en tegenstanders zijn. Veel Somaliërs zijn niet op de hoogte van de gevolgen van infibulatie op het lichamelijke en geestelijke welbevinden van vrouwen, of ze beschouwen deze gevolgen als vanzelfsprekend. In Nederland krijgen jongeren door hun contacten op school en via de media echter andere ideeën over dit gebruik (Bartels, 2002; Naleie, 1997). Het gevolg is dat vooral ouders worstelen met het verbod op besnijdenis. Zij zien het laten besnijden van hun dochters als een religieuze plicht, die ze juist in de migrantensituatie niet willen verzaken.

Ook Somalische vrouwen die beter Nederlands spreken dan hun echtgenoot en bekend zijn met de bezwaren, blijven vaak nog voorstander van besnijdenis (Bartels, 2002; Naleie, 1997). Meisjesbesnijdenis kan beschouwd worden als typerend voor het Somaliër zijn, als een markeringsritueel waarmee Somaliërs zich onderscheiden van andere vluchtelingen- en migrantengroepen in de Nederlandse samenleving. Hedendaagse migranten kunnen veel meer dan vroeger contact behouden met het thuisfront en familieleden die elders in de wereld vertoeven. Voor het voortzetten of het afzien van gewoontes als meisjesbesnijdenis lijken dus de transnationale netwerken en ontwikkelingen in de thuislanden van belang. Toenemende communicatiemogelijkheden bieden de mogelijkheid om de contacten transnationaal te onderhouden, maar ook om praktische uitvoering van meisjesbesnijdenis te vergemakkelijken, ook in of vanuit migrantenlanden waar meisjesbesnijdenis bij wetgeving verboden is. Zo kunnen besnijdenispraktijken tegenwoordig via (satelliet)telefoon, e-mail en internet geregeld worden, zonder dat de Nederlandse overheid daar weet van heeft.

Wat betekent vrouwenbesnijdenis voor de Nederlandse gezondheidszorg? Nederlandse artsen mogen meisjes nooit besnijden, omdat de meisjes wilsonbekwaam zijn, er geen medische noodzaak is en de operatie verminkend is. Tot op heden weten we niet in hoeverre groepen die dit gebruik van oudsher kennen hun meisjes nog besnijden; er is slechts sprake van geruchten. Ook is er in tegenstelling tot andere Europese landen weinig onderzoek verricht naar de gevolgen van vrouwenbesnijdenis voor de gezondheidszorg.

De laatste jaren tonen ook individuele artsen zich meer geïnteresseerd in dit fenomeen, en zijn er naast de protocollen van de beroepsvereniging voor gynaecologen ook andere in ontwikkeling. In een pilot in zes steden is er vanuit GGD'en naar de mogelijkheden gekeken om meer aan preventie te doen (Koert, Rottier & Bosch-van Toor, 2008). Na verschijning van de deelrapporten in 2009 heeft de regering op deze pilot gereageerd door maatregelen voor te stellen die eerder van de hand zijn gewezen, zoals contracten met ouders om hun dochters niet te besnijden en controles bij terugkomst van vakantie door leden van betrokken groepen.

In 2008 en 2009 hebben Pharos, Centrum 40-45 en het Koninklijk Instituut voor de Tropen onderzoek gedaan naar de psychische, sociale en relationele gevolgen van meisjesbesnijdenis op andere dan medisch-lichamelijke terreinen. Dit onderzoek was zowel kwalitatief als kwantitatief van aard en vrouwen uit de doelgroepen zelf zijn bij het onderzoek betrokken geweest. Interviewers uit de eigen gemeenschap spraken met in totaal 66 vrouwen afkomstig uit Somalië, Eritrea, Ethiopië, Soedan en Sierra Leone over de gevolgen van hun besnijdenis. In het boek *Versluierde pijn* komen de vrouwen zelf aan het woord; ze vertellen over hun boosheid en angst, over gevoelens van uitsluiting, verdriet en schaamte, alsook over de manier waarop zij met hun pijn, problemen en klachten omgaan in Nederland en hun ervaringen met hulpverlening (Vloeberghs et al., 2010). Daarnaast is met behulp van gestandaardiseerde vragenlijsten vastgesteld dat bij een derde van de vrouwen sprake is van angst of depressie, terwijl een zesde traumagerelateerde klachten zegt te hebben.

Migratie naar Nederland maakt dat hun besnijdenis met heel andere ogen bekeken wordt. Wat vroeger vanzelfsprekend was, is nu afwijkend en roept heftige reacties op in onze samenleving. Dat heeft zijn weerslag op de beleving van de gevolgen van besnijdenis. Door media-aandacht en voorlichting over meisjesbesnijdenis in Nederland is het oorspronkelijke zwijgen over wat de besnijdenis teweegbrengt enigszins doorbroken – wat overigens niet betekent dat er gemakkelijk over gepraat wordt. In vaak versluierde termen vertellen de vrouwen in dit onderzoek over het effect van de besnijdenis op hun beleving van seksualiteit, en over de invloed die het heeft op de relatie met hun partner, het gezinsleven en het contact met anderen, zoals de hulpverlening.

Pharos is als Focal Point Meisjesbesnijdenis het aanspreekpunt voor alle vragen over meisjesbesnijdenis. De Nederlandse overheid heeft Pharos aangewezen als landelijk kenniscentrum met onder andere als taak de bevordering van deskundigheid van professionals en het geven van gerichte voorlichting om het onderwerp bespreekbaar te maken bij gemeenschappen waar meisjesbesnijdenis voorkomt. Pharos werkt hierbij al jaren samen met de Federatie van Somalische Associaties in Nederland (FSAN). Op www.meisjesbesnijdenis.nl is een grote hoeveelheid informatie over meisjesbesnijdenis bijeengebracht, zoals informatie over prevalentie, juridische aspecten, feiten en cijfers, en informatiemateriaal. In een apart deel van de website staat informatie per beroepsgroep gerangschikt.

Sinds de Wereld Aids Conferentie in Toronto in 2006 staat ook mannenbesnijdenis wereldwijd op de agenda. Deze vorm van besnijdenis wordt vooral bij moslims en joden uitgevoerd, en tot voor kort kon men jongetjes in hun eerste levensjaar laten besnijden in speciale klinieken. Er zijn twee tegengestelde ontwikkelingen. Enerzijds heeft onderzoek aangetoond dat besnijdenis van mannen de kans op hiv-besmetting van man op vrouw kleiner maakt. Daardoor zien veel mannen, vooral in Afrika, besnijdenis als een natuurlijk condoom. Anderzijds zijn er ook mannen opgestaan die vinden dat besnijdenis, net als bij vrouwen, de lichamelijke integriteit van mannen en jongens aantast en verminkend is.

11.6 Ten slotte

Seksuele en reproductieve gezondheid is nog altijd een thema waarvoor veel aandacht nodig is in Nederland, vooral in de context van migratie en cultuur. Seksueel overdraagbare aandoeningen, ongewenste zwangerschappen en abortussen komen onverminderd voor. Vooral kwetsbare groepen als allochtone tieners, vluchtelingen en asielzoekers zijn belangrijke doelgroepen van SRGR-projecten en interventies, alhoewel ook bij de groep jongere autochtonen roekelozer seksueel gedrag wordt waargenomen. Hierbij spelen gebrekkige seksuele voorlichting en onvoldoende toegankelijkheid van anticonceptiemiddelen een rol. Dit betekent niet alleen dat de gezondheid van jongeren en vrouwen in het geding is, maar ook dat eraan gewerkt moet worden om de voorbeeldfunctie te behouden die Nederland jarenlang internationaal vervuld heeft met betrekking tot seksuele en reproductieve gezondheid.

Opvallend is dat het aantal onderzoeken waarin de betrokkenen zelf aan het woord worden gelaten relatief klein is, en dat er veel geschreven wordt over de moeilijke bereikbaarheid van allochtone vrouwen voor onderzoek naar reproductieve en seksuele gezondheid. Inventariseren wat er bij hen leeft en aansluiten bij hun ideeën, percepties en verwachtingen zijn echter eerste voorwaarden om de situatie te verbeteren.

12

Arbodienstverlening en diversiteit

Bernard Luiting, Ivan Wolffers, Susanne Beentjes, Sanne van Gaalen, Marieke Kurver & Maryam Oulali

Over arbeidsverzuim door allochtonen is weinig bekend, en de cijfers spreken elkaar tegen. Volgens de verzuimgegevens van het CBS (2005) verzuimen allochtone werknemers vaker en korter dan autochtone werknemers. Maar uit onderzoek door het IVA blijkt juist dat allochtone werknemers minder frequent maar langduriger verzuimen dan autochtone werknemers (Van Poppel et al., 2002). Dit wordt door eerdere onderzoeken bevestigd. Wij gaan daarom in dit hoofdstuk uit van dit gegeven.

Onderzoek van het Verwey-Jonker Instituut laat zien dat oudere allochtone werknemers een hoger arbeidsongeschiktheidsrisico hebben ten opzichte van oudere autochtonen. Doordat met name de eerste generatie allochtonen vaker fysiek belastend werk verricht of in het verleden verricht heeft (Van Poppel et al., 2002), lopen zij een groter risico om langdurig ziek te worden (Snel, Stavenuiter & Duyvendak, 2002). Maar ook arbeidsongeschiktheid door psychische problematiek komt bij allochtonen vaker voor dan bij autochtonen (Dautzenberg, Van Wersch & Pardoel, 2005).

Hoewel veruit de meeste arbeidsongeschikten autochtoon zijn, hebben allochtonen verhoudingsgewijs vaker een WIA-/WAO-uitkering dan autochtonen (STECR, 2003; Meershoek & Krumeich, 2001). Binnen de groep allochtone arbeidsongeschikten blijken de Turken en Marokkanen oververtegenwoordigd te zijn. Het instroompercentage voor Turkse werknemers is 2,5 keer zo hoog als dat van autochtone werknemers. Voor Marokkaanse werknemers is dit percentage maar liefst 3,5 keer zo hoog (Selten & Copinga, 2003). Het arbeidsongeschiktheidsrisico bij oudere Turken en Marokkanen is ruim 3 maal zo hoog als bij autochtonen van dezelfde leeftijd. Net als bij Turkse en Marokkaanse mannen zijn ook Turkse en Marokkaanse vrouwen in vergelijking met autochtone vrouwen oververtegenwoordigd in de WIA/WAO: het arbeidsongeschiktheidsrisico voor Turkse vrouwen ligt bijna 3 maal zo hoog en het risico voor Marokkaanse vrouwen bijna 1,5 maal zo hoog als voor autochtone vrouwen (Selten & Copinga, 2003; Snel et al., 2002).

In dit hoofdstuk bespreken we de mogelijke verklaringen voor de genoemde verschillen en de knelpunten zoals ervaren door bedrijfsartsen. Daarna volgt een verkenning van de factoren die een rol spelen bij het arbeidsverzuim van allochtone werknemers.

12.1 Verklaringen

Er worden verschillende verklaringen gegeven voor de oververtegenwoordiging van allochtonen (met name Turken en Marokkanen) in de WIA/WAO (Snel et al., 2002). Een eerste verklaring luidt dat allochtonen over het algemeen minder gezond zouden leven dan autochtonen. In hoeverre deze bevinding bevestigd kan worden is niet duidelijk. Misschien ligt het eerder aan etnische gezondheidsverschillen of aan de slechte sociaaleconomische situatie waarin veel allochtonen leven. Zoals we eerder in dit boek hebben gezien, hebben mensen uit lagere sociale klassen (afgemeten naar opleidingsniveau) meer gezondheidsklachten dan mensen uit een hogere sociale klasse (zie bijvoorbeeld paragraaf 2.4).

Een andere mogelijke verklaring zou kunnen zijn dat allochtonen veelal werkzaam zijn in laaggewaardeerde arbeidssectoren, zoals de schoonmaak. Deze sectoren staan bekend om de vaak hoge werkdruk en slechte arbeidsomstandigheden. Er is vaak weinig contact tussen de werkgever en de werknemer, waardoor werkhervatting na ziekte vaak moeilijk is.

Onder professionals wordt ook veel gesproken over de afwijkende gezondheidsbeleving en het andere ziektegedrag van allochtonen. Zo zouden allochtonen vaker dan autochtonen menen dat ze 'totaal ziek zijn', waardoor werken met enige beperkingen niet in hun mogelijkheden ligt. Ze zouden eerst geheel beter moeten worden voordat een gesprek over werkhervatting mogelijk is. Men kan zich hierbij afvragen in hoeverre het werkelijk om gedragspatronen gaat die in het land van herkomst gebruikelijk zijn, om gedrag dat zich zo gevormd heeft in Nederland (als reactie op ons zorgsysteem), of om beeldvorming onder autochtone zorgverleners. Verder geven wij als kanttekening hierop dat deze houding van allochtonen wellicht niet kenmerkend is voor de allochtone populatie, maar voor de veel bredere categorie laaggeschoolde en laaggeletterde werknemers.

Een ander vaak genoemd aspect is dat allochtonen hun psychische klachten niet snel zullen erkennen en deze ook vaker somatiseren (bijvoorbeeld pijn in rug en maag). Psychische problemen bij allochtonen hangen vaak samen met onvrede over en conflicten op het werk, privézorgen en problemen. Bij allochtone vrouwen hangen psychische klachten vooral samen met gebeurtenissen binnen relaties en gezinsvorming. Hierbij spelen tegenstrijdige verwachtingen een rol: enerzijds verwacht de Nederlandse maatschappij dat ze betaald werk hebben, anderzijds verwacht de eigen familie en gemeenschap dat zij primair verantwoordelijk zijn voor de zorgtaken binnen het gezin.

Het migrantenbestaan kan voor veel spanningen zorgen, wat weer tot gezondheidsproblemen kan leiden (Snel et al., 2002; Dautzenberg et al., 2005). Factoren die een rol spelen zijn onder andere: onduidelijkheid over de 'gang van zaken' in de Nederlandse samenleving, het niet (goed) spreken van de Nederlandse taal, confrontatie met conflicten en discriminatie op de werkvloer. Ook hebben migranten veelal zorgen over hun verblijfsvergunning, over familie in het land van herkomst en over de toekomst van de kinderen.

De migratie en de migrantenstatus kan 'acculturatiestress' met zich meebrengen (Dautzenberg et al., 2005). Migranten moeten zich in korte tijd aan een geheel nieuwe omgeving aanpassen en een nieuw sociaal netwerk opbouwen. Dit verloopt niet altijd goed. De kans op sociaal en maatschappelijk isolement wordt daardoor vergroot, wat weer van invloed is op het fysieke en psychische welbevinden van de persoon.

Culturele waarden en normen op de werkvloer spelen ook een belangrijke rol. Het gaat hierbij niet zozeer om de 'afwijkende' cultuur van allochtonen, maar om de reacties die dit teweegbrengt bij de autochtone omgeving (collega's). Als er op de werkvloer weinig ruimte is voor afwijkende gewoonten, kan dit sneller leiden tot arbeidsconflicten, wat samen kan gaan met discriminatie en pesten (Meershoek & Krumeich, 2001). Uit onderzoek is gebleken dat allochtonen meer conflicten op het werk ervaren dan autochtonen en dat zij zich meer gediscrimineerd voelen door leidinggevenden en collega's (Hubert & Veerman, 2002).

Tijdens het re-integratieproces kunnen er tussen de allochtone cliënt en de hulpverlener ook spanningen ontstaan door communicatieproblemen (Meershoek & Krumeich, 2001). De gesprekken kunnen moeizaam verlopen door onder andere de slechte beheersing van de Nederlandse taal, maar ook door het 'niet verstaan' van impliciete gedragscodes. Om de beoordelingen toch goed uit te voeren is veel geduld, tijd en doorzettingsvermogen nodig van arbodeskundigen.

12.2 Knelpunten

De knelpunten op het gebied van arbodienstverlening aan allochtone werknemers, zoals ervaren door bedrijfsartsen, zijn onder meer beschreven in de onderzoeken *Arbozorg voor allochtone werknemers* (Kamphuis et al., 2003) en *Arbeidsongeschiktheid, reïntegratie en etniciteit* (Meershoek, Krumeich & Desain, 2004).

Het verschil in cultuur ervaren bedrijfsartsen onder andere als knelpunt wanneer het gaat om een andere ziektebeleving en andere opvattingen over ziekte en gezondheid. Hiermee wordt met name het onderscheid tussen lichamelijke en psychische klachten bedoeld en de relatie tussen psychosociale problematiek en lichamelijke klachten. Allochtonen zouden vaak met niet-objectiveerbare klachten komen. Ook zou deze groep vaak het gevoel hebben niet begrepen te worden door de bedrijfsarts en bovendien een andere arbeidsvisie hebben. Verder geven bedrijfsartsen aan dat allochtonen vaak moeilijk concrete informatie kunnen geven. Zo wordt er bijvoorbeeld over het algemeen weinig informatie vrijgegeven over de gezins- of huwelijkssituatie. Bedrijfsartsen blijken het moeilijk te vinden om cultureel bepaalde waarden en normen rondom ziekte en aandoeningen van allochtone werknemers te doorgronden.

Bedrijfsartsen laten weten dat een gebrek aan specifieke kennis onder allochtone werknemers ook belemmerend kan werken op hun begeleiding. Zo wordt aangegeven dat de functie en het doel van de arbodienst niet altijd duidelijk zijn, evenmin als de rol van de bedrijfsarts hierbinnen. Niet iedereen is bijvoorbeeld op de hoogte van de onafhankelijke positie van deze arts. Gebrekkige voorlichting door de werkgever en een laag opleidingsniveau worden ook als knelpunten ervaren.

Ten slotte zijn er nog enkele organisatorische factoren die de arbodienstverlening aan allochtone cliënten kunnen belemmeren. Zo geven bedrijfsartsen aan dat ze vaak onvoldoende tijd en mogelijkheden hebben om de vaak complexe problematiek waar allochtonen mee te maken hebben goed te begeleiden en te beoordelen. Bovendien zou een effectief contact met de allochtone cliëntenpopulatie vaak ontbreken tijdens de zorgverlening binnen de arbodienst.

12.3 Factoren die een rol spelen bij arbeidsverzuim van allochtonen

Uit een kwalitatief onderzoek in het kader van een interculturalisatietraject van arbodienstverlener ArboNed (inmiddels 365/ArboNed geheten) zijn enkele factoren naar voren gekomen die van invloed waren op de ziekmelding bij de geïnterviewde allochtone werknemers (Wolffers et al., 2009). Dit zijn: (1) communicatieproblemen en de rol van de bedrijfsarts, (2) het migrantenbestaan, (3) de copingstijl, (4) arbeidsomstandigheden, (5) de relatie met de werkgever, en (6) de mate van sociale steun. Hierna worden deze resultaten vergeleken met de mogelijke verklaringen van ziekteverzuim die uit de literatuur naar voren komen. Wij geven aan in hoeverre deze factoren de lagere ziektefrequentie en langere ziekteduur van allochtone werknemers ten opzichte van autochtone werknemers zouden kunnen verklaren.

12.3.1 Communicatieproblemen

Uit de literatuur blijkt dat de relatie tussen de allochtone werknemer en uitvoeringsinstanties vaak slecht is. Communicatieproblemen en het gevoel van de werknemer niet begrepen te worden door de arts, zijn hier voorbeelden van (Snel et al., 2002; Meershoek & Krumeich, 2001). Daarnaast beïnvloeden onbekendheid met de arbodienst en onduidelijkheid over de functie van de bedrijfsarts deze 'slechte' relatie ook (Van Poppel et al., 2002). Door deze factoren ligt de drempel om naar de (bedrijfs)arts te stappen bij allochtone werknemers mogelijk hoger dan bij autochtone werknemers (Seeleman et al., 2005).

12.3.2 Migrantenbestaan

De lichamelijke, sociale en psychische problemen van oudere allochtone werknemers worden in verband gebracht met hun migratiegeschiedenis (Snel et al., 2002; Schellingerhout, 2004). De migratie naar Nederland wordt door migranten op verschillende manieren ervaren. Hierbij spelen de culturele achtergrond en beheersing van de Nederlandse taal een rol. Bij het vinden van werk en het aangaan van contacten met de Nederlandse samenleving kunnen migranten hierdoor problemen op hun pad vinden (De Vries & Smits, 2003).

Uit eigen onderzoek kwam naar voren dat het behouden van werk ook voor spanningen kan zorgen bij allochtone werknemers (Wolffers et al., 2009). Dit zorgt ervoor dat allochtone werknemers hun ziekmelding zo lang mogelijk uitstellen. Hierdoor wordt de ziekte als het ware opgespaard. Wanneer ze zich dan eenmaal ziek melden zijn ze langer ziek, als gevolg van het uitstellen.

12.3.3 Copingstijl

De manier waarop een werknemer omgaat met stress (copingstijl) speelt ook een rol bij het besluit van een werknemer om zich wel of niet ziek te melden (Van Rhenen et al., 2007). Er worden vele copingstrategieën genoemd in de literatuur, waarbij er vaak een onderscheid wordt gemaakt tussen actieve en passieve copingstijlen (Lazarus & Folkman, 1984). Een actieve copingstijl is kenmerkend voor mensen die problemen aanpakken, een passieve stijl voor mensen die problemen uit de weg gaan. Uit onze onderzoeksresultaten blijkt dat deze copingstrategieën op verschillende manieren de ziektefrequentie beïnvloeden. Een werknemer met een actieve copingstijl meldt zich minder frequent ziek, niet zozeer omdat hij bijvoorbeeld moeite heeft om taken uit handen te geven of terughoudend is om thuis te blijven, maar vooral omdat hij zelf noodzakelijke aanpassingen uitprobeert. Een passieve copingstijl kan echter ook leiden tot een lagere ziektefrequentie, bijvoorbeeld door zo controleafspraken te ontwijken (Wolffers et al., 2009).

Wanneer er sprake is van langdurige stress, bijvoorbeeld door spanningen op het werk, kan het copingvermogen tekortschieten. Dit kan ertoe leiden dat iemand fysiek en/of psychisch uitgeput raakt, wat de kans op ziekte vergroot (Brown & Harris, 1978).

Uit de literatuur blijkt dat de culturele achtergrond een belangrijke rol speelt bij de copingstijl (Helman, 2007). Allochtonen hebben vaak een actieve stijl; ze proberen wel degelijk hun problemen zelf op te lossen, maar kiezen niet altijd voor de beste oplossing. Zo zoeken ze bij psychische klachten minder snel professionele hulp, wat kan leiden tot langduriger ziekteverzuim.

Door hun culturele achtergrond beleven veel allochtonen ziekte vaak anders dan autochtonen: men is ziek óf gezond. Een grijs gebied waarbij arbeid mogelijk is met enkele beperkingen past niet in dat beeld. Men moet eerst helemaal beter worden, daarna zal men bereid zijn om over werkhervatting te spreken (Van Poppel et al., 2002; Snel et al., 2002). Dit verschil in ziekteperceptie kan een verklaring zijn voor de langere ziekteduur onder allochtonen, zoals gesignaleerd door het IVA.

12.3.4 Arbeidsomstandigheden

Gezondheid en werken beïnvloeden elkaar. Deelname aan het arbeidsproces bevordert enerzijds de gezondheid, doordat het een mogelijkheid biedt om sociale contacten aan te gaan, structuur aanbrengt in het dagelijks leven, een inkomen oplevert en bijdraagt aan een positief zelfbeeld (Waddell & Burton, 2006). Anderzijds kunnen slechte arbeidsomstandigheden lichamelijke en psychische gezondheidsklachten veroorzaken. Hierbij worden onder 'arbeidsomstandigheden' zowel de fysieke als psychosociale aspecten van het werk verstaan. Het verrichten van bouw- en monotone werkzaamheden wordt gezien als een risico op arbeidsverzuim (Van Bavel, Van Kordelaar & Van der Vlugt, 2004). Onderzoek wijst uit dat een hoge fysieke arbeidsbelasting leidt tot een hoger risico op ziekteverzuim (De Backer, Clays & Ghysbrecht, 2007). Veel mannelijke migranten van de eerste generatie hebben jarenlang zwaar en eentonig werk verricht in de bouw, fabrieken en andere sectoren waarin werken met je handen domineert. Het is dus niet verwonderlijk dat velen op relatief jonge leeftijd afgekeurd worden vanwege beschadigde knieën, heupen of ruggen.

12.3.5 Relatie met de werkgever

Uit onderzoek van Hubert en Veerman (2002) is gebleken dat allochtone werknemers meer conflicten op het werk ervaren dan autochtone werknemers, en zich meer gediscrimineerd voelen op de werkvloer. Communicatieproblemen worden in de literatuur genoemd als beïnvloedende factor op de relatie tussen werknemer en werkgever. Wanneer de relatie met de werkgever slecht is, heeft de werknemer de neiging zich vaker ziek te melden. Uit ons onderzoek bleek echter dat allochtone werknemers over het algemeen tevreden zijn over de relatie met hun werkgever (Wolffers et al., 2009). Een van de factoren die hieraan bijdroeg, was de begripvolle houding van de werkgever op het moment dat de werknemer ziek was.

12.3.6 Mate van sociale steun

Bij ziekte speelt sociale steun een belangrijke rol. Onder sociale steun worden de interacties tussen mensen verstaan die tegemoetkomen aan de sociale basisbehoeften van een individu (zoals goedkeuring, affectie, veiligheid en het gevoel erbij te horen). Voorbeelden van sociale steun zijn gezelschap, emotionele ondersteuning als genegenheid of geruststelling, en instrumentele ondersteuning (praktische hulp of advies). Verschillende vormen van sociale steun en het positieve effect ervan zijn genoemd tijdens de interviews met zieke allochtone werknemers (Wolffers et al., 2009). Het sociale netwerk vormt de bron van de personen die de steun verlenen, onder andere familie en vrienden. Het hebben van een groot sociaal netwerk kan dus voordelen met zich meebrengen. Het kan echter ook negatieve gevolgen hebben en dit kwam ook naar voren in ons onderzoek. Vrouwelijke allochtone werknemers bleken een groot sociaal netwerk te hebben, wat veel verantwoordelijkheden met zich meebrengt, zoals de zorg voor de kinderen en andere familieleden en regelmatig familiebezoek. Uit een onderzoek naar familierelaties blijkt dat meer allochtonen dan autochtonen vinden dat kinderen verplichtingen tegenover hun ouders hebben (verzorging bij ziekte, wekelijks bezoek of in huis nemen) (Schans, 2008). Hochschild en Machung (1989) vermelden dat door de 'dubbelelastenhypothese' vrouwen vaker blootgesteld zijn aan 'dubbele belasting'. Zij verrichten enerzijds betaald werk, anderzijds wordt van hen verwacht dat zij de familiezorg op zich nemen. Deze combinatie van werk en familieverplichtingen heeft voor allochtone vrouwen mogelijk een extra effect op de gezondheid en het ziekteverzuim (Mastekaasa, 2000).

Het is niet gemakkelijk om de lagere ziektefrequentie en de langere ziekteduur onder allochtone werknemers met behulp van de gevonden factoren te verklaren. Eenzelfde factor kan voor verschillende werknemers namelijk verschillende gevolgen hebben voor het ziekteverzuim.

12.4 Conclusie

Het op een juiste wijze omgaan met de diversiteit van de patiënten, waaronder in dit geval de etnische diversiteit, is van groot belang in de arbodienstverlening. Enerzijds geeft het aan spreekuurcontacten de mogelijkheid tot verdieping, anderzijds kan het een gunstig effect hebben op herintreding in het arbeidsproces, iets wat zowel voor werkgever als voor werknemer zeer belangrijk is.

Als bedrijfsartsen en andere arboprofessionals die betrokken zijn bij de begeleiding en beoordeling van zieke en/of arbeidsongeschikte allochtone werknemers doorvragen naar factoren die gekoppeld kunnen zijn aan het fenomeen migratie op zichzelf, of aan de cultuur van het land van herkomst, kan dit heel verhelderend werken voor beide partijen. Het alert zijn of worden op deze materie is lastig in een theoretische setting aan te leren. Al enkele jaren bestaan er cursussen en workshops, waarin behalve aan cultuursensitief werken ook aandacht wordt besteed aan de uitwerking en presentatie van praktijkopdrachten. De verwachting is dat de relatie tussen allochtone werknemers en arbodienstverleners door dergelijke trainingen aanmerkelijk zal verbeteren.

13
Interculturele ouderenzorg

Els Ruys & Jan Booij

Het aantal ouderen met een niet-Nederlandse culturele achtergrond groeit in Nederland. Met hun groeiende aantal groeien ook de vraag naar advies, de noodzaak tot preventie, en de behoefte aan welzijn en zorg. Allochtone ouderen zijn divers: sommige wonen al langer in Nederland dan andere, ze zijn niet allemaal evenveel beïnvloed door de Nederlandse samenleving, en ze verschillen in hun banden met de familie en andere relaties. Hun zorgvragen reflecteren die diversiteit en kunnen dus sterk uiteenlopen.

De mensen die nu tot de allochtone ouderen behoren zijn in aantallen nog niet heel groot, maar hun aantal zal de komende jaren snel stijgen. Dit betekent dat deze groep een duidelijk beroep gaat doen op de ouderenzorg in Nederland.

Voor allochtone ouderen met wellicht andere ideeën over zorg en ouderdom kan het moeilijk zijn binnen het Nederlandse zorgsysteem de weg te vinden naar de zorg die zij nodig hebben. De vraag is ook of de ouderenzorg voldoende klaar is om met deze diversiteit aan cliënten om te gaan. De structuren, de voorzieningen en de cultuur van de organisatie behoeven aanpassing. De zorgprofessionals zullen zich moeten beraden op hoe de vraag van 'alle' cliënten eruitziet en zij zullen competent moeten worden om de antwoorden daarop te geven. Verantwoordelijken van organisaties voor ouderenzorg zullen de strategische keuze moeten maken om cultuursensitief te worden.

Dit hoofdstuk gaat over de gezondheid van oudere migranten en hun toegang tot en gebruik van de ouderenzorg. Ook beschrijven wij de knelpunten die oudere migranten kunnen ervaren als zij gebruik willen maken van de Nederlandse ouderenzorg. Aan de orde komen achtereenvolgens: communicatiestoornissen voortkomend uit taalbarrières en cultuurverschillen, religie, voedsel, onbekendheid met de Nederlandse ouderenzorg, financiën, en aanmeldingsprocedures.

13.1 Oudere migranten in Nederland

In het verleden had de ouderenzorg in Nederland nauwelijks te maken met culturele diversiteit van haar cliënten. Verpleeghuizen, verzorgingshuizen en andere zorgvoorzieningen hebben ook tegenwoordig nog relatief weinig allochtone bewoners en de thuiszorg heeft eveneens nog weinig te maken met cliënten met een andere culturele achtergrond. De belangrijkste reden is dat momenteel nog slechts 4% van de allochtonen 65 jaar of ouder is. Deze ouderen vormen slechts 3% van alle 65-plussers (Garssen, 2011). Over tien jaar zal dit aandeel zijn verdubbeld, en ook in de decennia daarna zal de niet-westerse bevolking verder vergrijzen. In 2050 zal 17,5% van hen 65 jaar of ouder zijn, waarmee de vergrijzing dan vergelijkbaar is met die van de huidige autochtone bevolking (Garssen & Van Duin, 2009). Volgens recente prognoses is in 2020 ruim 6% en in 2060 zelfs 22% van de allochtonen 65 jaar of ouder (Stoeldraijer & Garssen, 2011). Het aantal oudere allochtonen groeit tussen nu en 2060 van 78.000 naar 708.000. Turkse en Marokkaanse 65-plussers vormen dan de grootste groepen, met respectievelijk 145.000 en 138.000 (tegen respectievelijk 18.000 en 17.000 nu). Ze worden gevolgd door de Surinamers, van wie dan naar schatting 129.000 mensen 65 jaar of ouder zullen zijn.

Een groot deel van de allochtone ouderen woont in de vier grote steden. Het percentage oudere migranten op het totaal aantal ouderen is in de vier grote steden dus veel hoger dan elders in het land.

In het vervolg zal worden ingegaan op de globale demografische verschillen die er bestaan tussen de vier grootste niet-westerse migrantengroepen in Nederland, namelijk Antillianen, Surinamers, Marokkanen en Turken. De meeste oudere migranten (met name de arbeidsmigranten) zijn momenteel nog relatief jong; het grootste deel is nog tussen de 55 en de 64 jaar oud. De komende jaren zal het aantal 65-plussers echter snel toenemen, en dus ook de druk van deze groep op de gezondheidszorg.

Het is van belang om ook de migranten van 55-64 jaar oud mee te nemen in onderzoek en beleid. Deze groep 'jonge' ouderen omvat immers de 65-plussers van de toekomst. De problemen op het gebied van huisvesting, inkomen en gezondheid zijn bovendien bij deze groep al duidelijk zichtbaar.

De groep oudere migranten uit Turkije en Marokko bestaat vooral uit mannen. Zij kwamen naar Nederland als arbeidsmigranten in de jaren zestig en zeventig. Zij trouwden meestal met een vrouw uit hun herkomstland, maar deze vrouwen zijn meestal een aantal jaren jonger en behoren nu vaak nog niet tot de groep ouderen.

De groepen oudere Surinamers en Antillianen bestaan voor het grootste deel uit vrouwen. Velen van hen zijn alleenstaand. Zij kwamen veelal naar Nederland om zelf te studeren of om hun kinderen betere kansen op een opleiding te kunnen bieden. Onder deze ouderen bevinden zich relatief veel hoogopgeleiden, in tegenstelling tot onder de oudere Turken en Marokkanen. Er zijn momenteel ook relatief meer 'oudere' ouderen onder de Surinamers en Antillianen dan onder de Turken en Marokkanen.

13.1.1 Gezondheid van oudere migranten in Nederland

Een deel van de gezondheidsproblemen van oudere migranten blijkt samen te hangen met de lage sociaaleconomische positie waarin velen van hen verkeren. Bij deze generatie komen deze problemen in nog hogere concentratie voor dan onder autochtonen met een vergelijkbare sociaaleconomische status (Schellingerhout, 2004).

Daarbij komt dat oudere migranten vaak nog steeds leven met de onzekerheid en stress die het vertrek uit het vaderland en het aanpassen aan het leven in de Nederlandse samenleving met zich mee hebben gebracht. Een laag niveau van sociaal-culturele integratie blijkt samen te hangen met diverse gezondheidsproblemen als kanker, overgewicht en diabetes mellitus (Schellingerhout, 2004; De Bruijne et al., 2005). Psychosociale stress is hier waarschijnlijk de oorzaak van. Een grote afstand tussen de sociale en culturele normen en waarden van de migrant en de Nederlandse samenleving veroorzaakt bij veel migranten stress. Zij hebben vaak nog moeite met de Nederlandse taal en het blijkt voor hen lastiger zich de taal eigen te maken dan voor de jongere generaties allochtonen. Aansluiting vinden bij de Nederlandse samenleving is voor hen mede hierdoor lastiger.

De leefstijl van bepaalde groepen migranten, zoals de consumptie van veel suiker en vet en het gebrek aan beweging, kan gezondheidsproblemen met zich meebrengen. Veel Turken en Marokkanen bewegen minder en hebben meer last van overgewicht dan autochtonen. Andere leefstijlfactoren zijn bij allochtonen weer gunstiger dan bij autochtonen. Overmatige alcoholconsumptie komt bijvoorbeeld minder vaak voor onder allochtonen dan onder autochtonen. Turkse en Marokkaanse vrouwen roken in tegenstelling tot autochtone vrouwen zelden (RIVM, 2002).

Onderzoek naar een aantal indicatoren voor gezondheid, namelijk de ervaren gezondheid van oudere migranten, aanwezigheid van fysieke beperkingen en aanwezigheid van chronische aandoeningen onder hen, wijst uit dat op al deze criteria de gezondheid van oudere migranten slechter is dan die van de autochtone ouderen (De Bruijne et al., 2005; Tesser, Van Dugteren & Merens, 1998). Dit is ook nog het geval na controle voor woonsituatie en opleidingsniveau. Wel moet worden opgemerkt dat de genoemde indicatoren grotendeels subjectieve maten zijn (Dagevos, 2001; Willemstein, 2008). Wanneer namelijk naar objectieve indicatoren van gezondheid wordt gekeken, dat wil zeggen sterfte en het voorkomen van door een arts vastgestelde, ernstige chronische aandoeningen, dan is het beeld van oudere Turken en Marokkanen niet ongunstiger dan het beeld van autochtone ouderen met een vergelijkbare sociaaleconomische status (Van Buren, 2002; Willemstein, 2008).

Bepaalde klachten en aandoeningen komen vaker voor onder migranten. Zo blijkt dat Turken relatief meer klachten van het bewegingsapparaat hebben, iets wat vooral op latere leeftijd een rol gaat spelen. Diabetes mellitus komt relatief veel voor bij Surinamers, Antillianen en Marokkanen. Onder migranten van Zuid-Aziatische afkomst van 60 jaar en ouder is de prevalentie van diabetes mellitus zelfs circa 40% (Middelkoop et al., 1999).

Uit onderzoek blijkt dat allochtonen relatief vaak lijden aan psychische aandoeningen. Vooral bij Turken en Marokkanen komen veel door een arts vastgestelde depressiviteitsklachten en angststoornissen voor (De Bruijne et al., 2005; Poort, Spijker et al., 2001; Reijneveld, Westhoff & Hopman-Rock, 2003). Hierbij moet worden opgemerkt dat de wijze waarop depressieve klachten en depressie ervaren worden, kan verschillen per cultuur. Dat maakt het lastig om depressie bij oudere migranten vast te stellen en te behandelen.

13.2 Gebruik van de ouderenzorg door oudere migranten

13.2.1 Verklaringen voor lager zorggebruik

De groep allochtone ouderen van de eerste generatie is zoals eerder vermeld relatief jong ten opzichte van de groep autochtone ouderen. Aangezien zorgbehoefte stijgt met de leeftijd zal dit dus voor een deel het lage zorggebruik door oudere migranten kunnen verklaren. Als men voor leeftijd corrigeert, blijft het gebruik van de ouderenzorg door oudere migranten echter relatief laag. Een andere mogelijke verklaring is het verschil in zorgopvattingen tussen allochtonen en autochtonen. Vanuit de islam wordt de zorg voor ouderen aan de kinderen als een plicht 'toegeschreven', hoewel niet alle moslims daar dezelfde interpretatie aan geven. Onder Antillianen wordt vaak gesproken van een traditie als het gaat om het verlenen van mantelzorg. Het is gebruikelijk dat de kinderen en overige familieleden de zorg voor ouderen op zich nemen. Ouderen met een allochtone achtergrond maken dan ook relatief meer gebruik van zorg uit het informele netwerk. Het inroepen van hulp van de thuiszorg of een intramurale instelling is 'not done', met name onder islamitische Turkse en Marokkaanse ouderen. In veel mindere mate geldt dit voor Surinaamse en Antilliaanse ouderen.

13.2.2 Toenemende behoefte aan zorg

Door de vergrijzing zal de behoefte van oudere migranten aan professionele ouderenzorg steeds verder toenemen. Het taboe op het inschakelen van de professionele ouderenzorg onder allochtonen neemt af (Beljaarts, 1997; Morée et al., 2002). Veel tweedegeneratieallochtonen werken tegenwoordig aan hun carrière, ook de vrouwen, en zij hebben zodoende minder tijd beschikbaar om informele zorg te bieden. De beperkte woonruimte kan ook een drempel vormen voor het leveren van intensieve informele zorg aan een ouder. De huizen in Nederland zijn niet gemaakt voor inwonende familieleden naast het gezin.

13.2.3 Gebruik thuiszorg

De thuiszorg wordt vooralsnog het meest gebruikt door autochtone en Surinaamse ouderen. Antilliaanse ouderen maken in mindere mate gebruik van deze dienst. Turkse en met name Marokkaanse ouderen maken er langzamerhand meer gebruik van. De groep autochtonen, Surinamers en Antillianen weten de thuiszorg goed te vinden. Onder deze ouderen bevinden zich namelijk maar enkelen die wel voor de dienst in aanmerking zouden komen, maar er desondanks niet van gebruikmaken. Met name Turkse en Marokkaanse ouderen ontvangen veel mantelzorg. Bij de Marokkaanse ouderen krijgt zelfs meer dan de helft van de 55-plussers hulp van het eigen netwerk. Allochtone ouderen hebben vaak lichamelijke beperkingen, maar de verschillen in het ontvangen van mantelzorg tussen de groepen blijven bestaan, ook als hiermee rekening gehouden wordt. Hierbij spelen opvattingen omtrent familiezorg een rol (Yerden, 2003). Bij Turkse ouderen speelt onbekendheid met de thuiszorg een grote rol bij niet-gebruik. Bij Marokkaanse ouderen is het informele netwerk dat hulp en zorg biedt een belangrijke reden voor het nog weinig gebruiken van de thuiszorg. Daarnaast geven zij aan problemen te hebben met het vinden van de toegang tot de thuiszorg. De eigen bijdrage is voor een flink deel van de Turkse en Marokkaanse ouderen een drempel om van de dienst gebruik te maken.

> **(Schoon)dochters zorgplicht**
> In de thuissituatie van een Turks gezin heeft de vrouw des huizes verzorging nodig. In overleg met de huisarts wordt er thuiszorg aangevraagd. Bij het vaststellen van de indicatie geeft de heer des huizes aan dat het niet nodig is dat er iemand komt, want er is een schoondochter in huis die de verzorging op zich kan nemen. De schoondochter heeft echter een eigen gezin en een baan in de schoonmaak voor een aantal uren per dag. Zij durft niet goed aan te geven dat zij dit allemaal niet aankan. Voor het afgeven van een indi-

catie en het uitvoeren van de zorg geeft dit problemen voor zowel de vrouw die de zorg nodig heeft als haar schoondochter.

Indicatie thuiszorg
Bij een Marokkaans gezin is huishoudelijke hulp aangevraagd omdat de moeder niet meer geheel in staat is het huishouden te doen. Zij zou erg geholpen zijn wanneer de zware klussen in huis door de thuiszorg gedaan kunnen worden. Bij het bekijken of zij in aanmerking komt voor huishoudelijke verzorging wordt de gezinssituatie meegenomen. In huis zijn inwonende (bijna) volwassen kinderen (zonen). Er wordt geen indicatie verstrekt omdat er voldoende gezonde gezinsleden zijn om de zware huishoudelijke klussen te doen. De zonen en vader zijn echter niet bereid dit 'vrouwenwerk' op zich te nemen. De moeder wordt hiermee dus niet geholpen.

13.3 Knelpunten in gebruik en toegang van Nederlandse ouderenzorg

13.3.1 Communicatiestoornissen

Zoals we in hoofdstuk 5 al zagen kan, wanneer een cliënt de Nederlandse taal niet of gebrekkig beheerst, dit problemen met zich meebrengen in de communicatie tussen zorgverlener en cliënt. Ook de toegang tot zorgvoorzieningen kan erdoor belemmerd worden. Cultuurverschillen, zoals een verschil in ziektebeleving en een verschillend verwachtingspatroon tussen zorgverlener en cliënt, kunnen daarnaast ook een storing in de communicatie veroorzaken. Taalbarrières en ziektebeleving zijn nog meer van invloed wanneer het om een oudere migrant gaat.

Taalbarrières
Uit onderzoek blijkt dat het merendeel van de Turkse en Marokkaanse ouderen de Nederlandse taal niet goed beheerst. Meer dan 90% van de Turkse en Marokkaanse vrouwen van 65 jaar en ouder en meer dan 60% van de oudere Turkse en Marokkaanse mannen beheersen het Nederlands onvoldoende om zonder hulp een adequaat gesprek met hun huisarts te kunnen voeren (Mui et al., 2007). Een taalbarrière werkt twee kanten op. Enerzijds bestaat het risico dat de presentatie van de klacht niet goed overkomt op de arts/zorgverlener en dat hij dientengevolge een verkeerde diagnose stelt. Anderzijds kan het gebeuren dat de patiënt het advies en de diagnose van de arts/zorgverlener niet goed begrijpt en het advies vervolgens niet goed opvolgt.

Hulp inroepen van een betrouwbare tolk of gebruikmaken van de tolkentelefoon kan een oplossing bieden bij gesprekken tussen zorgverlener en patiënt (zie ook hoofdstuk 18). Van de tolkentelefoon wordt overigens maar weinig gebruikgemaakt in de ouderenzorg. In het geval van langdurige zorgverlening is het wenselijk als iemand van het eigen personeel (op het juiste deskundigheidsniveau) als tolk kan fungeren. Zoals we in hoofdstuk 18 zullen zien, kan gebruikmaken van een niet-professionele tolk in de zorg echter ook problemen opleveren. Het komt dikwijls voor dat een kind of kleinkind meegenomen wordt om te tolken. Dit is niet altijd een gewenste situatie, zeker niet als het gaat om intieme of gevoelige problemen.

De communicatie in de dagelijkse zorg is belangrijk voor het gevoel van welbevinden. Kunnen zeggen wat je voelt, waar je behoefte aan hebt, geeft een gevoel van veiligheid. Het is voor ouderen het prettigst wanneer er iemand in de buurt is die dezelfde taal spreekt, maar dat is lang niet altijd mogelijk, zeker geen 24 uur per dag en 7 dagen in de week. Voor zorgverleners die niet kunnen gebruikmaken van een tolk bestaat er een boekje dat de communicatie met cliënten die weinig Nederlands spreken kan vergemakkelijken (zie kader).

Elkaar begrijpen helpt
Het boekje *Elkaar begrijpen helpt* (NIGZ, 2007) is naar een idee van Els Ruys ontwikkeld door gezondheidsinstituut NIGZ (nu CBO) in samenwerking met verpleeghuis De Schildershoek, WoonzorgCentrum Om en Bij (HWWZ) en de thuiszorg, met een bijdrage van ZonMw. Het is geschikt voor gebruik in de ouderenzorg in het verpleeg- of verzorgingshuis en de thuiszorg. *Elkaar begrijpen helpt* is een simpel boekje met korte zinnen en pictogrammen waarbij begrippen in zowel de Nederlandse als de vreemde taal opgenomen staan. Dit hulpmiddel maakt geen hele gesprekken mogelijk, maar eenvoudige communicatie kan wel en het werkt twee kanten op: de hulpverlener kan een paar woorden leren van de vreemde taal en de cliënt kan een paar woorden Nederlands leren. Het boekje is beschikbaar in het Arabisch/Berbers, Hindostaans, Chinees (Kantonees en Hakka), Turks en Spaans.

Alleen al het feit dat geprobeerd wordt elkaar te begrijpen geeft vertrouwen. In de ouderenzorg zien we regelmatig cliënten die vroeger redelijk Nederlands gesproken hebben of het in ieder geval konden begrijpen, maar die door ziekte of verlies van energie de aangeleerde taal vergeten zijn. Wanneer er sprake is van dementie of afasie maakt dat de communicatie natuurlijk gecompliceerder en zal meer creativiteit nodig zijn om elkaar te begrijpen.

Minder dement
In het verpleeghuis wordt een oudere man opgenomen die geen Nederlands spreekt en zo te zien ook niet verstaat. Hij wordt op een verpleegafdeling voor dementerenden opgenomen. Op die afdeling werkt een verpleger die uit hetzelfde taal-/cultuurgebied komt als deze man. Hij kan hem in zijn moedertaal aanspreken. Dan blijkt de man veel minder dement te zijn dan gedacht werd.

Verklaringsmodellen en verwachtingen

Spoken
Op een vierpersoonskamer op een afdeling in het verpleeghuis was volgens veel bewoners van de afdeling iets aan de hand. Op die kamer ging iedereen dood; binnen drie weken waren er al drie mensen overleden en allemaal op die kamer – dat kon geen toeval zijn. Dit was het gevoel van bewoners én van medewerkers. Het spookte er en dat spook moest eruit.

Vooral oudere migranten hanteren vanuit hun etnisch-culturele achtergrond soms andere verklaringsmodellen van ziekte en gezondheid dan zorgverleners. Communicatiestoornissen kunnen ook ontstaan doordat een patiënt andere verwachtingen koestert over een consult, de behandeling of de zorg dan de zorgverlener waarmaakt. Oudere Marokkaanse patiënten verwachten bijvoorbeeld vaker van een arts dat deze pillen voorschrijft of hen naar een specialist doorverwijst; een consult is voor hen in dat geval pas geslaagd als dat gebeurt. Allochtone patiënten zijn soms gewend om in het contact met anderen, dus ook met zorgverleners, eerst allerlei beleefdheden uit te wisselen, terwijl zorgverleners hier niet altijd tijd voor hebben. Of ze verwachten dat de zorgverlener hun non-verbale uitingen wel zal begrijpen, terwijl die wellicht cultureel bepaald zijn.

Hoofdpijn
Een oude Hindostaanse dame heeft altijd een doekje op haar hoofd. Op een dag komt haar dochter op bezoek en ziet dat haar moeder niet goed te spreken is. Haar hoofddoekje zit anders dan normaal. Haar dochter begrijpt direct dat haar moeder hoofdpijn heeft. De dochter vraagt of zij de zuster heeft gezegd dat zij hoofdpijn heeft. 'Natuurlijk niet,' zegt haar moeder verontwaardigd. 'Zij kunnen toch aan mijn hoofddoek zien dat ik hoofdpijn heb?'

13.3.2 Visie op ouder worden en sterven

In verschillende culturen wordt verschillend gedacht over ziekte en gezondheid en de eigen verantwoordelijkheid daarvoor, zeker wanneer dit in relatie bekeken wordt met ouderdom. In sommige culturen mag je boven een bepaalde leeftijd afhankelijk zijn en hoef je niet meer je best te doen om zo zelfstandig of zelfredzaam mogelijk te zijn. Dit geeft soms problemen met het opstellen van een behandelplan voor revalidatie na bijvoorbeeld een CVA of een gebroken heup die operatief gerepareerd is.

De Nederlandse gedachte van stimuleren bij herstel of revalidatie is dan moeilijk uit te leggen. Voor zorgverleners uit dezelfde cultuur is het soms helemaal lastig, omdat de cliënt veronderstelt dat de vaak jonge persoon weet hoe hij zich in zijn eigen cultuur behoort te gedragen. De zorgverlener komt daarbij in de lastige situatie dat hij zich moet houden aan de afspraken die gemaakt zijn in het zorgplan en niet aan de normen van zijn cultuur.

Verzorgende in de knel
Een Surinaamse bewoner van het verpleeghuis die voor revalidatie is opgenomen toont weinig bereidheid om mee te werken aan zijn revalidatie. Dit ondanks verschillende gesprekken die gevoerd zijn om hem te overtuigen van de noodzaak van de oefeningen in onder andere algemene dagelijkse levensverrichtingen (adl). Wanneer zijn dochter op bezoek is, laat hij haar alles doen, ook de dingen die hij zelf kan. Een Surinaamse verzorgende geeft aan dat het in Suriname gebruikelijk is dat de kinderen doen wat de ouders van hen willen, zeker wanneer er sprake is van afhankelijkheid. Zijzelf krijgt het verwijt van de dochter dat ze wel een Europese lijkt, zo hard als ze optreedt tegen oudere mensen. De Surinaamse verzorgende voelt zich hier niet prettig bij, want zij probeert een goede Nederlandse verzorgende te zijn, die doet wat afgesproken is voor de bewoner.

Naast deze verschillen in visie moet ook rekening gehouden worden met de positie van de cliënt in relatie tot zijn familie. Dit kan nog weleens misverstanden opleveren bij de vraag of iemand doorbehandeld moet worden terwijl dat medisch gezien zinloos is (zie ook hoofdstuk 7). Wat de cliënt daar zelf van vindt is niet altijd het belangrijkst; de familie bepaalt, of de religie geeft de richting aan van het denken. De Nederlandse opvattingen over autonomie, recht op privacy en recht op informatie zijn dan niet altijd van toepassing. Voor Nederlandse zorgverleners zijn dat geen gemakkelijke situaties.

Autonomie
Een Turkse man die opgenomen werd voor terminale zorg was zelf niet op de hoogte van de diagnose en prognose; dit op uitdrukkelijk verzoek van de familie. In Turkije had hij een vrouw en kinderen, die eveneens van niets wisten. De cliënt zelf dacht dat hij beter zou worden en dan terug naar Turkije kon gaan. De familie die op bezoek kwam stimuleerde hem om goed te oefenen en gauw beter te worden. Toen er geen beterschap intrad, werd

door de familie besloten dat de cliënt toch maar naar Turkije zou moeten vertrekken. Met veel moeite werd een ticket geregeld, waarop de man kon vertrekken. Hij heeft Turkije gehaald, maar is kort na aankomst overleden.

De Noord-Europese manier van omgaan met sterven is er een van ingetogenheid; verdriet mag gezien worden, maar wel in kleine kring. Een beeld dat in een verpleeg- of verzorgingshuis te zien is wanneer mensen gaan overlijden is dat de kring steeds kleiner wordt. Alleen de directe naasten, partner en kinderen, zijn aanwezig, en dat voelt voor de meeste Nederlanders goed. Niet-westerse culturen kennen vaak het omgekeerde verschijnsel. Hoe meer iemand naar het overlijden toe gaat, hoe meer familie er langskomt. Het is belangrijk dat iedereen die ertoe doet – familie, vrienden en kennissen – er is; dan pas kan iemand doodgaan. Uitingen van verdriet kunnen uiteenlopen van heel ingetogen tot heel uitbundig, met muziek, dans, zang of geweeklaag.

Terminale zorg in het verpleeghuis
Een Surinaamse man is terminaal ziek. Hij weet dit zelf en heeft er vrede mee. Wat nu nog heel belangrijk is, is dat alle familieleden nog een keer langskomen om afscheid te nemen. Familie is een uitgebreid begrip, het betreft niet alleen de eigen kinderen en kleinkinderen maar ook neven, nichten, tantes en ieder die zich tot de familie rekent door veelvuldig of bijzonder contact. Het duurde wel even voordat iedereen uit alle werelddelen aanwezig was. Bij het eigenlijke overlijden waren allen aanwezig, ongeveer vijftig man in getal. De overledene werd met veel uitingen van verdriet herdacht.

13.3.3 Levensovertuiging en religie

Levensovertuigingen en religies zijn een belangrijk onderdeel van het leven. Veel levensovertuigingen schrijven een levensstijl voor met richtlijnen en voorschriften voor dagelijkse verrichtingen. Dit geeft houvast, zeker in moeilijke tijden van ziekte en sterven. Het is belangrijk om hiervan goed doordrongen te zijn en de cliënt en zijn familie de gelegenheid te geven aan hun religieuze verplichtingen te voldoen. Niet iedereen is even streng in de leer, dus ook hier geldt: luister eerst voordat je van alles gaat regelen, maar zorg er ook voor dat je geen fouten maakt op terreinen die belangrijk zijn voor de cliënt en zijn familie. Dit geldt met name tijdens de terminale zorg en voor de periode direct na het overlijden.

Intiem familieritueel?
Een katholieke Hindostaanse vrouw was overleden, zij had de laatste verzorging van de familie gekregen, was mooi aangekleed en lag opgebaard.

De verzorgenden van de afdeling schroomden om afscheid te gaan nemen, omdat ze dachten dat het een intiem familieritueel was. De familie echter wachtte totdat de verzorgenden erbij zouden komen. Voor hen was dat een normale gang van zaken.

Met volle maag de oversteek maken
Een oude Chinese man in een vergevorderd stadium van dementie gaf zelf aan dat hij niet meer wilde eten of drinken; het was genoeg. De behandelend arts besprak de situatie met zijn dochter. De communicatie ging wat moeizaam doordat de dochter het Nederlands niet goed beheerste. De dochter leek echter goed te begrijpen dat haar vader niet meer wilde en zij had daar vrede mee. Toch vroeg zij om kunstmatige voeding; dat leek met elkaar in tegenspraak. De arts heeft toen een ervarener collega gevraagd hoe hiermee om te gaan. Na nog een gesprek met de dochter bleek dat het voor haar en voor haar vader heel belangrijk was dat hij niet met een lege maag aan de overtocht naar de andere wereld zou beginnen. Een kleine hoeveelheid fysiologisch zout (levenswater) onderhuids toedienen was voldoende om aan deze wens tegemoet te komen, zonder zware belasting van de cliënt. Hij kon rustig sterven en de kinderen konden met de rust die hun dat gaf verder met hun leven.

13.3.4 Eten en drinken

Eten zoals je gewend bent is voor iedereen belangrijk, zeker bij langdurig verblijf in een verzorgings- of verpleeghuis. Naast religieuze eisen voor het eten zijn er smaakwensen. Zorginstellingen moeten hier steeds meer rekening mee gaan houden. Dat wil niet zeggen dat het mogelijk is om voor elke cultuur iedere dag iets op tafel te zetten. En ook Nederlands eten vindt men vaak lekker. Wel moet het mogelijk zijn met religieuze eisen rekening te houden. Halal voedsel bijvoorbeeld is tegenwoordig echt niet moeilijk te krijgen.

Voor mensen die een paar dagen in de week van de dagverzorging gebruikmaken, kan het aantrekkelijk zijn (en de drempel verlagen) als zij het voedsel kunnen vertrouwen doordat zij bijvoorbeeld een kijkje in de keuken hebben kunnen nemen.

Uit eten
De belangenvereniging voor Chinezen heeft zich hard gemaakt voor een voorziening voor oudere Chinezen in de vorm van dagverzorging. Een belangrijk onderwerp van gesprek was het eten. Dit moest absoluut Chinees zijn, omdat de ouderen dat gewend waren en zij geen 'westers' eten zouden verdragen.

> Dit is niet direct gelukt, maar de dagverzorging ging wel van start. De ouderen die de dagverzorging bezochten, gaven zelf aan dat zij het prima vonden dat er geen Chinees eten was. Het gaf hun juist het idee van 'uit eten gaan', die een of twee dagen per week.

13.3.5 Onbekendheid met de ouderenzorg

Onbekendheid met voorzieningen in de ouderenzorg is een oorzaak voor het lage gebruik van deze faciliteiten door oudere migranten. Het bestaan van verzorgingshuizen en verpleeghuizen is wel vrij bekend onder hen, maar de faciliteiten die beschikbaar zijn voordat opname in een tehuis nodig is, zoals thuiszorg, dagverzorging en maaltijdenservice, zijn veel minder bekend. Migranten hebben vaak een overwegend negatief beeld van verzorgings- en verpleeghuizen. Dit beeld komt deels voort uit de slechte reputatie van dit soort instellingen in het land van herkomst. Onbekendheid met de Nederlandse verzorgingshuizen speelt dan ook een grote rol in de angst die migranten ervoor hebben (Schellingerhout, 2004; Tesser et al. 1998).

Ook blijkt uit onderzoek dat oudere migranten niet minder vaak gebruikmaken van medische voorzieningen als de huisarts, de apotheek en medisch specialisten. Bij bepaalde groepen is er juist sprake van overconsumptie (Schellingerhout, 2004).

Het negatieve beeld dat er bestaat van de verzorgings- en verpleeghuizen is vaak gebaseerd op onbekendheid. Natuurlijk is het zo dat wanneer iemand een van deze voorzieningen nodig heeft, het niet echt goed met hem gaat. Ook voor autochtone ouderen zijn het vaak geen voorzieningen waar je naar uitkijkt. Het is fijn dat de voorzieningen er zijn als je ze nodig hebt, maar het zijn plaatsen waar je liever niet bent.

Vaak wordt er dagverzorging georganiseerd in het verzorgingshuis in de buurt. Ouderen die nog gewoon thuis wonen, kunnen een aantal dagdelen doorbrengen in het verzorgingshuis. Regelmatig worden daar gezamenlijke activiteiten gedaan om kennis te maken en zo alvast een positiever beeld te krijgen van de mogelijkheden. Mocht het op een gegeven moment nodig zijn om te verhuizen naar het verzorgingshuis, dan is de stap niet al te groot meer.

13.3.6 Financiën en aanmeldingsprocedure

De eigen bijdrage die gevraagd wordt voor een deel van de voorzieningen in de ouderenzorg kan een reden zijn voor oudere migranten om af te zien van gebruik ervan. Veel allochtone ouderen krijgen een onvolledige AOW en leven van een bijstandsuitkering (Schellingerhout, 2004; Beljaarts, 1997; Dagevos, 2001). Het beeld dat ouderenzorg te duur is, kan echter ook berusten op onbekendheid met deze voorzieningen en de financiële regelingen. Oudere migranten maakten tot voor kort nog weinig gebruik van het persoonsgebonden budget (pgb), waarmee zij zorg kunnen inkopen. Dit heeft te maken met de onbekendheid ervan en met de aanmeldingsprocedures van de regeling (Kloosterboer, 2004). Ook procedures die doorlopen moeten worden voor aanmelding voor voorzieningen, kunnen een drempel vormen in de toegang tot ouderenzorg door migranten (Tesser et al., 1998; Dagevos, 2001).

13.4 Cultuursensitieve zorg

Bij de zorgorganisaties bestaan soms hardnekkige vooroordelen over de reden van het niet gebruikmaken van het zorgaanbod door migranten. Zo denkt men vaak dat alle oudere migranten verzorgd worden door familie; zij kloppen niet bij de zorg aan omdat zij geen zorg nodig zouden hebben. De vraag wordt echter onvoldoende gesteld of zorgorganisaties wel genoeg openstaan voor migranten; is de standaardzorg wel datgene waar behoefte aan is? Om mensen echt te bereiken en samen te zoeken naar een goede oplossing is het nodig om eerst te luisteren en dan pas te kijken wat je voor elkaar kan betekenen. Zorgverleners met een goede instelling houden rekening met de wensen, gewoonten en waarden en normen van migranten. Dit kan moeilijk zijn: het vraagt heel bewust nadenken over eigen waarden en normen in de gezondheidszorg, en dan bekijken in hoeverre die te matchen zijn met de 'vreemde' waarden, normen en gewoonten.

> **Alleen door zusters**
> Mevrouw Özedmir is opgenomen in het verpleeghuis na een CVA. Het is de bedoeling dat zij na een revalidatieperiode weer terug naar huis kan. Bij het opnamegesprek is de wens naar voren gekomen dat mevrouw alleen door vrouwelijke hulpverleners geholpen wil worden; met name haar man vindt dit erg belangrijk. Nu zal dat in de meeste gevallen wel lukken, maar soms is het in de late dienst of nachtdienst lastig om voldoende vrouwelijke hulpverleners in te plannen. De cliënt en haar familie begrijpen dat goed en doen het voorstel dat wanneer er echt geen zuster beschikbaar is, de late dienst of nachtdienst de echtgenoot kan bellen zodat hij haar naar bed kan brengen.

> **Afspraken over de verzorging**
> Een Marokkaanse man met terminale kanker werd thuis door zijn vrouw verzorgd, met soms wat ondersteuning van de thuiszorg. De verzorging kreeg steeds meer een 24 uurskarakter, waardoor het voor mevrouw niet goed meer te doen was. De man zelf was behoorlijk veeleisend, waardoor

het voor zijn vrouw steeds moeilijker werd. De huisarts opperde een opname in een verpleeghuis. Dit was aanvankelijk niet bespreekbaar, maar na een aantal gesprekken over wat de opname beide partners zou kunnen bieden, stemden zij in. De man werd opgenomen met de afspraak dat zijn vrouw hem de hele dag kon verzorgen en zij daarbij hulp kon krijgen van de verzorgenden. 's Nachts ging de vrouw naar huis en kon zelf zonder onderbreking slapen, terwijl haar man door de nachtdienst verzorgd werd wanneer dat nodig was. Op deze manier was het voor beiden acceptabel. En passant werd overdag ook voor mevrouw gezorgd door de verzorgenden en andere bezoekers van de afdeling waar zij iedere dag vertoefde.

13.4.1 Belevingsgerichte zorg

Belevingsgerichte zorg en het leefstijlconcept zijn de nieuwe trends in de ouderenzorg. Steeds meer zorginstellingen proberen hun cliënten tegemoet te komen in hun met leefstijl samenhangende wensen. Dit is een goed uitgangspunt in de zorg voor ouderen met verschillende culturele achtergronden, en het is van toepassing op zowel allochtone als autochtone cliënten. Dit soort zorg wordt vaak multiculturele ouderenzorg genoemd; wij spreken liever over cultuursensitieve zorg.

Het is belangrijk dat medewerkers in de zorgsector cultuurgevoeligheid ontwikkelen en basiskennis krijgen over de belevingswereld van ouderen met verschillende achtergronden. Natuurlijk hoeft een zorgverlener niet alles te weten over de verschillende culturen en levensovertuigingen, of over tradities in Suriname of Turkije, of over Nederlandse streekgewoonten. Maar een zekere basiskennis is wel nuttig, temeer omdat de medewerkers momenteel vaak nog onvoldoende een afspiegeling zijn van de cliëntenpopulatie.

Wil een zorginstelling naast het opbouwen van cultuurgevoeligheid onder medewerkers ook nog 'gekleurd' personeel aantrekken, dan is het belangrijk dat de beeldvorming (vooral die van nieuwkomers) rondom de zorg verandert. Zorg is veel meer dan alleen maar patiënten wassen of wc's schoonmaken: zorg is met aandacht en kennis van zaken omgaan met de medemens, en dat vraagt om gedegen scholing en deskundigheid.

In cultuursensitieve zorg gaat het om de combinatie van basiskennis over het referentiekader van ouderen met een gevoeligheid voor cultuurbepaalde gebruiken en wensen. In dit verband kan het gedachtegoed van Vosman en Baart aanknopingspunten geven; zij pleiten voor een zorg die aannemelijk is, niet gedomineerd wordt door protocollen, en aansluit bij de ander. Een dergelijke zorgopvatting mag wel de tegenpool genoemd worden van 'een zorgproduct leveren' (Vosman & Baart, 2008).

Er zijn geen kant-en-klare blauwdrukken te geven voor de omgang met ouderen met een andere culturele achtergrond dan die van de zorgverlener, net zomin als voor ouderen die hun hele leven in Nederland woonden en leefden. Daarom is een open en vriendelijke houding nodig en de bereidheid om vragen te stellen over wat je niet weet. Daarbij is het van belang om de cliënten te benaderen als individuele personen en niet als vertegenwoordigers van een cultuur. De basiskennis van culturen helpt om goede vragen te stellen en mensen beter te leren kennen.

13.4.2 Geschiedenis van de interculturele ouderenzorg

Ook al is op dit moment de interculturalisatie van de ouderenzorg nog lang geen gemeengoed, toch is er de afgelopen jaren veel gebeurd. In Den Haag is verpleeghuis De Schildershoek (HWWZ) in 1989 begonnen om beleidsmatig aandacht te besteden aan de zorg voor migranten. Dit is een traject van meer dan twintig jaar geworden, waarbij nu gesteld kan worden dat de organisatie volledig geïnterculturaliseerd is. De Schildershoek heeft een multiculturele cliëntengroep en intercultureel management is de dagelijkse praktijk. Verzorgingshuis Transvaal (WZH), eveneens in Den Haag, is begin jaren negentig gestart met een Surinaamse dagopvang, die later uitgebreid is naar intramurale zorg in het verzorgingshuis. Verder waren er al langer verzorgingshuizen voor bepaalde cultuurgroepen, zoals voor Surinaams-Javaanse ouderen in Sint-Michielsgestel en voor Indische ouderen in Wageningen.

In Zuid-Holland is een deel van de thuiszorg gericht op de Molukse bevolkingsgroep. Inmiddels zijn overal in het land verschillende soorten dagvoorziening ontstaan voor bijvoorbeeld oudere Marokkanen, Turken, Hindostanen, Javanen en Chinezen. Daarnaast zien we het ontstaan van thuiszorgorganisaties die zich richten op een enkele etnische groep, met vaak medewerkers uit vergelijkbare groepen.

In 2007/2008 heeft ActiZ, de brancheorganisatie ouderenzorg, een doorbraakproject uitgevoerd om interculturalisatie goed op de agenda te krijgen in zorgorganisaties. Dit heeft geresulteerd in het programma 'ActiZ geeft kleur aan de zorg', gericht op de ontwikkeling van kennis, inzicht en instrumenten die haar leden kunnen helpen bij een intercultureel zorgaanbod en personeelsbeleid (ActiZ, 2012).

> **Interculturele ouderenzorg en welzijn in Den Haag**
> De culturele diversiteit in de stad Den Haag is groot en bedraagt meer dan 150 verschillende etniciteiten en culturen. Er is de afgelopen 25 jaar veel gebeurd op het gebied van interculturalisatie in Den Haag, maar intercultureel beleid is nog geen gemeengoed. In 2009 maakte de gemeente Den Haag de keuze om de zorg- en dienstverlening voor iedereen toegankelijk te maken, met als uitgangspunt: zo algemeen als mogelijk en zo specifiek als noodzakelijk (Ruys, 2010). Om dit te kunnen realiseren is het noodzakelijk dat alle aanbieders van zorg en welzijn omgevormd worden tot cultuursensitieve organisaties. Daarvoor dienen organisaties zowel nieuwe cliënten-

groepen uit diverse culturen te werven, als ook medewerkers van verschillende culturele achtergronden op alle niveaus. Het medewerkersbestand in de welzijns- en zorgorganisaties is op dit moment geen afspiegeling van de Haagse bevolking. Er zijn nog onvoldoende medewerkers van allochtone afkomst, met name in de behandel- en leidinggevende functies. Om deze groep tweede- en soms al derdegeneratiejongeren te vinden en te binden is het belangrijk dat organisaties aantrekkelijke werkgevers zijn voor een diverse groep medewerkers. Daarom dienen alle HRM-instrumenten intercultureel gemaakt en gebruikt te worden.

De start van het traject is gemaakt in de tweede helft van 2009 door met ruim dertig mensen individueel en intensief in gesprek te gaan over het begrip interculturalisatie. Van deze groep is het merendeel bestuurder van een zorg- of welzijnsinstelling, zowel particulier als van de overheid. Er zijn ook gesprekken gevoerd met migrantenorganisaties in de stad en met (potentiële) cliënten. Uit deze boeiende en eerlijke gesprekken werd duidelijk dat ieder de urgentie inziet van het interculturaliseren van de eigen organisatie op alle beleidsterreinen. De gesprekspartners beseffen dat het geen keuze is, maar een strategische noodzaak. Uit de gesprekken blijkt ook dat het niet altijd even eenvoudig is om het onderwerp boven de geïsoleerde projecten uit te tillen en te integreren in de dagelijkse bedrijfsvoering. Voor de belangenverenigingen gaat het niet snel genoeg: zij hebben soms het gevoel al heel lang aandacht te vragen, terwijl het maar steeds niet lukt, ook al zien zij wel goede praktijkvoorbeelden ontstaan.

De uitkomsten van de gesprekken zijn gebundeld en in boekvorm aan alle deelnemers ter beschikking gesteld als input voor een werkconferentie met alle betrokkenen, inclusief de beleidsmedewerkers van de gemeente (Van den Bergen, Ruys & Booij, 2009). De doelstelling van de werkconferentie was dat de betrokken organisaties gezamenlijk een koers uitzetten voor vier jaar en de vrijblijvendheid achter zich laten. De gemeente zal het proces van interculturaliseren van welzijn en zorg faciliteren, maar de organisaties moeten he t zelf doen. Via een convenant zeggen zowel de organisaties als de belangenverenigingen toe dat zij de inspanningen leveren die daarvoor nodig zijn. Per organisatie kunnen die inspanningen sterk verschillen, maar de uitkomst moet zijn dat na vier jaar sprake is van interculturele welzijns- en zorgvoorzieningen voor ouderen in de stad Den Haag. Een kerngroep bestaande uit een aantal bestuurders dient als procesaanjager en klankbord voor alle deelnemende organisaties.

Bij de slotconferentie, in november 2009, is een boek uitgegeven waarin alle informatie gebundeld is: de interviews, de historie van 25 jaar interculturalisatie van welzijn en zorg in Den Haag, relevante demografische gegevens en de toekomstplannen. Zo is het traject overdraagbaar geworden naar andere organisaties of gemeenten (Van den Bergen, Sandvliet & Booij, 2009).

13.5 Conclusie: partnerschap en samenwerking

De belangstelling voor oudere migranten neemt zowel uit maatschappelijk als uit economisch oogpunt toe. Zorginstellingen faciliteren steeds meer dagopvang- en inloopprojecten om geleidelijk te wennen aan deze nieuwe cliëntengroep, en omgekeerd kan de doelgroep ook op een laagdrempelige manier wennen aan de professionele ouderenzorg.

De urgentie om culturele sensitiviteit te ontwikkelen wordt nog niet overal gevoeld, maar er zijn de afgelopen jaren wel belangrijke resultaten geboekt. Het inzicht neemt toe dat het niet alleen om een 'deelproduct' gaat, maar om het realiseren van een nieuwe visie en missie van organisaties. Dat geldt ook voor het besef dat het belangrijk is dat er wordt samengewerkt om van elkaars initiatieven te leren.

Praktisch gezien betekent dit dat door oog te hebben voor en oprecht te luisteren naar migrantenouderen er vertrouwen zal ontstaan, zodat er zorg verleend kan worden die meer aansluit bij hun behoeftes. Door interculturele competenties te ontwikkelen kunnen organisaties daartoe een context bieden en kunnen zorgverlener en migrant dichter bij elkaar gebracht worden, zodat wederzijdse verwachtingen gedeeld worden en duidelijk wordt wat er mogelijk is en waarop men kan worden aangesproken. Scholing en training van vaardigheden moeten bijdragen aan het ontwikkelen van interculturele competenties in de ouderenzorg. Bij personeelsmanagement betekent aandacht voor interculturele competenties bijvoorbeeld het integreren van deze competenties in functieomschrijvingen, persoonlijke evaluaties en feedback, het bevorderen van deskundigheid, en het bespreken van competenties in teambesprekingen. Met andere woorden: een interculturele sensitieve ouderenzorg is alleen haalbaar als kennis en vaardigheden in alle lagen van de organisatie herkend en geïntegreerd worden.

Als men denkt dat men het allemaal wel weet, staat men niet meer open en leert men niet meer van de ontmoetingen met andere mensen. Dit geldt voor de directeur van de instelling, voor de fysiotherapeut en voor de arts. In die ontmoeting is er altijd sprake van verschil, niet alleen op basis van etniciteit en cultuur, maar ook op basis van levensovertuiging, religie, sekse, leefstijl of opvattingen. Nieuwsgierigheid naar de verschillen, zonder oordelen te vellen, is de basis van een houding waarmee interculturele competenties ontwikkeld kunnen worden. Interculturele zorg is in wezen een kwestie van reflectie op professioneel handelen.

Veel gegevens in dit hoofdstuk zijn ontleend aan de scriptie van Moniek Willemstein: *Dagverzorging voor oudere migranten. Een kleurrijk onderzoek naar de toegankelijkheid van cultuurspecifieke dagverzorging en de invloed van deze voorziening op de gezondheid* (2008).

DEEL 3
Professionals en gezondheidsbeleid

14

Migratie en geestelijke gezondheidszorg

Joop de Jong

Dit hoofdstuk over geestelijke gezondheidszorg beschrijft in vogelvlucht de migratiegeschiedenis van migranten in Nederland en de kwetsbaarheids- en beschermende factoren die bij hen een rol spelen. Vervolgens komt de psychische morbiditeit aan de orde op het niveau van de bevolking, de huisarts, de ambulante zorg en de intramurale ggz. Daarna worden de begrippen 'universalisme' en 'relativisme' besproken. Tot slot volgen enkele richtlijnen voor het verlenen van cultureel verantwoorde psychosociale hulp in de eerstelijnsgezondheidszorg.

Complexe problemen
De 41-jarige alleenstaande moeder Pauline uit Frans-Guyana vertelt bij haar aanmelding in een ambulante ggz-voorziening dat zij een jaar geleden een charmante Surinaamse man heeft leren kennen. Hij heeft haar een huwelijksaanzoek gedaan waar zij meteen 'ja' op heeft gezegd. Een dag voor het huwelijk verraste hij haar door al zijn kleren uit haar huis weg te halen, waarna het huwelijk niet doorging. Daarna bedacht hij zich blijkbaar, want hij wil haar terug. Zij vertelt dat zij emotioneel niet van hem loskomt en ze vraagt zich af of deze man iets 'op haar gezet' heeft. Zij zegt dat zij bereid is met hem te trouwen om hem aan een verblijfsvergunning te helpen. Sinds zij geaccepteerd heeft dat hij bij haar wil terugkeren, komt hij haar alleen overdag opzoeken. Van een van zijn vrienden heeft ze gehoord dat hij een relatie heeft met een andere vrouw, met wie hij een kind heeft. Paulines 17-jarige zoon maakt zich zorgen over de toekomst sinds hij gehoord heeft dat zijn moeder haar baan dreigt kwijt te raken. Hij dreigt met weglopen en wil op zichzelf gaan wonen. Patiënte heeft twee schoonmaakbanen en zit sinds zes maanden in de ziektewet. Zij vertelt dat de bedrijfsarts haar onder druk zet om het werk te hervatten.
Ze heeft last van inslaapproblemen. Haar eetlust is verminderd en ze is in twee à drie maanden vijf kilo afgevallen. Ze kan zich niet concentreren, ver-

geet dingen en heeft geen fut voor wat dan ook. Ze voelt zich leeg vanbinnen en is geïrriteerd als haar zoon naar muziek luistert. Patiënte kan wel huilen, maar dat lukt niet altijd, ook al zou ze het willen. Zij heeft last van obstipatie en haar stemming verandert in de loop van de dag. Zij heeft nergens zin in, ook niet om andere mensen te zien. In het verleden dronk ze sporadisch een glaasje wijn, maar sinds twee maanden gebruikt ze veel alcohol, vooral in het weekend, waardoor het haar niet lukt op maandagen op haar werk te verschijnen. Ten tijde van de aanmelding heeft zij fysiotherapie voor rugklachten. Wat betreft traumatische gebeurtenissen in het verleden vertelt zij dat er in haar jeugd gedurende drie à vier jaar sprake is geweest van incest, mishandeling en verkrachting door haar stiefvader.

Volgens het in Nederland gangbare, van origine Amerikaanse classificatiesysteem voor psychiatrische stoornissen DSM-IV (APA, 1994) luidt de diagnose: depressieve stoornis, eenmalig, ernstig, zonder psychotische kenmerken. Verder is er sprake van alcoholmisbruik. Pauline gaat akkoord met het verminderen van haar alcoholinname en met een behandeling bestaande uit een antidepressivum en gezinsgesprekken met haarzelf, haar zoon en haar 15-jarige dochter. In de gesprekken, meestal met het hele gezin en soms ook individueel met de zoon, komt onder meer de rebellie van de zoon ter sprake. De situatie is thuis een paar keer zo uit de hand gelopen dat hij zijn moeder en zus geslagen heeft en de boel dusdanig vernielde dat de politie erbij werd gehaald. Moeder is van mening dat hij de verkeerde vrienden heeft en drugs gebruikt, waardoor hij zich niet kan beheersen. Bij de zoon blijkt veel oud zeer te leven. Zijn stiefvader heeft hem mishandeld en hij vindt dat zijn moeder hem destijds had moeten beschermen. Hij zegt dat hij aandacht en warmte wil van zijn moeder en dat hij niet geïnteresseerd is in de spullen die zij voor hem koopt. Hij zegt dat hij niet weet waar hij bij hoort. In tegenstelling tot zijn moeder en zus ziet hij er, net als zijn allang vertrokken biologische vader, creools uit. Omdat zijn moeder en zus volgens hem 'een bondje' hebben en hem buitensluiten, reageert hij zijn woede op hen af. In de gesprekken komt ook aan de orde wat zij van elkaar verwachten en wat moeder, haar drukke leven in aanmerking genomen, voor hem kan doen. We spreken af dat hij een time-out neemt als hij kwaad is, door een blokje om te lopen of naar vrienden te gaan totdat hij zich rustiger voelt. Na vier maanden gaat het beter. Er zijn geen escalaties meer geweest, patiënte is niet meer depressief en weer aan het werk.

Deze vrij alledaagse casus toont een aantal universele aspecten die overal ter wereld in de psychosociale hulpverlening herkenbaar zijn. Moeder Pauline heeft een voorgeschiedenis van fysiek en seksueel misbruik die haar kwetsbaar maakt voor psychische problemen. Zij is door haar werk en de problemen met haar zoon overbelast geraakt. Haar vorige man is vertrokken en haar affaire met de Surinaamse vriend is mogelijk een luxerende (uitlokkende) factor bij het ontstaan van haar depressie. De alcohol die zij aanvankelijk gebruikte als zelfmedicatie heeft geleidelijk aan geleid tot alcoholmisbruik. Haar verhaal toont enkele aspecten die weliswaar niet representatief zijn voor haar cultuur, maar die wel relatief vaak gezien worden bij mensen uit het Afrikaans-Caraïbisch gebied. Tijdens de periode van slavernij was het slaven niet toegestaan om te trouwen en kinderen te krijgen. Dat is een van de redenen dat 'sequentiële monogamie' of 'passers-by'-relaties bij mensen uit dit gebied relatief vaak voorkomen.

Het verbaast Pauline dat zij aan deze vriend blijft hangen, en ze vraagt zich af of hij iets 'op haar gezet' heeft, dat wil zeggen magisch-religieuze krachten heeft gemobiliseerd om haar aan zich te binden. In plaats van te kijken naar haar eigen houding tegenover mannen, die gezien de incest in haar jeugd begrijpelijkerwijs ambivalent is, schrijft zij haar motieven toe aan externe factoren als tovenarij. Ook in andere opzichten vertoont haar verhaal overeenkomsten met migrantenthematiek. Er is sprake van een multiprobleemgezin, dat worstelt met een reeks psychosociale stressoren. Ondanks hard werken staat het gezin er bovendien sociaaleconomisch zwak voor.

Pauline heeft psychische en lichamelijke klachten, waarvoor de bedrijfsarts haar geen respijt geeft. De zoon lijkt materieel verwend en emotioneel verwaarloosd, tobt met zijn identiteit en heeft te kampen met drugsproblematiek. Ten slotte vermeldt de voorgeschiedenis huiselijk geweld van de kant van een stiefvader. Uiteindelijk blijken Pauline en haar gezin over een opmerkelijke veerkracht te beschikken. Met behulp van psychofarmaca en gezinsgesprekken weten zij vrij snel een nieuw evenwicht te vinden.

14.1 Geschiedenis van migranten

In de jaren zeventig van de vorige eeuw, toen West-Europa en Nederland naarstig op zoek gingen naar arbeidskrachten, was het vanzelfsprekend dat de 'verdrukten der aarden' solidariteit verdienden. In die jaren was het politiek niet correct om kritiek te hebben op de gebrekkige pogingen om migranten te helpen integreren in de samenleving.

In de jaren tachtig en negentig trad er verandering op. Veel gezinnen waren herenigd, gastarbeiders werden 'immigranten' of 'allochtonen' genoemd, en de omvang van de migrantenpopulatie was een demografische factor geworden. Het gros van de migranten bevond zich onveranderd aan de onderkant van de arbeidsmarkt. Bij de werving van sterke jonge mannen in de jaren zeventig zagen de Nederlandse overheid en het bedrijfsleven over het hoofd dat de toekomstige gastarbeiders vaak al jaren op de akkers in het Marokkaanse Rifgebergte of in Turks Anatolië hadden gezwoegd. In de jaren negentig bleek dat velen op de leeftijd van 50 of 55 jaar al een compleet arbeidsverleden achter de rug hadden.

Vaders verloren na de gezinshereniging vaak hun gezag, omdat de familie ontdekte dat de opgepoetste verhalen over vaders migrantenbestaan niet overeenkwamen met de werkelijkheid. Moeders verloren na de gezinshereniging de autonomie die zij na het vertrek van hun echtgenoot uit het land van herkomst hadden verworven. De kinderen ontwikkelden geleidelijk een nieuwe identiteit tussen twee culturen. Net als hun ouders probeerden zij het beste van beide leefwerelden te combineren.

In het nieuwe millennium is het latente onbehagen in de samenleving gegroeid. Veel autochtone Nederlanders kijken met argusogen naar de groeiende groep migranten die zich ogenschijnlijk niet wenst aan te passen en die geconcentreerd blijft in de oude achterstandswijken van de grote steden. De houding ten aanzien van migranten en asielzoekers verandert. Europese regeringen spannen zich in om eenduidige afspraken te maken over asielzoekers en migranten, zodat hun achterban hen niet kan verwijten dat asielzoekers en vluchtelingen in hun land meer in de watten worden gelegd dan in andere landen.

De toenemende stigmatisering en met name de stereotypering van de islam na de aanslagen van 11 september 2001 in de VS verhevigen het maatschappelijk debat over de multiculturele samenleving. Een kleine groep geëmancipeerde en vaak goed geïntegreerde migranten klaagt afwisselend de samenleving en de islam aan. Een klein deel schikt zich in een door de familie gearrangeerd huwelijk, al dan niet met een partner uit het land van herkomst. De moeizaam verworven emancipatie wordt soms opgeofferd aan de voorschriften van de collectivistische cultuur, en daardoor dreigt zich een tweedeling te ontwikkelen onder migrantengroepen. De ene groep gaat leven volgens de westerse cultuur en stimuleert haar kinderen zich verder te ontwikkelen, de andere kiest voor religieus of sociaal conservatisme.

Deze korte herhaling van de zogeheten 'condición migrante' (zie hoofdstuk 2) vormt een aanzet tot het begrijpen van determinanten van geestelijke gezondheid en welzijn onder migranten en vluchtelingen.

14.2 Prevalentie van psychische problemen bij allochtonen

Goldberg en Huxley ontwierpen een 'filtermodel' (zie figuur 14.1) als hulpmiddel om psychische morbiditeit in kaart te brengen (Goldberg & Huxley, 1980; De Jong, 2010a). Binnen hun model onderscheiden zij vijf niveaus, te weten de bevolking, de huisartspatiënten, de huisartspatiënten bij wie de huisarts psychische problematiek herkent, patiënten verwezen naar de ambulante zorg en naar de intramurale ggz. Hun model biedt inzicht in de selectiemechanismen – ofwel de filters – tussen de verschillende niveaus.

Hierna vat ik met behulp van dit model de bestaande kennis over prevalentie kort samen.

Niveau I
bevolking

ziektebeleving en ziektegedrag
Filter 1

Niveau II
huisartspatiënten

herkenning door huisarts
Filter 2

Niveau III
herkende patiënten huisarts

verwijzing door huisarts
Filter 3

Niveau IV
patiënten ambulante ggz

toelating intramurale ggz
Filter 4

Niveau V
patiënten intramurale ggz

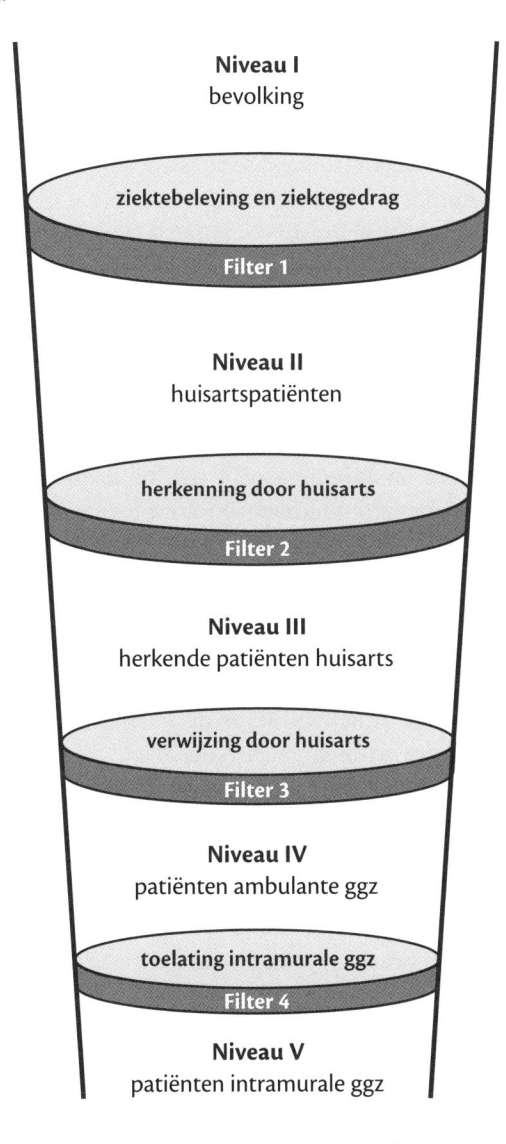

Figuur 14.1 **Het filtermodel van Goldberg en Huxley (1980)**

Op het eerste niveau, het bevolkingsniveau, is er bij migranten- en vluchtelingengroepen vaker dan bij inheemse Nederlanders sprake van psychisch lijden. Dit psychisch *lijden* vertaalt zich niet in alle groepen in een verhoogde prevalentie van psychische *stoornissen*. Er bestaan forse verschillen tussen de groepen in het voorkomen van depressieve en angststoornissen, (pogingen tot) zelfdoding, alcohol- en drugsgebruik. Met betrekking tot depressieve stoornissen lijkt er een lichte verhoging te bestaan onder Turkse en Marokkaanse volwassenen, en een sterke verhoging onder Turkse en Marokkaanse oudere migranten ten opzichte van de Nederlandse populatie. Van een verhoging van de prevalentie van depressie onder Surinamers in Nederland lijkt geen sprake te zijn. Angststoornissen lijken onder de Turkse bevolking iets minder voor te komen. De prevalentie van angststoornissen onder de Marokkaanse bevolking is vergelijkbaar met die onder de autochtone bevolking.

Alcohol- en drugsmisbruik komt vooral voor onder Nederlanders en in mindere mate onder (creoolse) Surinamers. Alcoholmisbruik komt onder Turkse Nederlanders minder en onder de Marokkaanse bevolkingsgroep vrijwel niet voor, terwijl de Marokkaanse groep wel kwetsbaar is voor drugsmisbruik (De Wit et al., 2008; Kamperman & De Wit, 2010).

Het eerste filter, ziektebeleving en ziektegedrag, is voor migranten goed doorlaatbaar. Migranten bezoeken hun huisarts iets vaker dan inheemse Nederlanders. Zij brengen waarschijnlijk minder vaak dan Nederlanders een bezoek aan complementaire en alternatieve genezers. De poortwachtersfunctie van de huisarts functioneert goed – behalve bij Antillianen –, zodat migranten niet vaker dan anderen buiten hun huisarts om de weg naar hogere zorgniveaus vinden.

Wat betreft het tweede filter, herkenning door de huisarts, weten we niet hoe goed de huisarts psychische problemen bij migranten herkent. Evenmin kennen wij het totaal van door de huisarts herkende migrantenpatiënten met psychische problemen (niveau III).

Wat betreft het derde filter, verwijzing door de huisarts, en niveau IV, het aantal patiënten in de ambulante ggz, is de conclusie dat landelijk gezien huisartsen migranten ongeveer even vaak als autochtone Nederlanders doorverwijzen naar de ambulante ggz. Migranten komen vaker niet opdagen en staken hun behandeling vaker, maar eenmaal aangekomen bij de ggz ontvangen zij waarschijnlijk ongeveer net zo vaak als inheemse Nederlanders een psychotherapie-indicatie.

Over het vierde filter, toelating tot de intramurale ggz, en niveau V, het aantal patiënten in de intramurale ggz, is weinig bekend. De regio Rotterdam toont het volgende beeld: ondanks het feit dat er aanzienlijk meer migranten in zorg zijn gekomen, is er in vijftien jaar weinig of geen verandering gekomen in verschillen in zorggebruik tussen migranten onderling en tussen allochtonen en autochtonen. Turken en Marokkaanse mannen vinden net als autochtone Nederlanders de weg naar de ggz, terwijl het zorggebruik van Marokkaanse vrouwen, Surinamers, Antillianen en Kaapverdianen achterblijft (Dieperink et al., 2007).

14.2.1 Migrantenjeugd

Ondanks de grote aantallen problemen en het slechtere welbevinden van migrantenjongeren lijkt het erop dat deze jongeren de ggz-instellingen onvoldoende bereiken en vice versa. Bij jongeren, en vooral bij migrantenjongeren, hangen emotionele problemen en gedragsproblemen samen met een laag opleidingsniveau, een lage sociaaleconomische positie, werkloosheid, taalachterstand, hertrouwen van de ouders, langdurige en/of ernstige lichamelijke ziekte bij de ouders, psychopathologie bij de ouders, en acculturatiestress.

Qua opvoeding hechten Turkse ouders sterk aan conformistische opvoedingsdoelen, waarbij ouders gemakkelijker *tot* dan *met* hun kinderen praten. Marokkaanse kinderen laten op school probleemgedrag zien en provoceren vaker naar leerkrachten en leeftijdsgenoten. Er zijn aanwijzingen dat Marokkaanse kinderen thuis minder probleemgedrag vertonen dan buitenshuis. Allochtone ouders zijn minder goed op de hoogte van het gedrag van hun kinderen buitenshuis.

Marokkaanse meisjes worden vaak overbeschermd opgevoed, terwijl bij jongens de conflicten vooral gaan over schoolrapporten en gedrag op school. Marokkaanse meisjes zijn meer gebonden aan culturele regels en als zij daar afstand van willen nemen brengt dit sneller conflicten met zich mee. In veel migrantengezinnen staan prestaties centraler dan in autochtone gezinnen en autoritaire controle is gangbaarder. Een gevolg hiervan kan zijn dat het gedrag van kinderen – met name meisjes – thuis meer onderdanig en angstig is dan in een andere sociale context. Dit kan op zijn beurt weer een verklaring zijn voor hogere rapportage door ouders ten aanzien van depressieve en/of angstgevoelens bij hun dochters. Verder valt het op dat allochtone ouders minder gedragsstoornissen bij hun kinderen signaleren dan Nederlandse ouders en dat zij niet op de hoogte zijn van het feit dat zij hier hulp voor kunnen zoeken.

Marokkaanse kinderen van wie de ouders regelmatig affectie tonen en toezicht houden op hun kind, hebben relatief weinig emotionele problemen en gedragsproblemen. Kinderen die veel gestraft worden vertonen veel emotionele en gedragsproblemen. Discriminatie, tegenspoed en afwijzing vormen kwetsbaarheidfactoren, terwijl religie kan fungeren als beschermende factor (De Jong, 2010a).

14.2.2 Asielzoekers en vluchtelingen

Op bevolkingsniveau vertonen asielzoekers en vluchtelingen zeer hoge prevalentiecijfers voor psychische stoornissen. De maatschappelijke positie van deze groep is slecht. Psychopathologie hangt onder meer samen met problemen met familie hier en in het thuisland, gebrek aan taalvaardigheid, werkloosheid, en vooral met de duur van de asielprocedure. Asielzoekers die langer dan twee jaar in procedure zijn vertonen aanzienlijk hogere prevalentiecijfers dan asielzoekers die hier korter zijn (Laban et al., 2004). Bestuurders en politici moeten doordrongen zijn van dit gegeven en moeten zich inspannen om de procedure te verkorten en werk, opleiding en gezinshereniging toe te staan.

Vluchtelingen hebben een huisarts die meestal goed toegankelijk is. Asielzoekers kunnen via de Praktijklijn een afspraak maken met een huisarts die gecontracteerd is door het Gezondheidscentrum Asielzoekers (GCA), een landelijk gezondheidscentrum dat fungeert als eerste aanspreekpunt voor alle asielzoekers in de opvang van het Centraal Orgaan opvang asielzoekers (COA). Ook kunnen ze naar het inloopspreekuur gaan van de praktijkondersteuner huisartsenzorg asielzoekers, op of vlak bij het asielzoekerscentrum waar ze verblijven.

Verwijzing door de (huis)arts is echter een ernstig obstakel op weg naar de ambulante zorg, waar minder dan 10% van de mensen met ernstige psychische problemen behandeld wordt (hoewel cijfers in dit verband niet consistent zijn). Slechts een gering percentage meldt positieve resultaten van de behandeling. Hulpverleners moeten zich realiseren dat, behalve traumatische stressverschijnselen, postmigratieproblemen in Nederland serieuze aandacht nodig hebben (De Jong, 2010a).

14.3 Psychische problemen in beeld

Deze paragraaf gaat verder in op de factoren die zorgen voor de verhoogde prevalentie van psychische problemen. Ook wordt gekeken naar de factoren die juist bescherming bieden tegen psychische problemen. Daarnaast worden twee veelvoorkomende specifieke problemen besproken: de posttraumatische stressstoornis en het somatiseren.

14.3.1 Risicofactoren

Onder Surinaamse, Turkse en Marokkaanse arbeidsmigranten blijken verschillende variabelen een rol te spelen bij het voorkomen van psychopathologie: bron van inkomsten, acculturatieniveau, verblijfsduur in Nederland, het hanteren van actief copinggedrag en de aanwezigheid van een chronische somatische aandoening (Kamperman, Komproe & De Jong, 2003). Er is een duidelijke samenhang tussen de bron van inkomsten – uitkering of werk – en psychopathologie. Mensen die afhankelijk zijn van een uitkering hebben een verhoogde kans op psychiatrische stoornissen, terwijl de kans op psychopathologie afneemt naarmate men meer geaccultureerd is. Hier blijkt hoe belangrijk inburgering is voor het welzijn van mensen die van elders komen.

De verblijfsduur is eveneens van invloed op de aanwezigheid van psychopathologie: hoe langer de migrant in Nederland verblijft, hoe groter de kans op psychische problematiek. In de literatuur wordt dit het healthy migrant-effect genoemd. Dat wil zeggen dat migranten bij aankomst in hun nieuwe gastland vaak gezonder zijn dan de autochtone bevolking – bijvoorbeeld minder last hebben van cardiovasculaire aandoeningen, diabetes of van maligne tumoren – maar deze voorsprong in de loop der jaren kwijtraken, onder andere als gevolg van nieuwe leefgewoonten of het wegvallen van het beschermende dieet dat zij in het land van herkomst hadden. Actief copinggedrag vermindert juist de kans op psychopathologie. Als laatste hebben somatische gezondheidsproblemen invloed op de psychiatrische morbiditeit. Mensen met een (chronische) somatische aandoening hebben een grotere kans op psychologische problemen.

Niet alle factoren zijn specifiek voor arbeidsmigranten: een lage sociaaleconomische status, comorbiditeit en copingstrategieën gelden voor de gehele bevolking als risicofactor voor psychologische problemen (Kamperman et al., 2003).

Asielzoekers en vluchtelingen worden nog meer dan arbeidsmigranten blootgesteld aan allerlei factoren die hen kwetsbaar maken voor psychische problemen. Dat begint al voor de vlucht naar Europa met de dreiging van oorlog, dood, vervolging, hongersnood of andere rampen. Vervolgens speelt de ontreddering tijdens de vlucht, die meestal gepaard gaat met fysieke en geestelijke ontberingen. Velen zijn overgeleverd aan tussenpersonen of grenswachten die mensen afpersen of vrouwen dwingen tot seksuele gunsten in ruil voor een doortocht. Dan volgt het vaak tijdelijke onderdak in een benard en onveilig vluchtelingenkamp vol ongemakken, waar de vluchteling te maken krijgt met achterstelling of mensenrechtenschendingen.

Het adaptatievermogen van vluchtelingen wordt, net als dat van arbeidsmigranten, op de proef gesteld. Beide groepen moeten zich aanpassen aan een onbekende cultuur. Velen hebben heimwee en missen hun familie, hun land, hun vroegere status, hun muziek, hun voedsel, en hun have en goed. Zij voelen zich vaak gediscrimineerd of niet geaccepteerd. Zij verkeren in verwarring over hun rol, hun normen, hun waardesysteem, hun ouderschap en hun identiteit.

De literatuur beschrijft risicofactoren die voor de hulpverlener van belang zijn (De Jong, 2002, 2011; De Jong et al., 2001). Veel factoren gelden zowel voor arbeidsmigranten als voor vluchtelingen, terwijl sommige juist specifiek zijn voor vluchtelingen en asielzoekers:
- marginalisering of discriminatie in het gastland, met als resultaat verlies van eigenwaarde en zelfvertrouwen, hetgeen een nadelig effect heeft op iemands psychisch functioneren;

- sociaaleconomische achterstelling, armoede, werkloosheid en een tekort aan beroepsvaardigheden in de nieuwe omgeving;
- acculturatie-, taal- en communicatieproblematiek;
- slechte lichamelijke conditie als gevolg van gebrek aan hygiëne, ondervoeding, tropische aandoeningen of een beroerde woonsituatie;
- fysieke verwondingen en hersenletsel, waarvan de klachten kunnen lijken op posttraumatische stressverschijnselen (zie verderop);
- het ontbreken van sociale steun, waarbij het instorten van sociale netwerken leidt tot vervreemding en eenzaamheid;
- psychologisch trauma als gevolg van oorlog, rampen, marteling, verlies van familieleden of angst;
- psychiatrische voorgeschiedenis van de vluchteling of van zijn familieleden;
- traumatische gebeurtenissen in de kindertijd;
- psychologische symptomen die in de eerste maand na het trauma niet afnemen;
- het gevoel geen controle te hebben over catastrofale gebeurtenissen;
- wachten op een verblijfstitel.

Kinderen staan bloot aan dezelfde risicofactoren als volwassenen, maar hebben daarnaast te kampen met andere problemen. Hun ouders zijn vaak somber of in de war en schieten tekort als opvoeder. Vaak kunnen kinderen niet naar school, terwijl vaststaat dat school structuur biedt en een therapeutisch effect heeft. De school biedt kinderen afleiding van de verschrikkingen uit het verleden en moet betrokken worden bij de opvang van kinderen en gezinnen die het extra moeilijk hebben. In ontwikkelingslanden moeten kinderen vaak thuis helpen omdat hun moeder de hele dag in de rij staat voor voedsel- of waterdistributie. In het Westen zitten asielzoekerskinderen en hun ouders vaak op elkaars lip in een asielzoekerscentrum in afwachting van een besluit over hun verblijfstitel. Ouders mogen niet werken en hebben vaak weinig omhanden; er zijn weinig recreatiemogelijkheden. Er spelen doorgaans allerlei spanningen in het opvangcentrum, en zij hebben nauwelijks toegang tot cultuureigen rituelen of godsdienstbeoefening. Het wekt dus weinig verbazing dat psychosociale problemen bij asielzoekers en vluchtelingen na hun aankomst in Nederland op termijn eerder toe- dan afnemen (Laban et al., 2004, 2008). Naarmate volwassenen en kinderen aan meer risicofactoren zijn blootgesteld hebben zij een exponentieel toenemende kans om ernstige klachten te ontwikkelen.

14.3.2 Beschermende factoren

Voor zowel arbeidsmigranten als vluchtelingen gelden ook beschermende factoren, zoals:

- de aanwezigheid van een sociaal netwerk, inclusief het kerngezin of de (groot)familie;
- daadwerkelijke sociale steun van de omgeving wanneer dat nodig is;
- het hebben van werk;
- politieke of religieuze inspiratie als bron van troost of perspectief op de toekomst;
- intelligentie en humor.

Specifiek voor asielzoekers en vluchtelingen, zowel in Nederland als elders in de wereld, hebben de volgende factoren een verzachtend effect op de gevolgen van traumatische stress:
- toegang tot mensenrechtenorganisaties;
- recreatiemogelijkheden en toegang tot cultuureigen ceremonies en rituelen gericht op genezing en levensovergangen, zoals geboorte, huwelijk of overlijden.

Voor een hulpverlener is het belangrijk deze factoren bij een migrant, vluchteling of asielzoeker in kaart te brengen. Allereerst biedt de balans tussen beschermende factoren en risicofactoren zicht op de draagkracht en de draaglast van de betrokkene en zijn familie. Daarnaast bieden deze factoren een aanknopingspunt voor het uitstippelen van een behandelbeleid of voor een beleid gericht op secundaire en tertiaire preventie.

14.3.3 Posttraumatische stressstoornis

De gevolgen van traumatische stress bestaan uit een combinatie van elementen. Mensen kampen vaak met gevoelens van extreme kwetsbaarheid, hulpeloosheid, wanhoop, angst en paniek. Ze voelen zich overweldigd door de gebeurtenissen, vlak, uitgeput of gedepersonaliseerd. Het verleden heeft wantrouwen en achterdocht gezaaid. Een anamnese afnemen kan al beangstigend zijn vanwege de gelijkenis met een verhoor in de gevangenis. Lichamelijk onderzoek en medisch instrumentarium kunnen leiden tot paniek, omdat artsen in het verleden mogelijk een rol speelden bij foltering.

Naast deze algemene psychologische verschijnselen kunnen er meer specifieke psychiatrische stoornissen optreden: depressieve stoornissen; traumatische stressreacties die geheel of ten dele kunnen samenvallen met de verschijnselen van een posttraumatische stressstoornis; middelenmisbruik; paniekstoornissen, gegeneraliseerde angststoornissen of fobieën; persoonlijkheidsstoornissen; suïcidaliteit en schuldgevoel (overlevingsschuld); psychosen; ontwikkelingsproblemen bij kinderen; organische hersenaandoeningen, vooral bij overlevenden van geweld en foltering, en tot slot allerlei somatische en sociale problemen.

Voor de diagnose posttraumatische stressstoornis (PTSS) volgens de DSM-IV moet iemand voldoen aan een aantal criteria, die hierna cursief worden aangegeven. Allereerst moet iemand *blootgesteld zijn* aan een of meer *trauma's*, zoals een feitelijke of dreigende dood of verwonding, waarbij het criterium intense *angst, hulpeloosheid* of *afschuw* waarschijnlijk komt te vervallen bij de nieuwe versie van de DSM, de DSM-5. Er zijn *herbelevingen* in de vorm van herinneringen, nachtmerries, flashbacks en fysiologische reacties. Verder moet iemand prikkels die samenhangen met het trauma *vermijden*. Vluchtelingen zeggen bijvoorbeeld dat ze met niemand over het verleden willen praten of dat ze bang zijn naar de tv te kijken omdat er oorlogsbeelden uitgezonden kunnen worden.

Ook moet er sprake zijn van *verhoogde prikkelbaarheid*, die zich bijvoorbeeld uit in moeilijk inslapen of doorslapen, woedeaanvallen, concentratieproblemen of buitensporige schrikreacties. De klachten dienen *langer dan een maand aanwezig te zijn* en ze moeten leiden tot een *stoornis of een beperking in het functioneren*. Bij mensen uit niet-westerse culturen worden deze klachten nogal eens gepresenteerd in combinatie met allerlei aspecifieke lichamelijke sensaties of somatisaties in de vorm van kriebelgevoelens onder de huid, hitte- of koudegevoel in armen of benen, of tintelende of klotsende sensaties in het hoofd. Bij de anamnese is het de kunst om tussen de bomen van deze somatisaties door het bos van de posttraumatische stressstoornis of een depressie te herkennen. Vaak komen die twee aandoeningen tegelijkertijd voor en bovendien hebben zij sommige symptomen gemeen, zoals de verhoogde prikkelbaarheid, die zich kan uiten in slaapstoornissen en irritaties, de concentratieproblemen, de verminderde belangstelling en het beperkt uiten van affect (bijvoorbeeld het onvermogen om gevoelens van liefde te ervaren). Omdat er nogal wat culturele variatie in symptomatologie bestaat, spreken sommigen liever van een 'posttraumatisch stresssyndroom' dan van het beperktere begrip 'posttraumatische stressstoornis'. Gedrag dat in het verleden een functie had kan zich tegen de persoon keren. Zo kan alcoholgebruik beginnen als een copingstrategie om met het traumatische verleden in het reine te komen – zoals bij Pauline – maar op den duur leiden tot afhankelijkheid, somberheid en paniekaanvallen. De literatuur wijst in toenemende mate op de relatie tussen softdrugsgebruik en het luxeren van schizofrene psychoses, ernstige depressies en het ontstaan van verslavingen.

Antisociale trekjes kunnen een voorwaarde zijn om tijdens de vlucht te overleven, maar na aankomst in het gastland kunnen dergelijke trekken een averechts effect hebben en een hulpverlener ertoe verleiden de diagnose antisociale persoonlijkheidsstoornis te stellen.

Op grond van bijna tweehonderd studies wereldwijd kan geconcludeerd worden dat PTSS en depressie voorkomen bij 30% van de slachtoffers van oorlogen en achtervolging, en dat er vaak sprake is van twee of meer psychische aandoeningen (comorbiditeit) (Van der Kolk, McFarlane & Weisaeth, 1996; Marsella et al., 1996; Green et al., 2003; Steel e.a., 2009).

14.3.4 Somatiseren

Veel hulpverleners zijn van mening dat mensen uit niet-westerse culturen in tegenstelling tot westerlingen hun onwelbevinden somatiseren. Het uiten van affect en het openlijk bespreken van emoties zijn gemeengoed in het Westen, zoals ook onze tv-programma's dagelijks laten zien. In veel culturen elders in de wereld hebben sociale harmonie en een niet-confronterende omgang met elkaar voorrang boven het uiten van affect. Dat betekent niet alleen dat mensen uit zo'n cultuur minder snel hun emoties zullen uiten, maar dat zij mogelijk geen reden zien om met emotionele perikelen de gezondheidszorg te bezoeken. Onder 700 Canadese patiënten die de eerste lijn bezochten met een depressieve stoornis of een paniekstoornis, bleek slechts 15% van de patiënten, ongeacht hun culturele herkomst, een psychosociale klacht te uiten bij hun huisarts (Kirmayer et al., 1993), maar op de vraag wat naar hun mening de oorzaak was van hun somatische klachten, meldde de helft een psychosociale oorzaak. Uit deze en tal van andere studies blijkt dat wereldwijd somatiseren de regel is en niet de uitzondering, dat pijnklachten van het bewegingsapparaat en vermoeidheid het frequentst geuit worden, en dat culturen vooral variëren in specifieke somatisaties of somatisatiepatronen (Ryder et al., 2008). Het is van belang hierbij te beseffen dat de soms bizar klinkende klachten van (gevluchte) Afrikanen en Aziaten over hitte, krioelende mieren, zich verplaatsende zwaarte door het lijf, en krab- of klotsgevoelens in het hoofd, lijken op aan schizofrenie toegeschreven symptomen, terwijl deze klachten geuit kunnen worden in het kader van angst of depressie (De Jong & Colijn, 2010).

14.4 Universalisme versus particularisme

Van oudsher heeft de culturele psychiatrie zich beziggehouden met de vraag of afwijkend gedrag of psychische aandoeningen overal ter wereld op meer of minder identieke wijze en in meer of mindere mate voorkomen, of dat gestoord gedrag sterke verschillen vertoont in uiteenlopende (sub)culturen en tijden. De universaliteitshypothese luidt dat psychiatrische aandoeningen universele menselijke verschijnselen zijn en dat zij waarschijnlijk wereldwijd overeenkomstige prevalentiecijfers vertonen. Daartegenover staan de aanhangers van het particularisme, het relativisme, of de cultuurgebondenheidshypothese, die psychiatrische aandoeningen opvatten als cultuurspecifieke fenomenen.

In het huidige universalismedebat erkennen de meeste universalisten dat psychische stoornissen in zekere zin worden gekleurd door cultuur: bijvoorbeeld schizofrenie, een bipolaire psychose en dementie komen overal ter wereld voor, maar de inhoud van de hallucinaties en wanen wordt sterk door de cultuur bepaald. Een Nederlander met een paranoïde stoornis kan er bijvoorbeeld van overtuigd zijn dat de buren zijn hersenen beïnvloeden met een elektronische gadget dat stralen door de muur zendt. Een migrant met dezelfde stoornis kan ervan overtuigd zijn dat hij het slachtoffer is van toverij of hekserij (een Antilliaanse Nederlander heeft het in zo'n geval over *brua*, een Surinamer over *wisi*, een Marokkaan over *zhor*, en een Turkse Nederlander over *büyü*).

Een politieke vluchteling uit een land met een repressief regime kan ervan overtuigd zijn dat al zijn gangen door de geheime dienst worden nagetrokken. In zo'n geval kan het ingewikkeld zijn om erachter te komen of de betrokkene een psychotische stoornis vertoont, omdat niet alleen de potentiële patiënt gelooft in politieke vervolging, maar ook (een deel van) zijn omgeving, waardoor het moeilijk kan zijn een bestaande opvatting in een subgroep te differentiëren van een waan. Politieke vluchtelingen uit een bepaald land kunnen ervan overtuigd zijn dat zij in Nederland nog steeds gevolgd worden. Omdat het nogal eens voorkomt dat het regime van het herkomstland spioneert via informanten, valt het onderscheid tussen normaliteit en waanvorming soms moeilijk te maken.

14.4.1 Gradaties in cultuurgebondenheid

In het universalismedebat erkennen particularisten of relativisten dat er gradaties bestaan in de cultuurgebondenheid van psychische verschijnselen. De meeste deelnemers aan het debat kunnen zich vinden in het volgende standpunt: naarmate het als afwijkend ervaren psychiatrische beeld ernstiger is en beter verklaarbaar is vanuit een neurobiologisch paradigma, treden er meer universele kenmerken op de voorgrond en liggen incidentie- en prevalentiecijfers wereldwijd dichter bij elkaar. De schizofrene zwerver die rommel verzamelt is even herkenbaar in het Nederlandse straatbeeld als in de grote steden van India of Brazilië.

Het omgekeerde geldt ook: naarmate een aandoening beter verklaarbaar is vanuit een sociaalpsychologisch paradigma, zal zij over het algemeen trekken vertonen die vooral voorkomen in bepaalde (sub)culturen, en zal zij vaker gebonden zijn aan een bepaald tijdperk of aan specifieke sociaaleconomische klassen of culturele (sub)groepen. Dat geldt bijvoorbeeld voor de idioms of distress – idiomen die culturen hanteren om onbehagen (distress) te beleven, te uiten of ermee om te gaan. Het fenomeen drapetomanie uit de slaventijd (de onbedwingbare en pathologische neiging van slaven om van de plantages weg te lopen!), wordt door sommigen beschouwd als een idiom of distress. Net als homoseksualiteit is deze stoornis uit de classificatiesystemen geschrapt (De Jong, 2010b). Andere voorbeelden zijn anorexia en boulimia, die vooral in het Westen en in een kleine bovenlaag in niet-westerse culturen voorkomen, en liftfobie, een angststoornis die in grote delen van Afrika en Azië niet voorkomt omdat er nauwelijks liften zijn. Als mensen daar bang zijn in een lift is het meestal geen fobie maar gezonde angst, omdat de elektriciteit vaak voor lange tijd uitvalt en mensen uren tussen twee verdiepingen blijven hangen. Net als bij andere angststoornissen is de liftfobie dus een aan cultuur, plaats en tijd gebonden expressie van angst, waarbij lokale omstandigheden de 'mal' aanbieden waarin de angst wordt gegoten.

Dat er gradaties bestaan in de cultuurgebondenheid van psychische verschijnselen blijkt uit het feit dat de ogenschijnlijk cultuurgebonden ziektebeelden als *amok* en *koro* niet alleen voorkomen in Zuidoost-Azië, maar dat soms ook elders in de wereld iemand plotseling aan het moorden slaat (amok) of bevangen wordt door de angst dat zijn genitaliën in de buikholte verdwijnen (koro), zoals de laatste jaren nogal eens vanuit Afrika wordt gemeld (Simons & Hughes, 1985). Deze verschijnselen zijn dus juist minder cultuurgebonden dan ze op het eerste gezicht lijken.

14.4.2 Individuele norm en populatienorm

Behalve universalisme en particularisme of relativisme worden ook de begrippen individuele en populatienorm vaak gebruikt in de culturele psychiatrie. Een goede hulpverlener vraagt zich af of het gedrag van de migrant of vluchteling normaal of afwijkend is binnen de context van de socialisatie, de persoonlijkheidsontwikkeling, het karakter en de sociaaleconomische positie van zijn patiënt. Met andere woorden: of het gedrag normaal of afwijkend is, gemeten naar de individuele norm van de patiënt.

Tegelijk echter vraagt de hulpverlener zich af of het gedrag van de patient adequaat is binnen de context van de normen en waarden van de (sub)-cultuur waar de ander toe behoort. Met andere woorden: of het gedrag van de patiënt al dan niet past bij de populatienorm van zijn (sub)cultuur. Een voorbeeld: een huisarts zal een onverzorgd uiterlijk bij een student van de kunstacademie anders interpreteren dan bij een protestantse ouderling, maar hij zal zich ook eerder zorgen maken wanneer de ouderling vertelt dat hij wiet in zijn tuin heeft geplant of binnenkomt in een gothic outfit. De relatie tussen individuele norm en populatienorm is complex, omdat beide elkaar beïnvloeden. In een Ghanese etnische groep leeft de overtuiging dat iemands karakter afhangt van de dag van de week waarop iemand geboren is. Vervolgens reageert de omgeving dusdanig op personen die op een bepaalde dag geboren zijn, dat deze inderdaad de persoonlijkheid ontwikkelen die volgens de norm van die cultuur hoort bij de desbetreffende geboortedag. Een Surinamer die tijdens een wintiritueel, of een Marokkaan die tijdens een gnawaritueel – dat net als winti zijn wortels heeft in sub-Sahara Afrika – in trance raakt, kan bezeten worden door een geest die zijn gedrag en spraak overneemt, waardoor hij een andere persoon lijkt. In de loop der tijden heeft de cultuur de betreffende geest gemodelleerd en bijgezet in de animistische geestenwereld. Tegelijkertijd is het geen toeval dat juist díé specifieke geest de persoon in een dissociatieve trancetoestand 'bezet'. De 'bezetene' heeft zich tijdens zijn socialisatie psychologisch zo ontwikkeld dat hij in dissociatieve en voorbewuste toestand juist díé geest zal uitzoeken die hem of haar in staat stelt op symbolische wijze een innerlijk probleem in trance te uiten. De cultuur biedt een handvat om een individuele geestesgesteldheid in voor de omstanders herkenbare collectieve symboliek te uiten. Voor een hulpverlener kan het echter heel moeilijk zijn om te ontrafelen of die geest bij een trancetoestand hoort of dat deze een uitingsvorm is van een psychotisch proces.

14.4.3 Het belang van het universalismedebat voor de praktijk

Een veelgehoorde vraag is in hoeverre westerse behandelingen bij allochtonen kunnen worden toegepast. Heeft een arbeidsmigrant of een vluchteling baat bij westerse psychofarmaca, psychotherapie of een goed gesprek in de spreekkamer?

Bij de samenvatting van het universalismedebat werd vermeld dat de meeste deelnemers het erover eens zijn dat universele kenmerken meer op de voorgrond treden naarmate het als afwijkend ervaren gedrag ernstiger is en biologische factoren een belangrijker rol spelen bij de ontstaanswijze. Hoe ernstiger de stoornis, hoe dunner het laagje 'culturele vernis' en hoe gemakkelijker het probleem wereldwijd herkend kan worden. Voor de behandeling geldt min of meer hetzelfde. Naarmate de stoornis universeler is en een ernstiger karakter heeft, vormen psychofarmaca de therapie van eerste keus. Maar ook hier geldt dat er nuances zijn. In tegenstelling tot wat handboeken suggereren is de farmacokinetiek wel universeel, maar daarom is zij nog niet identiek (De Jong, 2010c). Verder valt het op dat migranten in weerwil van hun imago vaak zeer terughoudend zijn met medicijngebruik en dat velen bang zijn afhankelijk te worden van medicijnen. Er komt nogal wat benzodiazepineafhankelijkheid voor die ontstaat door – ook door psychiaters – voorgeschreven medicijngebruik. Daarom is het verstandig om eerder een keuze te maken uit de nieuwe generatie angstremmende antidepressiva (de serotonine-heropnameremmers als paroxetine, fluoxetine of sertraline) dan de al langer bestaande benzodiazepinen.

Eerder hebben we gezien dat vreemd gedrag dat beter verklaard kan worden vanuit sociaalpsychologische verschijnselen meer aan cultuur en tijd gebonden is, en ook vaker cultuurspecifiek is. Voor de behandeling impliceert dit dat psychotherapie en psychosociaal georiënteerde gesprekken de voorkeursinterventies zijn.

14.5 Mogelijke interventies

Wat kan een huisarts of andere eerstelijnswerker doen wanneer een migrant of vluchteling de spreekkamer binnenkomt met psychische of psychosomatische klachten? Hierna volgen enkele richtlijnen voor het verlenen van 'culturele' psychosociale hulp in de eerstelijnsgezondheidszorg.

14.5.1 (Non-)verbale communicatie

Een basishouding van goed observeren, weinig oordelen en veel beknopte vragen stellen is verstandig. Als een Nederlands echtpaar vijf stoelen van elkaar verwijderd in de wachtkamer zit kan dat heel vreemd aandoen, maar als een Koerdisch echtpaar hetzelfde doet, heeft dat mogelijk te maken met cultureel voorgeschreven gedrag voor echtelieden in het openbaar (Hoffman, 2010; Mesquita, 2010). In een aantal instellingen kan gebruikgemaakt worden van allochtone zorgconsulenten (zie hoofdstuk 17).

14.5.2 Probleemgerichte gespreksvoering

Een probleemgeoriënteerde behandeling is een vorm van hulpverlening die binnen het bereik ligt van een huisarts of een andere eerstelijnswerker. De rationale van deze behandeling is dat psychologische klachten worden veroorzaakt door alledaagse problemen en dat symptomen verbeteren als iemand zijn problemen kan oplossen. De behandeling bestaat uit vier tot zes zittingen en bestaat uit zeven stappen:
1 Uitleg van de rationale van de behandeling.
2 Verhelderen en definiëren van het probleem: een lijstje maken van concrete problemen, de grootste problemen opsplitsen in hanteerbare deelproblemen, inventariseren welke stressoren of problemen de eerste prioriteit hebben.
3 Bereikbare doelstellingen kiezen met specifieke doelen op korte termijn, dat wil zeggen tot de volgende zitting, en doelen die in de loop van de behandeling bereikt zullen worden.
4 Oplossingen bedenken.
5 Een keuze maken voor de oplossing die de voorkeur heeft.
6 Uitvoeren van de voorkeursoplossing (met heldere en precieze stappen om die oplossing te realiseren) en afspraken maken over opdrachten die de patiënt uitvoert.

7 Evaluatie (waarbij samen wordt gekeken wat al dan niet gelukt is, ook met betrekking tot de huiswerkopdrachten) en bekrachtigen wat gelukt is.

Zo'n stapsgewijze oplossing van problemen is de basis van counselen (Sue & Sue, 1999), terwijl het onderbrengen en herhalen van een aantal stappen in opeenvolgende zittingen meer bekendheid heeft onder de noemer problemsolving therapy (Wood & Mynors-Wallis, 1997). Zoals ook in andere hoofdstukken aan bod komt, spreekt het als vanzelf dat het goed is om aan te sluiten bij de belevingswereld van de patiënt. Het is vaak minder zinvol om te proberen de psychologische achtergrond van de gepresenteerde klacht te doorgronden en gemakkelijker om de omgekeerde weg te volgen. Laat een patiënt de vraag beantwoorden welke *gevolgen* zijn klacht heeft voor gezin, huwelijk of werk. Het antwoord maakt dan duidelijk welke stressoren de achtergrond vormen of de *oorzaak* zijn van de gepresenteerde klacht. Ter verduidelijking: wanneer hulpverleners geconstateerd hebben dat er geen organische oorzaak is voor iemands klachten, vragen zij nogal eens rechtstreeks aan hun patiënt wat hij of zij beschouwt als de psychische oorzaak van de klachten. Patiënten die uit culturen komen waar niet dagelijks (tijdens feestjes of in tv-soaps) gespeculeerd wordt over psychologische motieven, weten zich – net als nogal wat autochtone patiënten – vaak geen raad met zo'n vraag. Het is dus veel gemakkelijker om de patiënt te vragen wat de gevolgen zijn van zijn lichamelijke klacht. Hij kan bijvoorbeeld vertellen dat hij gespannen thuiskomt, kribbig doet tegen zijn kinderen, waarop zijn vrouw hem verwijt een ouderwetse autoritaire vader te zijn die niet spoort met het nieuwe gastland. Met die manier van circulair interviewen wordt langs een omweg alsnog duidelijk wat de psychosociale stressoren zijn die samenhangen met de lichamelijke symptomen.

Probeer ook de relatie te verhelderen tussen de stressoren en de klacht door bijvoorbeeld te wijzen op gespannen spieren en het ontstaan van nek-, rug- of hoofdpijnklachten. Patiënten kunnen vervolgens zelf of met behulp van een fysiotherapeut, mindfulness of een andere vorm van meditatie, ontspanningsoefeningen doen.

14.5.3 Systemisch en contextueel kijken

Hulpverleners dienen kennis te hebben van wat verschillende instanties (bijvoorbeeld maatschappelijk werk, schoolbegeleiding of jeugdzorg) kunnen betekenen voor de oplossing van problemen met sociale regelingen, de school of huisvesting. Ook kan de hulpverlener uitleg geven over medicatie of specialistenbezoek. Hij of zij dient het in de zeven stappen vermelde basisprincipe van counselen aan te houden door de patiënt zijn eigen probleemoplossend potentieel te laten aanboren. Dat kan door de patiënt te benaderen als cultureel expert; laat de eigen onkunde met betrekking tot de cultuur van de ander duidelijk blijken en vraag naar onbekende zaken. De patiënt voelt zich daardoor serieus genomen en de behandelaar stapt even van de troon van allesweter.

14.5.4 Gebruikmaken van toegeschreven autoriteit

De hulpverlener dient zich bewust te zijn van de eigen positie van vertrouwenspersoon en moet optimaal gebruikmaken van het placebo-effect van toegeschreven autoriteit. De migrant heeft vaak meer vertrouwen in de eerstelijnswerker die hem in de loop der jaren wegwijs heeft gemaakt in de samenleving dan in een verwijzing naar een onbekend instituut als een ambulante ggz-instelling of een polikliniek.

14.5.5 Common sense-verheldering

Indien nodig kan de hulpverlener directieve en *common sense*-adviezen geven, problemen uitleggen, of metaforen en spreekwoorden gebruiken om emoties of complexe situaties te doorgronden. Veel migranten zijn immers, in tegenstelling tot een groot deel van het autochtone volksdeel, minder vertrouwd met het psychologiseren van allerlei problemen. Zoals bleek uit de casus van Pauline zijn basale therapeutische interventies vaak toereikend. Het kan een enorme opluchting zijn wanneer universeel menselijke emoties benoemd of verklaard worden.

Gezien de korte tijd die de islam toestaat tussen sterven en begraven, worden moslims nogal eens achteraf door de familie geïnformeerd dat iemand overleden en begraven is. Een huisarts kan dan bijvoorbeeld duidelijk maken dat verdriet en schuldgevoelens ten gevolge van de afwezigheid bij een begrafenis normaal zijn. Een ander voorbeeld is de enorme opluchting die een patiënt kan voelen wanneer een hulpverlener bevestigt dat de woede over een krenking als discriminatie of racisme terecht is.

14.5.6 Aansluiten bij de cultuur van herkomst

Hulpverleners kunnen ook gebruikmaken van overeenkomsten tussen westerse technieken en cultuurgebonden gewoontes. Stomen bij een sinusitis is bijvoorbeeld gemakkelijk uit te leggen aan een Noord-Afrikaan die de techniek kent van het inhaleren van rokende kruiden met een doek over zijn hoofd. Een vluchteling met een animistisch-religieuze achtergrond die gewend is met zijn voorouders te communiceren zal gemakkelijker emoties uitspreken bij een graf dan een moslima. die niet geacht wordt de begraafplaats te bezoeken, ook al gebeurt dat in de praktijk wel.

14.6 Conclusie

Immigranten en vluchtelingen bieden ons de gelegenheid ons te verdiepen in hoe mensen uit andere culturen denken en voelen. Veel menselijke emoties zijn universeel, maar ieder mens is uniek. Dat vraagt van een hulpverlener reflectie op gemeenschappelijke en cultuurspecifieke kenmerken van de interculturele klinische interactie. Die reflectie heeft betrekking op vooroordelen waar ieder mens in zekere zin mee behept is, op verschillen in communicatiepatronen, op het inschatten van iemands draagkracht en draaglast, en op de vraag in hoeverre het nodig is te variëren op gangbare vormen van hulpverlening. Dat vergt creativiteit, nieuwsgierigheid en improvisatievermogen. Met dit hoofdstuk heb ik geprobeerd die nieuwsgierigheid te prikkelen en de lezer aan te sporen zich te bezinnen op de culturele achtergrond van de ander en van zichzelf.

15

Allochtonen op het spreekuur van de huisarts

Douwe de Vries

In dit boek hebben we gezien dat de epidemiologie van aandoeningen en ziektes die men bij allochtonen kan verwachten verschilt van die bij autochtone Nederlanders. Ook de mortaliteit is verschillend (Mackenbach et al., 2005). Huisartsen ervaren de werkbelasting die dit met zich meebrengt, namelijk de zorg voor patiënten van allochtone herkomst in de alledaagse praktijk, meestal als het eerste en grootste probleem (Bruijnzeels et al., 1999). De verwachtingen van migranten ten aanzien van de gezondheidszorg zijn meestal anders dan die van in Nederland geboren en getogen patiënten (Avezaat & Smulders, 1996). Daarbij heeft de Nederlandse huisarts ook andere verwachtingen en verschilt het referentiekader van de allochtone patiënt en de huisarts, waardoor problemen in de communicatie kunnen ontstaan (Mastboom, 1999; Vossestein, 2005). Dit hoofdstuk belicht het perspectief van een Amsterdamse huisarts werkend in een multiculturele praktijk.

15.1 Een haperend gesprek

We beginnen met het beschrijven van een veelvoorkomende gesprekssituatie tussen een huisarts en een allochtone patiënt.

> **De dokter komt niet naar Mohammed**
> Het is kwart over zeven 's avonds. Mohammed, een Marokkaanse jongen, krijgt de dienstdoende arts van de dokterspost aan de lijn en vraagt of de dokter langs wil komen, omdat zijn zusje ziek is. Laten we het voor de duidelijkheid letterlijk weergeven. Mohammed zegt: 'Dokter moet direct langskomen, mijn babyzusje is erg, heel erg, ziek. Dokter moet nu komen.' Die vraag, of eigenlijk is het dus een opdracht, ervaart de dokter als erg dwingend, brutaal en vervelend. Hij zegt echter op rustige toon: 'Goed Mo-

hammed', maar begint dan vragen te stellen: 'Hoe lang is je zusje al ziek Mohammed? Al de hele dag? Wie is jullie eigen dokter? Zijn jullie al bij hem geweest? Waarom was die er niet? Waarom bel je nu (pas)? Heeft je zusje koorts? Waar is de thermometer dan? Heeft ze oorpijn? Hoe oud is je zusje? Heeft ze diarree? Drinkt ze goed?'

Mohammed antwoordt kennelijk steeds kort met 'ja' of 'nee' of weet het antwoord niet en vraagt nogmaals of de dokter wil komen. Nee, hij zegt nog eens dat de dokter móét komen, want zijn zusje gaat misschien wel dood! Hij geeft daarmee een dramatische wending aan zijn appel. Moeder kan niet aan de telefoon komen, want ze verstaat en spreekt geen Nederlands. Vader is er nu niet, die is weg, naar zijn werk of naar het koffiehuis. 'En we hebben geen auto.' Mohammeds geïrriteerde stem verraadt zijn groeiende radeloosheid.

De dokter is niet bereid op het letterlijke verzoek van Mohammed in te gaan. Hij vindt een visite voor een kind met alleen maar koorts niet nodig, maar hij weet niet hoe hij van Mohammed 'af moet komen' en zint op een list. Hij zal later terugbellen of hij zal een andere arts, die een visiteronde aan het maken is, terug laten bellen. Die dokter zal dan alsnog wel aan Mohammed uitleggen dat het zusje van een zetpilletje paracetamol ook wel beter wordt, en dat er echt geen dokter thuis hoeft te komen. Jazeker, ze mogen natuurlijk best naar de Eerste Hulp van het ziekenhuis gaan, maar als dat wel met het openbaar vervoer kan, dan kunnen ze toch net zo goed naar de dokterspost komen? (Zo, daar zit Mohammed mooi klem: handige gesprekstactiek van de dienstdoende huisarts!) 'Drinkt je zusje wel goed?' vraagt de dokter nog eens, maar Mohammed heeft al boos opgehangen. De dokter is geïrriteerd na dit gesprek en verzucht tegenover een collega dat het toch maar 'erg moeilijk praten is met die allochtonen'.

Mohammed is waarschijnlijk ook erg boos. Hij moet zijn moeder uitleggen dat de dokter niet naar zijn zieke zusje wil komen kijken. Hij krijgt van zijn vader op zijn kop: hij is als oudste zoon ernstig tekortgeschoten.

Dit 'gesprekje' van ruim vijf minuten bevat vrijwel alle elementen die in dit hoofdstuk aan de orde komen. Dokters zeggen dat ze dit soort gesprekken erg frustrerend vinden, want 'ze' (de patiënten dus) staan erop dat je komt en jij vindt dat niet nodig: 'Je kunt wel aan het rijden blijven met al die zieke kindertjes met oorpijn en koorts.' Mohammed heeft bovendien geen hulpvraag, maar een doelvraag: hij wil dat de dokter komt en kan niet uitleggen waarom dat zo nodig is.

De dokter realiseert zich waarschijnlijk niet wat de positie van Mohammed is in deze situatie. Mohammed is 12 jaar en zijn zusje 13 maanden. Het is duidelijk dat Mohammed van zijn moeder – of misschien van zijn vader, die vanaf zijn werk naar huis belde – opdracht heeft gekregen de dokter te bellen. Dat is niet gemakkelijk voor een jongen van 12. Hij moet hier bewijzen dat hij een man is, dat hij zijn vader kan vervangen en kan optreden als zaakwaarnemer en representant van het gezin. Hij moet laten zien dat hij een goede zoon is die zijn mannetje staat. Zijn vader en moeder zijn heel ongerust, want er gaan verhalen rond over kinderen die sterven aan longontsteking en hersenvliesontsteking ('een ingezakte fontanel'). Als de dokter niet komt, gaat Mohammed 'af als een gieter'.

Vanuit de optiek van de arts heeft het verhaal een heel andere kleur. Kinderen met oorpijn en koorts kunnen ook best naar de praktijk of dokterspost gebracht worden, vinden artsen. Dat kan overdag, dus ook 's avonds en 's nachts. Je moet patiënten niet verwennen ('pamperen'), want dan gaan ze hoe langer hoe meer vragen en laten ze je opdraven voor ieder wissewasje. In het land van herkomst komt de dokter bovendien nooit zomaar thuis, dus waarom zou je die mogelijkheid hier wel bieden? Je moet ouders opvoeden in het zelf beoordelen en behandelen van zieke kinderen; je moet ze leren pas een dokter te bellen als het écht nodig is: wanneer er sprake is van een dreigende longontsteking of een hersenvliesontsteking, maar niet als het een gewoon griepje met een snotneus betreft.

Wat voor het Marokkaanse gezin een mogelijk ernstige en dramatische toestand is (met daarbij een testcase voor de maatschappelijke vaardigheid van de oudste zoon), is voor de dokter een alledaagse en banale aandoening, waar een brutale snotneus van amper 12 veel drukte over maakt.

15.2 Altijd en alleen maar problemen?

Migranten op het spreekuur van de huisarts: is dat altijd – en bij voorbaat – een probleem? Natuurlijk niet, maar het risico op misverstanden en conflicten is wel groot (Stronks et al., 1999). Veel wederzijds onbegrip tussen (huis)artsen en allochtone patiënten ontstaat door verschil in opvatting over de aard van ziektes, de samenhang tussen klachten en ziekte, leefomstandigheden en psychische problemen én verwachtingen ten aanzien van competentie van de geneeskunde en gezondheidszorg. Het gaat om taal, cultuur, ziektegedrag, betekenis geven aan klachten en verwachtingen – met andere woorden: om verschillende referentiekaders. Vooropgesteld moet worden dat een individuele patiënt nooit enkel als product van zijn culturele achtergrond begrepen kan worden. Ieder mens heeft het recht om in eerste instantie benaderd te worden als uniek individu. Veel richtlijnen voor het omgaan met allochtonen hebben het karakter van: 'Leer mij ze kennen, die Friezen!' 'Die Friezen' worden dan karikaturaal gekenschetst als weliswaar standvastig en nuchter, maar ook als star en koppig, behept met het schaatsgen en verzot op een glaasje Beerenburg. Dokters kunnen veel leren van wat patiënten, maar vooral ook van wat allochtonen die (nog) geen patiënt zijn, over de Nederlandse zeden en gewoonten te zeggen hebben. In de spiegel kijken die anderen ons voorhouden levert een relativerende blik op de eigen positie op (Van der Toorn-Schutte, 2001; Richters, 2002).

15.2.1 Taal en cultuur

Diversiteit in de praktijk
Mijn praktijk is gevestigd in een negentiende-eeuwse stadswijk die men de afgelopen decennia als 'achterstandswijk' is gaan benoemen vanwege het lage gemiddelde gezinsinkomen, het verval van de buurt en de als problematisch beschouwde bevolkingssamenstelling. Er woont een zeer diverse populatie, waaronder veel kunstenaars en studenten, maar ook een bonte mengeling van nationaliteiten. Ik run deze praktijk nu ruim dertig jaar. Ik ben zelf afkomstig uit een Fries dorpje, sprak tot mijn achttiende bijna 100% van de tijd Fries, maar woon sinds ruim veertig jaar – vanaf het begin van mijn studie – in Amsterdam. Ik ben daarmee zelf in zekere zin een geassimileerde allochtoon van de eerste generatie: afkomstig uit een ander taalgebied en een andere 'cultuur', van zoon van gereformeerde 'kleine luyden' van het platteland 'grotestadsdokter' geworden, die de stad beschouwt als zijn biotoop, zijn natuurlijke leefomgeving.
In de praktijk is ruim 40% van mijn patiënten 'allochtoon'. Zij beheersen vaak niet of nauwelijks de Nederlandse taal. Onder de nieuwgeborenen in de praktijk is meer dan 50% allochtoon. Ruim 60% van de patiënten die het spreekuur bezoeken is van allochtone afkomst. Het betreft overigens een zeer gemêleerde populatie: behalve veel Marokkanen, Turken, Surinamers en Antillianen zie en spreek ik dagelijks ook Egyptenaren, Ghanezen, West- en Oost-Europeanen, Noord- en Zuid-Amerikanen. Als ik een week lang de herkomst en moedertaal van mijn patiënten turf, kom ik op meer dan dertig landen en op tientallen moedertalen.

De taal die patiënten als hun moedertaal beschouwen is zeer divers (De Haan & Hofstee, 1988). Surinamers spreken meestal prima Nederlands, maar onderling vaak Sranantongo. In Suriname zelf worden 28 (!) talen als 'moedertaal' gesproken, zoals Urdu, Hindi, en Javaanse of Indiaanse talen. Het is van belang dit te beseffen, omdat iemand over gezondheid en andere intimiteiten toch het liefst en gemakkelijkst in zijn moedertaal praat. Een tolk kan helpen met vertalen van woorden en zinnen, maar dat betekent nog niet dat de patiënt zich wezenlijk begrepen voelt door de dokter en dat de dokter de patiënt begrijpt. Natuurlijk is het te begrijpen dat, wanneer iemand met een van pijn vertrokken gezicht op de buik wijst, hij buikpijn heeft, en er is ook nog wel achter te komen hoe lang die pijn ongeveer bestaat en of er daarnaast ook nog sprake is van koorts, overgeven of diarree. Het meest dramatische is ook wel zonder gesproken taal uit te drukken. Een galsteenkoliek of blindedarmontsteking is moeilijk te missen. Maar kom je er als huisarts ook achter of iemand buikpijn heeft van angst, heimwee, verdriet of wanhoop, of misschien vanwege seksuele trauma's in het verleden? Om dat te ontdekken is méér nodig.

Je zou denken dat mensen al aardig te karakteriseren zijn met 'een Surinaamse Hindostaan', maar het doet er ook nog toe of zo iemand van Brits-Indische herkomst hindoe, katholiek of moslim is (bijvoorbeeld vanwege de islamitische vastentijd, de ramadan) en of iemand uit Nickerie, het binnenland of uit Paramaribo afkomstig is. Een huisarts is misschien al blij als hij een Turkse van een Marokkaanse kan onderscheiden, maar hij kan de herkomst beter nog verder achterhalen. Het maakt veel uit of die Marokkaanse een Berber is die uit een herdersfamilie in het noordelijke Rifgebergte afkomstig is of een uit Casablanca afkomstige Arabische vrouw met een middelbareschoolopleiding. De Berbervrouw spreekt vaak alleen Berbers en is analfabeet en de vrouw uit Casablanca spreekt behalve Arabisch veelal ook keurig Frans en/of Spaans.

15.2.2 Werkbelasting

Huisartsen met veel allochtone patiënten benoemen meestal als eerste probleem de werkbelasting die de zorg voor deze patiënten hun oplevert. Hogere consultfrequentie, meer psychosociale problemen, meervoudige problematiek, veel medisch niet of moeilijk te verklaren klachten (voor het gemak vaak als somatisatie bestempeld) (Bovenkerk, Eijken & Bovenkerk-Teerink, 1983), legitimatieconsulten ('verkeerdeloketconsulten' met 'oneigenlijke hulpvragen', vooral aangaande problemen met huisvesting en uitkeringen), meer medicatie, meer verwijzingen, althans meer vraag naar consulten door een specialist. Onderzoeksresultaten hierover zijn echter niet eenduidig.

> **De duizelingen en pijnen van een Hindostaanse vrouw**
> Zij komt vrijwel iedere week op het spreekuur en wil nu weleens goed onderzocht worden, want zo gaat het niet langer. Ze heeft pijn in de gehele linkerhelft van haar lichaam, vanaf het linkeroor tot aan de linker kleine teen; het is een tintelend en stekend gevoel en ze heeft ook steeds het gevoel dat ze zal vallen; ze durft daarom de straat niet meer op. Het duurt nu al langer dan vijf jaar. Ze is al door drie neurologen, twee internisten en twee psychiaters onderzocht, die geen van allen afwijkingen hebben kunnen vinden die haar klachten kunnen verklaren. Ze was al bekend met een lichte vorm van diabetes en gebruikt daarvoor tabletten, waarmee de bloedsuikers goed zijn ingesteld.
> De huisarts heeft haar beeld omschreven als 'persisterend klaaggedrag' en somatisatie, en heeft verband proberen te leggen met haar eenzaamheid, nadat haar liefste dochter getrouwd is en naar Groningen is verhuisd en zij met haar alcoholische man alleen achterbleef. Gesprekken met het echt-

paar en beloofde 'beterschap' van de man en ook nog eens gesprekken met de kinderen hebben haar klachten niet doen afnemen en hebben haar leven niet in een ander patroon gebracht. Zij weet wat haar mankeert, maar kan haar verdriet niet op een andere wijze uiten dan door hardnekkig en dramatisch te klagen over wat ze als een gefnuikt bestaan ervaart.

De werkbelasting wordt door huisartsen vooral ook genoemd vanwege de (subjectief) door hen ervaren onmacht om met alle hun voorgelegde problemen iets te doen. Als gevolg daarvan vinden ze zichzelf incompetent en hebben ze het gevoel tekort te schieten. De problematiek is nooit simpel en eenduidig, maar altijd ingewikkeld en meervoudig en heeft altijd betrekking op meerdere gebieden: er bestaan klachten, medische problemen, sociaaleconomische, psychosociale en somatische aspecten spelen een rol, en daarbovenop komt dan nog een vaak moeizame communicatie (Abdolah et al., 1998).

15.2.3 Andere verwachtingen over de gezondheidszorg

Een Ghanese vrouw
Mevrouw Appiah is een grote, kleurrijke vrouw met 'total body pains and general weakness'. Haar kinderen verblijven in Ghana bij haar moeder. Mevrouw Appiah en haar vriend hebben hier 'bissniss', handeltjes in sieraden en beeldjes. Ze heeft een dubieuze verblijfsstatus (ofwel: geen verblijfsvergunning). Ze komt vaak langs, neemt nogal eens een 'zus' of 'oma' mee, die ook niet goed is en echt direct hulp nodig heeft. Ze wil ook graag medicijnen voor haar moeder en kinderen in Ghana, want die zijn ziek en kunnen daar geen dokter vinden of geen medicijnen krijgen. Op het spreekuur levert dat veel vrolijk gesoebat op, want vanuit de Amsterdamse spreekkamer is het toch moeilijk een diagnose te stellen bij een vrouw in Accra, en je zou – als dokter die goed wil dokteren en niet zomaar wat aanrommelt – toch wel eerst eens in het oortje van de kleine Pearl in Afrika willen kijken voordat je haar antibiotica voorschrijft!

De verwachtingen van migranten ten aanzien van de gezondheidszorg zijn vaak niet in overeenstemming met dat wat Nederlandse zorgprofessionals willen of kunnen bieden. De Nederlandse (huis)arts is 'conservatief': hij volgt als het enigszins kan het natuurlijke beloop van klachten en aandoeningen. Hij doet liever niets als het niet echt nodig is en geeft bij voorkeur niet uitsluitend en alleen maar symptomatische medicatie waarvan het effect niet of nauwelijks is aangetoond. In de opleiding leert de huisarts dat aanvullend laboratoriumonderzoek zonder duidelijke indicatie of mogelijke therapeutische waarde niet zinvol is. Dokters in Tanger, San Diego, Casablanca, Istanbul, New York of Palermo denken daar meestal heel anders over: daar wordt juist veel aanvullend onderzoek gedaan en doet men al snel een flinke greep in de medicijnkast. Patiënten uit niet-westerse culturen verwachten en eisen van de Nederlandse dokter nogal eens een voortvarende aanpak met inzet van alle mogelijke diagnostiek; ze vinden het moeilijk genoeg te nemen met een simpele verklaring van en uitleg over hun klachten en leefstijladviezen.

Krijg je van een Nederlandse huisarts bij griep het advies het een paar dagen 'aan te zien en uit te zieken', een Marokkaanse of Italiaanse dokter geeft je vaak meteen veel medicijnen: antibiotica, corticosteroïden of zelfs injecties met sterke pijnstillers. Uiteraard kan hierbij ook – behalve opvattingen over ziekte – zakelijk belang een rol spelen. Patiënten afkomstig uit andere landen met een andere 'gezondheidszorgcultuur' hebben vaak moeite met de opvattingen en inzet van de Nederlandse arts en bezoeken tijdens hun vakantie in het land van herkomst soms meerdere artsen om eens te horen wat die ervan zeggen. Ze komen met een pakket röntgenfoto's, een grote hoeveelheid medicatie en flinke kwitanties terug en tonen dit alles met gepaste trots op het spreekuur van de eigen huisarts. 'U kon niks vinden en gaf niks, maar kijkt u eens wat die professor in Istanbul allemaal aan afwijkingen vond en wat ik hier aan medicatie heb.' Discussie over de effecten van het onderzoek en de medicatie is meestal hopeloos en frustrerend (Rentes de Carvalho, 1972, 2008). Dergelijke patiënten kunnen zo erg teleurgesteld raken over de als onwillig ervaren bejegening van de Nederlandse arts. En Nederlandse artsen ervaren deze patiënten, of het nu om een verwende adolescent uit Californië gaat, een Turkse middenstander of een Italiaanse ijsboer, als veeleisend en kortzichtig.

> **Een Italiaanse ijsboer met rugklachten**
> De vader van meneer Fafiani kwam vanuit een dorp in de buurt van Lucca, Toscane, naar Nederland als ambachtelijk granietbewerker. IJsbereiding bleek echter een betere bron van inkomsten te zijn. De oude Fafiani trouwde met een Amsterdamse vrouw. De zoon ging meewerken in de ijssalon van zijn vader en zijn twee kinderen werken nu, dertig jaar later, mee in de ijssalon. De vrouw van meneer Fafiani is afkomstig uit Umbrië. Fafiani is inmiddels van middelbare leeftijd. Hij spreekt met een stevig Amsterdams accent en noemt zich 'een rasechte Amsterdammer', maar hij blijft ook een 'echte Italiaan'. 's Winters gaat hij altijd drie maanden 'naar huis' in Italië. En als het erop aankomt heeft hij toch meer vertrouwen in Italiaanse artsen, want, zo zegt hij: 'Die begrijpen je beter, zijn voortvarender in hun aanpak, niet zo uitstellend en afwachtend.' Hij vindt Nederlandse artsen zo laks en gemakzuchtig. Hij bezoekt in Nederland het liefst specialisten van Italiaanse herkomst, ook voor klachten die niet op hun gebied liggen, en laat zich door hen adviseren. In de winter bezoekt hij in Italië altijd dokters, zelfs al heeft hij dan geen klachten. Hij heeft meer vertrouwen in de temperamentvolle Zuid-Europese gezondheidszorgcultuur dan in de nuchtere Nederlandse.

15.2.4 Andere opvattingen over ziekte en gezondheid

Vrijwel ieder mens heeft iedere dag wel enige ervaring van lichamelijk onwelbevinden. Het is nogal willekeurig, maar ook nog cultuurgebonden of men dergelijke verschijnselen als serieuze klacht gaat zien, als symptoom van ziekte, en of men geneigd is er een dokter voor te bezoeken. Er bestaan immers grote verschillen in de manier waarop mensen hun eigen lichaam zien en mogelijke stoornissen of afwijkingen in het eigen functioneren ervaren. Men kan rommelingen in de buik simpelweg als darmactiviteit ervaren, maar ook als symptoom van een aandoening. Ook verschillen mensen uit verschillende culturen aanmerkelijk wat betreft de ervaren verantwoordelijkheid voor het eigen welbevinden en de mogelijke invloed op de eigen gezondheid. Hoger opgeleide, westers denkende mensen weten dat roken slecht is voor de gezondheid en dat voldoende lichaamsbeweging nodig en goed is. Ze hebben geleerd dat voeding niet overmatig vet en zoet moet zijn. Ze beseffen dat ze zelf aan hun gezondheid kunnen werken. Er bestaat een ware gezondheidscultus met een scala aan glossy's die de maakbaarheid van het gezonde bestaan verkondigen. Deze cultus is zelfs zo sterk dat ziekte nauwelijks nog als toeval of pech, als iets wat je overkomt, kan worden beschouwd: wie ziek wordt heeft verkeerd geleefd. We realiseren ons vaak niet meer dat dit een sterk cultuur- en klassengebonden besef is, dat door veel allochtone – en ook door lager opgeleide autochtone – bevolkingsgroepen niet wordt gedeeld.

In veel culturen – ook in de Nederlandse – beschouwt men ziekte als religieus en magisch gegeven. Ziekte is niet een haperend mechanisme van het lichaam, maar wordt geëxternaliseerd. Zowel vanuit het katholicisme, de islam, het Afrikaanse animisme als vanuit het hindoeïsme kunnen dergelijke opvattingen worden gekoesterd: ziekte zit dan niet zozeer 'tussen de oren', maar ontstaat onder invloed van de geestenwereld (Venema, 1992; Van Dijk & Lokker, 2011). Overigens hinken ook veel autochtone patiënten op meerdere gedachten wat betreft de interpretatie van klachten en ziekteverschijnselen; ze 'geloven' in zowel de reguliere geneeskunde als in de invloed van de stand van de sterren. Anders gezegd: ze wedden op meerdere paarden.

Zonderling gedrag bij een Surinaamse man
Hij wordt begeleid door een vrouw die een tante is of een vriendin – dat blijft ook na enige consulten onduidelijk; in elk geval is het iemand die zich om zijn lot bekommert. Zij vertelt dat hij de hele dag op de bank ligt met het gezicht naar de muur en dan in zichzelf praat. Ze denkt dat hij angstig is en nachtmerries heeft. Hij eet niet, drinkt alleen maar thee en whisky, en rookt veel hasj. Zij denkt dat hij naar Suriname moet, naar een *bunoman* om de geesten te verdrijven die bezit van hem hebben genomen. Waarschijnlijk zijn die door zijn ex-vrouw op hem af gestuurd, omdat hij bij haar

– zijn vriendin dus – in huis woont. Zij is zelf ook erg bang voor wat deze boosaardige geesten haar familie kunnen aandoen. De laatste tijd heeft zich een aantal sterfgevallen in de familie voorgedaan en haar broer in Suriname is gek geworden. Is hier sprake van winti of een angstpsychose?

15.3 Ziekte, gezondheid en sociale status

Zoals in diverse andere hoofdstukken besproken is, blijkt het meest relevante gemeenschappelijke kenmerk van allochtonen in de gezondheidszorg hun zwakke sociaaleconomische positie te zijn. Werkloosheid, slechte huisvesting en discriminatie spelen een belangrijke rol in het besluit van veel allochtonen om hulp te gaan vragen bij de dokter. Huisartsen ervaren veel van die hulpvragen als oneigenlijk, omdat ze niet of maar in heel beperkte mate op medisch gebied liggen (Van Dijk, 1989).

Reizen en verhuizen zijn niet gezond: na een verhuizing – ook al is het van Maastricht naar Badhoevedorp – hebben mensen meer klachten en bezoeken ze vaker de huisarts. Ontworteling geeft stress en maakt ziek. Migreren 'uit arren moede' naar een ander land, omdat men onderdrukt of achtervolgd wordt vanwege geloofsovertuiging, seksuele voorkeur of het behoren tot een bepaalde etnische groep, betekent totale sociale ontwrichting en brengt grote stress met zich mee. Langdurige illegaliteit of onduidelijkheid over de verblijfsvergunning geeft basale bestaansonzekerheid en is een ernstige stressfactor (Kai, 1999).

15.3.1 Klachten, problemen en ziekten

Voor de huisarts is het noodzakelijk om epidemiologische kennis omtrent de prevalentie van ziekten in verschillende populaties te hebben om 'voorafkansen' op aandoeningen beter te kunnen inschatten. Een aantal infectieziekten, zoals schistosomiasis, leishmaniasis en tuberculose, kan de huisarts in sommige groepen patiënten van buitenlandse herkomst in hogere frequentie verwachten. Uiteraard zal men bij recent uit Afrika gemigreerde mensen met koorts eerder aan malaria (moeten) denken. Ook de kans op hiv-besmetting zal bij deze groep groter zijn. Ziekten als hepatitis A, B en C komen bij allochtonen veelvuldig voor. Worminfecties of besmetting met het denguevirus zal men meer bij Surinamers zien. Bij Surinaamse creolen en zwarte Afrikanen kan de huisarts meer sikkelcelanemie verwachten; de kans op andere afwijkingen van de hemoglobine is bij allochtonen groter dan bij autochtonen. Rachitis en andere gevolgen van vitamine D-deficiëntie – osteomalacie – treffen we vaker aan bij Turkse en Marokkaanse kinderen en vrouwen, en bij mensen van Afrikaanse afkomst (Grootjans-Geerts, 2001). Maar ook aandoeningen gerelateerd aan leefstijl en sociaaleconomische status komen bij allochtonen vaker voor. (Zie voor meer voorbeelden hoofdstuk 8 en 16 en de website www.huisarts-migrant.nl.)

15.3.2 Kinderen, jongeren en ouderen

Zoals in hoofdstuk 10 uitgebreid is behandeld, is het belangrijk dat de huisarts op de hoogte is van specifieke problemen bij allochtone kinderen. De kans dat een kind met koorts (zonder andere verschijnselen) meningitis heeft, is bij een autochtone Nederlander erg klein, terwijl bij andere bevolkingsgroepen de kans op ernstige onderliggende pathologie veel groter kan zijn. Een kind van Ghanese afkomst dat recent op vakantie in Ghana was en koorts heeft, zou weleens malaria kunnen hebben. Wanneer hetzelfde kind nooit, of al jaren niet, in Ghana is geweest, is die kans erg klein, zo niet nihil. Allochtone ouders kunnen vaak moeilijk die 'epidemiologische' afweging maken, en zijn daarom nogal eens ten onrechte erg ongerust (Harmsen et al., 1999).

Ook krijgt de huisarts te maken met de zogenoemde tweedegeneratieproblematiek. Kinderen die thuis raken in de Nederlandse verhoudingen kunnen vervreemden van de cultuur van hun ouders. Ouderlijk gezag brokkelt af en kinderen komen in een spagaat terecht tussen enerzijds de mores van de Nederlandse school- en straatcultuur en anderzijds de verwachtingen en eisen die de door hun ouders gehandhaafde cultuur van het land van herkomst hun oplegt. Een niet gering deel van de allochtone jongeren kan hierin sociaal en justitieel ontsporen. De huisarts ziet vooral de ouders met fysieke klachten, naar aanleiding waarvan hij psychosociale en psychiatrische diagnoses stelt. De kinderen komen vaak met verslavingsproblemen in het vizier.

Oud worden als allochtoon in Nederland kan problematisch zijn. Familieverbanden dreigen nogal eens te verslappen. De eerste generatie leefde veelal in de verwachting en hoop op den duur naar het land van herkomst te remigreren om daar van de oude dag te genieten. In de praktijk blijkt dit perspectief meestal niet te realiseren. Kinderen en kleinkinderen settelen zich in Nederland en remigratie wordt daarmee een stuk onaantrekkelijker. Tegelijkertijd wordt echter ook de opvang van oudere generaties binnen familieverband minder vanzelfsprekend dan in het land van herkomst.

15.3.3 Genegeerd heimwee

Vrijwel alle eerstegeneratiemigranten kampen op enig moment met onbestemde gevoelens van terugverlangen naar het land en de cultuur van herkomst. Ook wanneer men goed geïntegreerd is, werk heeft, niets heeft om over te klagen, kan men – ook na vele jaren – gekweld worden door gevoelens van heimwee. Men mist de vanzelfsprekende geborgenheid van het eigen dorp, de eigen familie en de eigen taal. Dergelijke gevoelens kunnen gepaard gaan met slapeloosheid, piekeren, gebrek aan eetlust, obstipatie en somberheid. Het is meestal moeilijk en beschamend dergelijke gevoelens te uiten of te bespreken. Op den duur kunnen ze leiden tot disfunctioneren en ernstige depressie. Het is daarom belangrijk dat de huisarts deze gevoelens erkent en bespreekt en suggesties doet om ermee te leren omgaan. Aangezien het nogal eens gaat om geïdealiseerde beelden van een situatie die in feite – ook in het land van herkomst – niet meer bestaat, kan het heel nuttig zijn om een reis naar het 'verloren paradijs' te laten ondernemen om het verlangen aan de realiteit te toetsen en de nostalgische koestering zo een reëlere basis te geven. Praten met lotgenoten – die niet per se landgenoten hoeven te zijn – kan ook verlichting van het lijden geven (Speerstra, 1999, 2010; Sprock, 2002; Baudet & Steenbergen, 2004; Edrisi, 2010).

> **Wrokkige somberheid bij een Indische Hollander**
> Zijn jeugd op de plantage was een idylle. Hij was een planterszoon. Met de Japanse bezetting van 'ons Nederlands-Indië' begon zijn nachtmerrie, die leidde tot 'de hel van de onafhankelijkheid'. Na meer dan vijftig jaar is meneer Sonokromo nog altijd 'allochtoon' in Nederland, terwijl hij Hollands werd opgevoed en hier na de Indonesische onafhankelijkheid kwam als 'Hollander'. Hij is gescheiden, heeft weinig contact meer met zijn kinderen en heeft een Nederlandse vriendin.
> Hij is voortdurend somber, kijkt met wrok terug op zijn leven en ziet de toekomst in dit 'kikkerland', waar hij nooit heeft willen wennen, weinig rooskleurig in. Hij beseft echter ook dat terugkeer naar Indonesië geen reële optie is, want hij heeft daar niks. Hij haat dat land, omdat de maatschappij van zijn jeugd niet meer bestaat. Hij voelt zich in Nederland voortdurend gediscrimineerd. Men maakt altijd problemen over zijn geboortebewijs en herinnert hem aan zijn 'buitenlandse' afkomst: 'Zeg, waar komt u vandaan?' Hij antwoordt dan kribbig dat hij uit Den Haag komt, dat hij een echte Hagenaar is. (Nee, geen Hagenees, zo plat is hij niet.) Maar hij blijft tobben. Hij voelt zich al zijn leven lang *displaced*.

15.4 Respectvolle communicatie

Voor een arts die veel te maken heeft met buitenlandse patiënten kan het handig zijn wanneer hij talen als Engels, Frans en Spaans actief beheerst. Men verwerft daarnaast veel goodwill met een begroeting in de moedertaal van de patiënt en als men het woord voor 'pijn' weet, lichaamsdelen kan benoemen en enige getallen kent. Uiteraard mag men van migranten die hier langer verblijven verwachten dat zij moeite doen om Nederlands te begrijpen en te spreken. Zoals we in hoofdstuk 5 al zagen, begint communicatie met het laten zien dat men elkaar over en weer wil begrijpen. Ook is het handig om enige kennis te hebben van culturele en religieuze diversiteit. De huisarts in een grootstedelijke achterstandswijk is in feite een cultureel antropoloog die aan participerende observatie doet.

Een houding die respect uitstraalt is van groot belang in de communicatie. Een respecterende grondhouding komt tot uiting in begroeting en bejegening. Autochtone Nederlanders hanteren een nogal kaal en sober begroetingsritueel, een achteloos uitgesproken 'Hoi', 'Goedemorgen' of 'Hoe gaat het?', en daarna gaat men over op doel en inhoud van het gesprek. Men komt snel ter zake: 'Vertel eens waarvoor je komt.' Anderen – bijvoorbeeld Marokkanen – zijn gewend aan een uitgebreidere begroeting met fraaie formules en meer vragen over 'hoe het verder in het leven staat en hoe het met de kinderen gaat'.

Wanneer de Nederlandse dokter dit als loze franje achterwege laat en negeert, kan iemand van Marokkaanse afkomst dat als een belediging opvatten. Dokters hebben soms de neiging in een hoog tempo veel vragen te stellen, zonder de patiënt de tijd te gunnen om deze naar behoren te beantwoorden. Het snel en onomwonden ter zake komen en de directe manier van spreken kan als bot, respectloos en beschamend ervaren worden, omdat men gewend is met meer terughoudendheid en gêne (over bijvoorbeeld ziekte, problematische familieomstandigheden en seksualiteit) te praten. Een open en respectvolle houding aannemen in de dagelijkse omgang is essentieel in de communicatie met en behandeling van allochtonen.

Het belangrijkste punt is: voelen patiënten zich door de dokter begrepen en serieus genomen of afgescheept en gediscrimineerd? Een diepe zucht, afwerende handgebaren, wegkijken tijdens het luisteren of praten, onder het gesprek gegevens intikken of alvast een recept schrijven – dergelijke non-verbale uitingen kunnen elke goedbedoelde vraag of fraai geformuleerd advies tenietdoen. Communicatie met allochtonen op het spreekuur behelst dus veel meer dan het al dan niet spreken van eenzelfde taal. Nog afgezien van de constatering dat een groot deel van de communicatie tussen mensen van non-verbale aard is, gaat het ook om verschil in referentiekaders, ervaringen met en verwachtingen ten aanzien van de gezondheidszorg; om basale cognities (denkkaders) en emoties betreffende het functioneren van het eigen lichaam en het ervaren en uiten van klachten over lichamelijke verschijnselen.

16 Allochtonen en geneesmiddelengebruik

Leyla Köseoğlu

Zoals overal in de gezondheidszorg krijgen ook apotheekmedewerkers in toenemende mate te maken met een diversiteit aan patiënten. Vaak verlopen die contacten goed, maar soms bemoeilijken cultuur- en communicatieproblemen de interactie tussen apotheekmedewerkers en hun cliënten. Hulpverleners en onderzoekers signaleren een afwijkend geneesmiddelengebruik, dat mede samenhangt met een andere religieuze, culturele en sociale achtergrond.

De meeste eerstegeneratiemigranten in Nederland woonden in hun land van herkomst op het platteland en hebben een laag opleidingsniveau. Het ontbreekt hun daardoor aan kennis van gebruik en werking van (voorgeschreven) medicatie; ze hebben er nooit voorlichting over gehad. Er zijn echter meer aspecten die een zorgvuldig en juist gebruik van geneesmiddelen bemoeilijken: verschil in morbiditeit (diabetes komt bijvoorbeeld vaker voor bij Hindostanen, Marokkanen en Turken dan bij Nederlanders), beperkte communicatiemogelijkheden door de taalbarrière en analfabetisme, een andere ziektebeleving, bijvoorbeeld bij chronische aandoeningen, en onbekendheid met het Nederlandse gezondheidszorgsysteem. In dit hoofdstuk komen deze factoren en oorzaken aan bod.

16.1 Geneesmiddelengebruik bij verschillende allochtone groepen

Uit onderzoek komt naar voren dat allochtonen gemiddeld genomen een slechtere gezondheid hebben dan autochtonen. Daarnaast komen bepaalde ziekten opvallend meer voor bij bepaalde etnische groeperingen. Mogelijke oorzaken hiervan zijn een laag inkomen, werkloosheid en/of een lage opleiding. Daarnaast spelen etnisch-culturele factoren een rol.

Helaas zijn er weinig systematische studies gedaan naar het geneesmiddelengebruik van allochtonen. Uit een aantal studies is het volgende bekend.

Surinamers, Turken en Marokkanen krijgen bij de huisarts vaker een recept mee dan Nederlanders. Uit de *Tweede Nationale Studie naar ziekten en verrichtingen in de huisartspraktijk* van het NIVEL blijkt dat van de volwassen allochtonen 27% aangeeft in de veertien dagen voorafgaand aan het interview medicijnen voorgeschreven te hebben gekregen. Bij de volwassen autochtonen is dit 16%, een significant verschil (Van Lindert, Droomers & Westert, 2004). Surinamers krijgen vooral bij eerste contacten vaker een recept mee, Turken bij herhaalcontacten en Marokkanen bij beide typen contacten (Weide & Foets, 1998a). Alle drie de groepen kregen vaker een recept mee dan autochtone Nederlanders (Weide & Foets, 1997; Slegt, Van Kessel-Al & Brouwer, 1985).

Turken en Marokkanen gebruiken ook meer geneesmiddelen dan autochtonen met dezelfde sociaaleconomische achtergrond (Van Dijk, 2003; Volkers, Bus & Uiters, 2007). Antilliaanse migranten gebruiken juist significant minder medicijnen dan andere etnische groepen. Uiters suggereert dat het relatief hoge percentage voorgeschreven medicijnen onder met name Turken en Marokkanen niet terug te vinden is in het zelfgerapporteerde gebruik, een indicatie dat onder deze bevolkingsgroepen de therapietrouw ten aanzien van door de huisarts voorgeschreven medicijnen niet optimaal is (Uiters, 2007).

Terwijl migranten vaker een recept krijgen dan autochtonen, rapporteren zij dus dat ze in het algemeen minder vaak medicijnen op recept *gebruiken*. Zij gebruiken daarnaast minder vaak vrij verkrijgbare medicijnen dan autochtonen. Antillianen gebruiken deze het vaakst; hun gebruik is vergelijkbaar met het gebruik van de autochtone bevolking (Van Lindert et al., 2004). Bij Turken en Marokkanen is het gebruik van deze medicijnen aanmerkelijk lager (Uiters et al., 2006).

Kijken we naar de soort medicijnen, dan gebruiken allochtonen in vergelijking met autochtone Nederlanders meer:
- pijnstillers: vooral Turken gebruiken deze veel (Weide & Foets, 1997; CBS, 1989/1990);
- maag-darmmedicatie: eveneens veel gebruikt door Turken en Marokkanen (Weide & Foets, 1997; CBS, 1989/1990);
- antidepressiva/antipsychotica: veel gebruikt door Marokkanen, Surinamers en Antilliaanse mannen (Weide & Foets, 1998b);
- antidiabetica: diabetes type 2 komt meer voor bij Marokkanen en Surinamers, vooral bij Hindostanen (Weide & Foets, 1998b).

Hierna wordt een aantal resultaten van diverse onderzoeken met betrekking tot het medicijngebruik van Turken, Marokkanen en Surinamers weergegeven.

16.1.1 Turken

Een aantal specifieke problemen komt onder Turkse Nederlanders meer voor dan onder Nederlanders. Artsen constateren bij Turken meer klachten van maag-darmkanaal, ogen, bewegingsapparaat en luchtwegen, alsmede sociale problemen (Weide & Foets, 1998a). Uit een gezondheidsenquête door het Centraal Bureau voor de Statistiek (CBS), waarbij gevraagd werd naar medicijngebruik gedurende de afgelopen veertien dagen, blijkt dat Turken significant vaker medicijnen gebruiken. Het CBS stelde vast dat Turken vaker dan autochtone Nederlanders door de arts voorgeschreven pijn- en koortswerende middelen, medicijnen tegen maag- en darmklachten en tegen reuma gebruikten (Weide & Foets, 1997) (zie tabel 16.1). Medicijnen tegen hart- en vaataandoeningen (waaronder hoge bloeddruk) worden echter minder vaak gebruikt, evenals antibiotica, medicijnen tegen huidziekten, middelen tegen allergie, en hormonen (CBS, 1989/1990). Ook zijn er in het CBS-onderzoek aanwijzingen gevonden dat artsen voor Turken (en Marokkanen) sneller een recept uitschrijven dan voor Nederlanders met dezelfde klacht (Weide & Foets, 1997). Van de Nederlandse Turken die onderzocht zijn in de eerdergenoemde NIVEL-studie zegt 26% medicijnen te hebben voorgeschreven gekregen, tegen 16% van de autochtone Nederlanders. Opvallend is dat het percentage voor Turkse vrouwen veel hoger ligt (32%) dan voor Turkse mannen (20%) (Van Lindert et al., 2004).

Tabel 16.1 Gebruik van medicijnen op recept binnen een periode van veertien dagen, in percentage van de respondenten en naar etnische groep (CBS, 1989/1990)

	Turken	Nederlanders
Gebruik van medicijnen op recept	29,9	19,9
Pijn- en koortswerende middelen	37,8	10,9
Medicijnen tegen hoest, verkoudheid, griep, keelpijn	22,3	14,4
Medicijnen tegen maag- en darmklachten, spijsverteringsmiddelen	16,6	6,3
Slaap- en kalmeringsmiddelen; middelen tegen de zenuwen	11,6	6,3
Medicijnen tegen reuma, gewrichtspijnen enzovoort	9,1	4,7
Medicijnen tegen astma	7,5	6,6
Medicijnen tegen diabetes mellitus (suikerziekte)	3,9	2,5
Laxeermiddelen	1,7	0,9

16.1.2 Marokkanen

Hoewel onder Marokkanen in Nederland minder onderzoek is gedaan dan onder Turken, valt uit de beschikbare gegevens op te maken dat hun gezondheidssituatie op veel punten vergelijkbaar is met die van Turken (Weide & Foets, 1998b). Het aantal gerapporteerde gezondheidsklachten van Marokkanen is evenals dat van Turken duidelijk hoger dan van Nederlanders. Ook worden bij Marokkanen veel problemen vastgesteld aan maag-darmkanaal, ogen, bewegingsapparaat, luchtwegen en huid (vooral eczeem en huidinfecties). Voorts komen hoofdpijnklachten en klachten van het zenuwstelsel vaak voor (Weide & Foets, 1998a). Over het medicijngebruik van Marokkanen is weinig bekend. Zij gebruiken meer pijnstillers op recept en meer medicijnen tegen maag- en darmklachten dan autochtone Nederlanders (Weide & Foets, 1997).

Uit een onderzoek van het Instituut voor Verantwoord Medicijngebruik (IVM; voorheen DGV) en Marokko Media blijkt dat een ruime meerderheid (71%) van de jonge Marokkanen (14-30 jaar) hun ouders begeleidt bij het innemen van medicijnen, van het lezen van de bijsluiter tot het vaststellen van de dosering. De ouders gebruiken hun medicijnen onder andere voor diabetes (44%), aandoeningen aan de rug en gewrichtsproblemen (36%), migraine (24%) en hart- en vaatziekten (26%) (Gomes & Ait Moha, 2007).

16.1.3 Surinamers

Surinaamse Nederlanders hebben in het algemeen meer gezondheidsklachten dan autochtone Nederlanders, maar veel minder dan Turken en Marokkanen (Weide & Foets, 1997, 1998b). Bij Surinamers worden relatief vaak problemen vastgesteld aan het bloed- en endocrine/metabole systeem (bijvoorbeeld diabetes mellitus), maag-darmkanaal, bewegingsapparaat, de ogen, luchtwegen en huid. Voorts is er bij hen meer dan bij autochtone Nederlanders sprake van psychische en sociale problemen (CBS, 1998). Surinamers, zowel mannen als vrouwen, worden relatief vaker in een psychiatrische kliniek opgenomen en wel om dezelfde reden als bij Marokkaanse mannen: schizofrenie en andere stoornissen, onder andere door drugsgebruik (Weide & Foets, 1998b). Surinamers hebben andere klachten en diagnosen dan Nederlanders, mogelijk door verschillen in erfelijke aanleg, voedingspatroon, leefwijze en woon- en werkomstandigheden, hetgeen uiteraard ook voor andere allochtonen geldt (Weide & Foets, 1998a). Volgens gegevens uit de *Tweede Nationale Studie naar ziekten en verrichtingen in de huisartspraktijk* krijgen Surinamers vaker medicijnen voorgeschreven dan Marokkanen, Antillianen en autochtone Nederlanders. Van de Surinamers zei 33% medicijnen voorgeschreven gekregen te hebben, tegenover 25% van de Marokkanen en 23% van de Antillianen (Van Lindert et al., 2004).

16.2 Verkeerd gebruik van medicijnen

In de dagelijkse praktijk blijkt dat veel allochtone patiënten de voorgeschreven medicijnen verkeerd gebruiken. Ze houden zich minder vaak aan de instructies op het etiket: ze passen eigenhandig de dosering aan, dienen medicijnen op het verkeerde tijdstip toe of maken onwenselijke combinaties, bijvoorbeeld van medicijnen met alcohol. Religieuze voorschriften kunnen de therapietrouw negatief beïnvloeden: tijdens de ramadan bijvoorbeeld nemen veel moslims hun medicijnen niet of op de verkeerde tijden in. Het is bekend dat sommige allochtone patiënten hun medicijnen delen met familieleden, zowel in Nederland als in het land van herkomst. Een vrouw leent bijvoorbeeld een anticonceptiepil van een vriendin omdat die van haar op zijn. Het idee daarachter is: 'De pil is de pil'; men weet niet dat iedere pil een andere hormonale samenstelling heeft.

> **Oorpijn is oorpijn?**
> Een Turkse vrouw (55 jaar) heeft oorpijn, maar is met deze klacht niet naar de huisarts gegaan. Haar kleindochter (9 jaar) heeft ook oorpijn, maar dan als gevolg van spasmen in het oor. Zij heeft van de huisarts hiervoor oordruppels voorgeschreven gekregen. De 55-jarige vrouw denkt: wat goed is tegen de oorpijn van mijn kleindochter zal vast ook wel goed voor mij zijn. Zij doet een paar van deze druppels in haar eigen oor en binnen zeer korte tijd wordt zij onwel. Ze moet overgeven en wordt duizelig. Dit wordt zo erg dat zij de huisarts belt, die vervolgens langskomt. De verschijnselen blijken een gevolg te zijn van het gebruik van de oordruppels van de kleindochter. De vrouw had deze nooit mogen gebruiken. Zij heeft zelf oorontsteking en krijgt andere medicijnen, speciaal voor haar kwaal, voorgeschreven.

Sommige toedieningsvormen van geneesmiddelen worden door allochtonen niet of moeilijk geaccepteerd. Lichamelijke afbraakproducten en de bijbehorende organen worden in veel culturen als onrein beschouwd en dat geldt ook voor geneesmiddelen die langs deze weg worden toegediend, zoals zetpillen en vaginale crèmes en tabletten. Mannen ervaren het inbrengen van zetpillen vaak als onmannelijk (Dettingmeijer, Van Hattum & Paes, 1985).

Een ander probleem waarop een zorgverlener bedacht moet zijn, is ongewenste polifarmacie. Een aanzienlijk deel van de Turken en Marokkanen maakt tijdens vakanties gebruik van de gezondheidszorg in hun thuisland. Veel mensen bezoeken voor dezelfde kwaal zowel een arts in het land van herkomst als een Nederlandse dokter om de diagnoses te vergelijken. Vervolgens bestaat er een kans dat zij alle voorgeschreven medicijnen aanschaffen en gebruiken. De Nederlandse arts is van deze ongewenste polifarmacie niet altijd op de hoogte. Er worden geneesmiddelen meegenomen uit het land van herkomst, of van daaruit opgestuurd. Daarbij kan het gaan om geneesmiddelen die hier niet toegestaan zijn of die hier normaal alleen op recept verkrijgbaar zijn (Weide & Foets, 1998a; CBS, 1998; Wolffers, 1986). In Turkije en Marokko bijvoorbeeld zijn de meeste geneesmiddelen, met uitzondering van opiaatderivaten, in de apotheek zonder recept verkrijgbaar.

16.3 Oorzaken van verkeerd gebruik

16.3.1 Taal- en communicatieproblemen in de apotheek

Taalproblemen, geringe scholing en analfabetisme spelen een grote rol bij verkeerd gebruik van geneesmiddelen. Een groot deel van de eerste generatie Turken en Marokkanen in ons land heeft in het thuisland niet meer dan basisonderwijs genoten. Vervolgens hebben ze in Nederland slechts een beperkte kennis van de taal opgedaan. Volgens de Stichting Lezen en Schrijven is ongeveer 10% van de Nederlandse bevolking analfabeet of laaggeletterd (ofwel functioneel analfabeet). Daarvan is een derde allochtoon. Schriftelijke informatie wordt slecht gelezen en/of niet goed begrepen. Veel migranten van de eerste generatie kunnen bijsluiters niet goed lezen c.q. begrijpen. Ook de mondelinge communicatie tussen patiënt en apotheekmedewerker is soms gebrekkig.

Het behoeft geen betoog dat het voor laaggeletterden, laaggeschoolden en mensen die het Nederlands niet goed spreken heel moeilijk is om een bijsluiter te begrijpen of met een hoogopgeleide apotheekmedewerker te praten. Ook mensen die het Nederlands redelijk beheersen, kunnen echter problemen hebben met het taalgebruik van een hulpverlener. Wanneer ze in hun land van herkomst niet of nauwelijks naar school zijn geweest, hebben ze vaak beperkte kennis van het menselijk lichaam en beperkte gezondheidsvaardigheden: het vermogen om informatie over de gezondheid te vinden, te begrijpen en te gebruiken.

Allochtone patiënten vragen bijna nooit extra informatie over medicijnen, waardoor er een kans bestaat dat ze deze niet op de voorgeschreven manier gebruiken. Bovendien sturen ouders vaak een kind naar de apotheek om geneesmiddelen te halen, omdat ze zelf het Nederlands niet goed machtig zijn. Het gevolg daarvan is dat de apotheekmedewerker de patiënt niet rechtstreeks spreekt. Een directe mondelinge toelichting door de apotheker aan de patiënt voegt extra informatie toe en biedt de patiënt de mogelijkheid nadere vragen te stellen.

Soms komt een kind medicijnen halen voor meerdere familieleden. Bij thuiskomst weet het vaak niet meer wat de apothekersassistent precies gezegd heeft over een bepaald medicijn, waardoor de mondeling gegeven instructies niet goed worden opgevolgd.

Taalproblemen in combinatie met beperkte kennis van geneesmiddelen vergroten zoals gezegd de kans op allerlei misverstanden. Een voorschrift als 'driemaal daags innemen' kan bijvoorbeeld worden begrepen als 'eenmaal per drie dagen innemen'. Veel allochtonen zullen niet begrijpen wat de opmerking 'kan de rijvaardigheid beïnvloeden' betekent. Het komt voor dat zetpillen oraal worden ingenomen, dat de dosis overschreden wordt omdat men denkt dat het medicijn dan sneller werkt en dat vrouwen zo bang zijn om zwanger te worden dat ze de pil driemaal daags slikken – of hem alleen innemen vlak voor het vrijen.

> **In de war**
> Een Turks echtpaar lijdt aan verschillende chronische aandoeningen. De beide echtelieden, vijftigers, hebben daarvoor medicijnen voorgeschreven gekregen. Samen slikken zij in totaal dertig tabletten per dag. De medicijnen zitten in één tas en omdat zijn echtgenote ongeletterd is, wordt die door de man beheerd. Hij geeft zijn vrouw de benodigde medicijnen op de tijdstippen die nodig zijn. Het is tot nu toe al twee keer gebeurd dat hij haar tabletten heeft gegeven die voor hemzelf bestemd waren. Dit heeft ook twee keer geleid tot een ziekenhuisopname van de vrouw.
> De man heeft van alle medicijnen zelf een dagelijkse indeling gemaakt, zonder overleg met de huisarts of apotheek. Zo neemt hij over de dag genomen 's morgens negen tabletten, 's middags acht en 's avonds zes. Vergeet hij 's middags zijn medicatie, dan neemt hij de tabletten 's avonds voor het naar bed gaan alsnog in, en dat terwijl verschillende van deze middelen niet zonder risico zomaar tegelijk kunnen worden ingenomen.

16.3.2 Andere verwachtingen van geneesmiddelen

Veel allochtone patiënten van de eerste generatie hebben nooit iets geleerd over de biomedische werking van het menselijk lichaam, het ontstaan van ziekten, het gebruik van geneesmiddelen, wat bacteriën in het lichaam doen enzovoort. Zij gebruiken medicijnen vooral om symptomen te bestrijden. Zo gebeurt het dat zij stoppen met antibiotica als de koorts en het ziektegevoel afnemen; de kuur wordt niet afgemaakt met alle nadelige gevolgen – bijvoorbeeld resistente bacteriën – van dien.

De betekenis van en het omgaan met chronische ziekten is voor veel allochtonen eveneens onbekend terrein. In de dagelijkse praktijk blijkt dat allochtone patiënten moeite kunnen hebben met het feit dat deze chronische ziekten niet te genezen zijn met medicijnen. Bij chronische ziekten als diabetes wacht men totdat de symptomen verergeren. Als er geen klachten zijn, is men niet zo gauw geneigd preventieve maatregelen te nemen in de vorm van verandering van levensstijl (voeding, beweging enzovoort). Aan de andere kant doen migranten juist wel snel een beroep op de huisarts bij verkoudheid of hoofdpijn. Dergelijke klachten beschouwen ze vaak als ernstig: hoofdpijn zou bijvoorbeeld een symptoom van hoge bloeddruk of een hersenaandoening kunnen zijn. Dit verklaart tevens het hogere gebruik van medicijnen op recept. Allochtonen consulteren de huisarts vaker dan autochtonen en de consulten duren korter; ze krijgen meer recepten maar minder voorlichting van de arts (Paes & Dettingmeijer, 1997).

Veel allochtone patiënten hebben niet alleen hoge, maar vaak ook andere verwachtingen van de werking van geneesmiddelen. Een snelwerkend medicijn wordt beschouwd als een goed medicijn, omdat het de klachten snel verhelpt. Dat heeft wellicht deels te maken met de beleving van ziekte en het feit dat ziek zijn in het land van herkomst vaak ernstige financiële consequenties heeft. Wie ziek is, kan niet werken en heeft dus geen inkomen. Men heeft er dus alle belang bij zo snel mogelijk weer beter te worden. Ook kan men om die reden hogere doseringen dan voorgeschreven innemen, onder het motto: 'Hoe meer ik neem, hoe beter het helpt.' Daarnaast hebben allochtone patiënten vaak lagere verwachtingen van niet-medicamenteuze behandelingen. De druk die Nederlandse huisartsen ervaren om geneesmiddelen voor te schrijven aan allochtonen is dan ook groot (Dettingmeijer, Van Hattum & Paes, 1985).

In veel landen van herkomst doet men nauwelijks aan preventieve gezondheidszorg. Dit betekent dat veel allochtonen het vreemd vinden om naar de arts te gaan (consultatiebureau of schoolarts) als zij geen klachten hebben. Het ligt dus voor de hand dat ook het nut van middelen met een preventieve werking (bijvoorbeeld vitamines, vaccinaties en dergelijke) niet goed wordt begrepen.

16.3.3 Onbekendheid met het Nederlandse gezondheidszorgsysteem

Ook onbekendheid met het Nederlandse gezondheidszorgsysteem leidt tot problemen. De meeste Turkse en Marokkaanse patiënten komen met andere verwachtingen bij de huisarts en de apotheker. In veel andere landen schrijven artsen bijvoorbeeld veel sneller geneesmiddelen voor. Veel migranten hebben daarom het idee dat er tegen elke kwaal een middel bestaat; in hun land van herkomst waren ze immers gewend dat elk consult werd afgesloten met een recept. Ook zijn velen verbaasd dat de huisarts in eerste instantie vraagt hoe zij zelf hun gezondheidssituatie inschatten en teleurgesteld als ze met een paracetamol- en rustadvies naar huis worden gestuurd. Het gezondheidszorgsysteem in het buitenland verschilt ook sterk van dat in Nederland. De publieke sector van de gezondheidszorg in bijvoorbeeld Marokko en Turkije is niet optimaal. Er is een sterk ontwikkelde private sector, die vooral in de steden te vinden is. Hoewel patiënten officieel een recept van een arts moeten tonen als zij bepaalde geneesmiddelen willen hebben, komt daar in de praktijk weinig van terecht. Het blijkt zelfs dat patiënten de kosten aanzienlijk kunnen beperken door direct naar de apotheek te gaan.

In Turkije, Marokko en veel andere landen vervult de apotheker een soort huisartsenrol: mensen gaan met een klacht naar de apotheek en vragen daar om advies. De huisarts zoals wij die kennen bestaat in deze landen niet. Mensen die verzekerd zijn kunnen naar het ziekenhuis, alwaar zij uren in de rij moeten staan vooraleer zij door een verzekeringsarts gezien worden. Het is onwaarschijnlijk dat ze bij een volgend consult dezelfde arts treffen. Vrijgevestigde artsen zijn duur, en dus gaat men liever naar de apotheek voor advies (Wolffers, 1986). Daar vragen ze om het middel dat de vorige keer ook geholpen heeft of om een advies van de apotheekmedewerkers. Het gevolg is een overconsumptie van symptoombestrijdende geneesmiddelen en antibiotica, veelal op onjuiste indicaties.

In het land van herkomst waren migranten gewend om direct naar de specialist of naar de apotheker te gaan. Omdat ze het fenomeen huisarts als poortwachter van het gezondheidssysteem daar vaak niet kennen, weten ze vaak niet wat precies zijn taak en functie is, wat ze van hem kunnen verwachten en wanneer ze wel of niet direct naar de apotheek kunnen gaan. Ze weten ook niet dat de apotheker in Nederland de uitvoerder is van de door de huisarts uitgestippelde farmacotherapie, en dat hij zich beperkt tot de juiste bereiding en aflevering van de voorgeschreven medicijnen. Het gevolg is dat sommige allochtone patiënten niet eerst langs de huisarts gaan, maar het meteen bij de apotheek proberen: ze vragen om het middel dat de vorige keer ook geholpen heeft of consulteren de apotheekmedewerkers (die vaak niet op de hoogte zijn van de juiste indicatie).

16.4 Hoe kan doelmatig geneesmiddelengebruik van allochtonen worden bevorderd?

Om voldoende resultaat te bereiken, zullen niet alleen de patiënten moeten worden geïnformeerd over juist geneesmiddelengebruik; ook artsen, apothekers en voorlichters zullen op de hoogte moeten worden gebracht van de wijze waarop allochtonen met medicatie kunnen omspringen.

Er is een aantal mogelijkheden om therapietrouw te bevorderen en verkeerd gebruik van medicijnen te voorkomen. Artsen, doktersassistenten, apothekers, apothekersassistenten, voorlichters eigen taal en cultuur (vetc'ers) en zorgconsulenten kunnen hieraan op de volgende manieren een bijdrage leveren:

> **Voorschrijfgedrag (door arts)**
> - beperk het aantal geneesmiddelen
> - geef een eenvoudig doseringsschema
> - zorg voor een geschikte toedieningsvorm
>
> **Gebruiksinstructie (door arts en apotheker)**
> - geef een duidelijke instructie
> - noem de achtergrond (reden voor gebruik)
> - toets of de patiënt de instructies heeft begrepen
>
> **Motivatie patiënt (door arts, apotheker en vetc'er)**
> - leg de noodzaak van de behandeling uit
> - noem de te verwachten effecten en neveneffecten
> - toets de motivatie van de patiënt

Goede voorlichting kan soms al een enorme verbetering teweegbrengen. Groepsvoorlichting gegeven door autochtone voorlichters met hulp van een tolk heeft echter onvoldoende effect, doordat er geen actieve interactie plaatsvindt tussen voorlichter en patiënt. Vetc sluit beter aan: voorlichting in de eigen taal kan een goede oplossing zijn voor die allochtonen die niet via de inburgeringsprogramma's bereikt worden.

Het voordeel van het werken met een allochtone voorlichter is dat deze de informatie in de eigen taal kan geven en direct kan reageren op vragen of opmerkingen van de deelnemers. De voorlichter heeft dezelfde culturele achtergrond als de deelnemers en weet daardoor beter welke gewoontes en ideeën er in een groep leven met betrekking tot medicijngebruik. Ook kan de voorlichter in de groep naar voren gekomen knelpunten doorspelen naar een arts of apotheker. Het is echter beslist wenselijk dat vetc'ers geschoold worden in diverse aspecten van medicijnen en medicijngebruik, opdat ze efficiënt kunnen voorlichten.

Naast voorlichting door vetc'ers kan ook geneesmiddeleneducatie gegeven worden via bestaande kanalen als kranten en tijdschriften die door veel allochtonen gelezen worden en allochtone media in Nederland (zie ook hoofdstuk 17 over vetc'ers).

16.4.1 Voorlichting aan beroepsbeoefenaars over medicijngebruik bij allochtonen

Binnen de opleidingen voor artsen, apothekers en apothekersassistenten dient plaats te worden ingeruimd voor ziektebeleving en geneesmiddelengebruik in andere culturen. Daarbij moet extra aandacht worden besteed aan identificatie van buitenlandse geneesmiddelen om polifarmacie zo veel mogelijk te voorkomen. Verder moeten arts, apotheker en vetc'ers intensief samenwerken. Er kunnen ook discussiebijeenkomsten georganiseerd worden tussen huisartsen en kleine groepen allochtone patiënten, bijvoorbeeld onder leiding van vetc'ers. Dat opent de mogelijkheid om 'interactief' kennis te nemen van wederzijdse opvattingen. Regelmatige berichtgeving in relevante tijdschriften over geneesmiddelengebruik door allochtone groepen kan ook helpen de situatie te verbeteren.

16.4.2 Voorlichtingsmateriaal voor allochtonen

Er is nauwelijks voorlichtingsmateriaal beschikbaar over medicijngebruik voor allochtonen. Naast algemene informatie over geneesmiddelengebruik en verschillende toedieningsvormen ontbreekt ook informatie over het gebruik van inhalators, tabletten om onder de tong te laten smelten en injectietechnieken voor diabetici. Om doelmatigheid te bevorderen zullen dus begrijpelijke, duidelijke voorlichtingsmaterialen ontwikkeld moeten worden.

16.4.3 Bijsluiters

Bijsluiters bevatten belangrijke informatie, maar zijn in het algemeen slechts beperkt bruikbaar; deze informatie is voor veel migranten, met name van de eerste generatie, moeilijk te begrijpen, zeker wanneer de patiënt laaggeletterd is of lage gezondheidsvaardigheden heeft. Vertalen van Nederlandse teksten in belangrijke talen als het Turks of Arabisch kan een oplossing zijn, maar de vertaling behoeft dan wel enige aanpassing c.q. vereenvoudiging. Incidenteel ontwikkelen apothekers of farmaceuten simpele bijsluiters in eenvoudig Nederlands over geneesmiddelengroepen in het algemeen, bijvoorbeeld antibiotica, maar dit komt nog niet vaak voor. In de versimpelde versie kunnen het doseerschema en de tijdstippen van toediening worden opgenomen, evenals bijzonderheden als 'gebruiken tot het helemaal op is'. Tevens moeten bijwerkingen, interacties en contra-interacties in heldere taal worden beschreven. Het is uiteraard raadzaam om zowel de officiële als de versimpelde bijsluiter aan de patiënt mee te geven.

16.5 Ten slotte

Communicatieproblemen, een andere beleving van ziekte en andere opvattingen over de rol en werking van medicijnen zijn er de oorzaak van dat veel allochtone patiënten in ons land geneesmiddelen niet of verkeerd innemen. Dit is niet bevorderlijk voor hun gezondheid en zorgt voor onnodige kosten voor de gezondheidszorg.

Adequate informatie is noodzakelijk om allochtonen te helpen op een andere manier om te gaan met geneesmiddelen. Goede voorlichting aan zowel allochtone patiënten als aan degenen die medicijnen voorschrijven en distribueren vergroot het wederzijds begrip en daarmee de kans op verantwoord medicijngebruik bij allochtonen.

Farmaceutische zorg kan de patiënt niet opgedrongen worden. Je moet in de uitvoering zorgen dat je elkaar begrijpt. Respect voor elkaar en elkaars achtergronden en besef van de culturele verschillen die ten grondslag liggen aan een bepaald gedrag of een mening zijn belangrijk. Dit geldt net zo goed voor de apotheker en zijn assistenten als voor de patiënten.

17
Hulpverleners en voorlichting in de eigen taal

Gerda Nienhuis

Taalbarrières bemoeilijken de communicatie tussen migrant en hulpverlener. Het taalprobleem zelf kan een bottleneck zijn, maar ook de over-en-weergevoelens van niet begrepen worden. De Nederlandse taal als voertaal blijkt niet voor iedereen eenvoudig om te leren. De vooropleiding en de leeftijd van een migrant beïnvloeden de snelheid en de mate waarmee hij zich het Nederlands eigen kan maken; sowieso duurt het jaren voordat men een nieuwe taal met al haar zinsconstructies, uitdrukkingen en jargon beheerst. Voor oudere immigranten is het leren van een nieuwe taal een lange en moeilijke opgave. Velen zijn laaggeletterd of analfabeet. Voor het gebruik van de Nederlandse gezondheidszorg is een goede taalvaardigheid cruciaal. Een onderzoek van Semiha Denktaş (2011) naar zorggebruik van oudere migranten in Nederland maakt duidelijk dat Nederlands spreken doorslaggevend is om specialistische zorg te krijgen.

Vrouwen in de reproductieve levensfase hopen de taal goed te leren als ze uit de drukte van de kleine kinderen zijn, maar dat gebeurt niet altijd. Voor kinderen die hier op jonge leeftijd zijn gekomen, dan wel hier zijn geboren, is de Nederlandse taal een minder groot probleem. Bij hen verloopt het proces van integratie al gemakkelijker, omdat ze naar school en sportclubs gaan. Oudere nieuwkomers zien dat ze in het nieuwe land voor korte of lange tijd taalafhankelijk worden van hun kinderen, maar merken ook op dat hun kinderen na enige tijd hun moedertaal minder goed gaan beheersen. Sinds 2007 is inburgering verplicht voor oud- en nieuwkomers tussen de 16 en 65 jaar. In de Wet inburgering staat dat inburgeren verplicht is voor de meeste mensen die van buiten Europa komen en in Nederland wonen. Aan importbruiden en -bruidegommen worden eisen gesteld met een inburgeringsexamen in het buitenland.

Het gezondheidsinstituut NIGZ (nu onderdeel van CBO) stelde in het portfolio van zijn programma Zorg dat interculturele gezondheidsbevordering aandacht vraagt voor de culturele achtergrond en de begrijpelijkheid van de taal en dat rekening dient te worden gehouden met specifieke ideeën over gezondheid en leefstijl (Van Pelt, Singels & Van de Laar, 2011). Zonder goede communicatie is goede hulpverlening immers niet mogelijk. De Wet op de geneeskundige behandelovereenkomst (WGBO) schrijft voor dat iedere ingezetene van Nederland recht heeft op goede gezondheidsinformatie. Dat geldt ook als men geen (vloeiend) Nederlands spreekt. Voorlichting in eigen taal is nodig voor de oudere eerstegeneratieallochtonen en voor nieuwkomers, zoals asielzoekers, economische migranten of migranten die als (huwelijks)partner naar Nederland komen. Niet iedereen heeft immers de mogelijkheid gehad om in voldoende mate Nederlands te leren. Oudere eerstegeneratieallochtonen zullen de inhaalslag in veel gevallen niet meer kunnen maken. Aangezien ze in toenemende mate een beroep zullen blijven doen op de gezondheidszorg, zullen vertalingen en tolkdiensten in de belangrijkste migrantentalen noodzakelijk blijven. De effectiviteit van de voorlichtingsboodschap staat immers voorop. Naast tolkendiensten worden daarom intermediairs, zoals voorlichters eigen taal en cultuur (vetc'ers), zorgconsulenten en sleutelpersonen, als 'ambassadeurs' ingezet om de communicatiekloof te overbruggen.

Dit hoofdstuk schetst achtereenvolgens enige verschillen in de gezondheidszorgcultuur en beleving, de voor-en-doorbenadering van vetc'ers (die inmiddels doorgroeien naar zorgconsulenten) en de inzet van sleutelpersonen, mensen die een brug slaan tussen de eigen migrantengemeenschap en de zorg. Aan de hand van enkele casussen en praktijkvoorbeelden worden dagelijkse beslommeringen geschetst en een aantal *good practices* behandeld.

17.1 De verschillen in gezondheidszorgcultuur

Wie binnen of buiten Europa heeft gereisd, weet dat de (toegang tot de) gezondheidszorg soms schaars voorhanden is of op een lager peil functioneert. Het is niet in alle landen mogelijk om een zorgverzekering af te sluiten. De toegang tot goede, moderne, medische zorg is vaak duur en dus alleen beschikbaar voor diegenen die ervoor kunnen betalen. Medisch specialisten zijn in veel landen vrij te consulteren en apotheken adviseren over en verstrekken medicijnen, zowel met als zonder recept. In de meeste landen speelt medicatie een belangrijke rol in het proces van genezing. Voor moeder- en kindzorg zijn vaak speciale klinieken ingericht. Het Nederlandse gezondheidszorgmodel verschilt op bepaalde punten flink van het systeem waaraan migranten gewend waren in hun land van herkomst. Vaak komen zij uit situaties met nauwelijks toegang tot de moderne gezondheidszorg.

De gezondheidszorg in Nederland is voor iedereen toegankelijk, maar is van bovenaf geregeld. De huisarts heeft de cruciale rol van poortwachter: het leveren van verantwoorde eerstelijnszorg. Hij kan zo nodig verwijzen naar de tweedelijnszorg. In de optiek van veel nieuwkomers is in Nederland alles voorhanden en zijn de verwachtingen hooggespannen. De ziekenhuizen ogen nieuw en modern, hygiënisch en schoon, worden bemand door diverse specialismen, en voor elke patiënt geldt een gelijke medische behandeling. Ook is voor elke Nederlander en geregistreerde nieuwkomer een ziektekostenverzekering beschikbaar. Dat aan een verzekering bureaucratische regels zijn verbonden is voor nieuwkomers soms erg verwarrend. Een specialist kan niet rechtstreeks worden geconsulteerd, dure medicijnen zitten niet altijd in het verzekeringspakket, kraamzorghulp moet tijdig worden aangevraagd en voor een kruk of rolstoel moeten eerst de nodige formulieren worden ingevuld. Van klacht naar diagnose, wel of geen verwijzing, wel of geen recept: alles centreert zich rond de huisarts in zijn poortwachtersfunctie.

Deze beperkende spelregels werken regelmatig teleurstelling en frustratie in de hand. Het statusbeeld dat een nieuwkomer van een medicus heeft komt niet meer overeen met de werkelijkheid: wat heb je aan een arts zonder medicijnen, en wat is een arts zonder witte jas?

> **Het consultatiebureau**
> Een Somalische moeder komt met haar kindje voor een regulier contactmoment naar het consultatiebureau. Haar kindje heeft op dat moment een flinke luieruitslag. De moeder wijst naar de billetjes van haar kind en vraagt in het Engels om zalf. De consultatiebureauarts kan de zalf niet uit voorraad meegeven en verwijst de moeder naar de huisarts voor het uitschrijven van een recept voor de apotheek. Waarop de moeder vertwijfeld uitroept: 'But you are a doctor!'

De geloofwaardigheid en positie van de arts worden door deze moeder in twijfel getrokken. Hoe goed is deze dokter? Een arts op het consultatiebureau is voor deze vrouw geen nieuw gegeven, maar een dokter alleen voor lichamelijk onderzoek, die daarna alleen adviseert – dat beeld is haar vreemd.

In veel herkomstlanden wordt de preventieve eerstelijnszorg in combinatie met directe medische zorg aangeboden. Somalië kent bijvoorbeeld Mother and Child Health Clinics (MCH's). Een MCH is breed van opzet en verzorgt het hele scala aan zorg rondom moeder en kind: van anticonceptie, zwangerschap tot geboorte, en van begeleiding tot behandeling, medicatie en controle. In Nederland is de moeder- en kindzorg echter opgesplitst in aparte instellingen: verloskundigenpraktijk, kraamzorg, consultatiebureau, jeugdgezondheidszorg en huisartsendienst. Elke discipline heeft een eigen organisatie en afgebakend domein. Dat hier sprake is van verschillen in zorgsysteem en zorgcultuur die niet zomaar te begrijpen en te overbruggen zijn, moge duidelijk zijn.

Gezondheidswerkers hebben een belangrijke rol in het uitleggen van het Nederlandse systeem, om te voorkomen dat nieuwkomers in de zorg teleurgesteld afhaken of juist een overmatig beroep op de gezondheidszorg doen. Zij kunnen daarbij steun krijgen van verschillende soorten intermediairs, zoals tolken (zie ook hoofdstuk 18), voorlichters eigen taal en cultuur en zorgconsulenten. Deze intermediairs spreken niet alleen de taal van de cliënt, maar hebben ook kennis van de verschillende zorgculturen en de bijbehorende verwachtingen en kunnen zo een brug slaan tussen hulpverlener en cliënt.

17.2 Voorlichting eigen taal en cultuur (vetc) in ontwikkeling

Zoals we in verschillende hoofdstukken in dit boek zien, kan de relatie tussen zorgprofessional en cliënt heel gemakkelijk een potpourri van misverstanden worden. Hierdoor kan de relatie ook stagneren of vastlopen. Om de verwachtingen en belevingen beter op elkaar af te stemmen en nieuwkomers van juiste informatie te voorzien, worden al enige tijd allochtone voorlichters ingezet: vetc'ers.

Nederland zette hiervoor in de jaren tachtig – naar Parijs' voorbeeld – met het voormalig Bureau Voorlichting Buitenlanders de eerste stap: de inzet van vrouwelijke voorlichters in eigen taal en uit eigen cultuur. Het begon met voorlichting over opvoeding aan migrantenvrouwen uit Turkije en Marokko. De achterliggende gedachte was dat door voorlichting het isolement van deze vrouwen kleiner zou worden en dat door overdracht van kennis en vaardigheden hun zelfredzaamheid zou toenemen. Daarna zijn er ook mannelijke voorlichters opgeleid, alsmede vluchtelingen die hier ooit als asielzoekers zijn gekomen.

Na het behalen van een certificaat tot voorlichter eigen taal in gezondheid en opvoeding worden de voorlichters gestimuleerd tot het volgen van bij- en nascholing. De vetc'ers richten zich in eerste instantie op preventieve activiteiten, maar worden in toenemende mate ingezet als zorgconsulent – een intermediaire functie tussen hulpverlener en cliënt. Dit gebeurt met name wanneer er sprake is van communicatieproblemen bij een grote groep migranten van dezelfde afkomst en met specifieke medische problemen (zoals ivf, diabetes, tuberculose) en bij onderwerpen waarop een taboe rust (zoals psychosomatiek, anticonceptie, seksualiteit, seksueel geweld, hiv/soa). Allochtone zorgconsulenten signaleren problemen, ondersteunen hulpverleners en cliënten en zorgen ervoor dat de gezondheidszorg toegankelijker wordt. Daarnaast voorzien zorgconsulenten de hulpverlener van bruikbare informatie.

In een artikel in het tijdschrift *Phaxx* verwoordt een consulent het als volgt (Huijbregts, 2008):

> 'Wij voeren het gesprek op een manier die in de cultuur van de patiënt gebruikelijk is en vragen bijvoorbeeld op een indirecte manier naar klachten die gevoelig liggen. Na het gesprek informeren wij de huisarts en geven eventueel een advies. De arts stelt de diagnose en bepaalt de behandeling. Door onze informatie krijgt de huisarts een completer beeld van de klachten en kan hij de patiënt beter helpen. De huisarts heeft maar tien minuten, wij hebben drie kwartier.'

Vetc'ers/zorgconsulenten houden in de grote steden spreekuren op consultatiebureaus en in huisartsenpraktijken en kunnen als zorgconsulenten bemiddelen als de zorgvragen niet bij de hulpverlener terechtkomen of niet goed worden opgepakt.

Vetc'ers zijn werkzaam voor een lokaal of regionaal vetc-steunpunt of werken als freelancers. De steunpunten zijn veelal ondergebracht bij GGD'en in steden met veel allochtonen. Ook wordt werk gemaakt van een betere seksuele gezondheid voor en door asielzoekers door middel van *peer educators* (Bangma, Oosterhuis & Polstra, 2012). Zij weten hoe ze een sensitief onderwerp als seksuele gezondheid kunnen verwoorden naar hun eigen achterban. Ze worden landelijk ondersteund door het programma Etnische minderheden van Soa Aids Nederland.

17.3 Voorlichting in de praktijk

Met welke vragen worden voorlichters eigen taal en cultuur geconfronteerd? Ter verheldering volgen we een voorlichtingsbijeenkomst voor een groep vluchtelingenvrouwen, waar een aantal essentiële en terugkerende knelpunten aan de orde komt.

17.3.1 Consultatieduur en huisarts

Dubbel consult
In een voorlichtingsbijeenkomst die wordt geleid door een vetc'er wordt gesproken over een steeds terugkerend thema: gezondheidszorg in Nederland. Op een bepaald ogenblik gaat het gesprek over de huisarts en het belang van het maken van afspraken. Iemand uit de zaal stelt een vraag over iets wat haar niet duidelijk is. In de wachtkamer is het haar opgevallen dat sommige patiënten een kwartier bij de huisarts zitten, terwijl zij maar vijf minuten krijgt toebedeeld. Ze noemt dit een consult van 'even zitten, vra-

gen en wegwezen'. De vrouw voelt zich allesbehalve serieus genomen. Ze is op zoek naar een andere huisarts en gaat net zo lang door tot ze een arts vindt die haar wel serieus neemt. Haar boosheid en frustratie zijn merkbaar. In de groep wordt druk heen en weer gepraat, want de deelnemers herkennen dit punt. Ook zij vinden dat de huisarts veel te weinig tijd voor hen heeft en voelen zich daarmee achtergesteld.

De voorlichter merkt op dat een consult soms kan uitlopen, maar dat mensen ook extra tijd, een 'dubbel consult', kunnen afspreken met de huisarts. De laatste opmerking werpt een ander licht op de zaak, maar roept gelijktijdig ook weer nieuwe vragen en overwegingen op. Hoe komt het dat we dit niet weten, en werken alle huisartsen zo?

Een eerste knelpunt is de duur van een consult. Waarom is er voor de één meer tijd dan voor de ander, steekt daar iets achter? Nederlanders weten bewust of onbewust dat iedereen voor een gelijke behandeling in aanmerking komt. De zorg is er voor iedereen, ondanks het feit dat het Nederlandse gezondheidszorgsysteem aan verandering onderhevig is. Iemand die uit een land komt waar de zorg niet voor iedereen hetzelfde geregeld is, beleeft dit echter anders. Een voorlichter afkomstig uit het land van de migrant kan de verschillende situaties uit de doeken doen, en in de eigen taal een verklaring bieden voor de verschillen. Deze benadering wordt erg gewaardeerd. De deelnemers worden in hun beleving begrepen en voelen zich serieus genomen.

17.3.2 De poortwachtersfunctie

Noodgedwongen naar het buitenland
Een van de deelnemende vrouwen heeft een vraag over het krijgen van een verwijsbrief. Ze wil namelijk een lichamelijk onderzoek door een specialist, maar de huisarts wil haar niet doorverwijzen. Het probleem is dat ze zich al heel lang niet goed voelt. Ze vertelt over haar consult: 'Dokter, ik ben niet gerust, ik denk dat ik een onderzoek en medicijnen nodig heb.' De arts blijft echter achter zijn bureau en computer zitten en merkt op: 'U bent niet ziek, mevrouw, maar u bent moe.' Dit antwoord heeft haar twijfel en ongerustheid niet weggenomen. Nu overweegt ze een specialist in het buitenland te consulteren. Over Duitse medisch specialisten doen goede verhalen de ronde. In elk geval word je in Duitsland van top tot teen onderzocht en worden bloed-, röntgen- en scancontroles gedaan.

Ze zegt dat zij en haar lotgenoten zich gevangen voelen in het systeem van verwijsbrieven en regeltjes van de zorgverzekeraar, en dat ze voor goede hulp noodgedwongen naar het buitenland moet gaan. In haar eigen land was ze allang bij de specialist geweest, maar hier lukt het niet. Een reis met lotgenoten is in voorbereiding. De voorlichter begrijpt haar verhaal en stelt de zelfredzaamheid op prijs, maar merkt op dat een gezondheidssysteem de patiënten ook kan beschermen. De voorlichter legt uit hoe het een en ander werkt en wat de achterliggende visie is: de Nederlandse gezondheidszorg wil niet onnodig medicaliseren.

We zien in het voorgaande dat van een arts wordt verwacht dat hij zijn medisch-technische kennis en kunnen inzet, want dat is vertrouwd en bekend. Een bloedonderzoek of een lichamelijk onderzoek wordt zeer op prijs gesteld en als erkenning en bevestiging van een klacht gezien. De klacht wordt in elk geval serieus genomen. Wordt de patiënt uitgelegd waarom een lichamelijk onderzoek niet altijd noodzakelijk is, dan zal hij een volgende keer misschien minder aandringen op een verwijsbrief. Advies alléén kan onbevredigend werken: daarvoor consulteer je tenslotte geen medicus! Het zich niet serieus genomen voelen dreigt weer op de voorgrond te treden.

17.3.3 Medicatie

De voorlichtingsbijeenkomst wordt ook bezocht door een aantal vrouwen uit een asielzoekerscentrum. Hun echtgenoten klagen sinds een week over de huisarts. Wat is het geval? De mannen zijn allen onafhankelijk van elkaar naar de huisarts geweest, met verschillende problemen, klachten en kwalen. Ze hebben allemaal medicijnen gekregen, daar is specifiek naar gevraagd. Op een rustig moment praten de mannen met elkaar over hun verschillende gezondheidsklachten en over de medische behandeling, en komen op het idee om hun medicijndoosjes te verzamelen en met elkaar te vergelijken. Dan blijkt dat ze allemaal hetzelfde medicijn voorgeschreven hebben gekregen: paracetamol. De mannen zien hierin de bevestiging dat de huisarts hun klachten niet heeft begrepen. De andere vrouwen schieten in de lach om dit frappante verhaal, maar vragen zich af hoe het dan wel zit. Zijn er voor sommige klachten geen medicijnen? De voorlichter legt uit dat als een klacht niet ernstig genoeg is het beter is om gewoon even af te wachten. Of dat, als er een virus in het spel is, antibiotica niet de juiste medicatie is. Medicijngebruik is niet altijd de oplossing. Bij griep bijvoorbeeld, voor veel nieuwkomers een nieuwe ziekte, is een paar dagen in bed de beste remedie.

Het blijft noodzakelijk om nieuwkomers te informeren over de Nederlandse gezondheidszorgcultuur en de professionele terughoudendheid in het verstrekken van medicatie. Het voorkomt ongerustheid, 'shoppen' en ook het onderling uitwisselen van medicijnen.

Voor voorlichtingsbijeenkomsten worden soms ook deskundige sprekers uitgenodigd om over een bepaald thema te komen spreken en ervaringen uit te wisselen. Een arts kan een uitnodiging met beide handen aangrijpen om op deze manier zijn bijdrage te leveren aan kennisverspreiding over bepaalde thema's in de Nederlandse gezondheidszorg en om tegelijkertijd zichzelf te verrijken door de vragen en inzichten die onder de mensen leven.

17.4 Wat kunnen zorgprofessionals van vetc'ers en zorgconsulenten leren?

Centraal in dit boek staat dat zorgprofessionals zich op drie terreinen dienen te ontwikkelen. Vetc'ers en zorgconsulenten kunnen zorgprofessionals zowel op kennis, attitude als vaardigheden verdiepend inzicht geven, zodat deze als professionals kwalitatief betere zorg kunnen bieden, zorg die voldoet aan de richtlijnen zoals geformuleerd binnen de beroepsgroepen en voorgeschreven door wettelijke kaders, zoals de WGBO.

17.4.1 Serieus nemen

Tijd nemen voor een begroeting en interesse tonen in de mens achter de kwaal zijn voor veel allochtonen cruciaal voor het contactmoment, de relatie en de verstandverhouding. Het zakelijk bespreken van een klacht of pijn is onvoldoende. Een begroeting, het tonen van interesse en belangstelling om daarna to the point te komen hoeven niet veel tijd te kosten, maar het zet wel een juiste toon.

Vragen als: 'Wat denkt u zelf dat u mankeert?' kunnen averechts werken. Allochtone patiënten voelen zich met deze vraag soms in hun hemd gezet, alsof hun klacht niet serieus wordt genomen. Zij komen voor de dokter en doen een appel op zijn deskundigheid, en dan zouden ze zelf moeten weten wat ze mankeert! Onder Nederlanders werkt dit anders. Na een korte begroeting kan een consult direct en zakelijk van start gaan; de anticiperende vraag 'Wat denkt u zelf?' nodigt uit om het persoonlijk inzicht over de klacht te etaleren. Is het probleem afgehandeld en laat de tijd het nog even toe, dan wordt zo nodig even gebabbeld.

In het algemeen kan men zeggen dat in het Westen eerst 'zaken' worden gedaan. In het Verre Oosten, het Middellandse Zeegebied en Afrika wordt eerst aan een relatie gewerkt, worden begroetingen en beleefdheden uitgewisseld, om daarna tot zaken te komen. Dit heeft te maken met culturele beleefdheden in begroetingen, maar hangt ook samen met de zekerheden die en het vertrouwen dat de samenleving biedt. Het maakt immers een enorm verschil of iemand uit een overzichtelijke verzorgingsstaat komt of uit een land waarin men simpelweg moet zien te overleven en slechts via relaties zijn belangen kan behartigen.

Nu begint het voorgaande op een 'weetje', op een recept te lijken, maar zo eenvoudig is het ook weer niet. Artsen worden door nieuwkomers in de regel met veel respect benaderd, soms op een hoger voetstuk geplaatst dan door de gemiddelde Nederlander. Schijnbaar onoverkomelijke problemen zijn soms goed te verklaren. Gebrek aan informatie, het aanbod niet kunnen plaatsen, de te hoge verwachting, maar ook schaamte en taboe kunnen de arts-patiëntrelatie in de weg staan. Met dit gegeven dienen artsen altijd rekening te houden als een relatie moeilijk verloopt of als een patiënt terugkomt met terugkerende klachten.

> **Schaamte**
> Een jonge vrouw komt regelmatig bij de arts van een opvangcentrum. Ze vertelt over haar problemen met de stoelgang en de buikklachten. Een fecesonderzoek levert niets op. De vrouw blijft terugkomen met dezelfde klacht. Omdat deze arts haar al enige tijd kent, besluit ze op een dag dóór te vragen. Is er soms sprake geweest van een seksueel vergrijp? Als de arts haar vervolgens lichamelijk onderzoekt, blijkt ze een ruptuur te hebben opgelopen als gevolg van een verkrachting. Deze constatering maakt begrijpelijk dat ze klachten over haar stoelgang heeft. De grote schande en haar schaamte maken dat de vrouw niet rechtstreeks kan vertellen wat haar overkomen is.

17.4.2 Good practices van voorlichters en bemiddelaars in eigen taal

Net als sleutelpersonen werken vetc'ers vaak *outreachend*: ze komen daar waar de doelgroep gewend is samen te komen, zoals bij zelforganisaties, in moskeeën en buurthuizen.

> Said Haouam en Aliriza Sariyldiz zijn twee van de senior vetc'ers van Stichting Buitenamstel Geestgronden. Ze werken respectievelijk voor de Marokkaanse en Turkse doelgroepen in Amsterdam-West. Sariyldiz: 'Langzamerhand leert men ons hier kennen in West. We komen op veel plaatsen binnen. Mensen komen al uit eigen beweging naar ons toe met verzoeken om voorlichting of een cursus. Dat is een goed teken.' (Huijbregts, 2008)

De vetc'ers die gespecialiseerd zijn tot zorgconsulenten kunnen hulpverleners in de eerste lijn ondersteunen en soms ook hulpverleners in de tweede lijn. Dit kan gebeuren door middel van de zogenoemde driegesprekken, tussen de (huis)arts, cliënt en zorgconsulent.

Een artikel in *Phaxx* (Huijbregts, 2001) bericht over voorlichters in dienst bij GGZ Amsterdam. Zij bezoeken oudere migranten met psychische en psychosomatische klachten. In verschillende plaatsen heeft de ggz voorlichters of zorgconsulenten in dienst genomen. Zo werken in Amsterdam verschillende vetc'ers om de geestelijke gezondheidszorg aan allochtonen te verbeteren. Ze hebben eerst in de wijk een netwerk van sleutelpersonen opgebouwd om zo veel mogelijk mensen te kunnen bereiken. Soms is het mogelijk direct over psychosomatische klachten met een groep te praten, bijvoorbeeld bij een Turkse vrouwengroep. Soms moet je beginnen met minder bedreigende onderwerpen, zoals diabetes, meer bewegen of gezond oud worden. Als een voorlichter het vertrouwen heeft gewonnen, kan over de andere problemen van mensen worden gepraat, zoals eenzaamheid, problemen met de kinderen, verbittering over het zware leven dat ze hebben geleid en de armoede die ze ervaren nu ze oud zijn geworden. Door groepsgesprekken kunnen mensen elkaar steunen. Na de bijeenkomst krijgen de voorlichters meestal nog de individuele problemen te horen, waarvoor vaak echt hulp nodig is. Door de vertrouwensband kunnen ze de mensen begeleiden naar andere hulpverleners.

Tijdens de viering van tien jaar zorgconsulenten in Rotterdam in 2006, bleek dat als huisartsen eenmaal over een allochtone zorgconsulent beschikken, ze die niet meer kwijt willen. In diverse huisartsenpraktijken zijn Turkse, Marokkaanse, Kaapverdiaanse en Chinese zorgconsulenten aan het werk. Ze geven gezondheidsvoorlichting aan individuele patiënten over ziektebeelden, zoals diabetes, hart- en vaatziekten en psychosomatische klachten. Ze proberen ook over onderwerpen als voeding en bewegen te praten en geven basisinformatie over het menselijk lichaam.

De folder *De allochtone zorgconsulent. Ondersteuner van de huisarts* (NIGZ, 2008a), die de functie van de allochtone zorgconsulent beschrijft, ziet in de inzet van de zorgconsulent een interactief antwoord op de knelpunten in de gezondheidszorg. In de folder stelt een huisarts in Rotterdam: 'De zorgconsulent heeft een gedegen opleiding gevolgd. Daardoor is het verhelderend om met haar te praten over de problemen waar ik bij allochtone patiënten tegenaan loop.' En een huisarts in Deventer zegt: 'Ik ben tevredener over mijn zorg aan allochtone patiënten.'

17.5 De toekomst

De vergrijzing onder de migrantengroepen neemt toe en allochtone ouderen zullen in de toekomst een groter beroep op de gezondheidszorg gaan doen. Ook de behoefte aan eigen taal- en cultuurbeleving zal in deze levensfase toenemen. Hoewel de kracht van sleutelpersonen, vetc'ers en zorgconsulenten wordt erkend, zijn er nog veel obstakels uit de weg te ruimen. Twijfel aan de noodzaak van voorlichting in eigen taal en cultuur bestaat nog steeds. De financiële inbedding en waardering blijven een punt van aandacht. De vetc-opleiding vormde een basis voor eventuele instroom in erkende vervolgopleidingen. Het NIGZ stelde dat de financiering prima binnen de Wet maatschappelijke ondersteuning (WMO) past en dat de kosten zichzelf terugverdienen: de hulpverlener kan namelijk betere en effectievere zorg bieden en ook neemt oneigenlijk gebruik van het spreekuur af. De landelijke functie van het NIGZ is inmiddels door regionale instellingen overgenomen. Elke regio kan met een sociale kaart (lijst van relevante instanties) haar aanbod inzichtelijk maken.

De allochtone zorgconsulent is een relatief nieuwe discipline in de gezondheidszorg. Zorgconsulenten worden steeds vaker ook in ziekenhuizen ingezet. Daarvoor zijn modelteksten opgesteld, omdat er geen bestaande regelingen beschikbaar zijn. De teksten hebben als doel de verantwoordelijkheid en aansprakelijkheid voor het handelen van de zorgconsulent te regelen.

Er bestaat helaas ook een valkuil: als sleutelpersonen en voorlichters hun werk doen, neigen de reguliere instellingen ertoe zich terug te trekken in plaats van zich lerend op te stellen. Dat is jammer, want zowel inhoudelijk als in het kader van integratie en participatie kan veel van de ervaringen van vetc'ers en sleutelpersonen worden geleerd, ook over hoe migranten onder elkaar zijn georganiseerd. Nederland kent tal van vrijwillige zelforganisaties, voor ouderen, voor jongeren enzovoort, die zich met voorlichting en begeleiding inzetten voor hun eigen achterban. Deze zelforganisaties signaleren, horen en weten wat in hun gemeenschap leeft en kennen de knelpunten rondom de gezondheidszorg en bureaucratie. Inmiddels werken GGD'en met diverse zelforganisaties samen in de aanpak van en voorlichting over meisjesbesnijdenis (zie ook hoofdstuk 11). Voor meerdere zorginstellingen en gezondheidsonderwerpen kunnen dit soort samenwerkingsverbanden gaan ontstaan.

17.6 Ten slotte

Rekening houden met allerlei culturele aspecten en opvattingen is iets wat tegenwoordig bij elke zorginstelling hoort. Het inschakelen van vetc'ers, zorgconsulenten, sleutelpersonen, peer educators of welke intermediaire functie dan ook, is een stap verder in de omgang met mensen met diverse culturele achtergronden. Werken met elkaar, samen optrekken, biedt meerwaarde en zorgt voor een uitdaging waarbij de betrokkenen gebruik leren maken van kansen en elkaars talenten.

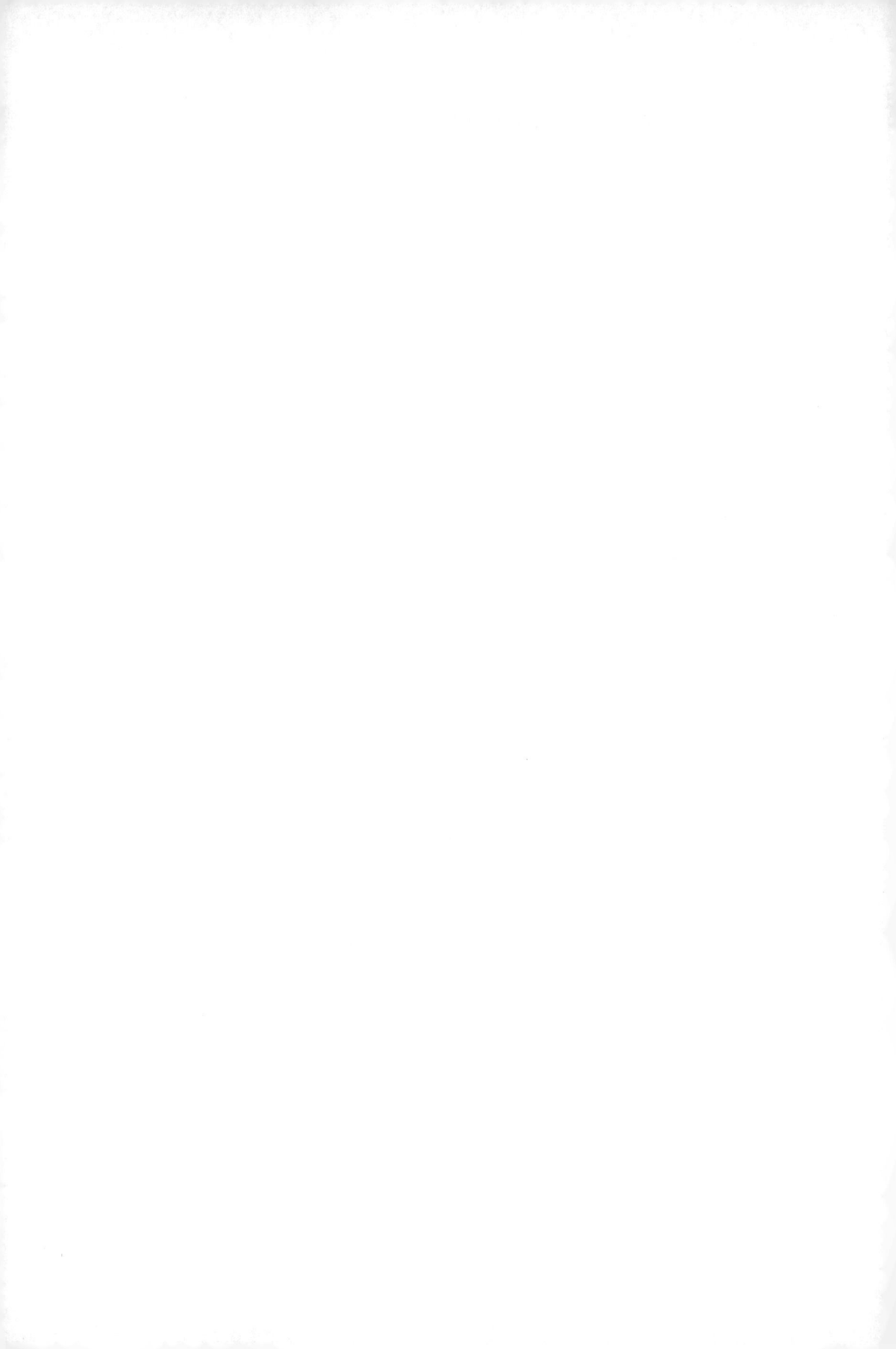

18

Tolken in de gezondheidszorg

Rena Zendedel

Uit onderzoek blijkt dat een aanzienlijk deel van de eerstegeneratieallochtonen het Nederlands slechts mondjesmaat beheerst (Harmsen, 2003). De taalbarrière vormt een groot obstakel op sociaal vlak en op de arbeidsmarkt, maar ook in de gezondheidszorg. Onderzoek laat zien dat de communicatie tussen zorgprofessional en migrantpatiënten stroef verloopt. Dit resulteert in een mindere patiënttevredenheid onder migrantpatiënten en uiteindelijk in kwalitatief minder goede zorg, vergeleken met autochtone patiënten (Harmsen, 2003; Meeuwesen et al., 2006; Meeuwesen & Harmsen, 2007). Tolken kunnen worden ingezet om communicatieproblemen tussen zorgprofessionals en migrantpatiënten te beslechten.

18.1 Achtergrond en definities

Traditioneel wordt er onderscheid gemaakt tussen vertalen en tolken: bij het eerste gaat het om het overzetten van geschreven tekst uit één taal in een andere, bij het tweede om het overzetten van spraak. In de medische wereld wordt gebruikgemaakt van verschillende typen tolken. Zo zijn er professionele tolken, ook wel formele tolken genoemd, die een opleiding hebben gevolgd die hen tot tolk kwalificeert. Zij hebben net als de arts een geheimhoudingsplicht en dienen zich te houden aan het protocol. Professionele tolken voor de gezondheidszorg worden onder andere geleverd via het Tolk- en Vertaalcentrum Nederland (TVcN). Zorgverleners kunnen zowel een telefonische tolk als een tolk op locatie aanvragen. Telefonische tolken zijn al binnen enkele seconden beschikbaar, voor een tolk op locatie dient de zorgverlener een afspraak te maken (TVcN, 2011).

Naast formele tolken wordt in de medische wereld ook gebruikgemaakt van de zogenoemde informele tolken. Dit kunnen vrienden of familieleden zijn van de patiënt, maar ook ziekenhuismedewerkers die ad hoc worden ingezet om te tolken. Informele tolken hebben geen opleiding gevolgd en vertalen op gevoel. Patiënten nemen vaak zelf iemand mee om te tolken, wat de zorgverlener tijd en moeite bespaart (Meeuwesen, Harmsen & Sbiti, 2011). Echter, zijn de informele tolken een adequate vervanging voor professionele tolkdiensten? Daar is menig onderzoek aan gewijd.

18.2 Formele en informele tolken

Veel studies naar formele en informele tolken richten zich op de kwaliteit van de vertaling. Hieruit blijkt dat informele tolken inaccuraat vertalen (Aranguri, Davidson & Ramirez, 2006; Flores et al., 2003; Flores, 2005; Pöchhacker, 2000). Zij laten vaak informatie weg, voegen zelf nieuwe informatie toe of geven een eigen interpretatie aan het gezegde (Twilt, 2007). Niet zelden beantwoorden zij rechtstreeks de vragen van de arts en overschaduwen daarmee de patiënt (Davidson, 2000). Ook vinden er vaak 'onderonsjes' plaats tussen de patiënten en de informele tolken. Dit vinden de artsen uiterst vervelend, omdat zij daarmee de regie kwijtraken over het gesprek (Twilt, 2007; Rosenberg, Leanza & Seller, 2007).

Wat betreft de rol van de informele tolken in het gesprek zijn er geen duidelijke afspraken of aanwijzingen over hoe zij zich dienen op te stellen (Pöchhacker, 2000; Meyer, Pauwlack & Kliche, 2010). De informele tolken zelf zien zich in de eerste plaats als belangenbehartiger en vertrouwenspersoon van de patiënt (Rosenberg et al., 2007; Robb & Greenhalgh, 2006; Rosenberg, Seller & Leanza, 2008). Zij handelen vaak in het belang van de patiënt, maar kunnen het gesprek ook naar eigen hand zetten (Zendedel & Meeuwesen, 2011). Vooral mannen uit sommige culturen gebruiken het tolken om hun wil op te leggen aan hun vrouw. Sommige zorgverleners in Nederland zijn zich hiervan bewust en laten dan ook liever geen echtgenoten voor hun vrouw tolken. Andersom komt het voor dat informele tolken onder druk worden gezet door de patiënt of diens familieleden om bepaalde medische informatie te verdraaien, zodat bijvoorbeeld sneller een verwijzing wordt verkregen naar de specialist (Zendedel, 2010). Omdat de informele tolken zich in de eerste plaats zien als belangenbehartigers van de patiënt, doen zij er meestal alles aan om de patiënt te behagen. Daarnaast zien ze het tolken meestal als een familieplicht waar ze moeilijk aan kunnen ontkomen (Zendedel, 2010; Green, Free & Bhavnani, 2005).

In tegenstelling tot informele tolken dienen professionele tolken zich te houden aan voorschriften, volgens welke ze worden geacht neutraal te blijven in het gesprek en alle uitingen te vertalen (Beltran Avery, 2001; Hsieh, 2006, 2008). Soms moet een professionele tolk een uiting extra toelichten of om toelichting vragen. Als dit gebeurt, dient de tolk altijd aan te geven dat hij namens zichzelf spreekt en niet namens een van de partijen. Professionele tolken horen in de eerste persoon te spreken en worden geacht een onzichtbare plek in te nemen in het gesprek. Zij worden dan ook vaak beschouwd als vertaalmachines, die sec de uitingen vertalen zonder bij te dragen aan het gesprek (Beltran Avery, 2001; Hsieh, 2008; Angelelli, 2004). Het idee achter dit principe is dat de eigenlijke gespreksdeelnemers, in dit geval de arts en de patiënt, beter contact met elkaar kunnen maken.

De 'onzichtbare' tolk die als een vertaalmachine fungeert staat de laatste jaren echter steeds meer ter discussie. Uit recenter onderzoek blijkt namelijk dat tolken meer doen dan vertalen alleen. Zij treden op als bemiddelaars, belangenbehartigers en soms zelfs als medebehandelaars (Hsieh, 2007, 2008). Hoewel professionele tolken proberen zo veel mogelijk neutraal te blijven en een relatie tussen de artsen en patiënten te bewerkstelligen, zijn ze wel degelijk actieve participanten in het gesprek. In tegenstelling tot informele tolken zijn de formele tolken zich echter bewust van hun professionaliteit en zijn ze verplicht zich aan de formele voorschriften te houden (Hsieh, 2008).

Gezien de hiervoor genoemde verschillen tussen formele en informele tolken lijken formele tolken een betere oplossing als het gaat om het slechten van barrières in de zorg. Formele tolken zijn neutraal en vertalen accuraat. Daarnaast zijn zij professionals die bij onvoldoende functioneren aansprakelijk kunnen worden gesteld of kunnen worden ontslagen. Professionele tolken kosten echter geld en moeten speciaal worden opgeroepen, terwijl de informele tolken vanzelf meekomen en bovendien gratis zijn. Artsen die gewend zijn met informele tolken te werken, zien er vaak tegen op om een formele tolk in te schakelen. Ook is er verzet van de kant van patiënten, die vaak wantrouwend zijn ten opzichte van formele tolken en de voorkeur geven aan informele tolken (Meeuwesen et al., 2011). In de praktijk worden in de eerstelijnszorg dan ook voornamelijk informele tolken ingezet. Er lijkt een discrepantie te zijn tussen wat het onderzoek voorschrijft met betrekking tot het gebruik van formele en informele tolken enerzijds en de dagelijkse praktijk anderzijds. Het is daarom interessant om te kijken naar het Nederlandse beleid omtrent het tolken in de zorg.

18.3 Beleid

In Nederland konden zorgverleners tot januari 2012 gebruikmaken van professionele tolken die door de overheid werden gefinancierd. Het ministerie van Volksgezondheid, Welzijn en Sport betaalde de tolken voor de gezondheidszorg en het ministerie van Veiligheid en Justitie de tolken in de juridische sfeer, bijvoorbeeld voor asielzoekers. Tolkendiensten werden gratis geleverd door een callcenter van TVcN. In 2005 werden op advies van de Inspectie voor de Gezondheidszorg veldnormen opgesteld voor het gebruik van tolk- en vertaaldiensten (IGZ, 2005). In deze normen staat onder andere dat de zorgverlener een professionele tolk moet inschakelen wanneer hij niet in een voor de cliënt begrijpelijke taal kan communiceren. De WGBO verplicht de zorgverlener immers kwalitatief goede en bruikbare informatie te bieden. Het inzetten van vrienden en familie wordt sterk ontraden, en laten tolken door minderjarige kinderen is helemaal uit den boze.

Vanaf 2012 is er echter verandering gekomen in dit beleid, omdat de overheid de subsidiëring van tolken in de zorg heeft beëindigd. Met deze bezuinigingen lijkt de verantwoordelijkheid voor het regelen van een tolk bij de patiënten te zijn komen liggen. Zij worden geacht het Nederlands machtig te zijn, op eigen kosten een professionele tolk in de arm te nemen of een familielid mee te nemen als tolk (Ministerie van VWS, 2011). Het nieuwe beleid zal vooral gevolgen hebben voor de geestelijke gezondheidszorg, waar vaak professionele tolken worden ingezet; 39% van de aanvragen voor tolken kwam van de ggz (Zendedel & Meeuwesen, 2011). Ook in de ziekenhuizen en in de eerstelijnszorg zullen echter snel nieuwe manieren moeten worden bedacht om taalbarrières te overbruggen. Instellingen kunnen inmiddels een samenwerkingsovereenkomst sluiten met TVcN, waarbij ze tegen lage tarieven gebruik kunnen blijven maken van de tolken van het tolkencentrum. Het is desalniettemin zeer waarschijnlijk dat er sinds 2012 meer informele tolken worden ingezet in de zorg.

In het voorgaande is reeds gesproken over de mogelijke nadelen van het gebruik van informele tolken, maar dat gebeurde steeds vanuit het gezichtspunt van de ander. In de volgende paragraaf zal worden ingegaan op de ervaringen van de informele tolken zelf.

18.4 Ervaringen van informele tolken

Weinig onderzoek richt zich op de ervaringen van informele tolken in de zorg. Het onderzoek van Green, Free en Bhavnani (2005) is hierop een uitzondering. Zij interviewden 76 jongeren woonachtig in Londen, met verschillende etnische achtergronden, over hun ervaringen met tolken. Uit de interviews bleek dat de jongeren, alle minderjarig, het tolken met een zekere vanzelfsprekendheid ervaren. Zij zien het tolken als een familieplicht en hebben eigenlijk nooit stilgestaan bij het verloop van zo'n gesprek. Bij doorvragen bleek dat de informele tolken vaak tegen taaltechnische problemen oplopen: het ontbreekt hun aan woordenschat en medisch jargon, wat het tolken bemoeilijkt. Ook vinden de jonge tolken het gênant om over taboeonderwerpen als seks en geslachtsziektes te spreken, en vinden ze het soms vervelend om te tolken omdat ze liever met hun vrienden willen afspreken. De jongeren benoemden echter voornamelijk positieve gevoelens als ze het hadden over tolken. Zij vinden het leuk om hun familieleden te helpen en ze zijn trots dat ze al op zo'n jonge leeftijd belangrijk werk kunnen verrichten. Zij zagen zich in de eerste plaats als belangenbehartiger van de patiënt.

In Nederland is een vergelijkbaar onderzoek uitgevoerd met vijftien jongvolwassenen tussen 19 en 30 jaar die allen vanaf jonge leeftijd voor familieleden tolkten (Zendedel, 2010). In de diepte-interviews vertelden de jongvolwassenen over hun ervaringen met tolken vandaag de dag, maar ook over hoe het was om als kind te moeten tolken. In tegenstelling tot het onderzoek van Green en collega's (2005), waarin voornamelijk positieve aspecten van het tolken werden belicht, benoemden de Nederlandse respondenten drie keer vaker negatieve dan positieve gevoelens met betrekking tot tolken. Zij ergeren zich aan het veeleisende gedrag van patiënten, die erop aandringen bepaalde informatie meerdere malen tegen de arts te vertellen. Het ontbreekt hun aan taalkennis en aan woordenschat om goed te kunnen vertalen. Daarnaast ervaren ze een grote emotionele belasting. Vooral als kind voelden zij zich enorm belast met de taak van tolk.

Vandaag de dag zien de meeste jongvolwassenen het als hun plicht om familie en kennissen te helpen. Een van de respondenten verwoordt dit als volgt (Zendedel, 2010): 'Het is gewoon iets wat gedaan moet worden, net als het huishouden, weet je, ik vind het niet erg, maar leuk is het ook niet.' Een andere respondent benadrukt de familieplicht: 'Het gaat toch om je ouders, en zij hebben ook veel gedaan voor mij en nu kan ik iets terugdoen.'

Als jong kind hadden de informele tolken dit plichtsbesef niet. Zij voelden zich niet verantwoordelijk voor een goede vertaling, vertaalden lukraak en lieten zelfs expres informatie weg om zo snel een eind te maken aan het gesprek. 'Je zit daar als ukkie, je hebt weinig lef en je begrijpt lang niet alles, maar dan hield ik gewoon mijn mond en deed net of ik het wel begreep. En ik vond het ook niet interessant, dus de meeste dingen liet ik expres weg, zodat er snel een einde kwam aan het gesprek.'

De kindtolken kregen vaak ook geen begrip vanuit hun omgeving als ze meegingen om te tolken voor hun ouders: 'Ik had vroeger vooral veel Nederlandse vrienden en die vonden het raar als ik meeging om te tolken. Dan hoorde ik vaak: "Kan jouw moeder dan niet alleen gaan? Hoezo ga je mee?" Zij begrepen dat niet zo goed en soms zei ik het ook niet, omdat ik me schaamde, dan zei ik gewoon dat ik voor mezelf ging.'

Nu de jongvolwassen informele tolken de mogelijkheid hadden om terug te blikken op hun ervaringen met tolken als kind, waren ze allen van mening dat het onverantwoord was hen te laten tolken. Zij waren te jong, hadden nauwelijks taal- en wereldkennis om te kunnen tolken en ervoeren dikwijls een emotionele belasting: 'Als je hoort dat je moeder zich niet goed voelt, doet het toch wat met je. Ik heb er zelf ook slecht van geslapen, want het is weleens heel emotioneel geweest.'

Uit deze voorbeelden blijkt dat tolken geen gemakkelijke opgave is en dat het vervelend en emotioneel belastend kan zijn voor niet-professionals. Vooral het laten tolken door jonge kinderen is verwerpelijk, omdat het ongezond is voor de ontwikkeling van het kind en zelfs psychologisch letsel kan veroorzaken (Cohen, Moran-Ellis & Smaje, 1999; Chase, 1999). Het is daarom belangrijk per situatie af te wegen of het niet wenselijker is een professionele tolk in te schakelen. Alle patiënten hebben recht op informatie en op een adequate gezondheidszorg. Professionele tolken maken deel uit van deze zorg. In de conclusie zal dan ook worden ingegaan op de vraag hoe Nederland anno 2013 moet omgaan met taalproblemen in de gezondheidszorg.

18.5 Conclusie

De taalbarrière tussen Nederlandse zorgverleners en allochtone patiënten resulteert in communicatieproblemen en kwalitatief minder goede zorg voor de allochtone patiënten. In de medische sector worden tolken ingezet om taalbarrières te beslechten. In de ggz werd tot de wetswijziging van 2012 veel gebruikgemaakt van professionele tolkdiensten via het Tolk- en Vertaalcentrum Nederland. In huisartsenpraktijken worden voornamelijk informele tolken ingezet: kinderen, familieleden en kennissen van de patiënt. Vergeleken met professionele tolken vertalen de informele tolken niet accuraat: zij laten vaak informatie weg en geven hun eigen interpretatie aan de vertolking. Daarnaast ontbreekt het hun aan vertaaltechniek, woordenschat en medische terminologie om adequaat te kunnen tolken. Niet zelden zijn de informele tolken (minderjarige) kinderen van de patiënt. Zij voelen zich emotioneel te veel betrokken bij de patiënt, wat het tolken een lastige opgave maakt. Voornamelijk jonge kinderen vinden het lastig en vervelend om te tolken.

In de veldnormen die in 2005 door de Inspectie voor de Gezondheidszorg zijn opgesteld (IGZ, 2005) staat onder andere dat kinderen nimmer ingezet moeten worden als tolken en dat de verantwoordelijkheid voor het inschakelen van een tolk bij de zorgverlener ligt. Anno 2012 is dit beleid veranderd: de kosten voor het inschakelen van een professionele tolk worden niet meer vergoed door de overheid. De verantwoordelijkheid voor het slechten van taalbarrières ligt nu in principe bij de patiënten zelf. In haar brief aan de Tweede Kamer van 25 juli 2011 schrijft minister Schippers van VWS dat het de verantwoordelijkheid van de patiënt is het Nederlands machtig te zijn (Ministerie van VWS, 2011). Een regeling vanuit de Rijksoverheid om tolk- en vertaaldiensten in de zorg te vergoeden past daar niet bij. Patiënten worden geacht zelf iemand mee te nemen of op eigen kosten een professionele tolk in te schakelen, zodat de patiënt en zorgverlener elkaar kunnen begrijpen.

De kans is groot dat er sinds 2012 vaker een beroep wordt gedaan op informele tolken. Niet alle patiënten zijn immers bereid om een professionele tolk in de arm te nemen en niet alle instellingen zullen deze kosten op zich willen nemen. Uiteraard zal dit consequenties hebben voor de kwaliteit van de gezondheidszorg. Informele tolken zijn geen professionals en hun vertaalkwaliteiten laten te wensen over. Hoewel zij hun best doen om de patiënten zo goed mogelijk te helpen, ontbreekt het hun aan kennis en technieken om het werk van een professionele tolk te kunnen doen. Met de huidige stand van zaken, waarbij de informele tolken niet worden getraind voor het werk, is het onverantwoord om deze groep mensen als vervanging van professionele tolken in te zetten. Vertaalfouten kunnen de gezondheid van patiënten schaden, en de informele tolken zelf worden blootgesteld aan emotionele spanning en druk. Uit onderzoek blijkt bovendien dat goede professionele tolken juist kosten besparen (Bernstein et al., 2002). Patiënten worden sneller geholpen en komen niet steeds terug omdat zij zich niet begrepen voelen. Het inzetten van informele tolken lijkt daarom slechts in het begin kosten te besparen. Op den duur komen de talloze medische bezoeken de overheid echter juist duurder te staan (Hampers & McNulty, 2002; Bishoff & Denhaerynck, 2010).

Al met al lijkt de inzet van professionele tolken de enige goede, verantwoorde en efficiënte manier te zijn om taalbarrières tussen de arts en de patiënt te beslechten. Informele tolken doen hun best en zijn uitstekende belangenbehartigers. Zij dienen echter te worden geschoold en getraind alvorens zij het werk van een professionele tolk kunnen overnemen: een onbegonnen zaak.

19

Beleidsdiscoursen over interculturalisatie in de zorg

Tineke Abma & Ivan Wolffers

Sinds de jaren negentig wordt er veel geschreven en gesproken over interculturalisatie van de gezondheidszorg en hulpverlening. Vooral vertegenwoordigers uit de antropologie, psychologie en organisatiekunde leveren een bijdrage aan het discours over interculturalisatie. Dit discours wordt in toenemende mate in wetenschappelijke kringen gevoerd. Het concept interculturalisatie vindt echter zijn oorsprong in de praktijk van de zorgverlening aan allochtonen en in het gebruik ervan door managers en beleidsmakers in de gezondheidszorg. Interculturalisatie is te zien als een proces van meer cultureel divers en meer cultureel sensitief worden van gezondheidszorginstellingen.

In dit hoofdstuk zoomen we in op het overheidsbeleid inzake interculturaliteit. Nu denken we bij beleid vaak aan beleidsnota's met daarin fraai opgesomde doelstellingen en maatregelen om die te realiseren. Beleid is echter meer dan cognitieve en rationele overwegingen. Beleid is ook de wijze waarop er over een bepaald beleidsthema wordt gesproken. In de bestuurskundige literatuur wordt gesproken over een beleidsdiscours: de wijze waarop een beleidsthema wordt ingekleurd door het hanteren van bepaalde woorden, termen en taal (Van Twist, 1994). Illustratief is bijvoorbeeld dat het interculturalisatiebeleid aanvankelijk spreekt over 'gastarbeiders' (mensen die hier tijdelijk verblijven om arbeid te verrichten), vervolgens over 'migranten' (zij die van buiten komen) en 'allochtonen' (ter onderscheid van autochtonen). Tegenwoordig zien we de termen 'immigranten' en 'massa-immigratie' weer opduiken, die dan vaak in verband worden gebracht met grote gezinnen en criminaliteit. Deze termen hebben allemaal een bepaalde lading en zijn niet neutraal; ze structureren de manier waarop wij naar een bepaalde problematiek kijken. In dit hoofdstuk beschrijven we hoe het beleidsdiscours over interculturalisatie zich sinds de jaren tachtig van de vorige eeuw heeft ontwikkeld.

We onderscheiden daarbij drie benaderingen, die elkaar in de loop van de tijd zijn opgevolgd. Het eerste beleidsdiscours dateert uit de jaren tachtig. Het betreft een discours dat gevoerd wordt vanuit een bevoogdende houding, en komt voort uit de volgende gedachte: 'We gaan iets goeds doen voor de gastarbeider.' Dit discours kenmerkt zich aanvankelijk door een accent op het verstrekken van informatie en voorlichting aan hulpverleners. Later komt daar de aandacht voor de communicatie tussen hulpvrager en hulpverlener bij. De tweede benadering duiden we aan als sociaal-kritisch. Nu komt het accent te liggen op de aanpassingen die nodig zijn in de zorg en de organisatie van de zorg. In plaats van een cultuurstatische benadering, zoals we zien in het eerste, bevoogdende beleidsdiscours, ontstaat nu oog voor de dynamiek van culturen en het feit dat culturen nooit homogeen zijn. Het recentste beleidsdiscours is te zien als objectiverend. Kenmerkend zijn de aandacht voor epidemiologie en wetenschappelijk onderzoek naar de effectiviteit van interventies.

De opbouw van dit hoofdstuk is als volgt. We gaan eerst dieper in op de drie onderscheiden beleidsdiscoursen over interculturalisatie in de zorg. Vervolgens worden de drie discoursen met elkaar vergeleken, waarna een kritische bespreking en conclusies volgen. Zoals gezegd zijn de termen die we gebruiken niet neutraal. We hebben ervoor gekozen om de begrippen te gebruiken die in een bepaalde periode in zwang waren.

19.1 Bevoogding: 'We gaan iets goeds doen voor de gastarbeider!'

Met de komst van wat destijds gastarbeiders heetten, groeide in de jaren tachtig in Nederland langzaam het besef dat deze mensen mogelijk niet geholpen waren met de Nederlandse gezondheidszorg. Zo blijkt onder meer dat velen klachten anders presenteren, en dat de relatie tussen hulpverleners en hulpvragers niet altijd goed verloopt. Om deze problemen het hoofd te bieden wordt in het beleid in eerste instantie de nadruk gelegd op culturele verschillen en een cultuurspecifieke benadering. Gezondheidszorgopleidingen gaan informatie over culturele, etnische, raciale en seksuele verschillen opnemen in hun curriculum. Voorts wordt ingezet op vergroting van het culturele bewustzijn van hulpverleners (in opleiding). De kleurenblindheid (cultuur en etniciteit doen er niet toe; een diagnose is een diagnose) en neutrale benadering in de zorg moeten plaatsmaken voor een op het individu toegesneden benadering, rekening houdend met verschillen in sekse, geloof, cultuur enzovoort. Om ervoor te zorgen dat hulpverleners ingaan op individuele variaties binnen een groep, werken opleidingen schoorvoetend aan een groter bewustzijn (besef) van verschillen tussen culturen en groepen.

In dit beleidsdiscours is een statische cultuuropvatting herkenbaar. Het accent binnen een statische cultuurvisie ligt op het leren onderscheiden van culturele groepen (waaronder Turken, Marokkanen, Indo's, Molukkers, Chinezen, Surinamers, Antillianen) en hun specifieke kenmerken, zorgbehoeften en wijzen van communiceren. Dit wordt ook wel categoraal denken genoemd, of populair gezegd 'hokjesdenken' (Ghorashi, 2006). Vanuit een statisch concept van cultuur krijgen hulpverleners recepten aangereikt voor het omgaan met allochtone cliënten, zodat cultuurspecifieke zorg kan worden geboden. Als hulpverlener in opleiding moet je in die jaren bijvoorbeeld leren dat moslims de ramadan vieren en dat dit mogelijk van invloed zou kunnen zijn op de gezondheid, bijvoorbeeld bij een diabetespatiënt. Van bijvoorbeeld Surinamers moet je weten dat zij soms geloven in winti, en dat zij naast de reguliere behandeling mogelijk naar een wintigenezer zouden kunnen gaan. Kortom, als hulpverlener moet je op de hoogte zijn van alle vaste, kenmerkende verschillen tussen de belangrijkste groepen in Nederland. Daarmee blijft het allemaal nog redelijk overzichtelijk; er is immers maar een beperkt aantal groepen, en bovendien hoef je als hulpverlener niet echt naar jezelf te kijken. Betere zorg voor allochtonen is voornamelijk een kwestie van kennis over die groepen en van recepten hoe daarmee om te gaan.

In latere jaren waarschuwen deskundigen voor het eenzijdig toeschrijven van falende hulpverlening aan cultuurverschillen aan de zijde van de allochtone cliënt. Er wordt een bredere visie op interculturele hulpverlening ontwikkeld. Deze omvat de volgende componenten (Logghe & Wolffers, 2004):

- kennis: van culturele achtergronden en sociale positie van allochtonen;
- perspectief: onder andere het zich kunnen en willen verplaatsen in de belevingswereld van de ander;
- houding: waarmee het vereiste vertrouwen gecreëerd kan worden;
- handeling: leidend tot een effectieve behandeling.

We kunnen stellen dat het primaire proces in de gezondheidszorg, de behandelrelatie tussen hulpverlener en hulpvrager, de eerste en centrale focus vormt binnen het bevoogdende beleidsdiscours over interculturalisatie. De komst van allochtone cliënten in de 'witte' Nederlandse gezondheidszorginstellingen lijkt als het ware automatisch te leiden tot communicatieproblemen (Logghe & Wolffers, 2004). In reactie op deze problematiek zoekt men naar verbetering van de 'interculturele communicatie'. In eerste instantie lag de nadruk daarbij op de inherent problematische omgang tussen personen uit verschillende statische, nationale culturen en op de analyse van (nationale) cultuurdimensies.

Gaandeweg is er binnen dit beleidsdiscours als het gaat om de hulpverlener-patiëntcommunicatie wel meer aandacht gekomen voor het overbruggen van de verschillen, en voor overeenkomsten tussen culturen. Hierbij is onder meer gebruikgemaakt van de sociaalpsychologische inzichten die ervan uitgaan dat de wijze waarop iets wordt gezegd net zo belangrijk is als wat er wordt gezegd. De overdrachtelijke communicatie – bijvoorbeeld een dokter die op hoge toon iets beweert en daarmee zijn bovengeschikte positie markeert ten opzichte van de patiënt – wordt daarbij van groot belang geacht.

Hulpverleners moeten verder leren dat zij in hun interactie en communicatie met de cliënt zelf ook een bepaalde culturele bagage inbrengen, iets waarvan zij zich vaak niet bewust zijn. Zo moet bijvoorbeeld de arts die gewend is dat de patiënt zelf beslissingen neemt, vanuit diens idee over autonomie als zelfbeschikking, niet vreemd opkijken als een allochtone patient niet uit de voeten kan met slechts informatie. Ook komt er aandacht voor allerlei vooroordelen die hulpverleners mogelijk onbewust hebben en hoe deze doorwerken in de interactie – bijvoorbeeld dat je als hulpverlener denkt dat de patiënt zich waarschijnlijk niet aan de therapie zal houden en op grond daarvan extra waarschuwingen geeft.

Kortom, ervaringen in de zorg aan allochtonen hebben in eerste instantie geleid tot het op de agenda zetten van cultuurverschillen in de hulpverlening aan allochtonen. Als reactie hierop ontstond in eerste instantie een cultuurspecifieke benadering. Deze benadering werd verbreed toen interculturalisatie onderwerp werd van Nederlands (overheids)beleid.

19.2 Sociaalkritisch: de zorg moet zich aanpassen

In 1989 geeft de Wetenschappelijke Raad voor het Regeringsbeleid (WRR) in zijn *Nota Allochtonenbeleid* voor het eerst een definitie van interculturalisatie, die nog steeds gebruikt wordt:

> 'Interculturalisatie is een proces waarbij de inhoud en organisatie van de zorg wordt aangepast aan het multiculturele karakter van de bevolking. De hulpverlening dient met andere woorden in staat te zijn een adequaat en gelijkwaardig hulpaanbod te presenteren, ongeacht de etniciteit en culturele achtergrond van de cliënt.'

De voormalige Nationale Raad voor de Volksgezondheid (NRV) en het Overlegorgaan Gezondheidszorg en Multiculturele-samenleving (OGM) nemen in 1995 deze definitie over in hun advies getiteld *Gezondheidsbeleid voor migranten*. Ook noemen zij als vertrekpunt de in 1986 verschenen *Nota 2000*. In deze beleidsnota van het toenmalige ministerie van WVC wordt geconcludeerd dat de overheid streeft naar het terugdringen van verschillen in gezondheid tussen zich in ons land bevindende bevolkingsgroepen. Als uitwerking van de hiervoor genoemde uitgangspunten worden in het advies

de volgende concrete maatregelen genoemd gericht op interculturalisatie van de gezondheidszorg (Logghe & Wolffers, 2004):
- het bevorderen van de deskundigheid van hulpverleners met betrekking tot migrantenproblematiek;
- het vergroten van de arbeidsdeelname van migranten in de gezondheidszorg;
- het voeren van intercultureel management en bestuur van gezondheidszorginstellingen.

In de jaren negentig worden in de zorg verschillende modellen ontwikkeld, vooral vanuit de traditie van de kritische toegepaste antropologie (Logghe & Wolffers, 2004). Deze tracht aan het etnocentrisme van de toegepaste antropologie te ontkomen door te zoeken naar manieren om de doelgroep te emanciperen. Onderkenning van het belang van cultuur en het positief waarderen ervan gaan hand in hand met de erkenning van discriminatie en racisme in de maatschappij en in de zorgsector. Zo wordt gewezen op het belang van nadenken over de vooronderstellingen van waaruit men allochtonen bejegent. Een praktische uitwerking van deze denkwijze is te vinden in training van zorgverleners aan de hand van het model van het 'fundamenteel interetnisch misverstand' (Verhoeven, 1996). Uitgangspunt hierbij is dat autochtonen een interetnisch communicatieprobleem verklaren vanuit culturele verschillen en dat allochtonen hetzelfde probleem verklaren vanuit culturele dominantie. Een ander veelgebruikt model, dat niet alleen de aandacht vestigt op cultuurverschillen, maar ook op de bestrijding van alledaags racisme, is het 3D-model, dat drie benaderingen combineert: de deficiet-, differentie- en discriminatiemodellen (Logghe & Wolffers, 2004). In het deficietmodel wordt de dominante cultuur niet ter discussie gesteld, maar staat culturele aanpassing van individuen uit de minderheidsgroep aan de dominante cultuur centraal. Er is sprake van culturele gebreken en individuele verantwoordelijkheid voor de eigen positie (*blaming of the victim*). In het differentiemodel wordt de rol van de socialisatie van het individu binnen een bepaalde (nationale) cultuur benadrukt en bestaat dientengevolge een culturele verantwoordelijkheid voor de positie van de groep (*blaming of the culture*). Het discriminatiemodel ten slotte, dat ontstaan is vanuit kritiek op het deficietmodel, vestigt de aandacht op processen van discriminatie, geïnternaliseerd racisme en uitsluiting, waardoor het streven naar gelijkheid wordt belemmerd. Hierin bestaat een (politieke en) structurele verantwoordelijkheid voor de positie van de groep (*blaming of the structure*).

Ook in het manifest 'Interculturele geestelijke gezondheidszorg in de XXIe eeuw' (Van Dijk et al., 2000) wordt opgeroepen tot cultuurkritiek binnen de Nederlandse (geestelijke) gezondheidszorg. De aandacht wordt volgens de auteurs te veel op de gevolgen (achterstand) gericht, en te weinig op het proces (achterstelling). Hierdoor worden allochtonen tot probleem gemaakt en lijkt de geestelijke gezondheidszorg een neutrale factor. Ook zij wijzen expliciet op het verschijnsel blaming of the victim en op een culturalistische benadering: verklaringen voor tekortschietende hulpverlening worden gezocht in onveranderlijk geachte culturele of etnische kenmerken. Uitgangspunt zou culturele gelijkwaardigheid moeten zijn, waarin erkend wordt dat de geestelijke gezondheidszorg evenzeer een culturele constructie is als de denkbeelden van migranten.

Het 3D-model en ook het zojuist aangehaalde manifest verschillen van het beleidsdiscours uit de jaren tachtig door de sterk kritiserende houding ten opzichte van vanzelfsprekende autochtone normen in de zorg. In de late jaren tachtig wordt weliswaar aandacht besteed aan de individuele communicatie tussen hulpverlener en patiënt, en wordt er ook gewezen op het belang van bewustwording van de culturele bagage van de arts, maar er is nog weinig aandacht voor processen van achterstelling door onder andere discriminatie en racisme. In de jaren negentig verschuift de focus expliciet naar het ter discussie stellen van allerlei autochtone normen, en naar het blootleggen van de rol van vooroordelen in processen van in- en uitsluiting (zie ook hoofdstuk 6).

19.3 Objectivering: zoeken naar feiten en evidence

Na de eeuwwisseling is het ondanks alle beleidsinspanningen nog steeds nodig dat interculturaliteit op de agenda blijft staan. Toenmalig minister Hoogervorst noemt in zijn beleidsbrief 'Allochtonen in de gezondheidszorg' van 17 maart 2004 als probleem dat allochtonen zich vaak onbegrepen of niet serieus genomen voelen door autochtone zorgverleners, en dat het zaak is de aansluiting tussen zorgvraag en -aanbod te verbeteren. Volgens de minister spelen de opleidingen in de gezondheidszorg een belangrijke rol om toekomstige zorgverleners goed voor te bereiden op hun carrière in de zorg (Hoogervorst, 2004):

> 'Zij zijn op alle niveaus zelf verantwoordelijk voor het inrichten van hun curriculum. Van hen wordt verwacht dat zij aansluiten bij de maatschappelijke ontwikkelingen en voldoende aandacht besteden aan de kennis en kunde die nodig is om zorg in een pluriforme samenleving te kunnen bieden.'

In het veld van de gezondheidszorg worden met behulp van nascholing en deskundigheidsbevordering vele inspanningen geleverd om de interculturele competentie van medici en andere werkenden in de zorg op te vijzelen. Ondanks beschikbaar komende handboeken blijft begin 2000 de aandacht voor interculturalisatie in het initiële medisch onderwijs echter nog steeds beperkt (Wolffers & Van der Kwaak, 2004; Seeleman et al., 2005). Pas recentelijk is het uit de VS overgewaaide concept van culturele competentie geintroduceerd in Nederland, onder andere in het onderwijs aan de medische faculteiten (Logghe & Wolffers, 2004). In het overkoepelende advies uit 2000 van de Raad voor de Volksgezondheid & Zorg over interculturalisatie van de zorg wordt dan ook als aanbeveling geformuleerd:

> 'Het vak interculturele zorgverlening dient een vaste plaats te hebben in het curriculum en de eindtermen van de opleidingen. Nog beter is: in alle vakken integraal aandacht besteden aan de etnisch-culturele diversiteit van zorgvragers.'

In deze jaren zien we ook de opkomst van wat we de verwetenschappelijking van interculturaliteit noemen. In lijn met de opkomst van evidence-based policy, een wereldwijde bestuurskundige trend (Noordegraaf & Abma, 2003), wordt nu gesteld dat feitelijk, objectief en longitudinaal onderzoek nodig is om beleid op te baseren. In het medisch onderzoek is lange tijd sprake geweest van systematische uitsluiting van migranten en andere etnische minderheden in de onderzoekspopulaties. Deels liggen hier pragmatische redenen aan ten grondslag. De krachtigste test van een experimenteel effect wordt immers verkregen met een zo homogeen mogelijk samengestelde onderzoeksgroep. De zojuist beschreven onderzoekspraktijk heeft ertoe geleid dat er nauwelijks inzicht bestaat in effectieve behandeling van etnische en culturele minderheidsgroepen. In de jaren negentig werd de urgentie van dit probleem steeds meer op waarde geschat, ook in Nederland.

Zo gaf bijvoorbeeld de publicatie van de *Volksgezondheid Toekomst Verkenning* van het RIVM uit 1997 aan dat er sprake was van grote sociaaleconomische gezondheidsverschillen tussen allochtonen en autochtonen, maar dat er nauwelijks inzicht bestond in de effectiviteit van gezondheids(zorg)strategieën en behandelingen. ZonMw (organisatie voor de allocatie van gelden voor medisch wetenschappelijk onderzoek) installeerde eind jaren negentig de commissie Cultuur & Gezondheid en zette een overeenkomstig breed onderzoeksprogramma op. Daarnaast zouden alle onderzoeksprojecten die voor subsidie door ZonMw in aanmerking wilden komen, moeten aantonen in hoeverre en hoe allochtone cliënten geïncludeerd zouden worden in het onderzoek. Ondanks dit grootschalige stimuleringsprogramma door ZonMw, is er weinig onderzoeksactiviteit vanuit de universiteiten geweest om hieraan deel te nemen. Zo blijkt dat slechts 11% van het onderzoek tussen 2001 en 2004 op het gebied van de interculturele geestelijke gezondheid(szorg) werd uitgevoerd door de universiteiten (GGZ Nederland, 2004). Het andere deel werd uitgevoerd door de praktijk en adviesbureaus.

In 2009 bood ZonMw drie programmeringsstudies over etniciteit en gezondheid aan aan het ministerie van VWS. In deze studies wordt geconstateerd dat veel interventies gericht op ziektepreventie en gezondheidsbevordering bij allochtonen niet bewezen effectief zijn. Als interventies met een evaluatieonderzoek worden begeleid, richten de uitkomstmaten zich veelal op verandering in kennis en opvattingen, en in mindere mate op verandering in gedrag of de gezondheid van de interventiegroep. Wetenschappelijk onderzoek, zo wordt gesteld, naar deze interventies is hoogst noodzakelijk om beter te kunnen vaststellen welke interventies wel en welke niet kosteneffectief zijn. Voorts is er een roep om meer epidemiologisch onderzoek naar de gezondheidstoestand van allochtonen als basis voor evidence-based beleid.

In de 2010 heeft ZonMw een onderzoeksprogramma opgezet: 'Winst door verschil'. De programmatekst vermeldt (ZonMw, 2011, p. 6):

> 'In de zorgpraktijk zijn al veel initiatieven ontwikkeld, maar het effect van dit cultuursensitieve aanbod dient beter uitgezocht te worden.'

Er wordt gefocust op de toetsing van interventies met een zogenoemd 'hoog rendement' (diabetes, angst, beroertes, hartziekten, depressie) en die breed toepasbaar zijn (op grote groepen patiënten). Doel is om de gezondheid van en zorg aan allochtonen te verbeteren. De gezondheidswinst wordt gekoppeld aan economisch rendabel zijn en welzijn.

De wetenschappelijke, objectiverende benadering richt zich met andere woorden op het vaststellen welke interventies 'werken' bij allochtonen. Achterliggend idee is dat een effectief bewezen interventie door iedere willekeurige hulpverlener uitgevoerd kan worden. Het belang van bewustwording en communicatie verdwijnt daarmee naar de achtergrond. Door sterk te focussen op de niet-westerse allochtonen en deze als doelgroep te kiezen, zijn we in feite terug bij het categorale hokjesdenken uit de jaren tachtig.

19.4 Analyse: drie beleidsdiscoursen vergeleken

Terugkijkend kunnen we stellen dat het belang en de noodzaak van het interculturaliseren van de zorg in eerste instantie gevoed worden vanuit de praktijk van de gezondheidszorg, die in toenemende mate geconfronteerd wordt met cliënten met verschillende etnisch-culturele achtergronden. In tabel 19.1 vatten we de verschillen tussen de beleidsdiscoursen nog eens beknopt samen.

Vergelijken we de drie beleidsdiscoursen, dan valt op dat deze verschillende visies hebben op cultuur. Het eerste, bevoogdende, beleidsdiscours gaat uit van een cultuurstatische visie. Het accent ligt op verschillen tussen culturen, die relatief homogeen en onveranderlijk zijn. Hierdoor wordt het onderscheid tussen 'wij' en 'zij' versterkt. Voorts is deze cultuurvisie nog sterk etnocentrisch: de eigen cultuur wordt beschouwd als superieur aan die van

Tabel 19.1 Verschillen tussen de drie beleidsdiscoursen

	Beleidsdiscours jaren tachtig	Beleidsdiscours jaren negentig	Beleidsdiscours jaren tien
Cultuur	nadruk op verschillen	verschillen en overeenkomsten	cultuur is een meetbare variabele
	statisch, homogeen	dynamisch, multidimensionaal	statisch, homogeen
	wij-zij (natives)	*we are all natives*	
Houding	bevoogding	zelfonderzoek	geclaimde objectiviteit
	superioriteit	relativisme	wetenschappelijk
Thema's	primaire proces	hele systeem	epidemiologie
	kennisoverdracht	interculturele competentie	effectiviteit doelmatigheid
	communicatie	racisme, discriminatie, in- en uitsluiting	interventies
Doel	achterstand opheffen	emancipatie	bevordering gezondheidswinst allochtonen

anderen, en zeker die van niet-westerse mensen; zij worden gezien als onderontwikkeld, als natives.

In het tweede beleidsdiscours komt daar een dynamischer cultuurvisie voor in de plaats. Benadrukt wordt nu dat mensen gelijktijdig lid kunnen zijn van meerdere groepen. Er zijn bijvoorbeeld culturele grensgebieden waar culturele groepen elkaar overlappen. Een persoon kan dus verschillende posities tegelijkertijd innemen. Hulpverleners moeten vanuit een cultuurdynamische visie de multidimensionale context van hun cliënten analyseren en interculturele competenties ontwikkelen om nieuwsgieriger te worden naar culturele verschillen vanuit een bewustzijn van de eigen positie. De eigen cultuur is niet automatisch beter dan die van andere mensen. Eerder is er sprake van een zekere relativering van de eigen cultuur. Er is een besef dat alle mensen culturele wezens zijn en dat wij allemaal natives zijn (WRR, 1992). In het recente beleidsdiscours lijkt er weer een teruggang naar een meer statische visie op cultuur. Cultuur wordt als een variabele gezien die meetbaar is. Tegelijkertijd lost de cultuur als het ware op. In de wetenschappelijke traditie van 'meten is weten' wordt met name gekeken naar de gezondheidswinst van interventies voor bepaalde doelgroepen (allochtonen). De ervaringen, culturele en etnische achtergrond en perspectieven van individuen doen niet ter zake.

Ook de houding van waaruit het beleidsdiscours ontstaat, blijkt sterk uiteen te lopen. In eerste instantie wordt vanuit een zekere superioriteit en schuldgevoel ten opzichte van gastarbeiders een bevoogdende houding aangenomen. Het idee is dat de westerse gezondheidszorg hen beter kan maken als zij zich netjes houden aan datgene wat wij voorschrijven. Er is met andere woorden sprake van een hiërarchische verhouding tussen ons en de gastarbeiders op wie het beleid zich richt. In het tweede beleidsdiscours wordt vanuit een meer relativistische en cultuurdynamische visie de bevoogdende houding verlaten; deze maakt plaats voor een kritische houding ten opzichte van onszelf en de eigen culturele bagage. Tegelijkertijd ontstaat er meer empathie voor de cultuur van de ander. Deze wordt niet langer louter als storend gezien, maar als verrijkend en verrassend. Inleving in de ander, erkenning van de waarde van andere culturen en reflecteren op jezelf staan nu centraal. Er ontstaat meer gelijkwaardigheid. In het huidige beleidsdiscours wordt een objectiverende houding aangenomen. Er is dan opnieuw afstand, zoals ook in de hiërarchische relatie van bevoogding, ten opzichte van de ander. Verschil is echter dat bevoogding gepaard gaat met het idee dat de ander bescherming nodig heeft, omdat deze zwak en kwetsbaar is. Wij staan kritisch ten opzichte van de wetenschappelijke objectiviteit die de ander neutraal beziet, althans claimt neutraal te zijn. De ander wordt een object van wetenschappelijk onderzoek. Er hoeft niet langer gekeken te worden naar de cultuur, structuur en persoon; de gezondheidswinst staat centraal.

Ten slotte zien we dat de thema's waarop het beleid zich richt de afgelopen jaren zijn verschoven. In eerste instantie worden de ervaren knelpunten in de communicatie verklaard op basis van cultuurverschillen en wordt getracht de migrant of vluchteling, al dan niet via een cultuurspecifieke benadering, in te passen in de bestaande zorg. Hoog op de agenda staan de kennisoverdracht over culturen, de communicatie en de achterstand. In latere instantie, met het toenemen van de verscheidenheid in achtergronden van migranten-, vluchtelingen- en asielzoekersclienten wordt in toenemende mate beseft dat ook de inhoud en organisatie van de zorg zelf aangepast dienen te worden aan de multiculturele cliëntenpopulatie. Er komt naast achterstand aandacht voor processen van achterstelling, waaronder discriminatie, racisme en uitsluiting en de emancipatie van groepen. Thans ligt het accent op wetenschappelijk onderzoek als basis voor de ontwikkeling en toetsing van gezondheidsbevorderende interventies voor allochtonen met een grote ziektelast.

19.5 Discussie: cultuur als molensteen

Integratie is een thema dat door alle onderscheiden beleidsdiscoursen heen loopt. In navolging van Willem Schinkels boek *Denken in een tijd van sociale hypochondrie* (2007) staan wij kritisch tegenover een statische benadering van cultuur, die veronderstelt dat anderen zich moeten aanpassen. Mensen met een andere etnische achtergrond hebben binnen deze visie een cultuur of religie die niet bij de autochtone cultuur van de samenleving aansluit. De culturen (religies) komen niet met elkaar overeen. Zolang ze die cultuur vasthouden, horen ze er niet bij; pas als ze zijn zoals wij, zijn ze geïntegreerd. Deze visie gaat uit van het sterk verouderde en contraproductieve begrip van cultuur, waarbij de cultuur als een zware molensteen om de nek van de mens hangt en bepalend is voor elk stukje gedrag. Cultuur lijkt bijna een predestinatie voor hoe men zich gedraagt.

In werkelijkheid vindt men onder Marokkanen, Turken, Surinamers, Antillianen, Ghanezen en Soedanezen een rijke variëteit aan opvattingen en gedrag, net als onder autochtonen (waarvan menigeen bovendien niet zou slagen op een inburgeringsexamen). Om ons idee van verschillen tussen mensen te kunnen rechtvaardigen en bestendigen, dienen we die van elkaar verschillende culturen uit te vergroten en vervolgens herkennen we ze overal. We leren de verschillen te zien en dan zijn die er vervolgens ook, maar we negeren de overeenkomsten. Racisme heeft plaatsgemaakt voor culturalisme om te rechtvaardigen dat we bepaalde groepen buitensluiten.

Dit proces van uitsluiting is gegrond in het denken over de samenleving als een eenheid, en het 'residu' dat daarbuiten vertoeft. Deze buitenstaanders moeten 'geïntegreerd' worden en dat kan alleen als ze zoals wij worden, en dat gebeurt via inburgering. Voor een dergelijke inburgering of 'insluiting' moeten ze aan bepaalde voorwaarden voldoen. Dit is een fenomeen van alle tijden. Ooit baseerden we de criteria voor inclusie of exclusie op basis van ras en land van herkomst. Onderscheid op basis van afkomst en ras – racisme – is sinds 1945 niet meer aanvaardbaar. We maken ons nu druk over schendingen van mensenrechten als het racisme betreft, maar hebben inmiddels nieuwe criteria voor uitsluiting ontwikkeld. Die verloopt nu via het begrip cultuur.

In de zorg is dit weinig effectief. Het indelen op basis van vermeende culturele verschillen leidt tot doelloze discussies en misverstanden in de zorg. Zo is een van de problemen die regelmatig tijdens het onderwijs naar voren komen, dat mensen met een allochtone achtergrond zo veel bezoek in het ziekenhuis krijgen. Sommige studenten kunnen zich daar enorm over opwinden. Mensen moeten zich maar aanpassen. Dergelijke opwinding zie je nooit als mensen in het ziekenhuis liggen en nooit bezoek krijgen. Waarom is dat dan niet aanstootgevend?

Als je wilt kijken naar mogelijke problemen bij bezoekuren in een ziekenhuis, zou je dus moeten kijken naar 'alle' potentiële problemen. Je moet niet focussen op één enkel probleem, want dan krijg je ook alleen informatie over één enkel probleem: je krijgt dan terug wat je zelf vanuit je vooringenomenheid vindt. Hetzelfde geldt voor de discussie over de vraag of moslimvrouwen een vrouwelijke arts mogen kiezen. Het probleem zou niet geculturaliseerd of 'geallochtoniseerd' dienen te worden, want er zijn ook veel autochtone vrouwen die liever een vrouwelijke arts willen. Wat je wel kunt bediscussiëren is of er grenzen zijn aan de vrije artsenkeuze die in Nederland gebruikelijk is, en welke die dan zijn.

Een ander voorbeeld: we kijken wel streng toe op meisjesbesnijdenis (en terecht), maar vinden het aanvaardbaar als vrouwen 'de vrije keuze' maken om hun schaamlippen te corrigeren omdat ze die niet mooi genoeg vinden (Wolffers, 2011). Toch is er in het laatste geval ook sprake van mutilatie, en zijn de grenzen tussen wat vrijwillig ondergaan wordt en wat plaatsvindt onder druk van de familie, de partner of vriendinnen natuurlijk niet zo scherp als we pretenderen. We zien zelf meer in een multidimensionale benadering van cultuur, zoals manifest in het tweede beleidsdiscours, waar we zelf niet buitenspel blijven.

Een ander discussiepunt betreft de opkomst van wetenschappelijk onderzoek zoals nu bepleit. Op zich is deze roep naar onderzoek te waarderen. Zoals aangegeven ontbreken studies naar de effectiviteit van interventies, en zijn academische onderzoekers tot nu toe weinig geneigd om systematisch aandacht te besteden aan interculturaliteit. Een extra stimulans door het beschikbaar stellen van subsidies kan geen kwaad. We willen echter waarschuwen voor een eenzijdige cultuur van 'meten is weten'. Onderzoek moet niet alleen op de lange termijn resultaten opleveren, maar ook directe praktische relevantie hebben voor degenen die het betreft. De focus op gezondheidbevorderende interventies kan helpen om vast te stellen 'wat werkt' voor bepaalde doelgroepen, maar zou er ook toe kunnen leiden dat andere belangrijke, moeilijk te meten indicatoren uit het zicht verdwijnen (zoals emancipatie en welzijn). Interventies die niet direct gezondheidswinst opleveren zullen verdwijnen. Er kan opnieuw bevoogding optreden ('Wij hebben een effectieve interventie, die dient u te volgen').

Voorts kan verwetenschappelijking de afstand ten opzichte van de onderzochten vergroten wanneer het onderzoek vanuit een traditioneel positivistisch paradigma wordt opgezet en uitgevoerd. Onderzochten worden dan opnieuw als object behandeld, en hebben zelf nauwelijks inspraak in en invloed op de onderzoeksagendering en -programmering en de vervolgfasen van onderzoek. Men wordt geen eigenaar van de bevindingen, en het valt te betwijfelen of de bereidheid tot medewerking aan onderzoek onder die condities voldoende is. Die bereidheid tot deelname zal toenemen indien men de groepen die het betreft actief laat participeren in alle fasen van onderzoek. Daar zijn eerder goede ervaringen mee opgedaan in de chronische zorg en de ZonMw-programma's Revalidatie, Vraagsturing en Patiëntenparticipatie (Abma & Broerse, 2007, 2010).

19.6 Conclusie

We schetsten drie beleidsdiscoursen over interculturalisatie in de zorg. Deze hebben elkaar opgevolgd in de tijd, maar elementen uit eerdere discoursen zijn niet geheel verdwenen. Inmiddels is duidelijk dat zorgvernieuwingen op dit terrein niet alleen gericht kunnen zijn op de zorgprofessional. Interculturalisatie slaagt pas indien alle betrokkenen in een instelling dit beleid dragen (Celik et al., 2008). Commitment op het hoogste niveau en bij beleidsmedewerkers als HRM-deskundigen is van belang wil een zorgorganisatie adequaat kunnen omgaan met de uitdagingen die het werken met en zorgen voor mensen uit andere culturen vraagt. Het systeem dient (1) diversiteit te waarderen, (2) de capaciteit voor culturele zelfevaluatie te hebben, (3) zich bewust te zijn van de 'dynamiek' die optreedt wanneer culturen op elkaar inwerken, (4) culturele kennis te institutionaliseren, en (5) aanpassingen te ontwikkelen in de dienstverlening die het begrip voor de diversiteit tussen en binnen culturen weerspiegelen. Voorts dienen deze vijf elementen tot uiting te komen op elk niveau van het systeem van dienstverlening. Ze moeten daartoe terugkomen in de attitudes, structuren, beleid en diensten (Logghe & Wolffers, 2004).

Steeds meer overheden en bestuurders van medische centra en universiteiten wereldwijd zien er het belang van in om interculturele competenties op integrale wijze in het curriculum te onderwijzen. Hierbij worden professionele standaarden en richtlijnen voor gedrag ontwikkeld op basis waarvan de arts verantwoording dient af te leggen. In deze nieuwe en evidence-based aanpak wordt cultuur in de context geplaatst van een samenhangend netwerk van relaties – tussen taal en traditie, traditie en geschiedenis, geschiedenis en economie enzovoort. Deze aanpak verschilt daarmee van die van de meeste (Nederlandse) organisaties in het werkveld die, volgens Logghe en Wolffers, 'er meestal toe neigen alleen stukjes van de puzzel van culturele competentie aan te pakken'.

We dagen hulpverleners uit om hun eigen culturele waarden te onderzoeken en hun interpersoonlijke sterktes en zwaktes te evalueren. Tevens vragen we hun om verschillen in taal, leeftijd, cultuur, sociaaleconomische status, politieke en religieuze overtuigingen, seksuele geaardheid en levenservaring te herkennen en te erkennen als verrassende elementen in de dynamiek van interacties tussen verschillende culturen. Wrijving geeft glans, en dat geldt in zekere zin ook voor culturen. In de cross-overs en fusion worden nieuwe ideeën en projecten geboren, en hervinden we wat ons als mensen bindt. In de zorg is dat op de eerste plaats het besef van onze kwetsbaarheid.

Literatuur

Aarts, M.J., Lemmens, V.E., Louwman, M.W., Kunst, A.E. & Coebergh, J.W. (2010). Socio-economic status and changing inequalities in colorectal cancer? A review of the associations with risk, treatment and outcome. *European Journal of Cancer*, 46 (15), 2681-2695.

Abdolah, K. et al. (1998). *Buitenspiegels. Verhalen over Nederland*. Amsterdam: Van Gennep/Novib.

Abma, T.A. & Broerse, J. (2007). *Zeggenschap in wetenschap. Patiëntenparticipatie in theorie en praktijk*. Den Haag: Lemma.

Abma, T.A. & Broerse, J. (2010). Patient participation as dialogue. Setting research agendas. *Health Expectations*, 13 (2), 160-173.

ActiZ (2012). ActiZ geeft kleur aan de zorg. www.actiz.nl/website/dossiers/interculturalisatie/programma-actiz-geeft-kleur-aan-de-zorg (geraadpleegd 4 december 2012).

Agardh, E., Allebeck, P., Hallqvist, J., Moradi, T. & Sidorchuk, A. (2011). Type 2 diabetes incidence and socio-economic position. A systematic review and meta-analysis. *International Journal of Epidemiology*, 40 (3), 804-818.

Ahmad, W. (1995). Review article. 'Race' and health. *Sociology of Health & Illness*, 17 (3), 418-429.

Ajzen, I. & Fishbein, M. (1980). *Understanding and Predicting Social Change*. Englewood Cliffs, NJ: Prentice Hall.

Andrews, A. & Jewson, N. (1993). Ethnicity and infant deaths. The implications of recent statistical evidence for materialist explanations. *Sociology of Health & Illness*, 15 (2), 137-156.

Angelelli, C. (2004). *Medical interpreting and cross-cultural communication*. Cambridge: Cambridge University Press.

APA (1994). *DSM-IV*. Washington: American Psychiatric Association (Nederlandse uitgave: Lisse: Swets & Zeitlinger Publishers, 1995).

Appadurai, A. (1996). *Modernity at large. Cultural dimensions of globalization*. Minneapolis: University of Minnesota Press.

Aranguri, C., Davidson, B. & Ramirez, R. (2006). Patterns of communication through interpreters. A detailed sociolinguistic analysis. *Journal of General Internal Medicine*, 21, 623-629.

Asperen, E. van (2003). *Interculturele communicatie & ideologie*. Utrecht: Pharos.

Asperen, E. van (2007). De interculturele paradox. Webartikel: www.diavers.nl/publicaties/diavers_interculturele_paradox_2007.pdf.

Asperen, E. van (2011). *Voorbij de interculturele paradox. De methode Diavers*. Zoetermeer: Free Musketeers.

Avezaat, J. & Smulders, R. (1996). Huisartsenzorg. De multiculturele huisartspraktijk anno 1996. In: H.B. Haverman & H.P. Uniken Venema (red.), *Migranten in de gezondheidszorg*. Health Policy series. Houten/Diegem: Bohn Stafleu van Loghum.

Azough, R., Poelman, J. & Meijer, S. (2007). *Jongeren, seks en islam. Een verkenning onder jongeren van Marokkaanse en Turkse afkomst*. Amsterdam: Soa Aids Nederland, i.s.m. Universiteit Maastricht, Stichting Maroc.NL en Lokum.nl.

Baarsen, B. van (2004). Waar is het verhaal van de patiënt? De rol van de persoon, de omgeving en de arts in het begrijpen en accepteren van ziekte. *VSN Nieuwsbrief ALS, PSMA, (P)LS, Strümpell*, 24 (2), 23-29.

Baarsen, B. van (2008). Suffering, loneliness and the euthanasia choice. An explorative study. *Journal of Social Work in End-of-Life & Palliative Care*, 4, 189-213.

Baarsen, B. van (2012). Loneliness as one of the critical components in weariness-of-life. Towards a new end-of-life care for the elderly. In M.J. Thiel (red.), *Ethical challenges of ageing* (pp. 325-337). London: Royal Society of Medicine Press Ltd.

Bach, P., Cramer, L., Warren, J. & Begg, C. (1999). Racial differences in the treatment of early-stage lung cancer. *The New England Journal of Medicine*, 14 oktober, 1198-1205.

Backer, G. de, Clays, E. & Ghysbrecht, C. (2007). *Onderzoek naar determinanten van werkverzuim wegens ziekte bij mannen en vrouwen*. Brussel/Gent: Université Libre de Bruxelles/Universiteit Gent.

Bandura, A. (1986). *Social Foundations of Thought and Action*. Englewood Cliffs, NJ: Prentice Hall.

Bangma, C., Oosterhuis, E. & Polstra, R. (2012). *Handboek voor peer educators*. Amsterdam: Soa Aids Nederland/Sense Noord-Nederland [in druk].

Bartels, E. (2002). Besnijdenis en maagdelijkheidrituelen. In: I. Mouthaan, M. de Neef & H. ten Wolde (red.), *Handboek voor interculturele zorg*. Maarssen: Elsevier/De Tijdstroom.

Baudet, M. & Steenbergen, R. (2004). *Heimwee. Een anatomie van het verlangen naar elders*. Amsterdam: Uitgeverij Balans.

Bavel, M. van, Kordelaar, M. van & Vlugt, I. van der (2004). *Maakt u verschil? Arbeidsgerelateerde klachten en ziekteverzuim vanuit een sekse- en cultureel perspectief*. Utrecht: Transact.

Beelen, N. van (2007). *Het medisch beroepsgeheim in de knel? Gevolgen voor de privacy en toegang tot de zorg van patiënten*. Amersfoort: Johannes Wier Stichting.

Begeer, S., El Bouk, S., Boussaid, W., Meerum Terwogt, M. & Koot, H. (2009). Autisme en etnische minderheden. Onderdiagnose en diagnostische vertekening. *Cultuur Migratie Gezondheid*, 6 (3), 122-129.

Bekkum, D. van, Ende, M. van den, Heezen, S. & Bergh, A.H. van den (1996). Migratie als transitie. De liminele kwetsbaarheid van migranten en implicaties voor de hulpverlening. In: J. de Jong & M. van den Berg (red.), *Transculturele psychiatrie &*

psychotherapie. Handboek voor hulpverlening en beleid (pp. 35-59). Lisse: Swets & Zeitlinger Publishers.

Beljaarts, M.A.M.M. (1997). *Zorg voor allochtone ouderen*. Rotterdam: Instituut voor Sociologisch-Economisch Onderzoek (ISEO).

Bellaart, H. & Brown, B. (2009). *Interculturele competenties*. Utrecht: Forum.

Beltran Avery, M. (2001). *The role of the health care interpreter. An evolving dialogue.* Chicago: The National Council of Interpreting in Health Care (NCIHC).

Bergen, C. van den, Ruys, E. & Booij, J. (2009). *Bijzonder dichtbij. Weergave van 33 gesprekken*. Gemeente Den Haag.

Bergen, C. van den, Sandvliet, A. & Booij, J. (2009). *Bijzonder dichtbij. Interculturalisatie van zorg en welzijn voor ouderen in Den Haag*. Den Haag: Gemeente Den Haag, Dienst OCW.

Bergh, M. von & Sandfort, T. (2000). *Veilig vrijen en condoomgebruik bij Turkse, Marokkaanse, Surinaamse en Antilliaanse jongeren en jong-volwassenen. Een vergelijking met autochtone Nederlanders*. Utrecht: NISSO.

Berkum, M. van & Smulders, E. (2010). *Migranten, preventie en gezondheidszorg*. Utrecht: Pharos.

Bernstein, J., Bernstein, E., Dave, A., Hardt, E., James, T., Linden, J., Mitchell, P., Oishi, T. & Safi, C. (2002). Trained medical interpreters in the emergency department. Effects on services, subsequent charges, and follow-up. *Journal of Immigrant Health*, 4, 171-176.

Berry, J. (1992). Acculturation and adaptation in a new society. *International Migration Quarterly Review*, 30, 69-85.

Berry, J., Poortinga, Y., Segall, M. & Dasen, P. (1992). Acculturation and culture contact. In: J. Berry, Y. Poortinga, M. Segall & P. Dasen, *Cross-cultural psychology. Research and applications*. Cambridge: Cambridge University Press.

Betke, P. (2003). *Zorgen voor kleurrijke ouderen. Een onderzoek naar zorg voor Turkse en Marokkaanse ouderen in Nederlandse verzorgings- en verpleegtehuizen*. Afstudeerscriptie. Rotterdam: Erasmus Universiteit.

Bhopal, R. (2001). Racism in medicine. *British Medical Journal*, 322, 1503-1504.

Bhugra, D., Gupta, S., Bhui, K., Craig, T., Dogra, N., Ingleby, D., Kirkbride, J., Moussaoui, D., Nazroo, J., Qureshi, A., Stompe, T. & Tribe, R. (2011). WPA-leidraad over geestelijke gezondheid van en ggz voor migranten. *Cultuur Migratie Gezondheid*, 8 (2), 64-79.

Bindraban, N. (2007). *The Cardiovascular Risk Profile of Hindustani and Creole Surinamese in the Netherlands compared to white Dutch people*. Dissertatie. Amsterdam: AMC/UvA.

Bishoff, A. & Denhaerynck, K. (2010). What do language barriers cost? An exploratory study among asylum seekers in Switzerland. *BMC Health Services Research*, 10, 248.

Blackhall, L., Frank, G., Murphy, S., Michel, V., Palmer, J. & Azen, S. (1999). Ethnicity and attitudes towards life sustaining technology. *Social Science & Medicine*, 48 (12), 1779-1789.

Blokstra, A. & Baan, C.A. (2008). *Type 2 diabetes mellitus bij Europese jongeren.* Briefrapport 260801005/2008. Bilthoven: RIVM.

Boere-Boonekamp, M.M, l'Hoir, M.P., Beltman, M., Bruil, J., Dijkstra, N. & Engelberts, A.C. (2008). Overgewicht en obesitas bij jonge kinderen (0-4 jaar). Gedrag en opvattingen van ouders. *Nederlands Tijdschrift voor Geneeskunde*, 152 (6), 324-330.

Boon, A.E., Haan, A.M. de & Boer, S.B.B. de (2010). Verschillen in etnische achtergrond van forensische en reguliere jeugd-ggz-cliënten. *Kind en Adolescent*, 31 (1), 16-28.

Borkan, J. & Neher, J. (1991). A developmental model of ethnosensitivity in family practice training. *Family Medicine*, 23, 212-217.

Bovenkerk, F., Eijken, A. & Bovenkerk-Teerink, W. (1983). *Italiaans ijs. De opmerkelijke historie van de Italiaanse ijsbereiders in Nederland.* Meppel: Boom.

Bowler, I. (1993). 'They're not the same as us.' Midwives' stereotypes of South-Asian descent maternity patients. *Sociology of Health & Illness*, 15 (2), 157-178.

Braman, A.C. & Gomez, R.G. (2004). Patient personality predicts preference for relationships with doctors. *Personality and Individual Differences*, 37, 815-826.

Brekel-Dijkstra, K. van den (2009). Huisarts in Japan. Gogatsubyo, de meiziekte. *Medisch Contact*, 64 (20), 890-891.

Broek, A. van den, Kleinen, E. & Keuzenkamp, S. (2010). *Naar Hollands gebruik? Verschillen in gebruik van hulp bij opvoeding, onderwijs en gezondheid tussen autochtonen en migranten.* Den Haag: Sociaal en Cultureel Planbureau.

Broekhuizen, S., Stam, E.D. & Derksen-Lubsen, G. (2001). Prevalentie, oorzaken en risicofactoren van (ijzergebreks)anemie bij kinderen in het Juliana Kinderziekenhuis, gevonden bij preoperatief onderzoek. *Tijdschrift voor Kindergeneeskunde*, 69, 163-167.

Brown, G.W. & Harris, T.O. (1978). Social origins of depression. A study of psychiatric disorder in women. *Journal of Biosocial Science*, 11, 112-114.

Bruijne, L. de, Haks, K., Quak, S. & Ameijden, E. van (2005). *Allochtonen in Utrecht. Onderzoek naar etnische gezondheidsverschillen en trends daarin.* Utrecht: GG&GD.

Bruijnzeels, M.A., Hoop, T. de, Swart, W. & Voorham, A.J.J. (1999). Etnische herkomst van patiënten en werkbelasting van de huisarts. *Huisarts & Wetenschap*, 42, 254-258.

Bruyn, M. de (red.) (1994). *Altering the Image of AIDS.* Amsterdam: VU University Press.

Bruynzeels, M. (1999). Het meten van etnische herkomst. Verslag workshop 17 november 1999. Den Haag: NWO.

Buren, L.P. van (2002). *Visies van oudere migranten op de toekomst en de zorg. Een onderzoek onder Surinaamse, Turkse en Marokkaanse ouderen in Rotterdam.* Rotterdam: GGD Rotterdam en omstreken.

Burger, I., Hemert, A.M. van, Bindraban, C.A. & Schudel, W.J. (2005). Parasuïcides in Den Haag. Meldingen in de jaren 2000-2004. *Epidemiologisch Bulletin*, 40 (4), 2-8.

Campinha-Bacote, J. (1994). Cultural competence in psychiatric mental health nursing. A conceptual model. *Nursing Clinics of North America*, 29, 1-8.

Candib, L.M. (2002). Truth telling and advance planning at the end of life. Problems with autonomy in a multicultural world. *Family Systems & Health*, 20, 213-228.

CARAM Asia (2002). *Manual for pre-departure and post-arrival reintegration programs for migrant workers*. Kuala Lumpur: CARAM Asia.

CARAM Asia (2004). *Migration, Health and Human Rights*. Kuala Lumpur: CARAM Asia.

CBS (1989/1990). *Gezondheidsenquête Turkse ingezetenen in Nederland*. Voorburg/Heerlen: Centraal Bureau voor de Statistiek.

CBS (1998). *Allochtonen in Nederland*. Voorburg/Heerlen: Centraal Bureau voor de Statistiek.

CBS (2004). *Allochtonen in Nederland 2004*. Voorburg/Heerlen: Centraal Bureau voor de Statistiek.

CBS (2005). *Nationale verzuimstatistiek 2005*. Voorburg/Heerlen: Centraal Bureau voor de Statistiek.

CBS (2007a). Ruim 850 duizend islamieten in Nederland. *CBS Webmagazine*, 24 oktober.

CBS (2007b). *Jaarrapport Integratie 2007*. Voorburg/Heerlen: Centraal Bureau voor de Statistiek.

CBS (2008). *Jaarrapport Integratie 2008*. Voorburg/Heerlen: Centraal Bureau voor de Statistiek.

CBS (2009). *Gezondheid en zorg in cijfers 2009*. Voorburg/Heerlen: Centraal Bureau voor de Statistiek.

CBS Statline (2010), http://statline.cbs.nl (geraadpleegd 4 december 2012).

CBS/Ministerie van VWS (2010). *Trendrapport 2010 Landelijke Jeugdmonitor*. Voorburg/Heerlen: Centraal Bureau voor de Statistiek.

CBS/PRN (2009). Perinatale sterfte onder de loep genomen. In: CBS, *Gezondheid en zorg in cijfers 2009*. Voorburg/Heerlen: Centraal Bureau voor de Statistiek.

Celik, H., Abma, T.A., Widdershoven, G.A.M., Wijmen, F.C.B. van & Klinge, I. (2008). Implementation of diversity in healthcare practices. Barriers and opportunities, *Patient Education and Counseling*, 71, 65-71.

Chase, N. (1999). *Burdened children. Theory, research and treatment of parentification*. Londen: Sage.

Çinibulak, L. (2002). *Zwanger worden en bevallen op Nederlandse bodem*. Afstudeerscriptie Medische antropologie. Amsterdam: Universiteit van Amsterdam, Faculteit der Maatschappij- en Gedragswetenschappen.

COA (2012). *Feiten en cijfers tot 1 september 2012*. www.coa.nl/nl/over-coa/feiten-en-cijfers (geraadpleegd 4 december 2012).

Cohen, S. & Wills, T. (1985). Stress, social support and the buffering hypothesis. *Psychological Bulletin*, 98, 310-357.

Cohen, S., Moran-Ellis, J. & Smaje, C. (1999). Children as informal interpreters in GP consultations. Pragmatics and ideology. *Sociology of Health & Illness*, 21 (2), 163-186.

Coker, N. (2001). *Racism in Medicine. An Agenda for Change*. Londen: King's Fund Publishing.

Cosik, K., Bos, C.A., Jaarsveld, C.H.M. van & Schans, C.P. van der (2005). Gebitstoestand en mondgezondheid van basisschoolkinderen. *Nederlands Tijdschrift voor Tandheelkunde*, 112, 358-362.

Curlin, F., Chin, M., Sellergren, S., Roach, C. & Lantos, J. (2006). The association of physicians' religious characteristics with their attitudes and self-reported behaviors regarding religion and spirituality in the clinical encounter. *Medical Care*, 44 (5), 446-453.

Curlin, F., Dugdale, L., Lantos, J. & Chin, M. (2007). Do religious physicians disproportionately care for the underserved? *Annals of Family Medicine*, 5 (4), 353-360.

Curlin, F., Sellergren, S., Lantos, J. & Chin, M. (2007). Physicians' observations and interpretations of the influence of religion and spirituality on health. *Archives of Internal Medicine*, 167 (7), 649-654.

Dagevos, J.M. (1998). *Begrensde mobiliteit. Over allochtone werkenden in Nederland*. Assen: Van Gorcum.

Dagevos, J.M. (2001). *De leefsituatie van allochtone ouderen in Nederland. Stand van zaken, ontwikkelingen en informatielacunes*. Den Haag: Sociaal en Cultureel Planbureau.

Dahhan, N. (2007). *Gezondheidszorg & etnische diversiteit in Nederland. Naar een betere zorg voor iedereen*. Amsterdam: PaceMaker in global health. http://mighealth.net/nl/images/e/e0/Pace.pdf.

Das-Munshi, J., Leavey, G., Stansfeld, S.A. & Prince, M.J. (2012). Migration, social mobility and common mental disorders. Critical review of the literature and meta-analysis. *Ethnicity & Health*, 17 (1/2), 17-53.

Dauphin, S. & Wieringen, J.C.M. van (2012). *De gezondheid en het zorggebruik van Midden- en Oost-Europeanen in Nederland. Een inventarisatie op beleidsniveau bij gemeenten, GGD-en en andere instanties*. Utrecht: Pharos.

Dautzenberg, M., Wersch, S. van & Pardoel, K. (2005). *Preventie van langdurig ziekteverzuim onder allochtone werknemers. Een studie naar het draagvlak voor voorlichting en lesmodules*. Tilburg: IVA.

Davidson, B. (2000). The interpreter as institutional gatekeeper. The social-linguistic role of the interpreters in Spanish-English medical discourse. *Journal of Sociolinguistics*, 4, 379-405.

De Telegraaf (2002). Tiener weet niets van seks! *De Telegraaf*, 23 maart 2002.

Del Amo, J., Likatavicius, G., Pérez-Cachafeiro, S., Hernando, V., González, C., Jarrín, I., Noori, T., Hamers, F. & Bolúmar, F. (2010). The epidemiology of HIV and AIDS reports in migrants in the 27 European Union countries, Norway and Iceland, 1999-2006. *European Journal of Public Health*, 21 (5), 620-626.

Dellen, Q.M., Aalderen, W.M. van, Bindels, P.J., Öry, F.G., Bruil, J. & Stronks, K. (2008). Asthma beliefs among mothers and children from different ethnic origins living in Amsterdam, the Netherlands. PEACE study group. *BMC Public Health*, 8, 380.

Denktaş, S. (2011). *Gezondheid en zorggebruik van oudere migranten in Nederland*. Proefschrift. Rotterdam: Erasmus Universiteit.

Dettingmeijer, M., Hattum, M. van & Paes, A.H.P. (1985). *Geneesmiddelenvoorlichting aan Marokkanen en Turken. Handleiding voor apotheekmedewerkers*. Utrecht: Landelijk Centrum GVO.

Dias, L., Chabner, B., Lynch, T. & Penson, R. (2003). Breaking bad news. A patient's perspective. *Oncologist*, 8 (6), 587-596.

Dieperink, C., Dijk, R. van & Vries, S. de (2007). Allochtonen in de GGZ 1990-2004. Groei en diversiteit. *Maandblad Geestelijke volksgezondheid*, 62 (9), 710-721.

Dijk, G. van & Lokker, I. (2011). 'Het is de wil van Allah.' Bewuster omgaan met verschillende visies op lijden en sterven. *Medisch Contact*, 66, 480-483.

Dijk, L. van (2003). Geneesmiddelengebruik verschilt tussen allochtonen en autochtonen. *Huisarts & Wetenschap*, 46 (9), 481.

Dijk, R. van (1989). Cultuur als excuus voor falende hulpverlening. *Medische Antropologie*, 1 (2), 131-143.

Dijk, R. van, Boedjarath, I., Jong, J. de, May, R. & Wezenbeek, R. (2000). Interculturele geestelijke gezondheidszorg in de XXIe eeuw. Een manifest. *Maandblad Geestelijke volksgezondheid*, 55 (2), 134-145.

Dijk, R. van (2010). Diversiteit. Meer dan culturele verscheidenheid? In: A.U. Kuckert-Pander & P. Esterhuizen (red.), *Diversiteit in de verpleegkunde* (pp. 22-56). Houten: Bohn Stafleu van Loghum.

Dijk, T. van, Agyemang, C., Wit, M. de & Hosper, K. (2010). The relationship between perceived discrimination and depressive symptoms among young Turkish-Dutch and Moroccan-Dutch. *The European Journal of Public Health*, 21 (4), 477-483.

Dorsselaer, S. van, Looze, M. de, Vermeulen-Smit, E., Roos, S. de, Verdurmen, J., Bogt, T. ter & Vollebergh, W. (2010). *HBSC 2009. Gezondheid, welzijn en opvoeding van jongeren in Nederland*. Utrecht: Trimbos-instituut.

Dorsselaer, S. van, Zeijl, E., Eeckhout, S. van den, Bogt, T. ter & Vollebergh, W. (2007). *HBSC 2005. Gezondheid en welzijn van jongeren in Nederland*. Utrecht: Trimbos-instituut.

Doyal, L., Hunt, G. & Mellor, J. (1981). Your life in their hands. Migrant workers in the National Health Service. *Critical Social Policy*, September, 1, 54-71.

Draak, M. den, Hosper, K., Kosec, H. & Wieringen, J. van (2012). *Migratie en gezondheid 2012. Feiten en cijfers*. Utrecht: Pharos.

Driel, H.F. van, Steenbergen, J.E. van, Gorissen, W.H.M. & Schulpen, T.W.J. (1999). Etnische en sociaal-economische verschillen in perinatale en zuigelingensterfte in de stad Utrecht. Een analyse. *Tijdschrift voor Gezondheidswetenschappen*, 77, 208-216.

Driessen, H. (2007). *Pijn en cultuur*. Amsterdam: Wereldbibliotheek.

Edrisi, M. (2010). Wegwijnen in ontheemding. Heimwee bij migranten. *Maandblad Geestelijke volksgezondheid*, 65, 669-683.

Eeckhout, V. van den (2001). Voetangels bij pleidooien voor recht op respect voor culturele diversiteit. In: P.B. Cliteur & V. van den Eeckhout (red.), *Multiculturalisme, cultuurrelativisme en sociale cohesie* (pp. 261-284). Den Haag: Boom Juridische uitgevers.

El Fakiri, F., Kulu Glasgow, I., Weide, M.G. & Foets, M. (1999). *Kraamzorg in allochtone gezinnen*. Maarssen: Elsevier/De Tijdstroom.

El-Karimy, E., Gras, M., Varkevisser, C. & Hoek, A. van den (2001). Risk perception and sexual relations among African migrants in Amsterdam. *Medische Antropologie*, 13 (2), 301-322.

Ellis, E., Vinson, D. & Ewigman, B. (1999). Addressing spiritual concerns of patients. Family physicians' attitudes and practices. *Journal of Family Practice*, 48, 105-109.

Ellis, M. & Campbell, J. (2004). Patients' views about discussing spiritual issues with primary care physicians. *Southern Medical Journal*, 97 (12), 1158-1164.

Ellis, M. & Campbell, J. (2005). Concordant spiritual orientations as a factor in physician-patient spiritual discussions. A qualitative study. *Journal of Religious Health*, 44 (1), 39-53.

Ellis, M., Campbell, J., Detwiler-Breidenbach, A. & Hubbard, D. (2002). What do family physicians think about spirituality in clinical practice? *The Journal of Family Practice*, 51 (3), 249-254.

Engelhard, D. (2007). *Met kennis van feiten. Vluchtelingen, nieuwkomers en gezondheid in cijfers*. Utrecht: Pharos.

Enk, W.J.J. van, Enk, A. van & Gorissen, W.H.M. (1999). Tienerzwangerschappen naar etniciteit in Nederland, 1990-1993. *Nederlands Tijdschrift voor Geneeskunde*, 143, 465-471.

Eppink, A. (1981). *Cultuurverschillen en communicatie. Problemen bij hulpverlening aan migranten in Nederland*. Alphen aan den Rijn: Samsom.

Eriksen, T.H. (1998). *Small Places, Large Issues. An Introduction to Social and Cultural Anthropology*. Londen: Pluto Press.

Esmail, A. (2007). Asian doctors in the NHS. Service and betrayal. *British Journal of General Practice*, 57, 827-831.

Faber, L., Carlier, B., Schreurs, H., Roelofs, J., Vet, E. de & Ameijden, E. van (2010). Alcoholgebruik onder Utrechtse jeugd. Aandachtsgroepen voor preventie. *Verslaving*, 6 (1), 3-19.

Fallowfield, L. (1993). Giving sad and bad news. *The Lancet*, 341, 476-478.

Fazel, M. & Stein, A. (2003). Mental health of refugee children: comparative study. *British Medical Journal*, 327, 134.

Fernando, S. (1984). Racism as a cause of depression. *The International Journal of Psychiatry*, 30 (1/2), 41-49.

Fisher, J. (1988). Possible effects of reference group-based influence on AIDS prevention. *American Psychologist*, 43, 914-920.

Flores, G. (2005). The impact of medical interpreter services on the quality of health care. A systematic review. *Medical Care Research and Review*, 62, 255-299.

Flores, G., Laws, B., Mayo, S., Zuckerman, B., Abreu, M., Medina, L. & Hardt, E.J. (2003). Errors in medical interpretation and their potential clinical consequences in pediatric encounters. *Pediatrics*, 111 (1), 6-14.

Foets, M, Schuster, J. & Stronks, K. (red.), *Gezondheids(zorg)onderzoek onder allochtone bevolkingsgroepen. Een praktische introductie*. Amsterdam: Aksant.

Frankish, C., Lovato, C. & Shannon, W. (1999). Models, theories, and principles of health promotion with multicultural populations. In: R. Huff & M. Kline (red.), *Promoting Health in Multicultural Populations. A handbook for practitioners*. Londen: Sage.

Fuller Torrey, E. (1972). *The Mind Game*. New York: Jason Aronson.

Garssen, J. (2006). Minder allochtone tienermoeders. www.cbs.nl/nl-NL/menu/themas/bevolking/publicaties/artikelen/archief/2006/2006-2022-wm.htm.

Garssen, J. (2008). *Bevolkingstrends*, vierde kwartaal 2008. Voorburg/Heerlen: Centraal Bureau voor de Statistiek.

Garssen, J. (2010). Veel Antilliaanse en Surinaamse tienermoeders. *CBS Webmagazine*, 8 december.

Garssen, J. (2011). Demografie van de vergrijzing. *Bevolkingstrends*, tweede kwartaal 2011. Voorburg/Heerlen: Centraal Bureau voor de Statistiek.

Garssen, J. & Duin, C. van (2009). Allochtonenprognose 2008-2050. Naar 5 miljoen allochtonen. *Bevolkingstrends*, tweede kwartaal 2009, 14-21.

Garssen, J. & Meulen, A. van der (2004). Ontwikkelingen rond de perinatale sterfte. *Bevolkingstrends*, derde kwartaal 2004, 15-31.

Garssen, J. & Meulen, A. van der (2008). Sterftecijfer allochtonen daalt sterk. *CBS Webmagazine*, 7 januari. Voorburg/Heerlen: Centraal Bureau voor de Statistiek.

Garssen, J., Hoogenboezem, J. & Kerkhof, A. (2006). Zelfdoding onder Nederlandse Surinamers naar etniciteit. *Bevolkingstrends,* derde kwartaal 2006, 23-28. Voorburg/Heerlen: Centraal Bureau voor de Statistiek.

Geertz, C. (1973). *The Interpretation of Cultures*. New York: Basic Books.

Geertz, C. (1983). *Local Knowledge. Further Essays in Interpretive Anthropology*. New York: Basic Books.

Geneesmiddelenbulletin (1973). Oestrogenen rond de menopauze. *Geneesmiddelenbulletin*, 7 (19/20), 81-88.

Gerritsen, A., Devillé, W., Linden, F. van der, Bramsen, I., Willigen, L.H.M. van, Hovens, J.E.J.M. & Ploeg, H.M. van der (2006). Psychische en lichamelijke gezondheidsproblemen van en gebruik van zorg door Afghaanse, Iraanse en Somalische asielzoekers en vluchtelingen. *Nederlands Tijdschrift voor Geneeskunde*, 150, 1983-1989.

GGZ Nederland (2004). *1000 bloemen bloeien... Tijd voor de oogst. Een overzicht van het Actieplan Interculturalisatie 2001-2004*. Utrecht: GGZ Nederland.

Ghorashi, H. (2006). Paradoxen van culturele erkenning. Management van diversiteit in Nieuw Nederland. *Tijdschrift voor Genderstudies*, 9 (4), 42-53.

Gijsberts, M., Huijnk, W. & Dagevos, J. (2012). *Jaarrapport Integratie 2011*. Den Haag: Sociaal en Cultureel Planbureau.

Goedhart, G., Eijsden, M. van, Wal, M.F. van der, Vrijkotte, T.G.M. & Bonsel, G.J. (2007). Prematuriteit en laag geboortegewicht. Wat zijn de risicofactoren? *Vroeg*, 24 (1), 6-9.

Goffman, E. (1986). *Stigma. Notes on the management of spoiled identity*. New York: Simon & Schuster.

Goldberg, D. & Huxley, P. (1980). *Mental illness in the community. The pathway to psychiatric care*. Londen: Tavistock Publications.

Gomes, C. & Ait Moha, A. (2007). *Medicijngebruik onder Marokkanen*. Amsterdam: Motivaction.

Goorts, I. & Sbiti, A. (2010). *What's your flavour? Over jongeren, migratie en gezondheid*. Rotterdam: Mikado.

Gowricharn, R. (2001). *In- en uitsluiting in Nederland. Een overzicht van empirische bevindingen.* Werkdocument 122. Den Haag: Wetenschappelijke Raad voor het Regeringsbeleid.

Graaf, A. de (1998). Geboorteregeling 1998. *Maandstatistiek voor de Bevolking.* Voorburg/Heerlen: Centraal Bureau voor de Statistiek.

Graaf, H. de, Kruijer, H., Acker, J. van & Meijer, S. (2012). *Seks onder je 25^e. Seksuele gezondheid van jongeren in Nederland anno 2012.* Utrecht: Rutgers WPF.

Graaf, H. de, Meijer, S., Poelman, J. & Vanwesenbeeck, I. (2005). *Seks onder je 25^e. Seksuele gezondheid van jongeren in Nederland anno 2005.* Delft/Utrecht: Eburon/Rutgers Nisso Groep.

Graaff, F. de (1995). *Zorg aan buitenl'anders'? Deel van mijn vak.* Utrecht: Projectbureau Mutant.

Graaff, F. de & Francke, A. (2002). *Tips voor terminale thuiszorg voor Turkse en Marokkaanse ouderen.* Brochure. Utrecht: NIVEL.

Graaff, F.M. de, Francke, A.L., Muijsenbergh, M.E.T.C. van den & Geest, S. van der (2010). *Communicatie en besluitvorming in de palliatieve zorg voor Turkse en Marokkaanse patiënten met kanker.* Amsterdam: UvA/Het Spinhuis.

Graaff, F. de, Hasselt, T. van & Francke, A. (2005). *Thuiszorg voor terminale Turkse en Marokkaanse patiënten. Ervaringen en opvattingen van naasten en professionals.* Utrecht: NIVEL.

Gras, L., Sighem, A. van, Smit, C., Zaheri, S., Schuitemaker, H. & Wolf, F. de (2007). *Monitoring of Human Immunodeficiency Virus (HIV) infection in the Netherlands. Report 2007.* Amsterdam: Stichting HIV Monitoring.

Green, B., Friedman, M., Jong, J. de, Solomon, S.D., Keane, T.M., Fairbank, J.A., Donelan, B. & Frey-Wouters, E. (red.) (2003). *Trauma Interventions in War and Peace. Prevention, Practice, and Policy.* New York: Plenum-Kluwer.

Green, J., Free, C. & Bhavnani, V. (2005). Translators and mediators. Bilingual young people's accounts of their interpreting work in health care. *Social Science & Medicine,* 60, 2097-2110.

Green, L. & Kreuter, M. (2005). *Health program planning. An educational and ecological approach.* New York: McGraw-Hill.

Grootjans-Geerts, I. (2001). Hypovitaminose D. Een versluierde diagnose. *Nederlands Tijdschrift voor Geneeskunde,* 145, 2057-2060.

Haan, M. de & Hofstee, H.H. (1988). Bestaat er een bijzondere huisartsgeneeskundige zorg voor buitenlanders? *Huisarts & Wetenschap,* 31 (suppl. Huisarts & Praktijk 12).

Hallenbeck, J. & Arnold, R. (2007). A request for nondisclosure. Don't tell mother. *Journal of Clinical Oncology,* 25 (31), 5030-5034.

Hampers, L. & McNulty, J. (2002). Professional interpreters and bilingual physicians in a pediatric emergency department. Effect on resource utilization. *Archives of Pediatric Adolescent Medicine,* 156, 1108-1113.

Harchaoui, S. (2012), Tussen afkomst en toekomst, *De Morgen,* 22 september 2012.

Harmsen, H., Meeuwesen, L., Wieringen, J. van, Bernsen, R. & Bruijnzeels, M. (2003). When cultures meet in general practice. Intercultural differences between GPs and parents of child patients. *Patient Education and Counseling*, 51, 99-106.

Harmsen, J.A.M. (2003). *When cultures meet in medical practice* [dissertatie]. Rotterdam: Erasmus University Rotterdam.

Harmsen, J.A.M., Bruijnzeels, M.A., Wouden, J.C. van der & Bohnen, A.M. (1999). Allochtone kinderen op het spreekuur. *Huisarts & Wetenschap*, 42, 211-215.

Hart, A., Kohlwes, R., Deyo, R., Rhodes, L. & Bowen, D. (2003). Hospice patients' attitudes regarding spiritual discussions with their doctors. *American Journal of Hospice & Palliative Care*, 20 (2), 135-139.

Hartman, E. & Muijsenbergh, M. van den (2009). *Lage participatie van Turkse en Marokkaanse vrouwen aan het bevolkingsonderzoek naar borstkanker. Een kwalitatief onderzoek naar redenen die vrouwen zelf geven & aanbevelingen om hun opkomst te verhogen*. Utrecht: Pharos.

Hartveldt, D. (1978). *Taal en samenleving*. Baarn: Ambo.

Hasselaar, J., Leeuwen, E. van & Vissers, K. (2011). Geen mens leeft of sterft zonder te lijden. Burgerinitiatief 'Uit vrije wil' confronteert samenleving met belangrijke vragen maar verwaarloost diepere laag. *Trouw*, 1 maart 2011, Katern 1, 18.

Have, H.A.M.J. ten, Meulen, R.H.J. ter & Leeuwen, E. van (2009). *Medische ethiek* (derde, herziene druk). Houten: Bohn Stafleu van Loghum.

Haveman, H. & Uniken Venema, H.P. (red.) (1996). *Migranten en gezondheidszorg*. Reeks Gezondheidsbeleid, deel 10. Houten/Diegem: Bohn Stafleu van Loghum.

Heijden, P.G.M. van der, Gils, G. van, Cruijff, M. & Hessen, D. (2006). *Een schatting van het aantal in Nederland verblijvende illegale vreemdelingen in 2005*. Utrecht: IOPS/Universiteit Utrecht.

Helman, C.G. (2007). *Culture, Health and Illness*. Fifth edition. Londen: Taylor & Francis Ltd.

Hemke, F. & Muijsenbergh, M. van den (2010). *Onbekend maakt onbemind. Huisartsenzorg voor migranten. Knelpunten en mogelijke oplossingen*. Utrecht: Pharos.

Hirasing, R.A., Verrips, G.H., Burgmeijer, R.J.F. & Verloove-Vanhorick, S.P. (1995). Onvoldoende deelname aan preventieprogramma's voor zuigelingen door Turkse, Marokkaanse, Chinese en Vietnamese ouders in de grote steden. *Nederlands Tijdschrift voor Geneeskunde*, 139, 2726-2730.

Hochschild, A. & Machung, A. (1989). *The Second Shift. Working Families and the Revolution at Home*. New York: Viking.

Hoek, F., Vermaas, M.A., Muller, M.T. & Wolffers, I. (2005). Vroeg gestruikeld. Hoge uitval bij allochtone artsen in opleiding tot verpleeghuisarts. *Medisch Contact*, 60 (29/30), 1208-1211.

Hoffer, C. (2002). *Levensbeschouwing en orgaandonatie. Een vergelijking van joodse, christelijke, islamitische en humanistische opvattingen*. Alblasserdam: Dutch University Press.

Hoffman, E. (2010). Interculturele gespreksvoering. In: J. de Jong & S. Colijn (red.), *Handboek Culturele Psychiatrie en Psychotherapie* (pp. 299-320). Utrecht: De Tijdstroom.

Hoffman, E. & Arts, W. (1994). *Interculturele gespreksvoering*. Houten/Diegem: Bohn Stafleu van Loghum.

Hofstede, G., Hofstede, G.J. & Mindov, M. (2012). *Allemaal andersdenkenden. Omgaan met cultuurverschillen* (derde editie). Amsterdam: Contact.

Hollander, A. de, Hoeymans, N., Melse, J., Oers, J. van & Polder, J. (red.) (2006). *Zorg voor gezondheid. Volksgezondheids Toekomst Verkenning 2006*. Houten: Bohn Stafleu van Loghum.

Hoogenboezem, J. & Bruin, K. de (2011). Sterfte aan aids al jaren stabiel. *CBS Webmagazine*, 30 november 2011.

Hoogervorst, H. (2004). Beleidsbrief Allochtonen in de gezondheidszorg, 17 maart 2004 (GVM/2424205). Den Haag: Ministerie van VWS.

Hosper, K. (2007). *Health-related behaviour among young Turkish and Moroccan people in the Netherlands*. Dissertatie. Amsterdam: AMC/UvA.

Hsieh, E. (2006). Conflicts in how interpreters manage their roles in provider-patient interactions. *Social Science & Medicine*, 62, 721-730.

Hsieh, E. (2007). Interpreters as co-diagnosticians. Overlapping roles and services between providers and interpreters. *Social Science & Medicine*, 64, 924-937.

Hsieh, E. (2008). 'I am not a robot!' Interpreters' views of their roles in health care settings. *Qualitative Health Research*, 18, 1367-1383.

Hubert, A. & Veerman, T. (2002). *Arbeidsconflicten en arbeidsuitval. Een inventarisatie van de huidige kennis en literatuur en databestanden*. Den Haag: Ministerie van Sociale Zaken en Werkgelegenheid.

Huff, R.M. & Kline, M.V. (1999). *Promoting Health in Multicultural Populations. A handbook for practitioners*. Londen: Sage.

Huijbregts, V. (2001). Een vetc'er heeft een voorbeeldfunctie. Voorlichting in eigen taal en cultuur voor vluchtelingen. *Phaxx*, 8 (3), 16-17.

Huijbregts, V. (2008). Goud waard. Allochtone zorgconsulenten en VETC-ers. *Phaxx*, 15 (1), 11-13.

Huitema, M.E. (2002). Etnische pluriformiteit op de polikliniek gynaecologie/verloskunde in het MCH Westeinde in Den Haag. *Epidemiologisch Bulletin*, 35 (2), 11-17.

Hunt, L., Schneider, S. & Comer, B. (2004). Should 'acculturation' be a variable in health research? A critical review of research on US Hispanics. *Social Science & Medicine*, 59, 973-986.

Hurk, K. van den, Dommelen, P. van, Wilde, J.A. de, Verkerk, P.H., Buuren, S. van & Hirasing, R.A. (2006). Snelle toename gewicht bij kinderen tussen de 4 en 15 jaar. *Tijdschrift voor Jeugdgezondheidszorg*, 38, 83-84.

ICHR (2010). *Thematic review of Special Interventions for Sexual and reproductive Health and Rights. Synthesis report*.

IGZ (2005). *Wanneer laten tolken? Veldnormen voor de inzet van tolken in de gezondheidszorg*. Utrecht: Pharos.

Inal, S. (2004). Het MER-model voor interculturele communicatie. *SPH, Tijdschrift voor Sociaal Pedagogische Hulpverlening*, 59, 24-29.

Ingleby, D. (2001). Machtsrelaties en methodologie. Onderzoeksmethoden als in- en uitsluitingsmechanismen. In: R. van Dijk & A. Voogt (red.), *Interculturele geestelijke gezondheidszorg. Uitgesloten?* (pp. 17-23). Verslag Mikadoconferentie 2001. Rotterdam: Mikado.

Inspectie voor de Gezondheidszorg (2009). *Ongelijkheid in gezondheid, is gezondheidszorg van belang? Sociaaleconomische en etnische verschillen in gezondheidszorguitkomsten op het terrein van hart- en vaatziekten in Nederland*. Utrecht: IGZ.

IOB (2012). *Terms of reference beleidsdoorlichting SRGR, incl. hiv/aids*. Den Haag: Ministerie van Buitenlandse Zaken, Inspectie Ontwikkelingssamenwerking en Beleidsevaluatie.

Jansen, P.W., Raat, H., Mackenbach, J.P., Jaddoe, V.W., Hofman, A., Oort, F.V. van, Verhulst, F.C. & Tiemeier, H. (2010). National origin and behavioural problems of toddlers. The role of family risk factors and maternal immigration characteristics. *Journal of Abnormal Child Psychology*, 38, 1151-1164.

Jong, J. de (red.) (2002). *Trauma, War and Violence. Public Mental Health in Socio-Cultural Context*. New York: Plenum-Kluwer.

Jong, J. de (2010a). Zorgfilters. In: J. de Jong & S. Colijn (red.), *Handboek Culturele Psychiatrie en Psychotherapie* (pp. 179-205). Utrecht: De Tijdstroom.

Jong, J. de (2010b). Van de inferieure frontaalkwab van de inboorling tot culturele neurowetenschap. Anderhalve eeuw psychopathologie en cultuur. *Maandblad Geestelijke volksgezondheid*, 65, 992-1006.

Jong, J. de (2010c). Genetica en etnopsychofarmacologie. In: J. de Jong & S. Colijn (red.), *Handboek Culturele Psychiatrie en Psychotherapie* (pp. 39-55). Utrecht: De Tijdstroom.

Jong, J. de (2011). (Disaster) Public Mental Health. In: D. Stein, M. Friedman & C. Blanco (red.), *Trauma and Mental Health. Resilience and Posttraumatic Disorders* (pp. 217-262). Londen: Wiley-Blackwell.

Jong, J. de & Colijn, S. (red.) (2010). *Handboek Culturele Psychiatrie en Psychotherapie*. Utrecht: De Tijdstroom.

Jong, J. de & Lamkaddem, M. (2008). Moet een huisarts rekening houden met culturele en religieuze opvattingen? *Huisarts & Wetenschap*, 51, 359.

Jong, J. de & Schaik, M. van (1994). Culturele en religieuze aspecten van rouw- en traumaverwerking naar aanleiding van de Bijlmerramp. *Tijdschrift voor Psychiatrie*, 36 (4), 291-303.

Jong, J. de, Komproe, I., Ommeren, M. van, El Masri, M., Araya, M., Khaled, N., Put, W. van de & Somasundaram, D. (2001). Lifetime Events and Post-Traumatic Stress Disorder in 4 Post-Conflict Settings. *Journal of the American Medical Association*, 286 (5), 555-562.

Jong, W. de, Rijk, A. de & Schreven, L. (2010). *Opgroeien in diversiteit. Beschrijving van de nulmeting Diversiteit in het jeugdbeleid*. Voorburg/Heerlen: Centraal Bureau voor de Statistiek.

Jonge, G. de & Hoogenboezem, J. (2005). Een kwart eeuw wiegendood in Nederland. *Bevolkingstrends*, derde kwartaal 2005, 57-63.

Jonkers, M., Richters, A., Zwart, J., Öry, F. & Roosmalen, J. van (2011). Severe maternal morbidity among immigrant women in the Netherlands. Patients' perspectives. *Reproductive Health Matters*, 19 (37), 144-153.

Kai, J. (1999). Valuing ethnic diversity in primary care. *British Journal of General Practice*, March, 171-172.

Kamperman, A. & Wit, M. de (2010). Psychische problematiek onder vluchtelingen en migranten op bevolkingsniveau. In: J. de Jong & S. Colijn (red.), *Handboek Culturele Psychiatrie en Psychotherapie* (pp. 165-178). Utrecht: De Tijdstroom.

Kamperman, A., Komproe, I. & Jong, J. de (2003). Verklaringen voor verschillen in psychiatrische stoornissen in een onderzoek onder migranten. *Tijdschrift voor Psychiatrie*, 45, 315-326.

Kamphuis, P., Poppel, J. van, Hijmans van den Bergh, A. & Bladel, F. van (2003). *Arbozorg voor allochtone werknemers. Onderzoek naar de toerusting van de Nederlandse arbo-infrastructuur voor de multi-etnische samenleving. Eindrapport.* Tilburg/Utrecht: IVA.

Karlsen, S. & Nazroo, J. (2002a). Relation between racial discrimination, social class, and health among ethnic minority groups. *American Journal of Public Health*, 92, 624-631.

Karlsen, S. & Nazroo, J. (2002b). Agency and structure. The impact of ethnic identity and racism on the health of ethnic minority people. *Sociology of Health & Illness*, 24, 1-20.

Kats, J. van (2011). *Multicultural encounters. Kurdish women and general practitioners in the Netherlands. An exploration of expectations and experiences.* Amsterdam: Vrije Universiteit.

Keesing, R.M. (1987). Anthropology as interpretive quest. *Current Anthropology*, 28 (2), 161-176.

Keizer, S.T. (2008). Tuberculose bij kinderen van immigranten. In: *Actualiteiten jeugdgezondheidszorg.* Amsterdam: VU medisch centrum.

Kijlstra, M., Prinsen, E. & Schulpen, T. (2001). *Kwetsbaar jong.* Utrecht: NIZW.

Kirmayer, L., Robbins, J., Dworkind, M. & Yaffe, M.J. (1993). Somatization and the recognition of depression and anxiety in primary care. *American Journal of Psychiatry*, 150, 734-741.

Kirmayer, L.J., Narasiah, L., Munoz, M., Rashid, M., Ryder, A.G., Guzder, J., Hassan, G., Rousseau, C. & Pottie, K. (Canadian Collaboration for Immigrant and Refugee Health) (2011). Common mental health problems in immigrants and refugees. General approach in primary care. *Canadian Medical Association Journal*, 183 (12), E959-967.

Kleffens, T. van, Baarsen, B. van & Leeuwen, E. van (2004). The medical practice of patient autonomy and cancer treatment refusals. A patients and physicians' perspective. *Social Science & Medicine*, 58, 2325-2336.

Kleinman, A. (1980). *Patients and Healers in the Context of Culture. An exploration of the borderland between anthropology, medicine, and psychiatry*. Berkeley: University of California Press.

Kleinman, A. & Benson, P. (2006a). Anthropology in the clinic. The problem of cultural competency and how to fix it. *PLoS Medicine*, 3 (10), 1673-1676.

Kleinman, A. & Benson, P. (2006b). Culture, moral experience and medicine. *The Mount Sinai Journal of Medicine*, 73 (6), 834-839.

Kloosterboer, D. (2004). *Wij komen eraan. Wensen, behoeften en ambities van oudere migranten in Nederland*. Utrecht: Samenwerkingsverbanden van het Landelijk Overleg Minderheden (LOM).

Kloosterboer, K. (2009). *Kind in het centrum. Kinderrechten in asielzoekerscentra*. Den Haag/Leiden/Rijswijk: UNICEF Nederland/Stichting Kinderpostzegels Nederland/Centraal Orgaan opvang asielzoekers.

Knepper, S. (2002). Prikken in een atlas. *AMC Magazine*, mei.

KNMG (2008). *Standpunt KNMG over vrije artsenkeuze*. Utrecht: KNMG.

Kodde, J. (2010). Geen hulp aan het sterfbed. *TCTubantia*, 14 mei. www.leendertvriel.nl/14_05_2010.htm.

Koert, J. van, Rottier, R. & Bosch-van Toor, M. (2008). *Samen voor één doel: het voorkomen van besnijdenis van dat kleine meisje. Drie jaar pilots VGV (vrouwelijke genitale verminking) en nu? Evaluatie met een handreiking voor beleidsmakers*. Den Haag: B&A Consulting bv.

Kohler, W. (2003). Vroeg dood. *NRC Handelsblad*, 20 december, 53.

Kolk, B. van der, McFarlane, A. & Weisaeth, L. (1996). *Traumatic stress. The effects of overwhelming experience on mind, body and society*. New York: Guilford.

Komatsu, R. & Sawada, T. (2007). The role of international migration in infectious diseases. The HIV epidemic and its trends in Japan. *International Journal of Health Services*, 37 (4), 745-759.

Komen, M. & Biegel, C. (2010). Interculturalisatie van Centra Jeugd en Gezin. *Phaxx*, 17 (4), 5-7.

Kooiman, E., Dieleman, J., Gyssens, I., Nieuwkerk, P.T., Marie, S. de & Ende, M.E. van der (2002). Therapietrouw onder HIV-geïnfecteerden in Rotterdam. Onafhankelijk van nationaliteit slechter bij heteroseksueel besmette patiënten, intraveneuze druggebruikers, negroïde en Latijns-Amerikaanse patiënten. *Nederlands Tijdschrift voor Geneeskunde*, 146 (25), 1183-1187.

Korfker, D.G., Herschderfer, K.C., Boer, J.B. de & Buitendijk, S.E. (2002). *Kraamzorg in Nederland. Een landelijk onderzoek*. Rapport 2002.159. Leiden: TNO Preventie en Gezondheid.

Kramer, S. (2007). *Nieuwsgierig blijven. Implementatie van de interculturele competenties in de GGZ*. Rotterdam: Mikado.

Krieger, N. (1990). Racial and gender discrimination. Risk factors for high blood pressure? *Social Science & Medicine*, 30 (12), 1273-1281.

Kromhout, M., Wubs, H. & Beenakkers, E. (2008). *Illegaal verblijf in Nederland. Een literatuuronderzoek*. Den Haag: Ministerie van Justitie/WODC.

Kroode, H. ten (1990). *Het verhaal van kankerpatiënten. Oorzaakstoekenning en betekenisverlening*. Dissertatie. Utrecht: Universiteit Utrecht.

Kruijer, H. & Wijsen, C. (2010). *Landelijke Abortus Registratie 2009*. Utrecht: Rutgers Nisso Groep.

Kruijer, H., Lee, L. van & Wijsen, C. (2009). *Landelijke Abortus Registratie 2008*. Utrecht: Rutgers Nisso Groep.

Kuijpers, E. (2005). *Migrantenstad. Sociale verhoudingen in 17e-eeuws Amsterdam*. Hilversum: Verloren.

Kunst, A. (2007). De kwantitatieve analyse van etnische verschillen in gezondheid, geillustreerd met vier studies naar de gezondheidssituatie van Marokkanen. In: M. Foets, J. Schuster & K. Stronks, *Gezondheids(zorg)onderzoek onder allochtone bevolkingsgroepen. Een praktische introductie*. Amsterdam: Aksant.

Kunst, A., Mackenbach, J., Lamkaddem, M., Rademakers, J. & Devillé, W. (2008). *Overzicht en evaluatie van resultaten van wetenschappelijk onderzoek naar etnische verschillen in gezondheid, gezondheidsrisico's en zorggebruik in Nederland*. Studie in opdracht van ZonMw. Rotterdam/Utrecht: Erasmus MC/NIVEL.

Kuyck, W. & Wils, K. (1999). De huisarts en godsdienst. Een verkenning op vergeten terrein. *Patient Care*, 26, 88-99.

Kwaak, A. van der (2001). Vrouwen en migratie. *LOVA*, 22 (1), 5-11.

Kwak, J. & Haley, W.E. (2005). Current research findings on end-of-life decision making among racially or ethnically diverse groups. *Gerontologist*, 45 (5), 634-641.

Laban, K., Gernaat, H., Komproe, I., Schreuders, B.A. & Jong, J.T. de (2004). Impact of a long asylum procedure on the prevalence of psychiatric disorders in Iraqi asylum seekers in the Netherlands. *Journal of Nervous and Mental Disease*, 192 (12), 843-851.

Laban, C.J., Komproe, I.H., Gernaat, H.P.E., Jong, J.T.V.M. de (2008). The impact of a long asylum procedure on quality of life, disability and physical health in Iraqi asylum seekers in the Netherlands. *Social Psychiatry and Psychiatric Epidemiology*, 43 (7), 507-515.

Lamberts, S.W.J. (2003). Interculturalisatie van het medisch onderwijs in Nederland. *Nederlands Tijdschrift voor Geneeskunde*, 147, 789.

Langeveld, R. (2008). *Kwaliteit in diversiteit. Een onderzoek naar diversiteit in de huisartsenpraktijk, in opdracht van de LHV*. Amsterdam: VU medisch centrum.

Lapine, A., Wang-Cheng, R., Goldstein, M., Nooney, A., Lamb, G. & Derse, A.R. (2001). When cultures clash. Physician, patient, and family wishes in truth disclosure for dying patients. *Journal of Palliative medicine*, 4 (4), 475-480.

Lazarus, R. & Folkman, S. (1984). *Stress, Appraisal and Coping*. New York: Springer.

Leininger, M.M. & McFarland, M.R. (2006). *Culture care diversity and universality. A worldwide nursing theory* (tweede editie). Sudbury, MA: Jones and Bartlett.

Leusink, P. (2012). Morgen gezond weer op. *Tijdschrift voor Seksuologie*, 36 (2), 81-82.

Levi-Strauss, C. (1955). *Structural Anthropology*. New York: Basic Books.

Lewis, M., Bamber, S. & Waugh, M. (red.) (1997). *Sex, Disease, and Society. A Comparative History of Sexually Transmitted Diseases and HIV/AIDS in Asia and the Pacific.* Londen: Greenwood Press.

Lier, E.A. van, Oomen, P.J., Oostenbrug, M.W.M., Zwakhals, S.L.N., Drijfhout, I.H., Hoogh, P.A.A.M. de & Melker, H.E. de (2009). *Vaccinatiegraad Rijksvaccinatieprogramma Nederland. Verslagjaar 2009.* Rapport 210021010/2009. Bilthoven: RIVM.

Lindert, H. van, Droomers, M. & Westert, G.P. (2004). *Tweede Nationale Studie naar ziekten en verrichtingen in de huisartspraktijk. Een kwestie van verschil. Verschillen in zelfgerapporteerde leefstijl, gezondheid en zorggebruik.* Utrecht/Bilthoven: NIVEL/RIVM.

Loeber, O. (2003). *Vier vrouwen. Anticonceptiehulpverlening bij specifieke groepen allochtone vrouwen: Shirah, Mkwaju, Lui Ye, Natasja en de anderen...* Utrecht: Rutgers Nisso Groep.

Logghe, K. & Wolffers, I. (2004). *Evidence-based opleiding in Culturele Competenties.* Amsterdam: VU medisch centrum, sectie Gezondheidszorg en cultuur.

Loozen, S. & Duin, C. van (2007). Allochtonenprognose 2006-2050. Belangrijkste uitkomsten. *Bevolkingstrends,* tweede kwartaal 2007, 60-67. Voorburg/Heerlen: Centraal Bureau voor de Statistiek.

Mackenbach, J.P., Bos, V., Garssen, M.J. & Kunst, A.E. (2005). Sterfte onder niet-westerse allochtonen in Nederland. *Nederlands Tijdschrift voor Geneeskunde*, 149, 917-923.

Mann, J. (1998). AIDS and human rights, where do we go from here? HIV/AIDS and human rights, part II: Uprooting vulnerability. *Health and Human Rights*, 3, 143-149.

Mann, J. & Tarantola, D. (1996). From Epidemiology to Vulnerability, to Human Rights. In: J. Mann, D. Tarantola & T. Netter (Eds.), *AIDS in the World II. A Global Report* (pp. 427-476). New York: Oxford University Press.

Marmot, M. (2003). Self esteem and health. Autonomy, self esteem, and health are linked together. *British Medical Journal*, 327 (7415), 574-575.

Marmot, M. & Syme, L. (1976). Acculturation and coronary heart disease in Japanese-Americans. *American Journal of Epidemiology*, 104, 225-247.

Marmot, M., Syme, S., Kagan, A., Kato, H., Cohen, J.B. & Belsky, J. (1975). Epidemiologic studies of coronary heart disease and stroke in Japanese men living in Japan, Hawaii and California. Prevalence of coronary and hypertensive heart disease and associated risk factors. *American Journal of Epidemiology*, 102, 514-523.

Marsella, A., Friedman, M., Gerrity, E. & Scurfield, R. (1996). *Ethnocultural Aspects of Posttraumatic Stress Disorder. Issues, Research, and Clinical Applications.* Washington, DC: American Psychological Association.

Mastboom, M. (1999). 'Moet ik dat gewoon vinden?' In: *Huisarts en patiënt. Cahiers over communicatie en attitude.* Utrecht: Nederlands Huisartsen Genootschap.

Mastekaasa, A. (2000). Parenthood, gender and sickness absence. *Social Science & Medicine*, 50 (12), 1827-1842.

McCord, G., Gilchrist, V.J., Grossman, S.D., King, B.D., McCormick, K.F., Oprandi, A.M., Labuda Schrop, S., Selius, B.A., Smucker, W.D., Weldy, D.L., Amorn, M., Carter, M.A.,

Deak, A.J., Hefzy, H. & Srivastava, M. (2004). Discussing spirituality with patients. A rational and ethical approach. *Annals of Family Medicine*, 2 (4), 356-361.

McKeown, T. (1976). *The Role of Medicine. Dream, Mirage or Nemesis?* Londen: Nuffield Provincial Hospitals Trust.

McKeown, T. & Lowe, C. (1966). *An Introduction to Social Medicine*. Londen: Blackwell Scientific Publications.

Mechanic, D. (1978). *Medical Sociology* (tweede editie). New York: The Free Press.

Meershoek, A. & Krumeich, A. (2001). Allochtonen en reïntegratie. Veel misverstanden. *Maandblad reïntegratie*, 1 (1/2), 39-41.

Meershoek, A., Krumeich, A. & Desain, L. (2004). *Arbeidsongeschiktheid, reïntegratie en etniciteit*. Maastricht: Universiteit Maastricht, sectie Gezondheidsethiek en wijsbegeerte.

Meeuwesen, L. & Harmsen, H. (2007). Valkuilen in de multiculturele huisartspraktijk. Het 'stille' gesprek. *Modern Medicine*, 2, 34-38.

Meeuwesen, M., Harmsen, H., Bernsen, R. & Bruijnzeels, M. (2006). Do Dutch doctors communicate differently with immigrant patients than with Dutch patients? *Social Science & Medicine*, 63, 2407-2417.

Meeuwesen, L., Harmsen, H. & Sbiti, A. (red.) (2011). *Als je niet begrijpt wat ik bedoel. Tolken in de gezondheidszorg*. Rotterdam: Mikado.

Mesquita, B. (2010). Emoties. In: J. de Jong & S. Colijn (red.), *Handboek Culturele Psychiatrie en Psychotherapie* (pp. 75-89). Utrecht: De Tijdstroom.

Meyer, B., Pauwlack, B. & Kliche, O. (2010). Family interpreters in hospitals. Good reasons for bad practice? *mediAzioni*, 10.

Middelkoop, B.J.C. (2001). *Diabetes. A true trouble*. Proefschrift. Den Haag: GGD.

Middelkoop, B., Jacobi, C. & Dijk, T. van (2011). Perinatale sterfte en morbiditeit in Den Haag, 2000-2008. *Epidemiologisch Bulletin*, 46 (4), 2-12.

Middelkoop, B.J., Meijenfeldt, C., Kesarlal-Sadhoeram, S.M., Ramsaransing, G.N. & Struben, H.W.A. (1999). Diabetes mellitus among South Asian inhabitants of The Hague. High prevalence and an agespecific socioeconomic gradient. *International Journal of Epidemiology*, 28, 1119-1123.

Migration News (2012a). Global Population: 7 Billion, Refugees. Vol. 19, No. 1, January 2012.

Migration News (2012b). EU: Migrants, Economy. Vol. 19, No. 2, April 2012.

Migration News (2012c). Southeast Asia. Vol. 19, No. 2, April 2012.

Ministerie van Justitie (2006). *Afrikanen uit Angola, DR Congo, Ethiopië, Eritrea, Nigeria en Sudan in Nederland. Een profiel*. Den Haag: Ministerie van Justitie.

Ministerie van OCW (2007). *Meer kansen voor vrouwen. Emancipatiebeleid 2008-2011*, Den Haag: Ministerie van OCW.

Ministerie van VWS (2008). *Naar een weerbare samenleving. Beleidsplan aanpak gezondheidsverschillen op basis van sociaaleconomische achtergronden*. Den Haag: Ministerie van Volksgezondheid, Welzijn en Sport.

Ministerie van VWS (2011). Brief aan de voorzitter van de Tweede Kamer der Staten-Generaal, betreffende invulling subsidietaakstelling VWS, gedateerd op 25 mei 2011. www.rijksoverheid.nl (geraadpleegd 3 november 2011).

Mitchell, E.A. (1991). Racial inequalities in childhood asthma. *Social Science & Medicine*, 32 (7), 831-836.

Morée, M., Lyke, S. van der, Jong, Y. de & Lier, W. van (2002). *Interculturele familiezorg. Een literatuurverkenning*. Utrecht: Expertisecentrum Informele Zorg NIZW.

Mostafa, S. (2009). *Wensen en verwachtingen van allochtone vrouwen met borstkanker ten aanzien van de huisarts*. Nijmegen: UMC Nijmegen, afdeling Eerstelijngeneeskunde.

Mouthaan, I., Neef, M. de & Rademakers, J. (1997). *Hulp bij maagdelijkheidsproblematiek. Handreikingen en achtergronden*. Utrecht: NISSO.

Mui, A.C., Kang, S., Kang, D. & Domanski, M.D. (2007). English language proficiency and health-related quality of life among Chinese and Korean immigrant elders. *Health and Social Work*, 32 (2), 119-127.

Muijsenbergh, M. van den (2010). Moeilijk bereikbare patiëntencategorieën. In: A.F.G. Leentjens, R.O.B. Gans, J.M.G.A. Schols & C. van Weel (red.), *Handboek multidisciplinaire zorg* (pp. 205-217). Utrecht: De Tijdstroom.

Muijsenbergh, M. van den & Vermeer, B. (2011). Screening borstkanker voor iedereen? Deelname van allochtone vrouwen aan bevolkingsonderzoek. *Cultuur Migratie Gezondheid*, 1, 30-38.

Naleie, Z. (1997). *Eindverslag van het voorlichtingsproject ter preventie van vrouwenbesnijdenis ten behoeve van de Somalische gemeenschap in Nederland*. Amsterdam: FSAN.

Nationale Raad voor de Volksgezondheid (NRV) & Overlegorgaan Gezondheidszorg en Multiculturele-samenleving (OGM) (1995). *Gezondheidsbeleid voor migranten. Advies over de Nederlandse gezondheidszorg in multicultureel perspectief*. Zoetermeer: NRV.

Nazroo, J. (2002). The structuring of ethnic inequalities in health. Economic position, racial discrimination and racism. *American Journal of Public Health*, 93, 277-284.

Nicolaas, H. (2010). Steeds meer niet-westerse arbeidsmigranten en studenten naar Nederland. *Bevolkingstrends,* derde kwartaal 2010, 13-20. Voorburg/Heerlen: Centraal Bureau voor de Statistiek.

Nielsen, S.S., Norredam, M., Christiansen, K.L., Obel, C., Hilden, J. & Krasnik, A. (2008). Mental health among children seeking asylum in Denmark. The effect of length of stay and number of relocations. A cross-sectional study. *BMC Public Health*, 8, 293.

Nierkens, V. (2006). *Smoking in a multicultural society. Implications for prevention*. Dissertatie. Amsterdam: AMC/UvA.

NIGZ (2007). *Elkaar begrijpen helpt*. Utrecht: NIGZ.

NIGZ (2008a). FORUM-folder *De allochtone zorgconsulent. Ondersteuner van de huisarts*. Woerden: NIGZ.

NIGZ (2008b). *Handleiding voor gebruikers. Elkaar begrijpen helpt. Hulpmiddel voor interculturele communicatie bij zorg en dienstverlening*. Woerden: NIGZ.

Noordegraaf, M. & Abma, T.A. (2003). Management by measurement. *Journal of Public Administration*, 81 (4), 853-872.

Nooteboom, S. (2001). *Effecten van racisme en discriminatie op de gezondheid van en de hulpverlening aan allochtonen*. Literatuurstudie, eindwerk opleiding tot arts Antwerpen.

Op de Coul, E.L.M., Valkengoed, I.G.M. van, Sighem, A.I. van, Wolf, F. de & Laar, M.J.W. van (2003). *HIV en Aids in Nederland*. Bilthoven: RIVM.

Őry, F. (red.) (2003). *Toegankelijkheid van de Ouder- en Kindzorg voor Marokkaanse en Turkse gezinnen*. Leiden: TNO Preventie en Gezondheid.

Paes, A.H.P. & Dettingmeijer, M. (1997). Geneesmiddelenvoorlichting aan allochtonen. *Pharmaceutisch Weekblad*, 132 (15), 481-485.

Patel, V. & Sumathipala, A. (2001). International representation in psychiatric literature. Survey of leading journals. *British Journal of Psychiatry*, 178, 406-409.

Pelt, K. van, Singels, L. & Laar, K. van de (2011). *Handreiking participatie allochtonen in gezondheidsbevordering*. Woerden: NIGZ.

Penson, R., Kyriakou, H., Zuckerman, D., Chabner, B. & Lynch, T. (2006). Teams. Communication in multidisciplinary care. *Oncologist*, 11 (5), 520-526.

Picavet, C. (2012). Zwangerschap en anticonceptie in Nederland. *Tijdschrift voor Seksuologie*, 36 (2), 121-128.

Pinto, D. (1994). *Interculturele communicatie. Dubbel perspectief door de drie-stappenmethode voor het doeltreffend overbruggen van verschillen* (tweede, herziene druk). Houten/Diegem: Bohn Stafleu van Loghum.

Pöchhacker, F. (2000). Language barriers in Vienna hospitals. *Ethnicity and Health*, 21 (2), 113-119.

Poort, E.C., Spijker, J., Dijkshoorn, H. & Verhoeff, A.P. (2001). *Turkse en Marokkaanse ouderen in Amsterdam '99-'00*. Amsterdam: GG&GD.

Poort, E.C., Wal, M.F. van der, Uitenbroek, D.G. & Pauw-Plomp, H. (2001). Verschillen in ontbijtgewoonten bij schoolkinderen van Nederlandse, Surinaamse, Marokkaanse en Turkse herkomst. *Tijdschrift voor Gezondheidswetenschappen*, 79, 150-154.

Poot, A. (2001). *Alleenstaande Minderjarige Asielzoekers en zwangerschap*. Leiden: TNO Preventie en Gezondheid.

Popma, K.J. (1977). Gestoorde lichamelijkheid. In: K.J. Popma (red.), *Gestoorde wereld* (pp. 16-34). Hilversum: Wijtse Benedictus.

Poppel, J. van, Kamphuis, P., Marcelissen, F. & Wersch, S.F.M. van (2002). *Allochtonen, sociaal-medische begeleiding en reïntegratie. Een literatuurstudie naar de invloed van sociaal-culturele aspecten op de sociaal-medische begeleiding en reïntegratie van allochtonen*. Tilburg: IVA.

Prochaska, J. & DiClemente, C. (1983). Stages and processes of self-change of smoking. Toward an integrated model of change. *Journal of Consulting and Clinical Psychology*, 51, 390.

Raad voor de Volksgezondheid & Zorg (2000). *Interculturalisatie van de zorg*. Zoetermeer: Raad voor de Volksgezondheid & Zorg.

Raat, H., Wijtzes, A., Jaddoe, V.W., Moll, H.A., Hofman, A. & Mackenbach, J.P. (2011). The health impact of social disadvantage in early childhood. The Generation R study. *Early Human Development*, 87 (11), 729-733.

Rademakers, J., Mouthaan, I. & Neef, M. de (2002). Ongewenste zwangerschap en abortus. In: J. de Neef, J. Tenwolde & K. Mouthaan (red.), *Handboek interculturele zorg*. Maarssen: Elsevier/De Tijdstroom.

Reijneveld, S. (1998). Reported health, lifestyles, and use of health care of first generation immigrants in the Netherlands. Do socioeconomic factors explain their adverse position? *Journal of Epidemiology and Community Health*, 52, 298-304.

Reijneveld, S., Westhoff, M.H. & Hopman-Rock, M. (2003). Promotion of health and physical activity improves the mental health of elderly immigrants. Results of a group randomized controlled trial among Turkish immigrants in the Netherlands aged 45 and over. *Journal of Epidemiology and Community Health*, 57, 405-411.

Rentes de Carvalho, J. (1972). *Waar die andere God woont*. Amsterdam: de Arbeiderspers.

Rentes de Carvalho, J. (2008). *Gods toorn over Nederland*. Amsterdam: Atlas.

Reysoo, F. (1999). Ziektebeleving en hulpzoekgedrag bij Marokkaanse vrouwen in Leiden. Een exploratief onderzoek. In: A. Richters & K. van Vliet (red.), *Gezondheidsvoorlichting aan Marokkaanse vrouwen in Leiden* (pp. 15-59). Leiden: Stichting Gezondheidszorg.

Rhenen, W. van, Schaufeli, W.B., Dijk, F.J.H. van & Blonk, R.W.B. (2007). Coping and sickness absence. *International Archives of Occupational and Environmental Health*, 81 (4), 461-472.

Richardson, A., Thomas, V.N. & Richardson, A. (2006). 'Reduced to nods and smiles.' Experiences of professionals caring for people with cancer from black and ethnic minority groups. *European Journal of Oncology Nursing*, 10 (2), 93-101.

Richters, A. (2000). Socio-cultural plurality in obstetrics and gynaecology in the Netherlands. Research note. *Ethnicity & Health*, 5 (2), 127-136.

Richters, A. (2002). Het lijdende lichaam in een gestoorde wereld. Cultuurverschillen in de beleving en interpretatie van medisch onverklaarbare lichamelijke symptomen. In: E. van Meekeren, A. Limburg-Okken & P. May (red.), *Culturen binnen psychiatriemuren. GGZ in een multiculturele samenleving*. Amsterdam: Boom.

Richters, A. (2006). *Discriminatie en uitsluiting in de gezondheidszorg*. Verslag Mikado najaarsdebat 2006. Rotterdam: Mikado.

Rinsum, G. van (2007). *Kleur bekennen. Verpleegkundige zorg aan moslims in de palliatieve fase van een ziekte*. Amsterdam: VU medisch centrum.

RIVM (1997). *Volksgezondheid Toekomst Verkenning 1997, deel II: Gezondheidsverschillen*. Bilthoven/Utrecht: RIVM/Elsevier/De Tijdstroom.

RIVM (2002). *Gezondheid op koers? Volksgezondheid Toekomst Verkenning 2002*. Houten: Bohn Stafleu Van Loghum.

RIVM (2011a). *Nationaal soa/hiv-plan 2012-2016. 'Bestendigen en versterken.'* Rapport 215111001/2011. Bilthoven: RIVM.

RIVM (2011b). *Standpunt Gegevensoverdracht van kraamzorg en verloskunde naar de jeugdgezondheidszorg*. Bilthoven: RIVM/Centrum Jeugdgezondheid.

RMO (2012). *Tussen afkomst en toekomst. Etnische categorisering door de overheid*. Den Haag: Raad voor Maatschappelijke Ontwikkeling.

Robb, N. & Greenhalgh, T. (2006). 'You have to cover up the words of the doctor.' The mediation of trust in interpreted consultations in primary care. *Journal of Health Organization and Management*, 20, 434-455.

Rosenberg, E., Leanza, Y. & Seller, R. (2007). Doctor-patient communication in primary care with an interpreter. Physician perceptions of professional and family interpreters. *Patient Education and Counseling*, 67, 286-292.

Rosenberg, E., Seller, R. & Leanza, Y. (2008). Through interpreters' eyes. Comparing roles of professional and family interpreters. *Patient Education and Counseling*, 70, 87-93.

Rossem, L., Vogel, I., Steegers, E.A., Moll, H.A., Jaddoe, V.W., Hofman, A., Mackenbach, J.P. & Raat, H. (2010). Breastfeeding patterns among ethnic minorities. The Generation R Study. *Journal of Epidemiology and Community Health*, 64 (12), 1080-1085.

Roter, D. (2000). The enduring and evolving nature of the patient-physician relationship. *Patient Education and Counseling*, 39, 5-15.

Ruys, E. (2010). Inter-cultural elderly care and social care in The Hague. *ENIEC Newsletter*, 33 (February).

Ryder, A.G., Yang, J., Zhu, X., Yao, S., Yi, J., Heine, S.J. & Bagby, R.M. (2008). The cultural shaping of depression. Somatic symptoms in China, psychological symptoms in North America? *Journal of Abnormal Psychology*, 117, 300-313.

Ryn, M. van & Burke, J. (2000). The effect of patient race and socio-economic status on physicians' perception of patients. *Social Science & Medicine*, 50, 813-828.

Saha, S., Arbelaez, J. & Cooper, L. (2003). Patient-physician relationships and racial disparities in the quality of health care. *American Journal of Public Health*, 93, 1713-1719.

Salverda, B. (2004). *Laat me los, hou me vast. Verslag van een kwalitatief onderzoek naar het psychisch welbevinden van dertig Haagse meisjes van Hindostaanse afkomst*. Den Haag: GGD Den Haag.

Sartre, J.P. (1946). *Réflexions sur la question juive*. Parijs: Schocken.

Schans, D. (2008). Solidariteit tussen generaties. Beeldvorming allochtonen/autochtonen genuanceerd. *Demos*, 5, 6-7.

Schellingerhout, R. (2004). *Gezondheid en welzijn van allochtone ouderen*. Den Haag: Sociaal en Cultureel Planbureau.

Schinkel, W. (2007). *Denken in een tijd van sociale hypochondrie*. Kampen: Klement.

Schinkel, W. (2008). *De gedroomde samenleving*. Kampen: Klement.

Schoevers, M.A., Loeffen, M.J., Muijsenbergh, M.E. van den & Lagro-Janssen, A.L. (2010). Health care utilisation and problems in accessing health care of female undocumented immigrants in the Netherlands. *International Journal of Public Health*, 55 (5), 421-428.

Schouten, B. & Meeuwesen, L. (2006). Cultural differences in medical communication. A review of the literature. *Patient Education and Counseling*, 64, 21-34.

Schulpen, T.W., Wieringen, J.C. van, Brummen, P.J. van, Riel, J.M. van, Beemer, F.A., Westers, P. & Huber, J. (2006). Infant mortality, ethnicity, and genetically determined disorders in the Netherlands. *European Journal of Public Health*, 16 (3), 290-293.

Schulz, A., Israel, B., Williams, D., Parker, E., Becker, A. & James, S. (2000). Social inequalities, stressors and self reported health status among African American and white women in the Detroit metropolitan area. *Social Science & Medicine*, 51, 1639-1653.

Schwarz, R. (2001). Racial profiling in medical research. *New England Journal of Medicine*, 344, 1392.

Searight, H.R. & Gafford, J. (2005). Cultural diversity at the end of life. Issues and guidelines for family physicians. *American Family Physician*, 71 (3), 515-522.

Seeleman, C., Essink-Bot, M. & Stronks, K. (2008). *Toegankelijkheid en kwaliteit van de somatische zorg*. Literatuurstudie in opdracht van ZonMw. Amsterdam: AMC.

Seeleman, C., Suurmond, J. & Stronks, K. (2005). *Een arts van de wereld. Etnische diversiteit in de medische praktijk*. Houten: Bohn Stafleu Van Loghum.

Seeleman, S., Suurmond, J. & Stronks, K. (2009). Cultural competence. A conceptual framework for teaching and learning. *Medical Education*, 43 (3), 229-237.

Selleger, V. (2000). *Patiëntensimulaties in de artsopleiding aan de Vrije Universiteit. Afspiegeling van een kleurrijke patiëntenpopulatie?* Ongepubliceerde paper.

Selten, R. & Copinga, M. (2003). *Wie komen er in de WAO?* Voorburg/Heerlen: Centraal Bureau voor de Statistiek.

Sennett, R. (2003). *Respect in a world of inequality*. New York: Norton.

Shadid, W.A. (2007). *Grondslagen van interculturele communicatie. Studieveld en werkterrein*. Tweede, geheel herziene editie. Houten/Diegem: Bohn Stafleu van Loghum.

Shadid, W.A. (2000). Voorlichting in een multiculturele samenleving. In: B. van Gent & J. Katus (red.), *Voorlichting in een risicovolle informatiemaatschappij. Theorieën, werkwijzen en perspectieven* (pp. 145-162). Alphen aan den Rijn: Samsom.

Shell-Duncan, B. & Hernlund, Y. (red.) (2000). *Female 'Circumcision' in Africa. Culture, Controversy, and Change*. Londen: Lynne Riener Publishers.

Shiripinda, I. & Eerdewijk, A. van (2008). *Leven met hiv in Nederland. De dagelijkse ervaringen van migranten met hiv*. Utrecht: Pharos.

Shooter, M. (2003). The patient's perspective on medicines in mental illness. *British Medical Journal*, 327, 824-825.

Sidorchuk, A., Agardh, E.E., Aremu, O., Hallqvist, J., Allebeck, P. & Moradi, T. (2009). Socioeconomic differences in lung cancer incidence. A systematic review and meta-analysis. *Cancer Causes Control*, 20 (4), 459-471.

Simons, R. & Hughes, C. (red.) (1985). *The culture-bound syndromes. Folk illnesses of psychiatric and anthropological interest*. Dordrecht: Reidel.

Slegt, A.C., Kessel-Al, H.A. van & Brouwer, H.J. (1985). Ziektegedrag van allochtone patiënten. *Huisarts & Wetenschap*, 28, 289-293.

Smaje, C. (1995). *Race, ethnicity and health*. Londen: King's Fund Institute.

Smedley, B. & Stith, A. (red.) (2003). *Unequal Treatment. Confronting racial and ethnic disparities in health care*. Washington: IOM.

Soa Aids Nederland (2012). Factsheet *Soa's en hiv bij etnische minderheden in Nederland. Soa- en hiv-cijfers*. Amsterdam: Soa Aids Nederland, programma Etnische Minderheden.

Snel, E., Stavenuiter, M. & Duyvendak, J.W. (2002). *In de fuik. Turken en Marokkanen in de WAO*. Utrecht: Verwey-Jonker Instituut.

Speerstra, H. (1999). *It Wrede Paradys*. Leeuwarden: Friese Pers Boekerij.

Speerstra, H. (2010). *It Wrede Paradys. It ferfolch mei tajeften, foto's en nije ferhalen en in foaropwurd fan Douwe Draaisma*. Leeuwarden: Bornmeer.

Sprock, A. (2002). Heimwee. Een universele emotie. In: E. van Meekeren, A. Limburg-Okken & P. May (red.), *Culturen binnen psychiatriemuren. GGZ in een multiculturele samenleving*. Amsterdam: Boom.

STECR (2003). *Assist. Sociaal-medische begeleiding allochtonen*. Hoofddorp: STECR Platform Reïntegratie.

Steel, Z., Chey, T., Silove, D., Marnane, C., Bryant, R.A. & Ommeren, M. van (2009). Association of torture and other potentially traumatic events with mental health outcomes among populations exposed to mass conflict and displacement. A systematic review and meta-analysis. *Journal of the American Medical Association*, 302 (5), 537-549.

Stellinga-Boelen, A.A.M. (2007). *Nutritional assessment of asylum seekers' children in the Netherlands*. Proefschrift. Groningen: Rijksuniversiteit Groningen.

Stichting HIV Monitoring (2010). *Monitoring of Human Immunodeficiency Virus (HIV) infection in the Netherlands. Report 2010*. Amsterdam: Stichting HIV Monitoring.

Stirbu, I., Kunst, A., Vlems, F., Visser, O., Bos, V., Devillé, W., Nijhuis, H.G. & Coebergh, J.W. (2006a). Cancer mortality rates among first and second generation migrants in the Netherlands. Convergence toward the rates of the native Dutch population. *International Journal of Cancer*, 119, 2665-2672.

Stirbu, I., Kunst, A.E., Bos, V. & Beeck, E.F. van (2006b). Injury mortality among ethnic minority groups in the Netherlands. *Journal of Epidemiology and Community Health*, 60, 249-255.

Stoeldraijer, L. & Garssen, J. (2011). Prognose van de bevolking naar herkomst, 2010-2060. *Bevolkingstrends*, eerste kwartaal 2011, 24-31.

Stoffer, M. (2010). Zorg uit handen geven? Verzorging van verstandelijk gehandicapte kinderen in islamitische gezinnen. *Cultuur Migratie Gezondheid*, 7 (2), 98-106.

Stralen, M.M. van, Velde, S.J. te, Nassau, F. van, Brug, J., Grammatikaki, E., Maes, L., Bourdeaudhuij, I. de, Verbestel, V., Galcheva, S., Iotova, V., Koletzko, B.V., Kries, R. von, Bayer, O., Kulaga, Z., Serra-Majem, L., Sánchez-Villegas, A., Ribas-Barba, L., Manios, Y. & Chinapaw, M.J. (ToyBox-study group) (2012). Weight status of European preschool children and associations with family demographics and energy balance-related behaviours. A pooled analysis of six European studies. *Obesity Reviews*, 13 (Suppl. 1), 29-41.

Stronks, K., Ravelli, A. & Reijneveld, S. (2001). Immigrants in the Netherlands. Equal access for equal needs? *Journal of Epidemiology and Community Health*, 55, 701-707.

Stronks, K., Uniken Venema, P., Dahhan, N. & Gunning-Schepers, L.J. (1999). Allochtoon, dus ongezond? Mogelijke verklaringen voor de samenhang tussen etniciteit en gezondheid geïntegreerd in een conceptueel model. *Tijdschrift voor Gezondheidswetenschappen*, 77, 33-40.

Sue, D.W & Sue, D. (1999). *Counseling the Culturally Different. Theory and Practice* (derde editie). New York: John Wiley & Sons.

Swaan, A. de (1979). *Het spreekuur als opgave. Sociologie van de psychotherapie, deel 2*. Utrecht: Het Spectrum.

Tarantola, D. (2000). Reducing HIV/AIDS risk, impact and vulnerability. *Bulletin of the World Health Organization*, 78 (2), 236-237.

Teal, C.R. & Street, R.L. (2009). Critical elements of culturally competent communication in the medical encounter. A review and model. *Social Science & Medicine*, 68 (3), 533-543.

Tesser, P., Dagevos, J. & Iedema, J. (2001). *Rapportage minderheden 2001. Vorderingen op school en meer werk*. Den Haag: Sociaal en Cultureel Planbureau.

Tesser, P.T.M., Dugteren, F.A. van & Merens, J.G.F. (1998). *Rapportage minderheden 1998. De eerste generatie in de derde levensfase*. Rijswijk/Den Haag: Sociaal en Cultureel Planbureau/Elsevier.

The, A.M. (1999). *Palliatieve behandeling en communicatie. Een onderzoek naar het optimisme en herstel van longkankerpatiënten*. Houten/Diegem: Bohn Stafleu van Loghum.

Tjon A Ten, W.E. & Schulpen, T. (1999). De medische zorg voor jeugdige asielzoekers. *Nederlands Tijdschrift voor Geneeskunde*, 143, 1569-1572.

Toorn-Schutte, J. van der (2001). *Cultuur en tweedetaalverwerving. Een taalkundig-antropologische vergelijking tussen Oost en West*. Amsterdam: Boom.

Truin, G.J., Rijkom, H.M. van, Mulder, J., Kootwijk, A.J. & Jong, E. de (2003). Veranderingen in de prevalentie van tandcariës en erosieve gebitsslijtage bij de Haagse jeugd. *Epidemiologisch Bulletin*, 38 (4), 2-10.

TVcN (2011). www.tvcn.nl (geraadpleegd 3 november 2011).

Twilt, S. (2007). *'Hmm... Hoe zal ik dat vertellen?' De rol van de niet-professionele tolk in arts-patiëntgesprekken*. Masterthesis Communicatiestudies. Utrecht: Universiteit Utrecht.

Twist, M. van (1994). *Verbale vernieuwing. Aantekeningen over de kunst van bestuurskunde*. Den Haag: VUGA.

Uiters, A.H. (2007). *Primary health care use among ethnic minorities in the Netherlands. A comparative study*. Utrecht: NIVEL.

Uiters, E., Dijk, L. van, Devillé, W., Foets, M., Spreeuwenberg, P. & Groenewegen, P. (2006). Ethnic minorities and prescription medication. Concordance between self-reports and medical records. *BMC Health Services Research*, 6 (115).

UNHCR (2011). *UNHCR Statistical Yearbook 2010. Trends in Displacement, Protection and Solutions*. Genève: UNHCR.

Uniken Venema, H., Garretsen, H. & Maas, P. van der (1995). Health of migrants and migrant health policy. The Netherlands as an example. *Social Science & Medicine*, 41, 809-818.

Urbanus-van Laar, N. (2007). *Ethnic inequalities in quality of care for children in the Netherlands*. Proefschrift. Amsterdam: AMC/UvA.

Utsey, S., Chae, M., Brown, C. & Kelly, D. (2002). Effect of ethnic group membership on ethnic identity, race-related stress and quality of life. *Cultural Diversity and Ethnic Minority Psychology*, 8, 366-377.

Valkengoed, I. van & Stronks, K. (2007). Hart- en vaatziekten bij niet-westerse allochtonen in Nederland. In: I. Vaartjes, R. Peters, S. van Dis & M. Bots (red.), *Hart- en vaatziekten in Nederland 2007*. Den Haag: NHS.

Veen, M.G. van, Presanis, A.M., Conti, S., Xiridou, M., Stengaard, A.R., Donoghoe, M.C., Sighem, A.I. van, Sande, M.A. van der & De Angelis, D. (2011). National estimate of HIV prevalence in the Netherlands. Comparison and applicability of different estimation tools. *AIDS*, 25 (2), 229-237.

Veenema, T., Wiegers, T. & Devillé, W. (2009). *Toegankelijkheid van gezondheidszorg voor 'illlegalen' in Nederland. Een update*. Utrecht: NIVEL.

Veer, A.J.E. de & Francke, A. (2001). *Allochtonen en de thuiszorg. Bereik, verrichtingen en belang*. Utrecht: NIVEL.

Velde, S. te, Wind, M., Lethe, F.J. van, Klepp, K.I. & Brug, J. (2006). Differences in fruit and vegetable intake and determinants of intakes between children of Dutch origin and non-Western ethnic minority children in the Netherlands. A cross sectional study. *International Journal of Behavioral Nutrition and Physical Activity*, 3, 31.

Veling, W.A. (2008). *Schizophrenia among ethnic minorities. Social and cultural explanations for the increased incidence of schizophrenia among first- and second-generation immigrants in the Netherlands*. Proefschrift. Rotterdam: Erasmus MC.

Veling, W., Selten, J., Susser, E., Laan, W., Mackenbach, J.P. & Hoek, H.W. (2007). Discrimination and the incidence of psychotic disorders among ethnic minorities in The Netherlands. *International Journal of Epidemiology*, 36, 761-768.

Veling, W., Susser, E., Os, J. van, Mackenbach, J., Selten, J. & Hoek, H.W. (2008). Ethnic density of neighborhoods and incidence of psychotic disorders among immigrants. *American Journal of Psychiatry*, 165, 66-73.

Venema, T. (1992). *Famiri Nanga Kulturu. Creoolse sociale verhoudingen en Winti in Amsterdam*. Amsterdam: Het Spinhuis.

Venkat Narayan, K.M., Hoskin, M., Kozak, D., Kriska, A.M., Hanson, A.M., Pettit, D.J., Nagi, D.K., Bennett, P.H. & Knowler, W.C. (1998). Randomized clinical trial of lifestyle interventions in Pima Indians. A pilot study. *Diabetic Medicine*, 15, 66-72.

Verberk, G. (1999). *Attitudes towards Ethnic Minorities. Conceptualisations, Measurements, and Models*. Amsterdam: Thela Thesis.

Verdurmen, J., Monshouwer, K., Dorsselaer, S. van, Lokman, S., Vermeulen-Smit, E. & Vollebergh, W. (2012). *Jeugd en riskant gedrag 2011. Kerngegevens uit het peilstationsonderzoek scholieren*. Utrecht: Trimbos-instituut.

Verhoeven, J.H.G.P. (1996). Literatuur over interculturele communicatie. Een overzicht. In: J. de Neef, J. Tenwolde & K. Mouthaan (red.), *Handboek Interculturele Zorg*. Maarssen: Elsevier/De Tijdstroom.

Verkuyten, M. (1999). *Etnische identiteit. Theoretische en empirische benaderingen*. Amsterdam: Het Spinhuis.

Verweij, A. (2010). Wat zijn sociaaleconomische gezondheidsverschillen? In: *Volksgezondheid Toekomst Verkenning, Nationaal Kompas Volksgezondheid*, 7 december. Bilthoven: RIVM. www.nationaalkompas.nl (geraadpleegd 16 januari 2013).

Vink, T. (2003). *Denken over dood. Opvattingen en keuzes*. Budel: Damon.

Vloeberghs, E., Knipscheer, J., Kwaak, A. van der, Naleie, Z. & Muijsenbergh, M. van den (2010). *Versluierde pijn. Een onderzoek naar de psychische, sociale en relationele gevolgen van meisjesbesnijdenis*. Utrecht: Pharos.

VluchtelingenWerk Nederland (2005). *VluchtelingenWerk IntegratieBarometer 2005. Een onderzoek naar de integratie van vluchtelingen in Nederland*. Amsterdam: VluchtelingenWerk Nederland.

VluchtelingenWerk Nederland (2012). *VluchtelingenWerk IntegratieBarometer 2012. Integratie in feiten en cijfers. Variatie in gemeentelijk integratiebeleid*. Amsterdam: VluchtelingenWerk Nederland.

Vogels, T., Buitendijk, S.E., Bruil, J., Dijkstra, N.S. & Paulussen, T.G.W.M. (2002). *Jongeren, seksualiteit, preventie en hulpverlening. Een verkenning van de situatie in 2002*. Rapport 2002.281. Leiden: TNO Preventie en Gezondheid.

Volkers, A., Bus, A. & Uiters, E. (2007). Zorggebruik in de huisartsenpraktijk. In: R.P.W. Jennissen & J. Oudhof (red.), *Ontwikkelingen in de maatschappelijke participatie van allochtonen. Een theoretische verdieping en een thematische verbreding van de Integratiekaart 2006*. Den Haag: WODC/Boom Juridische uitgevers.

Vosman, F. & Baart, A. (2008). *Aannemelijke zorg. Over het uitzieden en verdringen van praktische wijsheid in de gezondheidszorg*. Den Haag: Uitgeverij Lemma.

Vossestein, J. (2005). *Vreemd volk. Over gedrag in andere culturen*. Amsterdam: KIT Publishers.

Vries, S.I. de, Bakker, I., Mechelen, W. van & Hopman-Rock, M. (2007). Determinants of activity-friendly neighborhoods for children: Results from the SPACE study. *American Journal of Health Promotion*, 21 (4 Suppl), 312-316.

Vries, W. de & Smits, C. (2003). *Psychische klachten bij Turkse en Marokkaanse ouderen. Een handreiking voor de praktijk*. Utrecht: Trimbos-instituut.

Waddell, G. & Burton, A.K. (2006). *Is Work Good for Your Health and Well-Being?* Londen: The Stationery Office.

Waelput, A.J.M. & Achterberg, P.W. (2007a). *Kinderwens van consanguïne ouders. Risico's en erfelijkheidsvoorlichting*. Rapport 270032003/2007. Bilthoven: RIVM.

Waelput, A.J.M. & Achterberg, P.W. (2007b). *Etniciteit en zorg rondom zwangerschap en geboorte. Een verkenning van Nederlands onderzoek.* Rapport 270032004/2007. Bilthoven: RIVM.

Wal, M.F. van der, Diepenmaat, A.C.M., Pauw-Plomp, H. & Reijneveld, S.A. (1996). Verschillen tussen volledig en onvolledig gevaccineerde kinderen naar etnische afkomst. *Tijdschrift voor Sociale Gezondheidszorg,* 74, 397-402.

Wal, M.F. van der, Diepenmaat, A.C.M., Pel, J.M. & Hirasing, R.A. (2005). Vaccination rates in a multicultural population. *Archives of Disease in Childhood,* 90 (1), 36-40.

Wal, M.F. van der, Uitenbroek, G. & Buuren, S. van (2000). Geboortegewicht van Amsterdamse kinderen naar etnische herkomst. *Tijdschrift voor Gezondheidswetenschappen,* 78, 15-20.

Warren, B.J. (2005). The cultural expression of death and dying. *Case Manager,* 16 (1), 44-47.

Weech-Maldonado, R., Morales, L.S., Elliott, M., Spritzer, K., Marshall, G. & Hays, R.D. (2003). Race/ethnicity, language, and patients' assessments of care in Medicaid managed care. *Health Services Research,* 38, 789-808.

Weide, M.G. & Foets, M. (1997). Migranten en de huisarts. Bevindingen uit twaalf onderzoeken in kaart gebracht. *Tijdschrift voor Sociale Gezondheidszorg,* 75 (1), 4-12.

Weide, M.G. & Foets, M. (1998a). Migranten in de huisartspraktijk. Andere klachten en diagnosen dan Nederlanders. *Nederlands Tijdschrift voor Geneeskunde,* 142 (38), 2105-2109.

Weide, M.G. & Foets, M. (1998b). Contacten van migranten in de Nederlandse huisartspraktijk. *Huisarts & Wetenschap,* 41 (4), 179-183.

Werkgroep Allochtonen en Kanker (2006). *Allochtonen en kanker. Sociaal-culturele en epidemiologische aspecten.* Amsterdam: KWF Kankerbestrijding.

Wieringa, J., Nierkens, V. & Stronks, K. (2002). Determinanten van roken onder Turkse en Marokkaanse jongeren. Een verkennende studie. *Tijdschrift voor Gezondheidswetenschappen,* 80, 521-527.

Wieringen, J.C.M. van, Kijlstra, M.A. & Schulpen, T.W.J. (2003). Medisch onderwijs in Nederland. Weinig aandacht voor culturele diversiteit van patiënten. *Nederlands Tijdschrift voor Geneeskunde,* 147, 815-819.

Wijsen, C., Lee, L. van & Koolstra, H. (2007). *Abortus in Nederland 2001-2005.* Delft: Eburon.

Wilde, J.A. de, Dommelen, P. van, Middelkoop, B.J. & Verkerk, P.H. (2009). Trends in overweight and obesity prevalence in Dutch, Turkish, Moroccan and Surinamese South Asian children in the Netherlands. *Archives of Disease in Childhood,* 94 (10), 795-800.

Willemstein, M. (2008). *Dagverzorging voor oudere migranten. Een kleurrijk onderzoek naar de toegankelijkheid van cultuurspecifieke dagverzorging en de invloed van deze voorziening op de gezondheid.* Afstudeerscriptie. Amsterdam: Vrije Universiteit Amsterdam.

Willigen, L. van & Hondius, A. (1992). *Vluchtelingen en gezondheid, deel 1: Theoretische beschouwingen.* Dissertatie. Leiden: Universiteit Leiden.

Wit, M.A.S. de, Tuinebruijer, W.C., Dekker, J., Beekman, A.T.F., Gorissen, W.H.M., Penninx, B.W., Komproe, I.H. & Verhoeff, A.P. (2008). Depressive and anxiety disorders in different ethnic groups. A population based study among native Dutch, and Turkish, Moroccan and Surinamese migrants in Amsterdam. *Social Psychiatry and Psychiatric Epidemiology*, 43 (11), 905-912.

Wolf, B. (1998). Gebruik van een spoedeisende hulp kindergeneeskunde in multicultureel Amsterdam-West. *Tijdschrift voor Kindergeneeskunde*, 66, 190-193.

Wolffers, I. (1981). *Duurwoorderij en geheimtaal. De gevaren van het medisch taalgebruik*. Baarn: Ambo.

Wolffers, I. (1986). Marokkanen en geneesmiddelen. *Nederlands Tijdschrift voor Geneeskunde*, 130, 725-727.

Wolffers, I. (2008). *Onweer in de verte. Over het sluimerende effect van kanker*. Amsterdam: Contact.

Wolffers, I. (2011). *Gezond. De mens, zijn gezondheid en de gezondheidszorg*. Amsterdam: Nieuw Amsterdam.

Wolffers, I. et al. (2009). *Nieuw kleurrijke verzuimdienstverlening*. Utrecht: 365/ArboNed.

Wolffers, I. & Kwaak, A. van der (red.) (2004). *Gezondheidszorg en cultuur*. Amsterdam: VU Uitgeverij.

Wolffers, I., Fernandez, I., Verghis, S. & Vink, M. (2002). Sexual behaviour and vulnerability of migrant workers for HIV infection. *Culture Health & Sexuality*, 4, 459-473.

Wolffers, I., Kwaak, A. van der & Barten, D. (2003). Het geboorteland als criterium. Het registreren van de allochtone achtergrond heeft nadelen. *Medisch Contact*, 58 (13), 505-507.

Wolffers, I., Verghis, S. & Marin, M. (2003). International migration, health and human rights. *The Lancet*, 361, 2019-2020.

Wood, B. & Mynors-Wallis, L. (1997). Problem-solving therapy in palliative care. *Palliative Medicine*, 11 (1), 49-54.

WRR (Wetenschappelijke Raad voor het Regeringsbeleid) (1989). *Nota Allochtonenbeleid*. Den Haag: Sdu.

WRR (Wetenschappelijke Raad voor het Regeringsbeleid) (1992). *Eigentijds Burgerschap*. Den Haag: Sdu.

Wulff, H. (1980). *Principes van klinisch denken en handelen*. Utrecht: Boom.

Xiridou, M., Veen, M. van, Coutinho, R. & Prins, M. (2010). Can migrants from high-endemic countries cause new HIV outbreaks among heterosexuals in low-endemic countries? *AIDS*, 24 (13), 2081-2088.

Yerden, I. (2003). *Blijf je in de buurt? Woonsituatie, mantelzorg en professionele zorg bij zorgafhankelijke en bedlegerige Turkse ouderen*. Amsterdam: Aksant.

Zeijlmans, J.G. (1976). *Menopauze en perimenopauze. Een onderzoek naar enkele aspecten*. Nijmegen: Dekker en Van der Vegt.

Zendedel, R. & Meeuwesen, L. (2011). 'Het gaat toch om je ouders'. Ervaringen van informele tolken in een medische setting. *Cultuur Migratie Gezondheid* [submitted].

Zendedel, R. (2010). *'Dat wil je gewoon niet weten van je moeder!' Ervaringen van jongvolwassenen met informeel tolken tijdens het medisch consult.* Masterthesis Communicatiestudies. Utrecht: Universiteit Utrecht.

ZonMw (2011). *Winst door verschil. Etniciteit en gezondheid. Aanloopprogramma.* Den Haag: ZonMw.

Zwart, J., Richters, J.M., Öry, F., Vries, J.I. de, Bloemenkamp, K.W. & Roosmalen, J. van (2008). Severe maternal morbidity during pregnancy, delivery and puerperium in the Netherlands. A nationwide population-based study of 371,000 pregnancies. *BJOG*, 115 (7), 842-850.

Zwart, J., Richters, A., Öry, F., Vries, J. de, Bloemenkamp, K. & Roosmalen, J. van (2009). Ernstige maternale morbiditeit tijdens zwangerschap, bevalling en kraambed in Nederland. *Nederlands Tijdschrift voor Geneeskunde*, 153, 691-697.

Zwirs, B. (2006). *Externalizing disorders among children of different ethnic origin in the Netherlands.* Dissertatie. Utrecht: Universiteit Utrecht.

Register

3D-model 299-300

aangeleerde hulpeloosheid 156
aansluiten bij andere cultuur 249
abortus 184-185, 193-194
absolute kwetsbaarheid 79-80
acculturatie 64-65, 143-145, 240
acculturatieproces 64-65, 145
acculturatiestress 145, 205, 237
Actieprogramma van Caïro 184-185
actieve copingstijl 207-208, 238
adaptatieproblemen 57-58
adaptatievermogen 239
ADHD 71-72
advanced directives 121
aids 75-76, 194-196
alcohol- en drugsmisbruik 236
alledaags racism 111, 299
allochtoon 30-37, 48, 233
- definitie 30-31, 35-37
- discussie over begrip 36-37
- niet-westerse 31, 36
- westerse 31, 36, 48

anemie 170
angststoornis 235-236
anticonceptie 190-191
antidepressiva 264
antidiabetica 264
antipsychotica 264
apotheek 268-269, 270-271
- taal- en communicatieproblemen 268-269

arbeidsmigrant 46-47, 48, 49-50
arbeidsomstandigheden 206, 208
arbeidsongeschiktheid 203-204
- verklaringen 204-205

arbeidsverzuim 203
- beïnvloedingsfactoren 206-209

arbodienstverleningsknelpunten 205-206

arts-patiëntrelatie 126-132
- competentie 130-132

asielzoeker 47, 48, 51
assimilatie 64-65, 144
astma 172
attitude 18-19, 102-103, 104
- -ontwikkeling 20-21

autisme 178
autobiografie 61, 62
autochtoon 30-36
autonomie 121, 122, 123, 127-129, 136, 219-220

beleidsdiscours 295-307
- bevoogdend 296-298, 302-304
- objectiverend 300-304
- sociaalkritisch 298-300, 302-304
- vergelijken 302-304

belevingsgerichte zorg 224-225
beschermende factoren 237, 240-241
betekenisgeving 90-98
bevoogdend beleidsdiscours 296-298, 302-304
bewuste uitsluiting 113
bewustwording 20-21, 160
biculturele mens 64
bijsluiter 268, 273
biomedisch paradigma 76-78, 79
blaming of the culture 299
blaming of the structure 299
blaming the victim 299
bloedarmoede 170
borstvoeding 173-174
buitenlander 30, 33-34, 35

categoraal denken 297, 302
Centra voor Jeugd en Gezin 180
circulaire migratie 46, 49
classificatie 39, 40
cognitieve theorieën 152-155

339

collectivistische cultuur 121, 234
commitment 307
common sense-verheldering 249
communicatie 22, 87-106, 123, 129, 247, 261-262
- definitie 88
- intercultureel 87-106
- non-verbale 89-90, 247
- open 96, 123, 129
- respectvol 261-262

communicatiecodesmodel 99
communicatiecontext 90-91
communicatief moreel universalisme 103
communicatieproblemen 127-128, 206, 207, 268-269
communicatiestoornissen 216-218
communication and persuasion-theorie 157-158
compliance 88
concordance 88
condición migrante 45, 234
consanguïniteit 169
consultatiebureau 179, 277
consultatieduur 279-280
contemplatie 160
contextueel kijken 248-249
convergentie 141, 144
convergerende ziektepatronen 141
copingstijl 143, 206, 207-208, 238
- actieve 207-208, 238
- passieve 207-208

copingtheorie 155-156
counselen 248
creolisering 65
culturaliseren 21-22
culture care accommodation 35
culture care preservation 35
culture care re-patterning 35
Culture Care-model 105
cultureel bewustzijn 23, 296
cultureel destructief 23
cultureel incompetent 23
cultureel vaardig 23
culturele competentie 90, 131, 300-301
culturele diversiteit 34-35, 90-98
culturele hybridisering 65
culturele identiteit 21-22, 77, 129

culturele interpretaties 60
culturele kenmerken 141-142, 143-145
culturele kennis 23, 307
culturele rollen 21-22
culturele sensitiviteit 70, 227
culturele uitwisseling 23
culturele vaardigheid 20, 22-23, 25
- definitie 23

culturele verschillen 21, 92, 111-112
- uitvergroten 111-112

culturele vooronderstellingen 130
cultureledimensiemodel 105
culturisme 63-64
cultuur 21-22, 59-73, 99-100, 121, 304-306
- collectivistisch 121
- dominant 62, 63
- fijnmazig 100
- flexibel 60-61
- grofmazig 100
- ik- 99
- individualistisch 121
- interpretaties 62-63
- medische 65-73
- ontmoeting 64-65
- sociale constructie 59
- verklaringsmodellen 61-62
- wij- 99

cultuurexcuus 104
cultuurgebonden syndroom 70
cultuurgebondenheidshypothese 243, 244-245
cultuursensitieve attitude 19
cultuursensitieve zorg 223-226
cultuurspecifieke organisatorische zaken 95

decontextualisering 78
deficietmodel 299
depressie 55, 116-117, 138, 214, 235-236, 242, 261
derde generatie 31-32, 47, 165
- definitie 31-32

diabetes 138, 172-173, 214
Diavers-methode 103-104
differentiemodel 299
disclosure 123

discours over interculturalisatie 295-307
discriminatie 109, 110, 112, 116, 147, 239
- gevolgen 114-117
discriminatiemodel 299
disease 26, 68-69, 93
diversificatie 34
diversiteit 34-35, 36, 90-98, 307
dominante cultuur 62, 63
doorbehandelen 219
draagkracht/-last 241, 250
driestappenmodel 100
dubbeleffect 121
dynamische cultuuropvatting 303-304, 307

economische kwetsbaarheid 79, 85
economische theorieën 153, 156-158
eerste generatie 31, 32, 47, 53
eigenwaarde 23-25, 115, 145, 239
emotionele en gedragsproblemen 177-178
empathie 23, 101-102, 105, 131, 304
empowerment 78, 161-162
enabling environment 78
epidemiologische kennis 259
epidemiologische kwetsbaarheid 79, 80-82
eten en drinken 221-222
etniciteit 30, 34-35, 38, 41, 122, 145, 195
etnische categorisering 36
etnische groep 30, 34-35, 37
etnische identiteit 141-142, 145-146, 178
etnische verschillen in gezondheid 137-148
etnocentrisme 19, 23, 110-111, 299
etnografie 131-132
etnosensitiviteit 19, 22-23
euthanasie 120-121
evidence-based medicine 19, 60, 66, 307
evidence-based policy 301-302
exclusie 305
expat 48
explanatory models 61
expliciete codes 99

falen 115-116
familie 128-130
feminisering van migratie 80
fijnmazige cultuur 100
filtermodel 234-235
folk illness 70

folk-sector 93
formele tolken 287, 288-289
functioneel analfabeet 268
fundamenteel interetnisch misverstand 299
fysieke omgeving 139

gastarbeider 30, 35, 47, 49, 55, 233
geaccultureerde mens 65
gebitsstatus 173
geboortegewicht 170
geboorteland 32, 36
gebruiksinstructie 272
gedeelde zorg 189
gedeeltelijke insluiting 108
gedragsverandering 150-159
- cognitieve theorieën 152-155
- economische theorieën 153, 156-158
- psychologische theorieën 153, 155-156
- sociale en culturele theorieën 153, 158-159
- theorieën 152-159
geïntegreerde mens 65
gender 80-81, 107, 185, 197
gender-based violence 184
geneesmiddelengebruik 263-274, 281
- bijsluiter 268, 273
- doelmatigheid bevorderen 271-273
- Marokkanen 266
- Surinamers 266
- Turken 265
- verkeerd 267-271
- verwachtingen 269-270
- voorlichting aan beroepsbeoefenaars 272-273
- voorlichtingsmateriaal 273
genegeerd heimwee 260-261
generalisatie 42-43, 98, 100
genetische kenmerken 141-142
geneutraliseerde gevoelens 111
genitale verminking 184, 198
gettovorming 147
gezinshereniging 33, 48, 49, 50, 52, 80, 234
gezinsmigratie 48
gezinsvorming 33, 48, 50
gezondheidsbevordering 149-162

gezondheidsdeterminanten 138-140
gezondheidsparadigma 75, 78
gezondheidsverschillen tussen etnische groepen 137-148
gezondheidszorg 256-257, 270-271
- gebruik 139, 140, 144
- onbekendheid 270-271
- toegankelijkheid 276-277
- verwachtingen 256-257
gezondheidszorgcultuur 276-278
ggz (geestelijke gezondheidszorg) 231-250
- asielzoekers 237-238, 239
- beschermende factoren 240-241
- huisarts 236
- interventies 247-249
- intramurale 231, 234-236
- jongeren 237
- risicofactoren 238-240
- verwijzing 236
- vluchtelingen 237-238, 239
globalisering van de zorg 71-73
good practices 283-284
grofmazige cultuur 100

harm reduction 78, 158
hart- en vaatziekten 138, 144, 265
health belief-model 153-154
health literacy 188
heimwee 260-261
hemoglobinopathieën 170-171
hepatitis 171-172, 179, 259
historische minderheden 48
hiv 75-78, 194-196
- preventie 76-78
hokjesdenken 297
holistisch paradigma 75, 78, 79, 135
huisarts 270-271, 279-280
- spreekuur 251-262
- taal 254-255
- werkbelasting 255-256
hulpeloosheid 116, 156
hybridisering 65
hymenreconstructie 186, 197-198
hypertensie 138, 142

identiteit 21-22, 35, 77, 129, 141-142, 145-146

ijzergebreksanemie 175
ik-cultuur 99
illegaal 48, 51-52
illness 26, 68-69, 93
immigrant 33, 233
impliciete codes 99
inburgering 33, 35, 50-51, 70, 109, 152, 238, 275, 305
inburgeringscursus 70, 109, 152
inburgeringsexamen 33, 50, 275, 305
inburgeringswet 33, 275
inclusie 305
individualistische cultuur 121
individueel racisme 112
individuele norm 245-246
infectieziekten 171-172
informed consent 94, 122-123, 136
informele tolken 287-289, 290-292
insluiting 108-111, 113-114, 117-118, 300, 305
- door integratie 109
- gedeeltelijk 108
- onderzoeksprogramma 117-118
institutioneel racisme 112
integratie 29, 45, 53-56, 65, 109, 138, 144, 304
intensive and imaginative empathy 131
interculturalisatie 34, 102, 295-307
- concrete maatregelen 299
- definitie 298
- -discours 295-307
- overheidsbeleid 295
- verwetenschappelijking 301
intercultureel communicatiemodel 101-102
interculturele communicatie 87-106
- definitie 90
- modellen 98-105
- uitdagingen 90-94
interculturele competentie 18-20, 22-23, 102, 104-105, 300
intramurale ggz 231, 234-236

jongeren 165-182, 260
- gebitsstatus 173
- infectieziekten 171-172
- lichaamsbeweging 175-176

- middelengebruik 176
- oordeel over gezondheid 170
- overgewicht 174-175
- psychiatrie 178
- psychosociale gezondheid 177-178, 180
- seksuele activiteit 176-177
- spoedeisende hulp 180
- sterftecijfer 166-169
- suïcide 167
- verstandelijke handicap 180-181
- vitaminen- en mineralenintake 175
- voedingstoestand 173-174
- zorgkwaliteit 181

KAP(B) survey 155
kapitalen 109
kennis 18-19, 23, 102-103, 104, 307
kennismigrant 48
kraamzorg 187-189
kwetsbaarheid 75, 78-86, 108
- absoluut 79-80
- economisch 79, 85
- epidemiologisch 79, 80-82
- medisch 79, 82
- op mensenrechtengebied 79, 83-84
- politiek 79, 85-86
- sociaal 79, 84-85
- zeven dimensies 79
KWZ (Kwaliteitswet zorginstellingen) 107

laaggeletterdheid 107, 268
lactasedeficiëntie 171
leefstijl 139, 144, 213, 224-225
leefstijlconcept 224-225
legitieme uitsluiting 108-109
lekensector 93
levensverlenging 120-121
lichaamsbeweging 175-76
logisch positivisme 77

maag-darmmedicatie 264
maatschappelijk draagvlak 150-152
maatschappelijke participatie 109, 146-147, 150-152, 162
machtiging voor voorlopig verblijf 50
mannenbesnijdenis 201

Maputo-protocol 185
marginale mens 65
marginalisering 65, 144, 239
maternale morbiditeit 187
medelander 33-34
medische antropologie 68-70
medische culturen 65-73
medische ethiek 135-136
medische kwetsbaarheid 79, 82
medische pluraliteit 189-190
medische wilsverklaring 121-122
menopauze 66-68
mensenrechten 79, 83-84
MER-model 102-103
methode-Diavers 103-104
middelengebruik 176
migrant 29-30, 33
- in Nederland 47-52
- oudere 54-56
migrantenbestaan 206, 207
migratie 45-47, 49, 62, 75-76, 80, 141-142, 143
- achtergrond 45
- als cultuur 62
- circulaire 46, 49
- en aids 75-76
- feminisering 80
- geschiedenis 141-142, 143
- permanente 46-47
Millennium Ontwikkelingsdoelen 185
moeder- en kindzorg 187-189
moslim 35-36
motivatie patiënt 272
multiculturele problemen 111
multipele identiteiten 22

nationaliteit 32, 34, 36, 85
negatieve voorzichtigheid 111
niet-westerse allochtoon 31, 36
niet-absolute uitsluiting 108
nieuwkomer 33
non-disclosure 123
non-verbale communicatie 89-90, 247

obesitas 57, 174-175
objectiverend beleidsdiscours 300-304
onbewuste uitsluiting 114

ongedocumenteerde 52
onwetendheid 160
onzekerheid 96, 213, 259
onzichtbare tolken 289
open communicatie 96, 123, 129
ouderen 213-216
- gezondheid 213-214
- thuiszorg 215-216
- zorggebruik 214-216

ouderenzorg 211-227
- aanmeldingsprocedures 223
- communicatiestoornissen 216-218
- financiën 222
- geschiedenis 225-226
- knelpunten 216-223
- onbekendheid 222

oudkomer 33
outreachend werken 283
overculturalisatie 64, 98
overgewicht 57, 141, 151, 173, 174-175, 213
overlevingsstrategieën 62, 155, 162, 186
overwaardering van het onbelangrijke 110

participatie 109, 147, 150-152, 162
participatief actieonderzoek 117, 161
particularisme 243-247
partnerschap 227
passers-by-relaties 233
passieve copingstijl 207-208
peer education-theorie 158-159
perinatale sterfte 167 169, 188, 192 193
permanente migratie 46-47
pijnstillers 264
polifarmacie 267-268
politieke kwetsbaarheid 79, 85-86
poortwachtersfunctie 280-281
populatienorm 245-246
positie in het gastland 141-142, 146-147
positieve tolerantie 111
posttraumatische stressstoornis 241-243
PRECEDE-PROCEED-model 159-160
precontemplatie 160
presentiebenadering 105
probleemgerichte gespreksvoering 247-248
problem-solving therapy 248

professionele sector 93
professionele tolken 287, 288-289
psychisch lijden 235
psychische problemen 234-238
psychische stoornissen 235
psychologische theorieën 153, 155-156
psychologische verliezen 115-116
psychosociale spiritualiteit 133
psychosociale stress 139, 213
publieke gezondheidszorg 149-150
pull- en pushfactoren 33

racisme 63, 111, 112, 115, 299-300, 305
reasoned action 154-155
registratie 37-42
- genocide 41
- in academisch ziekenhuis 38-39
- mensenrechtenschending 41
- misbruik gegevens 40-41
- toegang gegevens 42
- voor- en nadelen 39-42

relatie met werkgever 206, 209
relativisme 231, 243, 244, 245
relativistische cultuuropvatting 303-304
religie 119-136, 220-221
- opvattingen in de zorg 132-135
- wensen patiënt 132-133

Repelsteeltje-principe 67
reproductieve gezondheid 183-201
reproductieve rechten 184
resilience 78
respect 24 25, 124, 125, 126 127, 136, 261-262
risicofactoren 57, 138-139, 141, 166, 238-240
risicogedrag 112, 196-197
risicoprofiel 141-147
rituelen en gebruiken 125
rollen 21-22, 129

sans-papiers 51
schadebeperkende interventie 78
schizofrenie 138, 178, 266
seksegerelateerd geweld 184
seksuele en relationele voorlichting 190, 191-192
seksuele gezondheid 183-201

Register

selectieverklaring 140
separatie 64, 144
sequentiële monogamie 233
sequentiële traumatisering 143
SES (sociaaleconomische status) 31, 37, 45, 107, 112, 116, 146, 213
- en gezondheid 56-57

shared care 189
sikkelcelanemie 115, 170-171
simulatiepatiënten 89-90
slechtnieuwsgesprek 96-97, 122-123
soa 194-196
sociaal kapitaal 86, 147
sociaal netwerk 57, 143, 205, 209, 240, 241
sociaal-culturele positie 31, 54
sociaaleconomische positie 53-56, 146, 181, 213, 259
sociaalkritisch beleidsdiscours 298-300, 302-304
social marketing-theorie 156-157
social support-theorie 158
sociale en culturele theorieën 153, 158-159
sociale kwetsbaarheid 79, 84-85
sociale leertheorie 154
sociale omgeving 139, 140
sociale participatie 109, 146-147, 150-152, 162
sociale rollen 21-22, 129
sociale status 259-261
sociale steun 84, 206, 209, 240, 241
solidariteit 78, 85
somatiseren 204, 243
spiritualiteit 120, 133-134
spreekuur 251-262
SRGR (seksuele en reproductieve gezondheid en rechten) 184-185
stages of change-model 160-161
statische cultuuropvatting 297, 302
stereotypen 62-63, 64
- en belangen 62-63
- en werkelijkheid 63

stereotypering 40, 98, 100, 112-113, 114, 234
stervensproces 123-125
- arts-patiëntrelatie 126-132
- rituelen en gebruiken 125
- zingeving 124-125

stigmatisering 82, 83-84, 109-110, 112, 234
- drie typen 109

subcultuur 62
systemisch kijken 248-249

taal 65-66, 91-92, 101, 111-112, 216-218, 254-255, 275-285
taalbarrière 216-217, 275
taalproblemen 22, 268-269
telefonische tolken 216-217, 287
terminale ziekte 119-123
terminale zorg 218-220
thalassemie 142, 170
theorie van beredeneerd gedrag 154-155
therapietrouw 40, 172, 264, 267, 271
thuiszorg 129-130, 214, 215-216, 225
tienerzwangerschap 177, 186, 192-193
tijdsdruk 97-98
toegankelijkheid gezondheidszorg 276-277
toegeschreven autoriteit 249
tolken 91, 94, 216-217, 276, 278, 287-293
- formele 287, 288-289
- informele 287-289, 290-292
- onzichtbare 289
- professionele 287, 288-289
- telefonische 216-217, 287
- vs vertalen 287

TOPOI-model 100-101
traditionele mens 64
transtheoretisch model 152, 160
tuberculose 171-172
TVcN (Tolk- en Vertaalcentrum Nederland) 287, 289
tweede generatie 31, 32, 33, 47, 53, 260

uitsluiting 108-118, 300, 305
- bewust 113
- gevolgen 114-117
- legitieme 108-109
- mechanismen in de zorg 112-117
- niet legitieme 109
- niet-absolute 108
- onbewust 114
- onderzoeksprogramma 117-118

undocumented migrant 51

universalisme 231, 243-247
universalismedebat 244, 246-247

vaardigheden 18-20, 22-23, 102-103, 104
vergrijzing 215, 284
verhalen 120, 124, 125, 135
verklaringsmodellen 61-62, 69-70, 93, 189, 218
verlengen/verkorten van leven 120-121
vertalen vs tolken 287
vetc'er (voorlichter eigen taal en cultuur) 162, 271-272, 276, 278-279, 282-284
vluchteling 47, 48, 50-51, 54
- erkende 50-51
- status 47
voorlichtingsbijeenkomst 279-282
voorschrijfgedrag 272
voorwaardenscheppende omgeving 78
vreemdeling 30, 33-34, 35
vroeggeboorte 167-168
vrouwen 56, 80-81, 185-191
vrouwenbesnijdenis 184, 186, 197-201
vulnerability 78-86, 108

weerbaarheid 78
werkbelasting 255-256
westerse allochtoon 31, 36, 48

Wet BIG (Wet op de beroepen in de individuele gezondheidszorg) 107
WGBO (Wet op de geneeskundige behandelingsovereenkomst) 107, 123, 136, 276, 282, 290
wiegendood 168
wij-cultuur 99
wilsverklaring 121-122

zelfbeschikking 127, 298
zelfevaluatie 307
zelfidentificatie 37, 39
zelfreflectie 134-135, 136
ziekte 69-70, 119-123, 216, 236
- -beleving 70, 206, 216, 236, 272
- -gedrag 204, 236, 263
- terminaal 119-123
- verklaringsmodellen 69-70
zigeuner 48, 52
zingeving 119-123, 124-125
zorgconsulent 162, 247, 271-272, 276, 278-279, 282-284
zorgkwaliteit 181
zuigelingensterfte 167-169, 187-189
zwangerschapsonderbreking 184-185, 193-194

Over de auteurs

Tineke Abma is hoogleraar Cliëntparticipatie, lid van het dagelijks bestuur en onderzoekscoördinator bij de afdeling Metamedica van VU medisch centrum te Amsterdam. Zij is tevens onderzoeksleider in het onderzoeksinstituut voor onderzoek naar gezondheid en zorg, EMGO+.

Berna van Baarsen (PhD), psycholoog en ethicus, werkt als universitair docent en senior onderzoeker bij VU medisch centrum. Haar onderzoek gaat over eenzaamheid, lijden, levensmoeheid en waardigheid in relatie tot euthanasie en levenseinde. Sinds 2007 is zij als projectleider betrokken bij internationaal ruimtevaartonderzoek (Mars500). In 2008 is zij benoemd als ethicus in de regionale toetsingscommissie euthanasie.

Daniël Barten Tolhuijsen is huisarts in Amsterdam Westerpark. Hij heeft jarenlange leservaring op het gebied van interculturalisatie binnen de gezondheidszorg in de tijd dat hij werkzaam was als universitair docent bij de sectie Gezondheidszorg en Cultuur van VU medisch centrum. Daar deed hij onderzoek naar straatkinderen in Thailand en heeft hij onderzoek gedaan naar vluchtelingen in de gemeente Rijswijk. Daarnaast werkte hij mee aan publicaties over verschillende thema's rond interculturalisatie van de zorg.

Nel van Beelen is van oorsprong ontwikkelingssocioloog en medisch antropoloog. Sinds haar afstuderen in 1990 is zij werkzaam als redacteur, eerst in het bedrijfsleven, vervolgens bij non-profitorganisaties. Zij werkte onder andere bij het European Project AIDS & Mobility (voorheen NIGZ), de sectie Gezondheidszorg en Cultuur van VU medisch centrum en bij het Koninklijk Instituut voor de Tropen. Sinds 1998 is zij freelanceredacteur en -tekstschrijver, met als specialisaties migratie/cultuur en gezondheidszorg, en mensenrechten in de zorg.

Susanne Beentjes voerde samen met Sanne van Gaalen tijdens haar studie Gezondheidswetenschappen aan de VU een bacheloronderzoek uit voor 365/ArboNed. Op basis van dit onderzoek heeft 365/ArboNed een interculturele training voor bedrijfsartsen ontwikkeld, waaraan ze na haar studie nog een jaar heeft meegewerkt. Momenteel is Beentjes woonachtig en werkzaam in Tanzania bij de organisatie Jobortunity.

Jan Booij is eigenaar van adviesbureau JBA, dat zich richt op management- en bestuurlijke vraagstukken in de zorg en gespecialiseerd is in interculturalisatie en internationalisering in de zorg in Nederland en China. Hij is voormalig directeur van verpleeg- en verzorgingshuizen in het centrum van Den Haag. Hij is voorzitter en oprichter van het European Network on Intercultural Elderly Care (ENIEC).

Sanne van Gaalen voerde samen met Susanne Beentjes tijdens haar studie Gezondheidswetenschappen aan de VU een bacheloronderzoek uit voor 365/ArboNed. Op basis van dit onderzoek heeft 365/ArboNed een interculturele training voor bedrijfsartsen ontwikkeld, waaraan ze na haar studie nog een jaar heeft meegewerkt. Momenteel is zij werkzaam als gezondheidsvoorlichter en redacteur bij Mainline, een stichting die zich richt op het verbeteren van de gezondheid en de kwaliteit van leven van middelengebruikers.

Joop de Jong is hoogleraar Culturele en Internationale Psychiatrie aan VU medisch centrum, hoogleraar Psychiatrie aan Boston University, gasthoogleraar aan Rhodes University, Zuid-Afrika, en verbonden aan de Amsterdam Institute for Social Science Research (AISSR) van de Universiteit van Amsterdam. Hij is oprichter van TPO (Transcultural Psychosocial Organisation) en heeft zich onder andere beziggehouden met de interculturalisatie van de zorg en met onderzoek onder immigranten, asielzoekers en vluchtelingen in Nederland en elders. Hij publiceert op het gebied van de culturele psychiatrie en psychotherapie, public mental health, epidemiologie en medische antropologie.

Leyla Köseoğlu is opgeleid tot farmaceut aan het departement Farmaceutische Wetenschappen van Universiteit Utrecht, en tot apotheker in Turkije. Zij is bij het Nederlands Instituut voor Verantwoord Medicijngebruik werkzaam geweest als adviseur patiëntenvoorlichting. Sinds 2001 werkt zij als regioconsulent bij Zorgbelang Zuid-Holland, het voormalige Regionale Patiënten Consumenten Platform (RPCP) in de regio Rijnmond. Zij is voornamelijk betrokken bij het allochtonenbeleid en bij het omgaan met andere culturen. Daarnaast houdt zij zich bezig met de WMO en het WMO-programma Welzijn Nieuwe Stijl. Ook ondersteunt zij het bestuur van Regionale Belangenbehartigers Mantelzorg (RBM) in de regio Rijnmond Centrum.

Marieke Kurver studeerde in 2009 af als gezondheidswetenschapper aan de Vrije Universiteit Amsterdam. Zij onderzocht samen met Maryam Oulali de verschillen in ziekteverzuim tussen allochtone en autochtone werknemers, aansluitend bij het project van ArboNed gericht op kwaliteitsverbetering van de arbozorg aan allochtone werknemers. Hierbij onderzochten zij ook de factoren die van invloed zijn op het ziekteverzuimgedrag van allochtone werknemers. Momenteel volgt Kurver de verkorte opleiding HBO Verpleegkunde.

Anke van der Kwaak is antropoloog en werkzaam op het Koninklijk Instituut voor de Tropen als adviseur, onderzoeker en trainer. In het verleden werkte ze als docent in VU medisch centrum, waar ze Cultuur en gezondheid en Gezondheidszorg in ontwikkelingslanden doceerde. Momenteel is zij bezig met capaciteitsopbouw op het gebied van onderzoek binnen grootschalige programma's en het ontwikkelen van interventies op basis van een recente studie naar hiv-positieve jongeren in Kenia. Zij is teamleider van een impactstudie naar hiv-preventie onder jongeren in Rusland, Nederland en Uganda. Ook publiceert ze veelvuldig over vrouwenbesnijdenis en kwaliteit van zorg.

Bernard Luiting is ruim dertig jaar werkzaam als bedrijfsarts. De laatste vijftien jaar werkt hij bij 365/ArboNed. Sinds 2008 is hij binnen deze arbodienst nauw betrokken bij het intercultureel werken in de spreekkamer. Zo ontwierp hij een Bureaukaart kleurrijke dienstverlening. Ook ontwikkelt en organiseert hij samen met collega's op dit vlak enkele tweedaagse cursussen voor de arboprofessionals van 365/ArboNed.

Maria van den Muijsenbergh (PhD) is sinds 1984 huisarts. Onder haar patiënten zijn veel ongedocumenteerde migranten. Daarnaast is zij senior onderzoeker bij UMC St Radboud te Nijmegen op het gebied van kwetsbare migranten, en bij Pharos, het landelijk kenniscentrum voor migranten en gezondheid. Bij Pharos coördineert zij onder meer de academische werkplaats Migranten en Gezondheid en de masterclass voor huisartsen in achterstandswijken. Ook is zij hoofdredacteur van de website www.huisarts-migrant.nl.

Gerda Nienhuis is van oorsprong verpleegkundige en werkte in diverse landen. In Nederland raakte ze betrokken bij vluchtelingen en gezondheid. Ze heeft veel ervaring opgebouwd met het trainen van intermediairs in het voorkomen van vrouwelijke genitale verminking. Inmiddels werkt ze voor zichzelf als trainer en adviseur/coach gericht op diversiteiten in familiesystemen, religieuze uitingen en het vroeg signaleren van huiselijk geweld.

Hetty van den Oever is van beroep fysiotherapeut en sinds 1980 in dat vakgebied werkzaam. Van 1999 tot 2011 werkte zij in een revalidatiecentrum in Leiden, als fysiotherapeut en kwaliteitsfunctionaris. Sinds

2011 is zij werkzaam in een psychogeriatisch centrum als fysiotherapeut. Naast fysiotherapeut is zij antropoloog/niet-westers socioloog met gezondheidszorg als specifiek aandachtsgebied. Als wetenschappelijk docent op de VU werkte zij op de afdeling Gezondheidszorg en Cultuur (2006-2007). Later was zij bij de afdeling Metamedica werkzaam als onderzoeker met specifieke aandacht voor kwaliteit van zorg bezien vanuit het patiëntenperspectief (2009-2011).

Maryam Oulali studeerde Gezondheidswetenschappen aan de Vrije Universiteit Amsterdam. Tijdens haar stage bij ArboNed heeft zij samen met Marieke Kurver en met hulp van twee bedrijfsartsen onderzoek gedaan naar het ziekteverzuim onder allochtonen. Na afronding van haar bachelor heeft zij de masteropleiding Prevention and Public Health gedaan. Haar afstudeerstage vond plaats bij het project 'Diabetes Voorkomen', gericht op Marokkaanse en Turkse ouderen, van de Amsterdamse GGD.

Els Ruys is senior adviseur bij adviesbureau JBA. Zij heeft meer dan veertig jaar werkervaring in de gezondheidszorg, in verschillende soorten instellingen en op diverse niveaus. In de langdurige zorg zijn onderwerpen als kwaliteitsbeleid en interculturalisatie belangrijke aandachtspunten voor haar geweest. Vanaf het begin is zij nauw betrokken geweest bij een samenwerkingsverband met het Suzhou Social Welfare Home in China.

Tom Schulpen was deeltijd hoogleraar Sociale kindergeneeskunde en hoofd van het Centre for Migration and Child Health van het UMC Utrecht. Na zijn terugkeer uit Oost-Afrika, waar hij van 1969 tot 1977 werkte, heeft hij als kinderarts constant onderzoek verricht naar de relatie tussen migratie, cultuur en gezondheid. Hij was tot 2000 tevens hoofd van de afdeling Jeugdgezondheidszorg van de GG&GD Utrecht en vervolgens parttime directeur van het kwaliteitsbureau van de Nederlandse Vereniging voor Kindergeneeskunde. In 2006 ging hij met pensioen.

Karien Stronks is hoogleraar Sociale geneeskunde aan het Academisch Medisch Centrum van de Universiteit van Amsterdam, en hoofd van de gelijknamige afdeling. Haar onderzoek betreft de invloed van sociale determinanten op de volksgezondheid, met name etnische herkomst en sociaaleconomische status.

Joeri Tjitra begon tijdens zijn laatste fase van zijn opleiding Internationale volksgezondheid aan de Vrije Universiteit Amsterdam in samenwerking met hoogleraar Tineke Abma aan een onderzoek naar belevingen van allochtone medische studenten binnen VU medisch centrum. Het doel van het onderzoek was om de kwaliteit van het onderwijs van interculturalisatie voor artsen te verbeteren. Naast dit onderzoek heeft Tjitra onder meer gewerkt aan projecten rondom patiëntparticipatie binnen de afdeling Metamedica van VU medisch centrum.

Douwe de Vries werkt sinds dertig jaar als huisarts in een zogenoemde achterstandswijk in Amsterdam Oud-West en is als huisartsenopleider verbonden aan de Vrije Universiteit Amsterdam. Hij houdt zich – naast de praktijk – bezig met het ontwikkelen en geven van onderwijs op het gebied van conflicten en agressie in de medische praktijk, moeilijk verklaarbare lichamelijke klachten, geestelijke gezondheidszorg en migranten in de gezondheidszorg.

Joke van Wieringen heeft zich als gezondheidskundige vooral gericht op het uitvoeren van (epidemiologisch) onderzoek naar de gezondheidssituatie en zorgbehoefte van mensen in een achterstandspositie, eerst bij de GG&GD Amsterdam, later bij het Centre for Migration and Child Health van het UMC Utrecht en als zelfstandig onderzoeker. Sinds 2011 is zij programmamanager Jeugd bij Pharos.

Ivan Wolffers studeerde geneeskunde in Utrecht en werd arts in 1975. Twee jaar later begon hij voor onder andere *de Volkskrant* en *Vrij Nederland* te schrijven. In 1987 promoveerde hij in de Medische antropologie op een proefschrift over de invloed van modernisering op traditionele medische systemen, waarvoor hij in Sri Lanka veldonderzoek deed. In 1989 werd hij benoemd tot buitengewoon hoogleraar Gezondheidszorg in ontwikkelingslanden. Dat werd vijf jaar later veranderd in een normaal hoogleraarschap Gezondheidszorg en Cultuur aan VU medisch centrum, waar hij nog steeds als dusdanig actief is.

Rena Zendedel was als communicatiewetenschapper betrokken bij het internationale TRICC-project (Training Intercultural and Bilingual Competencies in Health and Social Care; www.tricc-eu.net), waarin ze onderzoek deed naar de ervaringen van informele tolken in huisartspraktijken. Momenteel werkt ze bij de afdeling Metamedica van VU medisch centrum.